中国-德国中医药中心（魁茨汀）项目
Chinesisch-Deutsches Zentrum für Traditionelle Chinesische Medizin (Bad Kötzting)

远方的中医系列丛书
Die Buchreihe der TCM in der Ferne

# 中医——古老的生命健康智慧
## Traditionelle chinesische Medizin - Alte Gesundheitsweisheit

戴京璋　赵进喜　主编
Chefredaktion: DAI Jingzhang, ZHAO Jinxi

中国中医药出版社
· 北京 ·
China Press of Traditional Chinese Medicine
· Beijing ·

Buchtitel: **Traditionelle chinesische Medizin - Alte Gesundheitsweisheit**

Chinesisch-Deutsches Zentrum für Traditionelle Chinesische Medizin (Bad Kötzting)
Die Buchreihe der TCM in der Ferne

Copyright © 2020 Prof. Jingzhang Dai, Prof. Jinxi ZHAO. Herausgegeben von China Press of Traditional Chinese Medicine. Alle Rechte vorbehalten. Das Werk einschließlich aller Inhalte ist urheberrechtlich geschützt. Nachdruck oder Reproduktion in irgendeiner Form (Druck, Fotokopie oder anderes Verfahren) sowie Einspeicherung in eine Datenbank oder ein Datenabfragesystem, Verarbeitung, Vervielfältigung und Verbreitung mit Hilfe elektronischer Systeme jeglicher Art, gesamt oder auszugsweise, ist ohne ausdrückliche schriftliche Genehmigung des Herausgebers untersagt.
Kontaktadresse: Yi-Zentrum, Gebäude 8, Zone 2, Straße Kechuang 13-31, Wirtschafts- und Technologienentwicklungszone, Daxing-Bezirk, Beijing 100176, Volksrepublik China
Telefon: +86-10-64405750
Webseite: www.cptcm.com
Gedruckt in der Volksrepublik China
ISBN 978-7-5132-7011-3
1.Auflage 2021

# 《中医——古老的生命健康智慧》编委会

## Traditionelle chinesische Medizin
## - Alte Gesundheitsweisheit Redaktion

主　　编：戴京璋　赵进喜

**Chefredaktion:** DAI Jingzhang, ZHAO Jinxi

副主编：于国泳　马淑惠　张　勇

**Redaktionsbüro:** YU Guoyong, MA Shuhui, ZHANG Yong

编　　委：赵进喜　戴京璋　于国泳　张　勇　何秀兰
　　　　　马淑惠　赵　晶　袁宏伟　刘振博　魏东方

**Mitarbeiter:** ZHAO Jinxi, DAI Jingzhang, YU Guoyong, ZHANG Yong, HE Xiulan, MA Shuhui, ZHAO Jing, YUAN Hongwei, LIU Zhenbo, WEI Dongfang

译　　校：陈　艳　马淑惠

**Korrekturlesen:** CHEN Yan, MA Shuhui

翻　　译：陈　艳　胡　浩　卢　凯

**Übersetzung:** CHEN Yan, HU Hao, Lucas Göpfert

# 序言
# Vorwort

在中国特色社会主义建设的新时代，深入发掘中医药宝库中的精华，充分发挥中医药的独特优势和其在展示中华文明，促进人类健康中的独特作用具有十分重要的意义。

In der neuen Ära des Aufbaus des Sozialismus chinesischer Prägung ist es von großer Bedeutung, die Schätze in der Schatzkammer der Traditionellen Chinesischen Medizin (TCM) gründlich zu erforschen. Die TCM wirkt einzigartig bei der Darstellung der chinesischen Zivilisation und bei der Förderung der menschlichen Gesundheit.

习近平同志指出，中医药学是"中华民族的瑰宝"，"凝聚着深邃的哲学智慧和中华民族几千年的健康养生理念及其实践经验"，是"打开中华文明宝库的钥匙"。他鼓励广大中医药工作者在中医药振兴发展迎来天时、地利、人和的大好时机，增强民族自信，"传承精华，守正创新"，勇攀高峰，把中医药这一祖先留给我们的宝贵财富继承好、发展好、利用好。并多次强调，要促进中医药在海外发展，推动中医药走向世界。海外中医药中心建设就是落实以习近平同志为核心的党中央传承发展中华优秀传统医药文化，推动中医药振兴发展，服务人类命运共同体和"一带一路"倡议的具体体现。

Genosse Xi Jinping hat darauf hingewiesen, dass die TCM „der Schatz der chinesischen Nation" sei und dass sich in ihr „die tiefe philosophische Weisheit sowie Gesundheitsgedanken und praktischen Erfahrungen der chinesischen Nation in den vergangenen Jahrtausenden" versteckten. Sie sei „der Schlüssel zur Öffnung der Fundgrube der chinesischen Zivilisation". Er ermutigte die chinesischen Mediziner die Chance der Wiederbelebung und Entwicklung der TCM zu ergreifen sowie das nationale Selbstvertrauen zu stärken. Es gelte, den Inbegriff der TCM zu erhalten und zu entwickeln, den wertvollen Reichtum der TCM gut zu pflegen und sie in der Praxis effektiv zu nutzen. Er betonte wiederholt, dass die Entwicklung der TCM im Ausland gefördert werden und sie auf die Weltbühne gebracht werden solle. Mit der Etablierung von TCM-Zentren im Ausland wird den Forderungen des Zentralkomitees der Kommunistischen Partei Chinas mit Xi Jinping als Kern nachgekommen, die Entwicklung der TCM-Kultur zu fördern und die Ankurbelung der TCM voranzutreiben. Damit sollen auch dem Aufbau einer Gemeinschaft der Menschheit mit geteilter Zukunft und der Seidenstraße-Initiative gedient werden.

北京中医药大学德国魁茨汀医院是中医药走向世界的先行者，以此为基础建立的中国－德国中医药中心（魁茨汀）项目致力于中医医疗服务、中医药科学研究、人才培养和中国文化传播。中心组织中德双方专家和德语专业人员共同编著的"远方的中医系列丛书"切合实际，适应需求，内容翔实；中心的同志们为此付出了大量心血和辛劳。希望丛书的出版对普及中医药知识，消解文化背景差异和语言障碍，规范中医术语的德语表达，促进双方交流，提高学术水平起到积极作用；中心将努力为中医药海外发展，传播中华文明和服务人类健康事业谱写新篇章。

Die TCM-Klinik Bad Kötzting der Universität für Traditionelle Chinesische Medizin Beijing fungiert als Vorreiter der weltweiten Verbreitung der TCM. Auf dieser Basis wurde das Chinesisch-Deutsche Zentrum für Traditionelle Chinesische Medizin (Bad Kötzting) gegründet, das die medizinische Betreuung, die Erforschung der TCM, die Heranbildung von Nachwuchskräften der Branche und die Verbreitung der chinesischen Kultur umfasst. Im Rahmen dieses Projekts wird die Buchreihe „*TCM in der Ferne*" geschrieben, die die verschiedenen Aspekte der TCM-Anwendung in der Praxis beinhaltet. Dafür haben sich chinesische und deutsche Experten für TCM und Übersetzung lange Zeit engagiert und sie hoffen, dass diese Buchreihe zur Popularisierung des Wissens über TCM, zur Standardisierung des TCM-Ausdrucks in der deutschen Sprache, zur Erhöhung des akademischen Niveaus durch Austausch, zur Beseitigung von kulturellen Missverständnissen sowie zur Überwindung der sprachlichen Barriere beitragen kann. Das Chinesisch-Deutsche Zentrum für TCM ist bereit, ein neues Kapitel für die Entwicklung der TCM im Ausland, die Verbreitung der chinesischen Kultur und die Gesundheit der Menschheit aufzuschlagen.

　　本书作为丛书之一，系统全面，深入浅出地介绍了中医学基本理论、理念、特色和疾病防治方法，通俗易懂，简明扼要，趣味性强，旨在帮助德国中医药爱好者和普通民众更好地学习理解中医学发展概况和主要内容。

Als Teil der Buchreihe „*TCM in der Ferne*" stellt dieses Buch die grundlegenden Theorien, Konzepte, Besonderheiten der TCM und die Methoden zur Vorbeugung und Behandlung von Krankheiten durch die TCM systematisch vor. Es ist sachlich, prägnant, unterhaltsam und leicht zu verstehen. Es soll den deutschen Liebhabern der TCM und gewöhnlichen Leuten helfen, die Entwicklung und Hauptbestandteile der TCM zu verstehen.

中国－德国中医药中心（魁茨汀）项目
远方的中医系列丛书编委会
2021.1.18

Chinesisch-Deutsches Zentrum für Traditionelle Chinesische Medizin (Bad Kötzting)
Redaktion der Buchreihe der „TCM in der Ferne"
18. Januar 2021

# 目录
# Verzeichnis

**第一章　中医学的起源** ·········································································· 001
**Kapitel 1　Der Ursprung der Traditionellen Chinesischen Medizin** ············· 001

　　一、什么是中医学 ·········································································· 001
　　Ⅰ. Was ist die Traditionelle Chinesische Medizin (TCM)? ······················ 001
　　二、中医学的科学内涵与文化特质 ····················································· 003
　　Ⅱ. Wissenschaftliche Erklärung und kulturelle Merkmale der TCM ········· 003
　　三、中医学的具体起源 ···································································· 005
　　Ⅲ. Der Ursprung der TCM ······························································ 005

**第二章　中医学对生命现象的认识** ···························································· 009
**Kapitel 2　Das Verständnis der TCM von den Lebensphänomenen** ············· 009

　　一、中医学对生命、健康与疾病的认识 ··············································· 009
　　Ⅰ. Verständnis der TCM von Leben, Gesundheit und Krankheit ············· 009
　　二、中医学对治病与养生的认识 ························································ 021
　　Ⅱ. Erkenntnisse der TCM zur Heilung und Lebenspflege ······················· 021

**第三章　阴阳的奥秘** ············································································· 035
**Kapite 3　Das Geheimnis von Yin und Yang** ············································ 035

　　一、阴阳的哲学内涵 ······································································· 035
　　Ⅰ. Die philosophischen Inhalte von Yin und Yang ································ 035
　　二、阴阳学说在中医学中的应用 ························································ 039
　　Ⅱ. Anwendung der Yin-Yang-Theorie in der Traditionellen Chinesischen
　　　　Medizin (TCM) ········································································· 039

### 第四章 五行——相生相克的循环 · 045
**Kapitel 4 Die Lehre der Fünf Wandlungsphasen – Zyklen der Entstehung und Überwindung** · 045

一、五行学说的哲学内涵 · 045
Ⅰ. Philosophische Inhalte der Lehre der Fünf Wandlungsphasen · 045

二、五行生克制化及其意义 · 049
Ⅱ. Die Zyklen des Nährens und der Überwindung sowie ihre Bedeutung · 049

三、五行学说在中医学中的应用及其临床意义 · 051
Ⅲ. Anwendung der Fünf-Elemente-Lehre in der TCM und ihre klinische Bedeutung · 051

### 第五章 脏腑——五脏为中心的网络系统 · 059
**Kapitel 5 Die Funktionskreise: Ein Netzwerk um das Zentrum der fünf Speicherorgane** · 059

一、心为君主之官 · 061
Ⅰ. Das Herz als Herrscher der Organe · 061

二、肝为谋略之官 · 068
Ⅱ. Die Leber als Strategieoffizier · 068

三、脾胃为仓廪之官 · 074
Ⅲ. Milz und Magen als Verwalter des Getreidespeichers · 074

四、肺为相傅之官 · 080
Ⅳ. Die Lunge als Kanzler · 080

五、肾为先天之本 · 083
Ⅴ. Die Nieren als Wurzel der angeborenen Konstitution · 083

### 第六章 经络——气血运行的通道 · 087
**Kapitel 6 Die Leit- und Netzbahnen – Kanäle von Qi und Blut** · 087

一、经络的含义 · 087
Ⅰ. Bedeutungen der Haupt- und Netzleitbahnen · 087

二、发现经络 · 090
Ⅱ. Die Entdeckung der Leitbahnen · 090

三、认识经络 · 094
Ⅲ. Erkenntnisse über die Leitbahnen · 094

四、经络的作用 …… 099
　　Ⅳ. Funktion der Leitbahnen …… 099

　　五、经络的应用 …… 106
　　Ⅴ. Die Leitbahnen in der praktischen Anwendung …… 106

## 第七章　气血津液——健康的物质基础 …… 111
## Kapitel 7　Qi, Blut und die Säfte - die materiellen Grundlagen der Gesundheit …… 111

　　一、气的功能及其临床意义 …… 111
　　Ⅰ. Die Funktionen des Qi und seine klinische Bedeutung …… 111

　　二、血的功能及其临床意义 …… 118
　　Ⅱ. Die Funktion des Blutes und seine klinische Bedeutung …… 118

　　三、津液的代谢及其临床意义 …… 122
　　Ⅲ. Der Stoffwechsel der Körpersäfte und seine klinische Bedeutung …… 122

　　四、气血津液相关及其临床意义 …… 126
　　Ⅳ. Beziehungen zwischen Qi, Blut und den Säften sowie ihre klinischen Bedeutungen …… 126

## 第八章　精——人体的精华 …… 133
## Kapitel 8　Die Essenz - Struktivpotential des menschlichen Körpers …… 133

　　一、中医学"精"的内涵 …… 133
　　Ⅰ. Inhalte des Konzepts der Essenz in der chinesischen Medizin …… 133

　　二、"精"的来源 …… 134
　　Ⅱ. Ursprung der Essenz …… 134

　　三、"精"的功能 …… 135
　　Ⅲ. Funktionen der Essenz …… 135

## 第九章　神——生命的主宰 …… 141
## Kapitel 9　Der Geist – Herrscher des Lebens …… 141

　　一、中国传统哲学之"神" …… 142
　　Ⅰ. Der „Geist" in der traditionellen chinesischen Philosophie …… 142

　　二、中医学之"神" …… 143
　　Ⅱ. Der „Geist" in der Traditionellen Chinesischen Medizin …… 143

　　三、中医学"五脏藏神"理论的临床意义 …… 149
　　Ⅲ. Die klinische Bedeutung der Speicherung des Geistes in den Speicherorganen …… 149

**第十章 阴阳失衡——疾病的发生** ⋯⋯⋯⋯⋯⋯⋯⋯⋯⋯ 153

**Kapitel 10 Verlust des Gleichgewichtes zwischen Yin und Yang – das Auftreten von Krankheiten** ⋯⋯⋯⋯⋯⋯⋯⋯⋯⋯⋯⋯⋯⋯⋯⋯⋯⋯⋯⋯⋯⋯⋯⋯⋯ 153

 一、阴阳失衡是导致疾病的重要机制 ⋯⋯⋯⋯⋯⋯⋯⋯⋯⋯ 153

 Ⅰ. Der Verlust des Gleichgewichtes zwischen Yin und Yang als wichtige Krankheitsursache ⋯⋯⋯⋯⋯⋯⋯⋯⋯⋯⋯⋯⋯⋯⋯⋯⋯⋯⋯⋯⋯⋯ 153

 二、平衡阴阳是中医治病与养生的重要原则 ⋯⋯⋯⋯⋯⋯⋯ 155

 Ⅱ. Das Gleichgewicht zwischen Yin und Yang: Ein zentrales Prinzip bei der Behandlung von Krankheiten und der Gesundheitsvorsorge ⋯⋯ 155

**第十一章 四诊合参——中医的诊断方法** ⋯⋯⋯⋯⋯⋯⋯⋯⋯⋯ 161

**Kapitel 11 Die Diagnose in der TCM: Kombination aller diagnostischen Verfahren** ⋯⋯⋯⋯⋯⋯⋯⋯⋯⋯⋯⋯⋯⋯⋯⋯⋯⋯⋯⋯⋯⋯⋯⋯⋯⋯⋯⋯ 161

 一、望诊 ⋯⋯⋯⋯⋯⋯⋯⋯⋯⋯⋯⋯⋯⋯⋯⋯⋯⋯⋯⋯⋯⋯ 161

 Ⅰ. Diagnose durch Betrachten ⋯⋯⋯⋯⋯⋯⋯⋯⋯⋯⋯⋯⋯⋯ 161

 二、闻诊 ⋯⋯⋯⋯⋯⋯⋯⋯⋯⋯⋯⋯⋯⋯⋯⋯⋯⋯⋯⋯⋯⋯ 179

 Ⅱ. Diagnose durch Gehör und Geruch ⋯⋯⋯⋯⋯⋯⋯⋯⋯⋯ 179

 三、问诊 ⋯⋯⋯⋯⋯⋯⋯⋯⋯⋯⋯⋯⋯⋯⋯⋯⋯⋯⋯⋯⋯⋯ 183

 Ⅲ. Diagnose durch Befragung ⋯⋯⋯⋯⋯⋯⋯⋯⋯⋯⋯⋯⋯⋯ 183

 四、切诊 ⋯⋯⋯⋯⋯⋯⋯⋯⋯⋯⋯⋯⋯⋯⋯⋯⋯⋯⋯⋯⋯⋯ 203

 Ⅳ. Diagnose durch Betasten ⋯⋯⋯⋯⋯⋯⋯⋯⋯⋯⋯⋯⋯⋯⋯ 203

**第十二章 调动恢复自身功能——中医治病的方法** ⋯⋯⋯⋯⋯⋯ 211

**Kapitel 12 Mobilisierung von Selbstheilungskräften: Behandlungsmethoden der TCM** ⋯⋯⋯⋯⋯⋯⋯⋯⋯⋯⋯⋯⋯⋯⋯⋯⋯⋯⋯⋯⋯⋯⋯⋯⋯⋯⋯ 211

 一、辨证论治 ⋯⋯⋯⋯⋯⋯⋯⋯⋯⋯⋯⋯⋯⋯⋯⋯⋯⋯⋯⋯ 213

 Ⅰ. Behandlung gemäß der Differenzierung der Symptomkonfiguration ⋯⋯ 213

 二、同病异治与异病同治 ⋯⋯⋯⋯⋯⋯⋯⋯⋯⋯⋯⋯⋯⋯⋯ 232

 Ⅱ. Die unterschiedliche Behandlungen identischer Erkrankungen und die identische Behandlung unterschiedlicher Erkrankungen ⋯⋯⋯⋯ 232

 三、因人、因时、因地制宜 ⋯⋯⋯⋯⋯⋯⋯⋯⋯⋯⋯⋯⋯⋯ 234

 Ⅲ. Behandlung nach Individuen, Zeitpunkt und Ort ⋯⋯⋯⋯⋯ 234

 四、八法的运用 ⋯⋯⋯⋯⋯⋯⋯⋯⋯⋯⋯⋯⋯⋯⋯⋯⋯⋯⋯ 238

 Ⅳ. Anwendung der Acht therapeutischen Verfahren ⋯⋯⋯⋯⋯ 238

## 第十三章 大自然的赐予——中药 ································ 243
## Kapitel 13 Gaben der Natur - chinesische Arzneimittel ················ 243

### 一、中药的定义 ················ 244
Ⅰ. Definition chinesischer Arzneimittel ················ 244

### 二、中药的分类和采收 ················ 245
Ⅱ. Arten und Anbau chinesischer Arzneien ················ 245

### 三、中药的功效和炮制 ················ 249
Ⅲ. Wirkung und Herstellung chinesischer Arzneimittel ················ 249

### 四、中药的组方和煎服方法 ················ 259
Ⅳ. Rezepte, Zubereitung und Einnahme chinesischer Arzneimittel ················ 259

### 五、食物与中药的关系 ················ 266
Ⅴ. Zusammenhang von Lebensmitteln und Arzneimitteln ················ 266

## 第十四章 神奇的针灸 ················ 271
## Kapitel 14 Wundersame Akupunktur und Moxibustion ················ 271

### 一、什么是针灸 ················ 273
Ⅰ. Worum es sich bei Akupunktur und Moxibustion handelt ················ 273

### 二、针法发展简史 ················ 274
Ⅱ. Kurze Geschichte der Akupunktur ················ 274

### 三、灸法发展简史 ················ 286
Ⅲ. Kurze Geschichte der Moxibustion ················ 286

### 四、针灸的特点 ················ 291
Ⅳ. Besonderheiten von Akupunktur und Moxibustion ················ 291

### 五、针灸的作用 ················ 291
Ⅴ. Wirkung und Funktion der Akupunktur und Moxibustion ················ 291

### 六、针灸的注意事项 ················ 294
Ⅵ. Was bei Akupunktur zu beachten ist ················ 294

### 七、针灸学的对外传播 ················ 295
Ⅶ. Verbreitung der Lehre der Akupunktur ················ 295

### 第十五章　魔幻之手——推拿 ································· 299
### Kapitel 15　Magische Hände – Tuina-Manualtherapie ················ 299

#### 一、推拿手法要求 ····································· 299
#### Ⅰ. Anforderungen ··································· 299

#### 二、推拿作用途径 ····································· 300
#### Ⅱ. Anwendungsmöglichkeiten von Tuina ··············· 300

#### 三、推拿的适应证和禁忌证 ······························· 303
#### Ⅲ. Indikationen und Kontraindikationen der Tuina-Manualtherapie ··· 303

#### 四、基础推拿手法 ····································· 305
#### Ⅳ. Grundlegende Techniken der Tuina-Manualtherapie ··· 305

#### 五、小儿推拿手法 ····································· 330
#### Ⅴ. Tuina-Manualtherapie für Kinder ···················· 330

### 第十六章　形气神的统一——气功 ·························· 341
### Kapitel 16　Die Einheit von Form, Qi und Geist - Qigong ············ 341

#### 一、习练气功的注意事项 ································· 342
#### Ⅰ. Wichtige Hinweise zur Qigong-Praxis ················ 342

#### 二、常用气功功法介绍 ·································· 346
#### Ⅱ. Einführung in häufige Qigong-Formen ··············· 346

# 第一章 中医学的起源
# Kapitel 1　Der Ursprung der Traditionellen Chinesischen Medizin

## 一、什么是中医学
## Ⅰ. Was ist die Traditionelle Chinesische Medizin (TCM)?

中医学是中华民族先人创造，以"天人相应"整体观为基础，以"司外揣内"为基本思维方式，运用天然药物与自然手段，对人体各种疾病进行个体化防治的一门知识体系。中医学既有科学的内涵，又有文化的特质，既是中华优秀传统文化的重要组成部分，又是中华传统文化的重要载体，所以被称为打开中华文明的钥匙。

Die TCM ist ein Wissenssystem, das von den Vorfahren der chinesischen Nation geschaffen wurde und auf der Sicht der Einheit von „Himmel und Mensch" als Grundprinzip basiert. Die Krankheiten werden der Theorie nach therapiert, indem der Körper von außen beobachtet und behandelt wird. Dabei werden natürliche Heilmittel eingesetzt, um die individuelle Prävention und Behandlung verschiedener Krankheiten des menschlichen Körpers durchzuführen. Die Traditionelle Chinesische Medizin hat sowohl wissenschaftliche Konnotationen als auch kulturelle Besonderheiten, ist nicht nur ein wichtiger Teil der traditionellen chinesischen Kultur, sondern auch ein wichtiger Träger der traditionellen chinesischen Kultur, so dass sie als ein Schlüssel zur Öffnung der chinesischen Zivilisation bezeichnet wird.

中国是一个多民族的国家，除了汉民族为主题的传统医学以外，蒙古族、藏族等少数民族也有各自的传统医学。各个民族的传统医学，虽然各有特色，但作为中华民族传统医学的组成部分，总的来说具有共同的起源与理念。中医学传播到日本、韩国及东南亚各国，虽然又各有发挥，但总体上讲基本理念、思维方式与防病治病的手段，并没有本质不同。

China ist ein multiethnisches Land, neben der traditionellen Medizin der Han-Chinesen haben auch andere nationale Minderheiten wie die Mongolen und Tibeter ihre eigene traditionelle Medizin. Trotz ihrer jeweiligen Besonderheiten haben die traditionellen Formen der Medizin der verschiedenen Nationalitäten einen gemeinsamen Ursprung und eine gemeinsame Denkweise, und sie alle sind ein integraler Bestandteil der traditionellen Medizin der chinesischen Nation. Inzwischen hat sich die Traditionelle Chinesische Medizin auch in Japan, Südkorea und südostasiatischen Ländern verbreitet. Obwohl sie sich in den jeweiligen Ländern je nach den Gegebenheiten unterschiedlich weiterentwickelt hat, liegen keine wesentlichen Unterschiede in Bezug auf das Grundkonzept, die Denkweise und die Mittel zur Prävention und Behandlung von Krankheiten vor.

中华民族的先人,重视人与自然的和谐相处,强调"天人相应"的整体观念,认为人与自然息息相关,四时气候的变化,不同地域的自然条件,都会影响到人的生理与病理状况。而人体内部,五脏六腑,四体百骸,也是呈现出分工协作的关系。早在遥远的古代,中华民族先人就提出了"人体是一个小宇宙"的说法。

Die Vorfahren der Chinesen legten großen Wert auf die Harmonie zwischen Mensch und Natur. Sie betonten die „Einheit von Himmel und Mensch" und glaubten, dass die Menschen eng mit der Natur verbunden sind. Die Menschen werden physiologisch und pathologisch vom Klima der verschiedenen Jahreszeiten und den natürlichen Bedingungen der verschiedenen Regionen beeinflusst. Auch zeigt sich im menschlichen Körper, den Funktionskreisen und Körpergliedern, ein Verhältnis der Arbeitsteilung und Zusammenarbeit. Schon in ferner Urzeit formulierten die Vorfahren der Chinesen die Aussage, dass „der menschliche Körper ein kleines Universum" ist.

中医学采用的基本思维方式,是"司外揣内",即"黑箱"方法。比如中国人判断西瓜是否成熟,并不是采用穿刺取样通过成分分析的方法,而是采用观皮色、敲瓜或拍瓜听声的方式。中医学认识疾病的病位、病因病机等,就是通过患者的临床症状、体征、望面色、看舌色舌苔、切脉等来判断,也就是要求"透破现象看本质"。

Die grundlegende Denkweise der TCM ist es, vom Äußeren auf das Innere zu schließen, also eine Art „Black Box"-Methode. So beurteilen die Chinesen den Reifegrad einer Wassermelone nicht mittels einer Analyse der Bestandteile einer entnommenen Probe, sondern anhand der Farbe der Schale und des Klanges, der beim Klopfen auf die Frucht entsteht. Um Ort, Ursache und Pathogenese einer Krankheit zu verstehen, bedient sich die TCM der klinischen Symptome des Patienten, physischen Anzeichen, der Farbe von Gesicht und Zunge sowie des Zungenbelags, dem Ertasten des Pulses sowie weiterer Methoden. Mit anderen Worten, sie erfordert das „Durchschauen des Phänomens, um das Wesen dahinter zu sehen."

中医治病所采用的药物,主要是来源于自然界的天然药物,其中包括植物药、动物药和矿物药。但由于其中以植物药最多,所以中药学又称为"本草"。中药常被称为"中草药"。其实,除了中药以外,中医治病还常用针刺、艾灸、药浴、推拿以及气功锻炼等多种疗法。这些疗法,总的说都属于自然手段,应该属于具有中国特色的"自然医学"。

Bei den Medikamenten, die in der TCM-Behandlung verwendet werden, handelt es sich vor allem um der Natur entnommene Heilmittel, darunter pflanzliche, tierische und mineralische Arzneien. Da die pflanzlichen Arzneien überwiegen, wird die Chinesische Medizin auch als

„Heilpflanzenkunde" bezeichnet. Traditionelle chinesische Medikamente werden häufig „chinesische Kräutermedizin" genannt. Tatsächlich kommen in der TCM neben Arzneien auch häufig Akupunktur, Moxibustion, medizinische Bäder, Tuina-Massage und Qigong-Bewegung sowie andere Therapien zur Anwendung. Diese Therapieformen gehören im Allgemeinen zu den natürlichen Mitteln und sollten einer „Naturmedizin" mit chinesischen Merkmalen zugehören.

中医治疗内科、外科、妇科、儿科、眼科、耳鼻喉科等临床各科疾病，都很有优势。但中医治病强调因人制宜、因地制宜、因时制宜，其辨病、辨证、选方、用药、用针、施术等，强调个体化治疗，重视具体情况具体分析。中医学所谓"辨证论治"特色，实际上就是一种重视个体化的特色。

Die TCM-Behandlungen in den Bereichen der Inneren Medizin, Chirurgie, Gynäkologie, Pädiatrie, Augenheilkunde, Hals-Nasen-Ohren-Heilkunde und bei Erkrankungen anderer Teilgebiete der klinischen Medizin sind sehr vorteilhaft. Die TCM-Behandlung betont jedoch die Anpassung der Behandlung an die individuellen, lokalen und zeitlichen Bedingungen sowie die Differenzierung der Erkrankung, die Differenzierung des Symptoms, die Auswahl von Behandlung, Medikamenten, Nadeln, Techniken etc. Sie betont eine individualisierte Therapie und legt den Schwerpunkt auf spezifische Situationen und spezifische Analysen. Die so genannten „dialektischen Syndrom-Differenzierungseigenschaften" der TCM sind in Wirklichkeit eine Art Betonung individualisierter Eigenschaften.

## 二、中医学的科学内涵与文化特质
## Ⅱ. Wissenschaftliche Erklärung und kulturelle Merkmale der TCM

中医所以能历经数千年，在科学昌明的今天，许多传统医学濒临灭亡的情况下，依然能够存在，甚至发展壮大，至今仍在为中国人民甚至世界人民服务，并受到现代人的喜爱，主要还是因为临床疗效好。许多现代医学都难以解决的难治病，如痛症、肿瘤、免疫性疾病等，中医药常有良好疗效。屠呦呦教授发明的青蒿素更是挽救了数百万疟疾患者生命，并因此获得诺贝尔医学奖。中医何以能够取得良好疗效？当然是其物质基础。中医学具有科学内涵。而随着医学科学的进步，中医学的科学内涵，一定会被阐明。

Dass die traditionelle chinesische Medizin Jahrtausende überdauern konnte und heutzutage, zeitgleich mit der Blüte der Wissenschaften und dem Verschwinden vieler Formen traditioneller Medizin noch existieren und sogar wachsen kann, dass sie bis heute dem chinesischen Volk und sogar Menschen in aller Welt dient, dass sie Anerkennung erfährt, all das liegt vor allem in ihrer klinischen Wirksamkeit begründet. Bei vielen mittels moderner Medizin nur schwer heilbaren Erkrankungen wie Schmerzen, Tumoren oder Immunerkrankungen erzielt die traditionelle chinesische Medizin oft gute Wirkungen. Das von Professor Tu Youyou erfundene Artemisinin rettete Millionen von Malaria-Patienten das Leben, wofür sie den Nobelpreis für Medizin erhielt. Warum kann die TCM gute heilende Wirkungen erzielen? Aufgrund ihrer materiellen Grundlage. Die TCM verfügt über wissenschaftliche Konnotationen, und mit dem Fortschritt der medizinischen Wissenschaften wird diese wissenschaftliche Konnotation der TCM mit Sicherheit erklärbar werden.

而中医学与数学、物理、化学等这些现代科学相比，又有文化的特质。中医学的许多概念如"元气""阴阳""五行"等，本身就属于哲学的范畴。中医学解释人体生理、病理，如情绪影响消化功能，被称为"木克土"（中医认为肝在五行为木，肝主情志，而脾胃在五行为土，主运化水谷），而暴怒引起肺结核咳血，被称为"木火刑金"（中医认为肝主情志，而肺在五行为金，木能生火，火能刑金），具有鲜明的东方文化特质。

Im Vergleich zu modernen Wissenschaften wie Mathematik, Physik und Chemie weist die TCM zusätzlich kulturelle Charakteristika auf. Viele Konzepte der TCM wie „Qi", „Yin und Yang" und die „Fünf Wandlungsphasen" gehören an sich in den Bereich der Philosophie. TCM erklärt Humanphysiologie und Pathologie, etwa wenn Emotionen sich auf die Verdauungsfunktionen auswirken und dies mit „Holz überwindet Erde" bezeichnet wird (die TCM nimmt an, dass die Wandlungsphase der Leber Holz ist. Die Leber kontrolliert die Emotionen, während Milz und Magen der Wandlungsphase Erde zugehören und die Transformation von Wasser und Getreide kontrollieren) . Wut hingegen verursacht Tuberkulose und blutigen Husten, bekannt als „Holzfeuer straft Metall" (die TCM nimmt an, dass die Leber die Emotionen kontrolliert, während die Lunge der Wandlungsphase Metall zugehört. Holz bringt Feuer hervor, welches Metall zerstört) . In diesem Sinne weist die TCM ausgeprägte Eigenheiten der Kultur Asiens auf.

其实，中医学不仅是中华民族传统文化的重要组成部分，同时又是中华传统文化的重要载体。中国传统哲学"天人相应"整体观以及"阴阳学说""五行学说"等，都是赖中医学而被广泛流传，并深深扎根于中国人以至日韩等东方的内心深处。所以，要想真正理解绵延不绝数千年的中华文明，中医学无疑是一把打开其大门的钥匙。

Tatsächlich ist TCM nicht nur ein wichtiger Teil der traditionellen chinesischen Kultur, sondern auch ein wichtiger Träger dieser Kultur. Die traditionelle chinesische Philosophie mit ihrer ganzheitlichen Sicht der „Korrespondenz zwischen Himmel und Mensch" sowie die Theorien von „Yin und Yang" und den „Fünf Wandlungsphasen" stützten sich auf die traditionelle chinesische Medizin und fanden weite Verbreitung. Zudem sind sie tief im asiatischen Denken des chinesischen Volkes sowie in Japan und Südkorea verwurzelt. Um die Jahrtausende überdauernde chinesischen Zivilisation wirklich zu verstehen, ist die TCM daher zweifellos ein Schlüssel.

## 三、中医学的具体起源

## III. Der Ursprung der TCM

具体讨论中医学的起源，实际上也有朴素的解剖学基础。早在中国战国时代（公元前500年），中医学第一部医学经典著作《黄帝内经》的《灵枢·经水篇》就已有关于人体解剖学知识的广泛记载。《内经》指出："若夫八尺之士，皮肉在此，外可度量循切而得之，其尸可解剖而视之，其脏之坚脆，腑之大小，谷之多少，脉之长短，……皆有大数。"有关胃肠外形、长度的记载，与现代人体解剖学数据基本一致。这提示中医学脏腑理论的形成，有解剖学基础。只是限于当时科学技术水平，不可能做到十分精准而已。

Was den konkreten Ursprung der TCM betrifft, so hat diese tatsächlich auch einfache anatomische Grundlagen. Bereits in der Periode der Streitenden Reiche (500 v. Chr.) finden sich im Kapitel „Angelpunkt der Wirkkraft - Jingshui" des ersten medizinischen Klassikern der TCM, dem „Inneren Klassiker des Gelben Kaisers", ausführliche Informationen zur menschlichen Anatomie. Dort heißt es: „Was einen Mann von acht Chi Größe betrifft, dessen Haut und Fleisch noch da sind, so kann man ihn von außen messen, seine Leiche kann zerlegt und betrachtet werden, Härte und Sprödheit seiner Speicherorgane, die Größe seiner Durchgangsorgane, wie viele Getreide [er gegessen hat], die Länge seiner Blutgefäße...all dies kann beziffert werden. „ Die Aufzeichnungen zur Beschaffenheit und Länge von Magen und Darm stimmen im Wesentlichen mit den Daten der modernen menschlichen Anatomie überein. Dies deutet darauf hin, dass die Herausbildung der Theorie der Speicher- und Durchgangsorgane der chinesischen Medizin eine anatomische Grundlage hat. Allein aufgrund des eingeschränkten Niveaus von Wissenschaft und Technik zu jener Zeit war es unmöglich, genauere Angaben zu machen.

当然，中医学理论的来源，更多是千百年来中华民族先人与疾病作斗争的经验总结，还有就是个人养生保健的体验。古人发现：饮食失宜，肝血不足，则为夜盲；郁怒不解，肝火盛，就可见双目红赤，于是就认识到"肝开窍于目"。而根据这个思路，应用羊肝丸治疗夜盲，应用黄芩、桑叶治疗目赤，又可取得良好疗效。过食辛辣，胃火盛，就可大便干，牙龈红肿，于是就认识到"齿为胃之络"。根据这个思路，应用黄连上清丸治疗牙龈红肿，也可取得良好疗效。如此反复中医学的这些理论，就得以流传下来。实际上都是来源医疗实践的经验。经络学说方面，应该也是中华民族先人经验的总结。比如胃痛，用砭石刺激足三里有效，自然就可以让人想到足三里穴位与胃之间可能存在特殊的通道，也就是经络的联系。至于任脉、督脉的发现，则有可能与养生人士修炼过程中的个人体验有关。

Natürlich liegt die Quelle der TCM-Theorie vor allem in Tausenden von Jahren Erfahrung im

Kampf der Vorfahren der chinesischen Nation gegen Krankheiten sowie in den Erfahrungen der persönlichen Gesundheitsvorsorge. Die Alten entdeckten folgendes: unzulängliche Ernährung führt zu Mangel an Leberblut und somit zu Nachtblindheit; unbewältigte Trauer und Wut verursachen übermäßiges Feuer in der Leber, welches als rote Verfärbung beider Augen sichtbar wird. So erklärt sich die Annahme, dass „die Leber sich über die Augen öffnet". Anhand dieses Gedankenganges werden Schafsleberpillen zur Behandlung von Nachtblindheit angewendet, gerötete Augen werden mit Baikal-Helmkraut und Maulbeerblätter behandelt, mit guten Behandlungsergebnissen. Übermäßiger Genuss scharfer Speisen verursacht Magenfeuer, trockenen Stuhl sowie rotes und geschwollenes Zahnfleisch. So wurde festgestellt, dass „Zähne der Pfad des Magens" sind. Entsprechend dieser Annahme wird rotes und geschwollenes Zahnfleisch mit Huanglian Shangqing-Pillen (den oberen Körperbereich kühlende Pillen mit Coptis) behandelt, ebenfalls mit guten Behandlungsergebnissen. Diese Theorien, in denen sich Grundkonzepte der TCM wiederholen, wurden überliefert. Tatsächlich wurzeln sie in Erfahrungen aus der medizinischen Praxis. Die Theorie der Meridiane, d.h. der Haupt- und Netzleitbahnen, kann durchaus als Zusammenfassung der Erfahrungen der Vorfahren der chinesischen Nation sein. So erwies sich zum Beispiel bei Magenschmerzen eine Stimulation des Akupunkturpunktes „Dritter Weiler am Fuß" per Spitzstein als wirksam. Dies lässt automatisch die Annahme entstehen, dass es eine besondere Verbindung zwischen diesem Akupunkturpunkt und dem Magen besteht, das heißt, dass sie über eine Leitbahn verbunden sind. Was die Entdeckung der kontrollierenden und aufnehmenden Leitbahnen betrifft, so könnte diese mit den persönlichen Erfahrungen im Rahmen der Lebenspflege zusammenhängen.

另外，中医学理论的形成，还受到了中国传统哲学的巨大影响。众所周知，中医学理论体系形成于中国春秋战国到两汉时期。这一时期也是中国历史上社会变迁、经济发展以及各种矛盾冲突最激烈、各种思想最活跃的时期。特别是春秋战国时期，以老子、庄子为代表的道家学说，以孔子、孟子为代表的儒家学说，以墨子为代表的墨家，以孙子为代表的兵家，以邹衍为代表的阴阳家等，呈现出的"百家争鸣"的局面，深深影响着中医学理论体系的形成。中医学受"气一元论"思想影响，创立了精气说，认为人体生命活动离不开气，离不开气化，离不开气机的升降出入。中医学受五行学说影响，创立了藏象学说，把五脏六腑、五官九窍联系在一起。中医学受到老子《道德经》所谓"道生一，一生二，二生三，三生万物"的影响，在强调阴阳二分的基础上，更提出阴阳三分的思维方式，直接影响到手足三阴三阳经络学说与张仲景《伤寒杂病论》三阴三阳辨证方法的形成。所以，过去有人把中医学称为"哲学医"，而今我们说中医学具有文化的特质，实际上就是因为中医学理论体系的形成，受到过中华传统文化尤其是中华传统哲学的巨大影响。中医学从理论到临床，到处都闪耀着中华民族先人的哲学智慧。

Darüber hinaus wurde die Bildung der TCM-Theorie auch stark von der traditionellen chinesischen Philosophie beeinflusst. Wie allgemein bekannt ist, bildete sich das theoretische

System der TCM in der Zeit der Frühlings- und Herbstperiode bis zum Ende der Han-Dynastie heraus. Während dieser Periode waren der gesellschaftliche Wandel, die wirtschaftliche Entwicklung sowie das Hervorbrechen verschiedener Widersprüche am intensivsten, und auch verschiedene Denkschulen waren am aktivsten. Insbesondere zählen hierzu der Daoismus der Frühlings-und Herbstperiode sowie der Zeit der Streitenden Reiche, die von Laozi und Zhuangzi vertreten wird. Die konfuzianische Theorie, vertreten durch Konfuzius und Mencius, der durch Mozi repräsentierte Mohismus, die von Sunzi vertretenen Militärstrategen, die Lehre von Yin und Yang, die durch Zou Yan repräsentiert wurden, sie alle trugen zu den „hundert Schulen" bei, die die Bildung des theoretischen Systems der TCM stark beeinflussten. Die traditionelle chinesische Medizin wird durch den Gedanken des „Qi-Monismus" beeinflusst, der die Lehre vom essentiellen Qi begründete. Hierbei wird angenommen, dass menschliche Lebensaktivitäten nicht vom Qi, seiner Transformation und seinen Mechanismen (Emporheben, Absenken, Aus- und Eintreten) getrennt werden können.

Die traditionelle chinesische Medizin wurde zudem durch die Lehre der fünf Wandlungsphasen beeinflusst und so die Theorie der Funktionskreis-Manifestation etabliert, welche die Speicher- und Durchgangsorgane, die fünf Sinnesorgane und die neun Körperöffnungen verbindet. Auch das Daodejing des Laozi beeinflusste die TCM mit dem Ansatz „das Dao bringt das Eine hervor, dass Eine bringt die Zwei hervor, die Zwei bringen die Drei und die Drei alle Dinge hervor". Auf der Grundlage der Zweiteilung von Yin und Yang wurde zudem die Dreiteilung von Yin und Yang entwickelt, welche direkt die Herausbildung der Lehre von jeweils drei Yang- und Yin-Meridiane von Hand und Fuß sowie Zhang Zhongjings dialektische Methode der drei Yin und Yangs in seiner „Abhandlungen zu Fieberkrankheiten und anderen Erkrankungen" beeinflussten.

In der Vergangenheit wurde die TCM daher auch als „Philosophie-Medizin" bezeichnet, während wir heutzutage konstatieren, dass die TCM kulturelle Besonderheiten aufweist. Dies lässt sich darauf zurückführen, dass die Herausbildung des theoretischen Systems der TCM stark von der traditionellen chinesischen Kultur und insbesondere von der traditionellen chinesischen Philosophie beeinflusst wurde. In der TCM leuchten von der Theorie bis zur klinischen Praxis überall philosophische Weisheiten der Vorfahren der chinesischen Nation hindurch.

  总之，中医学作为具有强烈东方色彩的传统医学，具有独立的完全不同于现代医学的理论体系，对现代临床包括许多现代难治病的防治，都具有重要的应用价值。中医学理论体系的形成，虽然有朴素的解剖学基础，但更多是来源于中华民族先人与疾病作斗争的经验总结和古人养生体验，并受到了中国传统哲学的巨大影响。所以我们不能把中医的心、肝、脾、肺、肾等，完全等同于现代医学解剖学的心脏、肝脏、脾脏、肺脏、肾脏。

Zusammenfassend lässt sich sagen, dass die TCM als traditionelle Medizin mit starker asiatischer Prägung über ein unabhängiges theoretisches System verfügt, welches sich völlig von der modernen Medizin unterscheidet und einen wichtigen Anwendungswert für die moderne klinische Praxis hat, einschließlich der Vorbeugung vieler schwer zu behandelnder Krankheiten. Obwohl die Herausbildung des theoretischen Systems der TCM eine einfache anatomische Grundlage hat, leitet sie sich stärker aus den Erfahrungen im Umgang mit Erkrankungen sowie der Lebenspflege ab. Zudem wurde sie stark von der traditionellen chinesischen Philosophie beeinflusst. Aus diesem Grund können wir die Funktionskreise Herz, Leber, Milz, Lunge und Nieren der TCM auch nicht völlig mit den Organen Herz, Leber, Milz, Lunge und Nieren der modernen Anatomie gleichsetzen.

《内经》分《素问》《灵枢》两部，通过黄帝与岐伯等君臣问对，论藏象经络、气血津液、病因病机、辨病辨证、治则治法、针灸、养生等，内容十分广泛，标志着中医学理论体系的形成。

„Innerer Klassiker des Gelben Kaisers" (Neijing) besteht aus zwei Teilen: „Schlichte Fragen"(Suwen) und „Angelpunkt der Wirkkraft"(Lingshu). Durch die Frage und Antwort zwischen dem Kaiser Huangdi und seinen Untergebenen wie Qi Bo werden Themen wie Funktionskreise, Leitbahnen, Qi, Blut, Körpersäfte, Krankheitsgründen- und mechanismen, Bestimmung der Symptomkonfigurationen, Behandlungsprinzipien und -methoden, Akupunktur und Lebenspflege usw. erörtert. Der Inhalt vom „Inneren Klassiker des Gelben Kaisers" ist sehr umfangreich. Er markiert die Bildung des theoretischen Systems der Traditionellen Chinesischen Medizin.

传说神农氏曾尝百草，为民治病，提示中医学来源于实践，《神农本草经》奠定了中药学理论基础。

Die Geschichte von Shennong, der zur Behandlung der Krankheiten der Menschen alle Heilpflanzen und Kräuter kostete, zeigt es, dass die chinesische Medizin aus der Praxis kommt. Mit „Shen Nongs Lehre der Drogenkunde" wurde der Grundstein der Traditionellen Chinesischen Medizin gelegt.

# 第二章 中医学对生命现象的认识
## Kapitel 2　Das Verständnis der TCM von den Lebensphänomenen

中医学对生命、健康、疾病以及治病、养生的认识，具有鲜明的东方特色。包括"气一元论"哲学思想、"天人相应"的整体观念、"中庸和合"的价值观等，都充分体现了中华民族先人的智慧。

Das Verständnis der TCM von Leben, Gesundheit, Krankheit, Heilung und Lebenspflege weist ausgeprägte asiatische Besonderheiten auf. Sowohl die philosophischen Gedanken des Qi-Monismus und die Vorstellung einer Einheit von Himmel und Mensch als auch die Werte des Mittelmaßes und der Harmonie verkörpern die Weisheit der Vorfahren der heutigen Chinesen.

## 一、中医学对生命、健康与疾病的认识
## Ⅰ. Verständnis der TCM von Leben, Gesundheit und Krankheit

### 1. 天人相应，适者生存
### 1. Die Einheit von Himmel und Mensch, das Überleben des am besten Angepassten

中医学对生命、健康、疾病的认识，首要的一方面，是受到了"气一元论"思想与"天人相应"的整体观以及"中庸和合"思想的影响。中医学认为生命是具有生长、发育活力，并按自然规律发展变化的过程，而人的生命来源于"气"。"生、长、壮、老、已"，是人类生命的自然变化的必然过程，具有其内在发展规律，同时又会受到自然与社会多种外在因素的影响。

Das Verständnis der TCM von Leben, Gesundheit und Krankheit wird in erster Linie von den philosophischen Gedanken des Qi-Monismus, der Vorstellung einer Einheit von Himmel und Mensch sowie von den Werten des Mittelmaßes und der Harmonie beeinflusst. Die traditionelle chinesische Medizin besagt, dass das Leben ein Prozess des Wachstums ist und sich nach den Gesetzen der Natur entwickelt. Das menschliche Leben entspringt dem „Qi". „Geburt, Heranwachsen, Blüte, Alterung und Sterben" stellen den unvermeidlichen Prozess des natürlichen Wandels vom menschlichen Leben dar, der einerseits von inhärenten Gesetzmäßigkeiten gelenkt wird und andererseits auch einer Vielzahl von äußeren Umwelt- und Sozialfaktoren ausgesetzt ist.

《素问·天元纪大论》指出:"太虚廖廓,肇基化元……生生化化,品物咸章。"意思是说宇宙万物一切生命的变化,都是来源于天地间的"太虚元气",在日、月、水、火相互作用下,由无生命的物质演变化生出来的。天地之间所以有品类多种多样的物种,都是无垠的时空中间万物生化运动和变化的结果。《素问·宝命全形论》指出:"人生于地,悬命于天,天地合气,命之曰人。"意思是说,人的生命是天地合气的结果,是天地演化的产物。在此中医学对人类的起源,给予了唯物的解释。

Das Kapitel „*Diskurs zum ursprünglichen Qi des Himmels*" im Buch „Schlichte Fragen" *(Suwen)* weist darauf hin, dass sich alle Veränderungen der Lebewesen im Universum vom ursprünglichen Qi zwischen Himmel und Erde herleiten und im Zusammenspiel von Sonne, Mond, Wasser und Feuer aus unbelebter Materie hervorgebracht werden. Die Vielzahl der verschiedenen Arten und Gattungen zwischen Himmel und Erde ist das Ergebnis der Entstehung und Umwandlung der Materie in den grenzenlosen Weiten von Zeit und Raum. Laut Darstellung des Kapitels „*Erhaltung der Gesundheit*" im Buch „Schlichte Fragen" ist das menschliche Leben Ergebnis der Harmonisierung des Qi zwischen Himmel und Erde und Produkt der Evolution zwischen Himmel und Erde. Damit bietet die TCM eine materialistische Erklärung für den Ursprung des Menschen.

《庄子·知北游》指出:"人之生,气之聚也,聚则为生,散则为死。"意思是说,人的生命的形成,是来源于"气"。生命活动是自然界最根本的物质"气"聚、散、离、合运动的结果。生命是物质运动的形式。"气"聚而有生命,"气"散则生命结束。无论是人的生命,还是其他天地万物的生命,都离不开"气"。中医学基于中国传统哲学"气一元论"学说,非常重视"气",或称"精气",并把气运动的形式称为"气化"。而决定气聚散、离合、升降、出入的关键,则称为"气机"。人只要是活着,就必然是处于一个运动变化着的过程当中,时时刻刻都离不开气,而且必须维持"气"的升降出入处于正常状态。

Im Kapitel „*Zhibeiyou*" des Buches „Zhuangzi" wird darauf hingewiesen, dass sich die Entstehung des menschlichen Lebens aus dem Qi begründet. Die vitalen Aktivitäten des Lebens sind Ergebnisse der Qi-Bewegungen der Ansammlung, Dispersion, Dissoziation und des Zusammenschlusses. Das Leben ist eine Form materieller Transformationsprozesse. Die Ansammlung von Qi führt zu Leben, seine Dispersion bedeutet das Ende eines Lebens. Sowohl menschliches Leben als auch alle anderen Formen des Lebens auf der Erde sind vom Qi abhängig. Die TCM basiert auf dem „Qi-Monismus" der traditionellen chinesischen Philosophie und misst dem Qi, in dieser Bedeutung auch „essentielles Qi" genannt, große Bedeutung bei. Die Bewegungen des Qi werden als Qi-Transformation bezeichnet. Der Qi-Mechanismus kontrolliert das Emporheben, Absenken sowie das Aus- und Eintreten des Qi. Solange man lebt, ist man abhängig vom sich ständig in Bewegung befindlichen Qi, dessen Emporheben, Absenken, Aus- und Eintreten sich in einem geregelten Zustand befinden müssen.

《素问·六微旨大论》指出:"出入废则神机化灭,升降息则气立孤危,故非出入,则无以生长壮老已；非升降，则无以生长化收藏，是以升降出入，无器不有。"《内经》在这里，明确指出物质运动的基本形式是"升降出入"，强调"气"只有维持正常的升降出入，才能化生万物。人体内"气"的升降出入运动，作为人体气化功能的基本形式，在生理情况下，人体脏腑经络的功能活动，无不赖之以存。例如肝的疏泄，肺的宣发与肃降，脾的升清与胃的降浊，心肾的水火相济，实际上都是气机升降出入运动的具体体现。若要维持人体的健康，"气"不仅不能少，"气"的升降出入维持正常也很关键。

Im Teil „*Sechs energetische Konstellationen*" des Buches „Schlichte Fragen" wird deutlich betont, dass die grundlegende Form materieller Bewegung nichts anders als Emporheben, Absenken, Aus- und Eintreten ist. Emporheben, Absenken, Aus- und Eintreten sind in allen Dingen enthalten. Alle Prozesse des Entstehens und der Umwandlung im gesamten Universum hängen vom Erhalt des ordnungsgemäßen Emporheben, Absenken, Aus- und Eintreten des Qi ab. Sie sind die Grundformen der Qi-Transformation, auf denen auch die Bewegungen innerhalb der Funktionskreise und Leitbahnen fußen, wie zum Beispiel das Lösen und Frei-fließen-Lassen des Funktionskreises Leber, das Verbreiten, die Klärung und die Absenkung im Funktionskreis Lunge, das Emporheben von Klarem des Funktionskreises Milz, das Absenken von Trübem des Funktionskreises Magen oder die gegenseitige Unterstützung der Wandlungsphasen Wasser und Feuer zwischen den Funktionskreisen Herz und Niere. All dies sind konkrete Ausdrucksformen des Emporhebens, Absenkens, Aus- und Eintretens des Qi-Mechanismus. Für den Erhalt der Gesundheit des menschlichen Körpers ist nicht nur das Qi an sich unentbehrlich, sondern auch der ordnungsgemäße Ablauf des Emporhebens, Absenkens sowie des Aus- und Eintretens des Qi.

《素问·六节藏象论》指出："天食人以五气，地食人以五味。"依然在强调人必然是赖天地之气以生。离开了大自然，则人类生存发展就无从谈起。在这里，中医学基于"整体观"，强调"天人相应"的整体思想。认为人体生命规律与自然界规律存在着统一性，人与自然外界环境密切相关。《素问·宝命全形论》指出："人以天地之气生，四时之法成。"意思是说人作为最高等的动物，也不过是"物之一种"，是从万物群生中分化出来的。人类生命的起源，源于天地之气，源于自然界提供的物质与能量。所以，人类还需要适应四时阴阳变化的规律才能发育成长。

Im „Schlichte Fragen" heißt es im Abschnitt *„Die energetischen Zyklen des Universums und ihre Auswirkungen auf den Menschen"*, dass der Mensch vom Qi des Himmels und der Erde leben muss. Sollte der Mensch die Natur verlassen, kann nicht mehr vom Bestehen und der Entwicklung des Menschen gesprochen werden. Hier stützt sich die TCM auf den Einheitsgedanken und betont die Einheit von Himmel und Mensch. Sie vermutet, dass es einerseits eine Einheit zwischen den Gesetzen des menschlichen Lebens und den Gesetzen der Natur gibt und die Menschen andererseits eng mit der natürlichen äußeren Welt verbunden sind. In diesem Zusammenhang weist das Kapitel *„Erhaltung der Gesundheit"*, ebenfalls im Buch

„Schlichte Fragen", darauf hin, dass der Mensch als höheres Tier auch nichts anderes als eine Art von Lebwesens ist, die sich während der Umwandlung der Materie im Universum entwickelt hat. Der Ursprung des menschlichen Lebens, abgleitet vom Qi des Himmels und der Erde, liegt in der Materie und der Energie der Natur. Deshalb müssen sich die Menschen ebenso wie alle anderen Phänomene des Universums an die Gesetze des Wandels von Yin und Yang und der vier Jahreszeiten anpassen, um sich entwickeln und wachsen zu können.

中华民族的先人长期观察发现：自然界，四季更替，节气变化，循环往复，存在着特定的规律。先哲荀子《天论》所谓"天行有常，不为尧存，不为桀亡"，意思就是说大自然变化有规律性，不会因为遇上圣明的君主还是暴君而有所改变。

Die Vorfahren der heutigen Chinesen kamen nach langer Beobachtung zu dem Schluss, dass die Natur nach festen Regeln wirkt, wie etwa dem Kreislauf der vier Jahreszeiten und den damit einhergehenden Änderungen des Klimas. Der antike chinesische Philosoph Xunzi sagte in seiner *„Diskussion über den Himmel"*, dass der Himmel festen Regeln folge und er nicht nur für Yao existiere und auch nicht zum Tode von Jie ende. Die Natur wirkt also beständig nach ihren Regeln, unabhängig davon, ob ein weiser Monarch oder ein Tyrann herrscht.

古人同时也观察到自然界四季的更替，一定会对人体产生巨大影响。一年四季，夏天炎热，人体皮肤松弛，毛孔张开，汗出较多，小便量可以相对减少，人就容易导致气虚，常表现为疲乏、倦怠等；冬季寒冷，皮肤收缩，毛孔闭塞，汗出少，小便量可以相对较多，慢性支气管炎、老年咳喘、风寒湿关节痹痛、老寒腿、老寒腰等阳虚寒盛的疾病就容易发作或加重。

Gleichzeitig stellten die frühen Chinesen fest, dass der Wandel der Jahreszeiten großen Einfluss auf den menschlichen Körper ausübt. Während des heißen Sommers ist die Haut schlaff und die Poren sind geöffnet, die Menschen schwitzen deutlich mehr, als dass sie Flüssigkeit über den Urin ausscheiden. Unter diesen Umständen kommt es oft zu einer energetischen Schwäche des Qi, zu deren Symptomen etwa große Müdigkeit zählt. Im Winter ist es kalt, die Haut spannt sich und die Poren bleiben verschlossen. Es wird wenig geschwitzt und dafür mehr Urin ausgeschieden. In dieser Phase kommen Episoden einer chronischen Bronchitis, seniles Asthma, Bi-Blockade in den Gelenken aufgrund von „Wind", „Kälte" und „Feuchtigkeit", rezidivierende Knieschmerzen und Rückenschmerzen aufgrund von „Kälte" häufiger und zumeist stärker vor.

在一天十二时辰之中，普通人是日出而作，日落而息，人体的阳气也在随着太阳的升起和降落不断发生着变化。《内经》论疾病一日变化，观察发现存在"旦慧，昼安，夕加，夜甚"的情况，即人的病情常表现为早晨清爽，日间安好，傍晚稍加，夜晚严重。为什么？这是因为一天之中，自然界阳气的变化会直接影响到人体内阳气的盛衰，从而带来病情的波动。

Im Verlauf eines 24-stündigen Tages stehen die meisten Menschen mit dem Sonnenaufgang auf und begeben sich mit dem Sonnenuntergang zur Ruhe. Nach dem gleichen Prinzip verändert sich auch das Qi des Yang im Körper mit dem Aufgang und dem Untergang der Sonne. Im „Innerer Klassiker des Gelben Kaisers" wird etwa die Veränderung des Krankheitsbildes über den Tag besprochen. Dort heißt es, dass das Krankheitsbild am Morgen oft leicht erscheint, im Verlauf des Tages relativ friedlich bleibt, bevor am Abend eine Verschlechterung einsetzt und sich die Krankheit des Nachts stark manifestiert. Warum ist dies so? Der Grund liegt darin, dass die Veränderung des Yang-Qi in der Natur im Lauf des Tages Aufstieg und Fall des Yang-Qi im menschlichen Körper direkt beeinflusst und so einen Wandel des Krankheitsbildes herbeiführt.

足见，季节气候自然环境甚至社会环境，都会对人体的内环境产生很大影响。试想夏日阴雨连绵的日子，或者是冬日阴寒凄惨的傍晚，或是秋风萧瑟、黄叶飘落的荒野，人的心情是不是常常会受到影响呢？其实，环境对心情的影响，进一步还可以影响人的身体，导致脏腑经络功能的改变。

Offensichtlich üben das saisonale Klima, die Umwelt und sogar das soziale Umfeld einen großen Einfluss auf die Innenwelt des menschlichen Körpers aus. Wie könnte man zum Beispiel an einem dauertrüben und regnerischen Sommertag gut gelaunt sein, oder an einem kalten und einsamen Winterabend? Wie verhält es sich mit der guten Laune inmitten einer verwelkten Wildnis im Spätherbst? Tatsächlich beschränkt sich der Einfluss der Umgebung nicht nur auf die Laune, sondern erstreckt sich noch weiter auf den Körper, wo Veränderungen der Funktionskreise und Leitbahnen die Folge sein können.

所以，中医学自古就重视自然与人的密切关系，形成了"天人相应"的整体观。强调人生天地之间，自然界中的一切运动变化，必然直接或间接地影响人体的内环境，而人体内环境的平衡协调与人体外界环境的整体统一，又是人体赖以生存的重要基础。

Die TCM beobachtet seit jeher das enge Verhältnis zwischen Mensch und Natur, was in die Entstehung des Konzeptes der Einheit von Himmel und Mensch mündete. Zwischen Himmel und Erde lebend, wird die Innenwelt des Menschen unweigerlich direkt oder indirekt von allen Bewegungen und Änderungen in der Natur beeinflusst. Das Gleichgewicht und die Koordination der inneren Umwelt des menschlichen Körpers und deren Anpassung an die äußere Umwelt bilden gemeinsam eine wichtige Grundlage für das Überleben des Menschen.

正常情况下，人体通过内部的调节可使内环境适应外界自然环境的变化，以维持正常的生理功能。病理情况下，如果人违反自然变化的规律，或者不能适应外界自然环境发生反常的剧烈变化，人体内、外环境的相对平衡就会被打破，从而发生各种疾病。

Unter normalen Umständen kann der menschliche Körper durch Eigenregulierung seine innere Umwelt an Veränderungen in der äußeren Umgebung anpassen, um seine normalen physiologische Funktionen aufrechtzuerhalten. Sollte man sich aber entgegen der geregelten Abläufe der Natur verhalten oder sich ungewöhnlich drastischen Veränderungen der Außenwelt nicht anpassen können, geht das Gleichgewicht zwischen der Innenwelt des Körpers und der äußeren Umgebung verloren, was verschiedene Krankheiten zur Folge hat.

其实，这也就是所谓"适者生存"的原则。所以，人类面对外界环境应该采取主动适应的态度，合理利用环境对人有利的一面，尽量避开环境对人有害的一面。

In der Tat gilt auch hier das Prinzip des „Überlebens des am besten Angepassten". Daher sollte sich der Mensch der äußeren Umwelt aktiv anpassen, die positiven Faktoren seiner Umwelt zu seinen Gunsten nutzen und ungünstige Aspekte soweit wie möglich vermeiden.

而在《素问·异法方宜论》中，还曾经指出：

在中国的东方，临近大海，是鱼、盐较多的地域。这个地方的人，因为经常吃鱼，人们常常发生"热中"，因盐能"胜血"，所以比较容易患疮疡一类的疾病，于是人们就发明了砭石疗法，所以砭石来自东方。

Im Kapitel „*Behandlungsmethoden*" im Buch „Schlichte Fragen" finden wir den Hinweis, dass die Region am Meer im Osten Chinas reich an Fischen und Salz ist. Der häufige Verzehr von Fischen führe zu innerer Hitze. Da außerdem das salzige Essen das Blut verletzt, was oft zu Geschwüren führt, wurde in dieser Region die Behandlungsmethode mit dem Spitzstein erfunden. Deshalb stammt diese einzigartige Behandlungsmethode aus dem Osten.

中国的西部地区，寒风凛冽，比较干燥，风沙大，这里居住的多为游牧民族，因经常吃肉，容易患身体内部的疾病，所以当用"毒药"治疗，所以药物治病的方法来自西方。

In Westchina ist das Klima von kaltem Wind, trockener Luft und Sandstürmen geprägt. Hier leben zumeist Nomaden, die oft Fleisch essen und daher leicht an inneren Beschwerden leiden. Zur Behandlung dieser Beschwerden wird häufig auf „pharmakologische Gifte" zurückgegriffen, weshalb die Behandlung durch Pharmazeutika aus dem Westen des Landes stammt.

中国的南方地区，炎热湿润，这里的居民常常进食酸腐的食物，容易导致肢体拘挛、麻痹"挛痹"之类的疾病，需用微针疗法治疗，所以微针疗法来自南方。

In Südchina, wo es heiß und feucht ist, werden oft kalte und eingelegte Nahrungsmittel verzehrt, die leicht zu Krämpfen und Lähmungen der Gliedmaßen führen und die mit Nadelstichen behandelt werden. Daraus wird geschlossen, dass sich die Mikronadeltherapie im Süden Chinas entwickelte.

中国的北方，则冰天雪地，天气寒冷，当地居民由于"脏寒生满病"，所以应该用"灸焫"的治疗方法，所以"灸焫"疗法来自北方。

Im Norden Chinas herrschen Eis, Schnee und große Kälte. Gegen ein durch Unterkühlung der Organe hervorgerufenes Völlegefühl nutzte die lokale Bevölkerung Moxibustion, weshalb man die Entstehung der Moxibustion mit dem Norden assoziiert.

中原地区地处平原，物产丰富，人民食物较杂，多发生肢体萎软乏力、肢体冷凉、灼热，或恶寒、发烧之类的疾病，需要用导引、按摩疗法治疗，所以导引、按摩疗法来自中原。

Zentralchina ist von Ebenen gekennzeichnet und verfügt über vielfältige Agrarprodukte. Die sehr diverse Zusammensetzung der Nahrungsmittel führt dazu, dass die Einwohner oft an Schwäche, Kälte oder brennender Hitze in den Gliedmaßen, Kälteempfindlichkeit oder Fiebererkrankungen leiden, die mit Übungen zum Leiten und Dehnen oder Massagetherapien behandelt werden. Daher wird der Ursprung dieser Therapien in Zentralchina verortet.

可见，古人非常重视自然环境包括地域因素对人体疾病的影响。在遥远的古代，中华民族的先人已经认识到了不同地域容易发生不同的疾病。其实，正是因为广袤的中华版图，不同地域，自然环境不同，好发疾病不同，所以中国人才创造出了中药、针灸、推拿、气功等丰富多彩的多种特色疗法。

Offenbar maßen die antiken Einwohner den Einflüssen der natürlichen Umwelt einschließlich der Auswirkungen der geographischen Faktoren auf menschliche Krankheiten große Bedeutung bei. In fernen Zeiten hatten die Vorfahren der chinesischen Nation erkannt, dass verschiedene Regionen besonders anfällig für verschiedene Krankheiten waren. Tatsächlich dürfte die Vielfalt der speziellen Behandlungsmethoden wie Akupunktur, Tuina-Manualtherapie, Heilkräuter und Qigong auf die riesige Landfläche und die damit verbundenen unterschiedlichen natürlichen Umgebungen und Krankheitstypen zurückzuführen sein.

俗话说："一方水土养一方人。"中国的四川环境潮湿，经常连日阴雨，以致"川狗吠日"，所以盛产辣椒、花椒、附子、黄连等，这些东西，或辣，或麻，或苦，按中医的说法，都有祛湿、化湿、燥湿的功效。四川人喜欢吃麻辣食物，其实与环境潮湿有关。而在北京，天气干燥，如果也每天吃麻辣食物，就特别容易出现口舌生疮，咽痛，大便干燥，出现一系列"上火"的症状，甚至会导致痔疮发作。为什么？因为地域不同，气候有别，饮食谱也应该随之改变。

Ein chinesisches Sprichwort besagt: „Jedes Wasser und jeder Boden ernähren einen eigenen Schlag Mensch." Nehmen wir die chinesische Provinz Sichuan als Beispiel. In Sichuan ist die Luft sehr feucht, und es regnet so viel, dass es heißt, die Hunde würden bei dem ungewohnten Anblick des Sonnenscheins die Sonne anbellen. Vor Ort wird daher sehr viel Chili, Sichuan-Pfeffer, Eisenhut und Goldfaden angebaut, die entweder scharf, betäubend oder bitter sind und gemäß der TCM Feuchtigkeit im Körper beseitigen können. Dass die Einwohner Sichuans gerne scharf essen, liegt also eigentlich am feuchten Klima ihrer Umgebung. Die Luft in Beijing ist hingegen trocken. Nimmt man hier jeden Tag scharfe Speisen zu sich, so wird man besonders anfällig für Wunden im Mundbereich, Halsschmerzen, Verstopfungen und Hämorrhoiden, die alle zu den „Feuer"-Symptomen zählen. Die Ernährung sollte sich stets nach den spezifischen geographischen und klimatischen Bedingungen richten.

## 2. 中庸和合,平衡为贵

## 2. Die Werte Mäßigung, Harmonie, Vereinigung und die Wertschätzung des Gleichgewichts

中华民族"中庸和合"的价值观,也对中医学认识生命现象产生了重要影响。大家也许对2008年北京奥运会开幕式表演的"众人击缶"节目记忆犹新吧!节目中反复出现的"和"字就体现了中华民族的核心价值观,即所谓"中庸和合"。"中庸"强调对待各种事情和处理各方面关系要把握好"度"。"和"是指和谐、和平、祥和。"合"是指结合、合作、融合。人们只有采取"中庸"的态度,自觉合作、融合,才能实现和谐、祥和的结果。

Die Werte der Mäßigung und der Harmonie spielen für das Verständnis des Lebens durch die TCM ebenfalls eine wichtige Rolle. „Mäßigung" bedeutet, im Umgang mit allen Situationen und in jeder Hinsicht ein geeignetes „Maß" zu finden. Mit „Harmonie" ist neben der ursprünglichen Bedeutung auch Frieden und Freude gemeint. Der Begriff der „Vereinigung" bezieht sich auch auf Zusammenschluss, Kooperation und Integration. Die Menschen können nur mit moderatem Verhalten auf dem Weg einer bewussten Zusammenarbeit und Integration das Ziel von Harmonie und Frieden verwirklichen.

"中庸和合"可以说是中国文化的精髓,也是中华传统文化最完美、最完善的体现形式。

Die Werte „gemäßigt und harmonisch" werden als Essenz der chinesischen Kultur betrachtet. Sie stellen auch die vollständigste Verkörperung der traditionellen chinesischen Kultur dar.

中国的儒家经典《中庸》首章指出:"喜怒哀乐之未发,谓之中;发而皆中节,谓之和;中也者,天下之大本也;和也者,天下之达道也。致中和,天地位焉,万物育焉。"意思是说:喜怒哀乐不要完全表现出来,叫作"中";表现出来却能够有所节制,叫作"和"。"中"是稳定天下之本;而"和"是为人处世之道。能够做到"中和",则天地安泰,万事万物维持正常秩序。中华民族先人的这些教导,体现的正是"中庸和合"的思想。

Im ersten Kapitel des konfuzianischen Klassikers „Maß und Mitte" heißt es, dass Mäßigkeit bedeutet, Freude und Trauer nicht vollständig zum Ausdruck zu bringen und eine gewisse Zurückhaltung zu pflegen. Das „Mittelmaß" ist die Grundlage der Stabilität der Welt. Die „Harmonie" wiederum stellt eine Norm dar, der man im Umgang mit seinen Mitmenschen und seiner Umgebung entsprechen soll. Beide Aspekte, Mäßigkeit und Harmonie, gewährleisten demnach eine friedliche und geordnete Welt. Hierin besteht die Lehre der „Mäßigkeit und Harmonie" der Vorfahren der heutigen Chinesen.

我们常说的"过犹不及,不能走极端",也是在强调"中庸"的理念。

Häufig heißt es, dass Übermaß ebenso schädlich ist wie Mangel. Auch hier kommt der Gedanke von „Maß und Mitte" zum Ausdruck.

而《孟子》所谓"天时不及地利,地利不及人和",则进一步明确了"以和为贵"的思想。古人教育我们,对待万事万物,都应该采取"以和为贵"和"中庸"的态度,不走极端,就能找到矛盾双方的同一性,最终促成"和谐"。从中国古人"和戎"的政策,到今日的"和平共处""不称霸""共建和谐世界""人类命运共同体""合作共赢"的理念,都体现了中华民族这种完全不同于"先发制人""以攻为守"理念的"中庸和合"精神。

Im Buch „Menzius" heißt es, dass bei einem Ritual das Wetter und die Stunde weniger wichtig sind als günstige geographische Bedingungen, während letztere weniger ausschlaggebend sind als die Harmonie zwischen den Teilnehmern. Hier wird die Wertschätzung der Harmonie erneut deutlich. Die Menschen des Altertums lehren uns, dass man im Umgang mit allen Situationen eine Haltung der „Harmonie" und der „Mäßigkeit" aufrechterhalten soll. Man soll also versuchen, die Gemeinsamkeiten auf beiden Seiten zu finden und damit Harmonie als Grundlage des Umgangs miteinander zu etablieren. Von den Friedensabkommen des Altertums zur Politik der „friedlichen Koexistenz", von der Ablehnung von hegemonialem Streben sowie den modernen Konzepten des gemeinsamen Aufbaus einer harmonischen Welt und einer menschlichen Gemeinschaft mit geteilter Zukunft bis hin zum Gedanken der „Win-Win-Kooperation", all dies zeugt von einer präventiven Denkweise und dem Geist der Mäßigung und Harmonie.

其实,正是基于这种"中庸和合"精神,才构成了中医学健康观中重视平衡和调和的核心思想。大家都知道,中医学理论的形成受到了中国传统哲学的巨大影响。而中国传统哲学中对中医学影响最大者,莫过于"阴阳学说"。

Auf der Grundlage eben dieses Geistes der Mäßigung und Harmonie wurde der Kerngedanke der TCM über die Ausgewogenheit der Körperfunktionen entwickelt. Wie allgemein bekannt ist, wurde die Entstehung der Theorien der TCM stark von der traditionellen chinesischen Philosophie beeinflusst. Den größten Einfluss übte hierbei die Lehre von Yin und Yang aus.

《素问·阴阳应象大论》指出:"阴阳者,天地之道也,万物之纲纪,变化之父母,生杀之本始,神明之府也。"此所谓阴阳,就是哲学范畴的"对立统一""矛盾"的概念。

Im Kapitel „*Abhandlung über Yin und Yang*" im Buch „*Simple Fragen*" heißt es: „Yin und Yang, das sind die Wege des Himmels und der Erde, die Umrisse aller Dinge, die Eltern des Wandels, der Anfang des Lebens und des Todes, der Wirkungsort der Geister." Bei den hier genannten Begriffen des Yin und Yang handelt es sich um das philosophische Konzept einer „gegensätzlichen Einheit" und des „Widerspruchs".

《内经》认为阴阳对立统一是大自然的规律,是所有事物存在的纲领,是所有变化的原因,是生死的根本,是神明活动的原始动力。《内经》在此明确指出阴阳的对立统一贯穿于一切事物发生发展的全过程,是一切运动变化的根本原因。其实不就是所谓"时时有矛盾，事事有矛盾"吗？

Der „Innerer Klassiker des Gelben Kaisers" besagt, dass der Gegensatz und die Einheit von Yin und Yang das Gesetz der Natur sind und die Grundlage des Daseins bilden. Sie sind die Ursache aller Bewegungen einschließlich des Lebens und Todes und die ursprüngliche treibende Kraft aller Aktivitäten der konstellierenden Kraft des Geistes. Das Werk betont, dass der Gegensatz und die Einheit von Yin und Yang den gesamten Entwicklungsprozess aller Dinge durchziehen und die Ursache aller Veränderungen sind. Zu jeder Zeit und in jeder Situation wohnt also allem stets ein Widerspruch inne.

中医学认为：人体生理功能的维持和疾病的发生，与其他万物运动变化一样，也存在着阴阳出入的问题，所以治病必须注意抓住阴阳这个根本。

Die TCM geht davon aus, dass die Aufrechterhaltung der menschlichen physiologischen Funktionen und das Auftreten von Krankheiten genau wie alle anderen Bewegungen der Natur auf das Aus- und Eintreten von Yin und Yang zurückgeführt werden können. Deshalb muss man bei der Behandlung einer Krankheiten den Veränderungen von Yin und Yang auf den Grund gehen.

《素问·生气通天论》指出："生之本，本于阴阳。"意思是说，生命的根本，就是阴阳。为什么说生命之本就是阴阳呢？究其原因，是因为"阳化气，阴成形"，而生命过程本身就是不断的化气与成形的过程，人体时时刻刻都在与外界进行物质交换和能量交换。化气与成形，互为消长，维持着生命的平衡。

Der Abschnitt „*Abhandlung über die Kommunikation des generativen Qi mit dem Kosmos*" im Buch „Schlichte Fragen" weist darauf hin, dass das Leben in Yin und Yang wurzelt. Wie ist dies zu verstehen? Dieser Gedanke verweist darauf, dass Yang das Qi wandelt und Yin die Gestalt formt. Der Lebensprozess ist an sich ein Prozess der Qi-Wandlung und der Formgestaltung. Der menschliche Körper unterhält rund um die Uhr einen Austausch von Material und Energie mit der Außenwelt. Der Kreislauf der Qi-Wandlung und der Formgestaltung erhält das Gleichgewicht des Lebens aufrecht.

阴阳二气，任何一方的太过或不及，均可能导致另一方受损，导致阴阳失去平衡，就可导致疾病。所谓"孤阳不生，独阴不长"，就是阴阳互根，不能强调一方面而忽视另一方面。

Ein übermäßiges oder mangelndes Yin bzw. Yang schadet dem jeweils anderen Aspekt und führt zur Unausgewogenheit von Yin und Yang – mit der Konsequenz einer Krankheit. Allein stehendes Yang gedeiht nicht, vereinzeltes Yin wächst nicht. Das heißt, Yin und Yang wurzeln ineinander. Man darf nicht die eine Seite hervorheben und die andere Seite vernachlässigen.

《素问·生气通天论》指出："阴平阳秘，精神乃治，阴阳离决，精气乃绝。"意思是说阴阳互生互制，维持相对平衡，阴气平匀，阳气内藏，则可身心安泰。如果阴阳极其不平衡，此消彼长发展到一方消灭另一方，或一方损耗过度而致另一方失去依存，则再无法继续保持阴阳两者能动的互生互制关系，就可导致死亡。

Besagtes Kapitel betont darüber hinaus, dass die Essenz und die konstellierende Kraft nur reguliert werden können, wenn das Yin ausgewogen und das Yang verdichtet ist. Wenn Yin und Yang sich voneinander trennen, versiegt der Fluss des essentiellen Qi. Das bedeutet, dass Yin und Yang miteinander interagieren und ein relatives Gleichgewicht bewahren müssen, um Gesundheit zu ermöglichen. Wenn Yin und Yang extrem unausgewogen sind, überlagert eine Seite die andere Seite völlig oder beansprucht die zur Verfügung stehenden Energien in einem solchen Maß, dass die andere Seite ihre Existenzgrundlage verliert. In diesem Fall kann das Verhältnis zwischen Yin und Yang, welches aus ihrer gegenseitigen Erzeugung und Überwindung besteht, nicht mehr aufrechterhalten werden, was im schlimmsten Fall zum Tod führt.

《素问·至真要大论》指出"谨察阴阳所在而调之，以平为期"，意思是说阴阳失去平衡，就会变生百病，所以治疗时应该调和阴阳，以使人体能建立新的平衡，这充分体现了对平衡阴阳治疗原则的重视。

In der „Abhandlung über entscheidende Prinzipien" im Buch „Schlichte Fragen" lesen wir, dass die verschiedensten Krankheiten auftreten würden, wenn Yin und Yang aus dem Gleichgewicht geraten sollten. Bei der Behandlung sollten Yin und Yang in Einklang gebracht werden, damit ein neues Gleichgewicht im Körper besteht. Dabei wird die Wichtigkeit der Ausgeglichenheit von Yin und Yang als ein Behandlungsprinzip hervorgehoben.

其实，保持人体内五脏六腑之间的生克制化，也是平衡的另一种表现形式。

In der Tat ist die Wahrung des Verhältnisses von Erschaffung und Überwindung, Kontrolle und Wandlung zwischen den Fünf Speicherfunktionskreisen (*zang*) und den Sechs Durchgangsfunktionskreisen (*fu*) des Körpers nur ein anderer Ausdruck des besagten Gleichgewichtes.

中医学的藏象学说认为：人体是以五脏为中心，六腑为配合，联系着五体（脉、筋、肉、皮、骨），五官（舌、眼、口唇、鼻、耳），九窍（两耳、两眼、两鼻孔、嘴、前后二阴，其中前阴指男女尿道和外生殖器，后阴指肛门）等五大功能系统，并通过经络系统营运气血来维持正常生理活动的有机整体。

Laut der Lehre der energetischen Zyklen des Universums ist der menschliche Körper eine Einheit, wobei die fünf Speicherfunktionskreise die Hauptrollen spielen, die sechs Durchgangsfunktionskreise mitwirken und die Haupt- und Netzleitbahnen den Qi- und Blutkreislauf unterstützen. Dabei kommt den sechs Durchgangsfunktionskreise die Aufgabe zu, die den Fünf Speicherfunktionskreisen zugeordneten Entsprechungen (d.h. Blutgefäße, Sehnen, Muskeln, Fleisch, Haut, Knochen), die fünf Sinnesorgane (Zunge, Augen, Mund und Lippen, Nase, Ohren) und die neun Körperöffnungen (zwei Ohren, zwei Augen, zwei Nasenlöcher, Mund, Harnöffnung, Anus) zu verbinden und mithilfe der Netz- und Hauptleitbahnen Qi und Blut zu transportieren, um die geregelten Abläufe aller Lebensprozesse zu sichern.

中医学认为：人体内各个脏腑、组织、器官之间，都不是相互孤立的，在生理功能上互相联系，在病理情况下，也存在着互相影响。所谓"人体是一个小宇宙"，就是在强调人体与自然界一样，五脏六腑、四体百骸，互相联系，互相影响，共同维护着人体内各系统功能的有序和平衡。

Die TCM besagt, dass die Funktionskreise, Gewebe und Organe des menschlichen Körpers nicht voneinander isoliert sind. Dieser Ansatz ist nicht nur auf die normalen physiologischen Funktionen bezogen, sondern auch auf pathologische Faktoren. Der menschliche Körper ist ein kleines Universum. Wie in der Natur ist alles mit allem verbunden und voneinander abhängig, alle Aspekte und einzelnen Bestandteile beeinflussen sich gegenseitig und erhalten die Ordnung und das Gleichgewicht der Systemfunktionen des Körpers aufrecht.

病理情况下，某一脏腑功能过于亢奋，则有可能会克伐本来就比它弱的脏腑，甚至可能反过来欺侮本来可以制约它的脏腑，于是就会表现为疾病。此即《内经》所谓"亢为害，承乃制，制则生化"。意思就是说，构成事物的各个方面，是一种互相制约的关系，如果某一方面过于强盛，就可能失去制约，就可能带来危害；如果制约机制到位，则平衡的局面可以得以维持，则可以保证事物发展顺利。

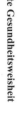

Eine pathologische Überfunktion eines Funktionskreises kann die Funktionen anderer schwächerer Funktionskreise unterdrücken und sogar jenen Funktionskreis überwältigen, der eigentlich für seine Kontrolle zuständig ist. Das Resultat ist wiederum der Ausbruch einer Krankheit. Bereits im „Inneren Klassiker des Gelben Kaisers" findet sich der Hinweis, dass eine Überfunktion negative Konsequenzen hat und ohne Bändigung gefährliche Folgen nach sich zieht. Eine Bändigung trägt zum Gleichgewicht bei und garantiert eine reibungslose Entwicklung.

所以，维持五脏六腑之间正常的生克制化关系，对保持人体内脏腑功能协调平衡，具有非常重要的意义。例如五脏之中，心主火，肾主水，正常情况下，心火下交肾水，肾水不寒，肾水上养心阴，心火不亢，此为水火既济，则阴阳平衡，可保证健康。如果肾水不足，心火自旺，则为阴虚火旺，心肾不交，则可表现为心烦失眠、口舌生疮等，即阴阳平衡被打破，即为疾病状态。

Die Aufrechterhaltung der regulären Beziehungen zwischen den Funktionskreisen, im Einzelnen das Hervorbringen, Überwältigen, Bändigen und Umwandeln, trägt viel zum koordinierten Gleichgewicht der Körperfunktionen bei. Nehmen wir als Beispiel den Funktionskreis Herz, der die Wandlungsphase Feuer dominiert, und den Funktionskreis Niere mit seiner Dominanz über die Wandlungsphase Wasser. Unter normalen Umständen erwärmt die Herz-Glut das Nieren-Wasser und das Nierenwasser nährt das Yin des Herzes. Somit wird das Nieren-Wasser nicht kalt und die Glut im Funktionskreis Herz kann nicht emporschlagen. Die gegenseitige Unterstützung der Wandlungsphasen Wasser und Feuer führt zur Ausgeglichenheit von Yin und Yang, was die Gesundheit gewährleistet.

Reicht jedoch das Nieren-Wasser nicht aus, nimmt die Herz-Glut überhand. In der Folge ist das Yin energetisch geschwächt und die „Glut" des Herzens schlägt empor. Die Funktionskreise Herz und Niere verbinden sich nicht mehr miteinander, was zu Schlaflosigkeit,

Nervosität und Mundgeschwüren führen kann. Im vorliegenden Fall ist das Gleichgewicht zwischen Yin und Yang gestört und Krankheit ist die Folge.

另外，中国传统文化"中庸和合"的价值观，还体现在中医学健康观"形神合一"的思想。中医学早在两千年前就认为：人不仅具有形体，而且有情感，有精神，所以只有"形与神俱"，形神合一，天人合一，才能真正做到健康长寿。所以，所谓健康不应该仅仅是形体健康，情感、心理、精神健康等，也是构成健康的重要构件。

Darüber hinaus spiegeln sich die Werte des Mittelmaßes und der Harmonie der traditionellen chinesischen Kultur auch im Gesundheitskonzept der TCM von der Einheit der Form und des Geistes wider. Neben dem stofflichen Körper verfügt der Mensch auch über Emotionen und Gedanken. Schon vor zweitausend Jahren stellte die TCM fest, dass ein langes und gesundes Leben nur unter Beachtung der Einheit der Form und des Geistes sowie der Einheit von Himmel und Mensch zu erreichen ist. Daher sind auch die emotionale, psychische und geistige Verfassung wichtige Bestandteile der Gesundheit.

中医学认为：所谓健康应该表现为形体与精神的全面统一，应该是躯体、精神上和社会生活诸方面完满适应的一种状态，而不仅仅是没有疾病，体格强壮。所以，要维护健康，不仅要顺应四时，避免各种外来致病因素，合理饮食，保持营养均衡，还要重视保持好的心态，提高对自然变化与社会现实的适应能力。试想今天这个时代，社会矛盾、家庭矛盾无处不在，这种竞争异常激烈，如果不注意心理调节，没有"中庸和合"的理念，怎么可能维持身心健康以至家庭幸福，社会和谐？

Die TCM ist der Ansicht, dass sich Gesundheit als eine umfassende Einheit von Form und Geist ausdrücken sollte. Es handelt sich um einen Zustand, in dem Körper, Geist und das soziale Leben sowie alle weiteren Aspekte reibungslos funktionieren. Eine rein körperliche Gesundheit reicht nicht aus. Um die Gesundheit zu erhalten, sollte man also einerseits je nach Jahreszeit externe pathogene Faktoren auf Abstand halten und auf seine Ernährung achten und sich andererseits auch entsprechend der natürlichen und sozialen Umgebung anpassen. In unserer heutigen Zeit mit ihren sozialen Konflikten und Familienstreitigkeiten sowie ihrer ausgeprägten Konkurrenz in allen Bereichen sind Gesundheit und ein glückliches Leben ohne die Gedanken des Mittelmaßes und der Harmonie praktisch unvorstellbar.

## 二、中医学对治病与养生的认识
## Ⅱ. Erkenntnisse der TCM zur Heilung und Lebenspflege

**1. 调节平衡，灵活施治**
**1. Wiederherstellung des Gleichgewichts und flexible Therapie**

中华传统哲学"气一元论"思想与"天人相应"的整体观以及"中庸和合"传统价值观，对中医学认识疾病的治疗以及养生保健，也产生了巨大影响。中医学无论是讨论治病，还是养生保健，都强调不可拘于鬼神，而应该采用积极的措施，倡导"治未病"，同时重视因时、因地、因人制宜，要求根据患者的具体病情制定具体的防治方法。

Die philosophischen Gedanken des Qi-Monismus, der Einheitsgedanke von Himmel und Mensch und die Werte der Mäßigkeit und der Harmonie haben das Verständnis der TCM von der Krankheitsbehandlung und der Lebenspflege stark beeinflusst. Im Kontext der TCM haben die Heilung und Lebenspflege nichts damit zu tun, eine Linderung guten Geistern zu überlassen. Es sollen vielmehr aktive Maßnahmen ergriffen werden, um Krankheiten vorzubeugen. Bei der Behandlung soll je nach vorherrschendem Klima und der Kondition des Patienten ein spezielles Therapiekonzept zusammengestellt werden.

《素问·五藏别论》指出："拘于鬼神者，不可与言至德；恶于针石者，不可与言至巧。病不许治者，病必不治，治之无功也。"可见，早在古老的《内经》时代，中华民族的先人就已经明确指出鬼神不可迷信，标志着中医学在此时已经彻底告别巫医时代，开始以阴阳五行的唯物观，代替鬼神崇拜，以求合理解释人体生理病理和针药治病之理。

Im Buch „Schlichte Fragen" heißt es im Kapitel *„Weiterführende Abhandlung über die Fünf Speicherfunktionskreise"*, dass es keinen Sinn ergibt, mit Anhängern des Geisterglaubens über medizinische Theorien zu sprechen, Personen mit einer Abneigung für Akupunktur die Behandlungstechnik des Nadelns zu erläutern oder Patienten zu therapieren, die gar nicht behandelt werden wollen. Keiner der genannten Fälle könne zum Erfolg führen. An diesen Formulierungen lässt sich erkennen, dass sich schon zur Zeit der Zusammenstellung des „Inneren Klassiker des Gelben Kaisers" eine Ablehnung des Aberglaubens herausgebildet hatte. Die chinesische Medizin hatte sich zu diesem Zeitpunkt von den zuvor häufig konsultierten Schamanen gelöst und die Geisterverehrung durch den Materialismus, basierend auf den Theorien von Yin und Yang sowie der Fünf Wandlungsphasen, ersetzt. Dies war der Beginn des Versuchs, Physiologie und Pathologie sowie die Behandlung durch Kräuter und Akupunktur logisch zu erklären und zu begründen.

汉代最伟大的历史学家司马迁所著《史记·扁鹊仓公列传》中记载："医有六不治：骄恣不论于理，一不治也；轻身重财，二不治也；衣食不能适，三不治也；阴阳并，藏气不定，四不治也；形羸不能服药，五不治也；信巫不信医，六不治也。有此一者，则重难治也。"这是说战国时期的名医扁鹊就曾经公开宣称"信巫不信医"是"六不治"之一，反映出在遥远的战国时代，中医学已经从巫术中挣脱开来，开始了对人体生理与疾病防治的科学探索。

In den „Aufzeichnungen des großen Historikers" des wichtigsten Historikers der Han-Dynastie, Sima Qian, lesen wir in der Biographie des Arztes Bian Que, dass ein Arzt bei sechs Arten von Patienten von einer Behandlung Abstand nimmt. Konkret handelt es sich um jene Patienten, die aus Arroganz kein Einsehen haben, materielle Werte wichtiger schätzen als ihre Gesundheit, sich unangemessen kleiden und ernähren, aufgrund einer Disharmonie von Yin und Yang Funktionsstörungen in den Funktionskreisen aufweisen, körperlich zu schwach für die Einnahme von Arzneimitteln sind und die einem Schamanen mehr Vertrauen entgegenbringen als einem Mediziner. Hieran wird klar, dass sich die TCM schon zur Zeit der Streitenden Reiche vom Schamanismus losgelöst und zu einem wissenschaftlichen System zur Vorbeugung und Behandlung von Krankheiten entwickelt hatte.

具体针对疾病的治疗，中医学基于"天人相应"整体观与"中庸和合"思想，十分重视因时制宜、因地制宜、因人制宜，用药施术，强调发挥人体自身抗病能力的作用，重视调节，"以平为期"。

Die theoretische Grundlage der Krankheitsbehandlung der TCM besteht im Konzept der Einheit von Himmel und Mensch und dem Gedanken von „Mittelmaß" und „Harmonie". Bei jeder Behandlung werden das Klima, die örtlichen Gegebenheiten und der Patienten berücksichtigt, wobei verschiedene Therapiemethoden kombiniert eingesetzt werden. Dabei wird betont, das Immunsystem der Patienten zu stimulieren, um pathogene Faktoren zu bekämpfen. Ziel ist es, durch Regulierung eine Ausgeglichenheit im Körper zu erreichen.

因时制宜、因地制宜，这些中医学原创思维在感冒的治疗方面，体现得最为充分。普通感冒，西医治疗可能是大同小异，一般不做太多干预，发热身痛者，常用解热镇痛药等。而中医却要求详细分辨其发病季节、发病地域以及患者体质状况等。总的来说，治疗方案与西医相比要复杂得多。

Der Gedanke einer der Jahreszeit und dem Ort angemessenen Behandlung der TCM lässt sich gut am Beispiel der Behandlung einer Erkältung illustrieren. Gegen eine Erkältung unternimmt ein schulmedizinischer Arzt nicht viel, im Bedarfsfall werden Medikamente gegen Fieber und Schmerzen verschrieben. Im System der TCM werden hingegen die Jahreszeit, der Wohnort und die Kondition des Patienten differenziert und auf der Basis dieser Informationen eine Therapiekombination festgelegt, die generell viel komplizierter als jene der Schulmedizin ist.

冬季，天气寒冷，患者得病多为风寒感冒，常见恶寒发热、恶寒、周身酸痛、鼻塞流清涕、咳嗽白痰等症状，在北方地区就可以用麻黄以辛温解表，发汗透邪。患者常可一汗而解。但如是在夏季，或在东南沿海地区，闷热潮湿，得病就常常是暑湿感冒，常见身热不扬、肢体酸困、沉重、头重如裹、食欲不振，或有恶心腹胀、吐泻、口中黏腻等症状，治疗就应用紫苏叶、藿香、佩兰之类，芳香化湿清暑。

Im kalten Winter herrscht die sogenannte Wind-Kälte-Erkältung vor, die von einer Aversion gegen Kälte, Fieber, Schmerzen am ganzen Körper, einer verstopften Nase mit klarem Schleim und Husten mit weißem Schleim charakterisiert ist. Im Norden Chinas ist in diesem Fall der Einsatz von Meerträubel zur Lösung der Oberfläche mit scharfen und warmen Mitteln sowie zur vermehrten Schweißabsonderung üblich. Die Schweißabsonderung ermöglicht es, die im Körper vorliegenden Schrägläufigkeiten herauszulösen. Während des heißen

Sommers sowie in Südostchina, wo ein heißes und feuchtes Klima herrscht, ist hingegen die Sommerhitze-Feuchtigkeits-Erkältung häufig. Typische Symptome sind unter anderem subfebrile Körpertemperatur, Ziehen im ganzen Körper, Schweregefühl, Schwere des Kopfes, Appetitlosigkeit, Übelkeit, Blähungen, Erbrechen, Durchfall und ein klebriges Gefühl im Mundraum. Bei der Behandlung werden oft Schwarznesselblätter und -stängel, Duftnessel oder Wasserdost verwendet, um die „Feuchtigkeit" mit aromatischen Mitteln umzuwandeln und die Sommerhitze zu beseitigen.

在体质方面，北方人多体质强壮，南方人多体质纤弱，即使同是冬季风寒感冒，北方可以用麻黄、桂枝，南方人用麻黄、桂枝就不合时宜。稍不注意，就可能因汗出太过，导致虚脱。可见，一年四季气候不同，天下四方地域不同，都会影响到人的体质，并在发病方面表现出不同的临床特点。

In Bezug auf ihre körperliche Beschaffenheit sind die Bewohner Nordchinas zumeist kräftiger gebaut als die schlankeren und feingliedrigen Bewohner im Süden des Landes. Deshalb kommen bei der Behandlung einer Wind-Kälte-Erkältung für Menschen aus verschiedenen Regionen unterschiedliche Kräuter zum Einsatz. Im Norden kann man Meerträubel und Cassia-Zimtzweige verwenden, die für viele Südchinesen zu stark sind. Im schlimmsten Fall können sie zu übermäßigen Schweißausbrüchen bis hin zum körperlichen Kollaps führen. Hieraus wird ersichtlich, dass die verschiedenen Jahreszeiten und das unterschiedliche Klima in den einzelnen Regionen sowohl die körperliche Beschaffenheit der Menschen als auch die Symptome einer Erkrankung beeinflussen.

**2. 辨证论治，个体诊疗**
**2. Differenzierung der Symptomkonfiguration und individualisierte Behandlung**

中医治病特别强调辨证论治。什么是辨证论治？恐怕就不那么容易说清楚。辨证论治，又称辨证施治，重视明辨证候，并强调根据具体证候采用相应的治疗措施，是一种完全不同于西医针对疾病诊断采取相应治疗措施的治疗思路。这里中医所说的"证"，又称"证候"，是完全不同于西医一般所说的疾病的概念。

Bei der TCM-Behandlung wird die Differenzierung der Symptomkonfiguration groß geschrieben. Allerdings ist nur schwer zu erklären, worum genau es sich hierbei handelt. Im Mittelpunkt steht die Symptomkonfiguration, die anders als eine Krankheit nach dem Verständnis der Schulmedizin zu verstehen ist. Die Behandlung gemäß der Symptomkonfiguration bedeutet deshalb auch eine völlig andere Denk- und Herangehensweise als jene der Schulmedizin.

辨证论治，具体包括辨证和论治两个部分。

Eine Behandlung gemäß der Differenzierung der Symptomkonfiguration setzt sich aus zwei Teilen zusammen, und zwar aus der Differenzierung einerseits und der Behandlung andererseits.

辨证是根据通过望闻问切四诊所得到的症状、体征、舌苔、脉象等临床资料，按照中医理论，通过分析、综合，明辨疾病的原因、性质、部位等，概括、判断出某种性质的"证"（或称证候）的过程。辨证所得，如肾气虚证、脾阳虚证、痰湿中阻证、气滞血瘀证等，千差万别，纷繁复杂。

Durch vier diagnostische Verfahren – Befragen, Riechen und Hören, Betrachten, Betasten – werden Informationen zu Symptomen, Körpereigenschaften, Zungenbelag, Puls usw. gesammelt. Diese werden anschließend gemäß der TCM-Theorie umfassend analysiert. Auf dieser Grundlage wird die Symptomkonfiguration festgestellt, die den Auslöser und den Charakter der Krankheit sowie den erkrankten Körperteil bzw. den betroffenen Funktionskreis beinhaltet. Zu den verschiedenen Symptomkonfigurationen gehören zum Beispiel energetische Schwächen des Qi des Funktionskreises Niere, energetische Schwächen des Yang des Funktionskreises Milz, eine Blockade des mittleren Wärmebereiches durch Schleim-Feuchtigkeit sowie Qi-Stagnation und „Blut"-Stasen. Anhand dieser Beispiele wird deutlich, wie sehr sich die einzelnen Symptomkonfigurationen voneinander unterscheiden.

论治则是根据所谓"证"，确立治疗原则和方法，进而决定选方用药。此"证"，特指所谓"证候"，是特定患者，在特定时间，在特定环境之下，处在特定疾病某一阶段，所见到的一系列临床表现所反映出的有关疾病病因、病机、病位、病性的综合概括。可以理解为不同体质的人，遭遇不同的致病因素，导致发病之后，所表现出的一种状态。既不同于"症状"，也不同于所谓"病"。但同时又与症状、病，还有体质都有密切关系。辨证论治本身实际上就有辨病因、辨体质、辨病的内涵。

Aufgrund der Symptomkonfiguration werden anschließend Prinzip und Methodik der Behandlung bestimmt, bevor ein Rezept mit den zu verwendenden Arzneimitteln ausgestellt wird. Die besagte Symptomkonfiguration beschreibt das Problem eines konkreten Patienten in einem bestimmten Krankheitsstadium zu einer bestimmten Jahreszeit in einer bestimmten Region und beinhaltet den Auslöser, den Krankheitsmechanismus, die Lokalisierung der Krankheit sowie ihr Wesen. Sie beschreibt ein Gesamtbild, dass sich ergibt, wenn eine bestimmte Person unter konkreten Bedingungen einem Krankheitserreger ausgesetzt ist. Es handelt sich also um einen anderen Begriff als Symptom und Krankheit, wenngleich auch ein enger Zusammenhang mit den Symptomen und der Krankheit sowie der Konstitution des Patienten besteht. Bei der Differenzierung der Symptomkonfiguration werden auch der Auslöser, die Konstitution des Patienten und die Krankheit differenziert.

在此仍以临床最常见的感冒为例。

Bleiben wir an dieser Stelle beim Beispiel der alltäglichen Erkältung.

中医辨证包括外感风寒证、外感风热证、外感暑湿证、外寒里热证、少阳郁热证、气虚感冒证、阳虚感冒证、血虚感冒证、阴虚感冒证等多种证候。

Zu den möglichen Symptomkonfigurationen gehören unter anderem eine Affektion durch die äußere Schrägläufigkeit Wind-Kälte, Wind-Hitze, Sommerhitze-Feuchtigkeit, „äußere Kälte und innere Hitze", Blockade des Kleinen Yangs durch Hitze, Erkältung durch energetisch geschwächtes Qi, Erkältung durch energetisch geschwächtes Yang, Erkältung durch energetisch geschwächtes Blut und Erkältung durch energetisch geschwächtes Yin.

之所以可以分为这些复杂证候，那是因为不同体质、不同时间、不同环境之下发病的患者，或者在感冒不同阶段，感冒所表现出的症状及其所反映出的证候确实存在很大区别。所以治疗就不能仅仅针对感冒这个病采用一样的治疗方法。

Eine „einfache" Erkältung lässt sich in so viele Typen untergliedern, weil sich die Symptome der Patienten mit unterschiedlichen Krankheitsstadien und Körperzuständen in verschiedenen Jahreszeiten und Gebieten deutlich voneinander unterscheiden. In der Folge sind auch die Symptomkonfigurationen verschieden. Deshalb können diese auch nicht allgemein mit einem einheitlichen Rezept behandelt werden.

中医学认为：即使同一种疾病，由于患者体质不同，地域不同，季节不同，发病后所表现出的证候就不同，因此治疗方法也应有别。这种情况就是所谓"同病异治"。这实际上体现了哲学所讲的解决矛盾特殊性的观点。中医临床治病，强调应针对各个个体的具体病情，采取不同的治疗措施，重视具体情况具体分析。实际上，这就是中医治病"个体化诊疗"的特色。

Die Symptomkonfiguration beschreibt nur das Problem dieses Patienten in einem bestimmten Krankheitsstadium zu einer bestimmten Jahreszeit und in einer bestimmten Region. So kommt es oft vor, dass gegen die gleiche Krankheit im schulmedizinischen Sinne unterschiedliche Rezepte für verschiedene Patienten verschrieben werden. Das entspricht der Philosophie von der Besonderheit des Widerspruchs. In der Praxis betont die TCM, die Entwicklung individueller Therapieansätze. Dabei werden die konkreten Probleme der einzelnen Patienten analysiert. Gerade in diesem individuellen Zugang zur Therapie liegt die Besonderheit der TCM.

综观西医治病的思路，基本是一种对抗的思维方式。病毒感染，给予抗病毒治疗，细菌感染，给予抗菌素治疗。抗菌素长期过度应用导致霉菌感染，则给予抗霉菌治疗。肿瘤，就杀死癌细胞，手术不能治，就给予放射疗法、化学疗法等。总的来说，就是有我无你，不共戴天，祛邪务尽。

Generell weist die Schulmedizin ein antagonistisches Denken bei der Behandlung auf. So werden bei Vireninfektionen antivirale Therapien genutzt, während bei bakteriellen Infektionen Behandlungen gegen Bakterien zum Einsatz kommen. Nach langfristiger oder hochdosierter Einnahme von Antibiotika kann es zu einer Schimmelpilzinfektion kommen, die mit einer Therapie gegen Schimmelpilz bekämpft wird. Bei Tumoren versucht man die Krebszellen zu töten. Sollte der Zustand des Patienten eine Operation nicht zulassen, wird auf Bestrahlung und Chemotherapie zurückgegriffen. Alles in allem gilt es, den Krankheitsauslöser auszumerzen.

而中医学治病，强调调和，强调发挥人体自身抵抗力的作用。临床常针对不同的疾病，根据患者不同的体质、证候，或以祛邪为主，或扶正祛邪，或攻补兼施。对于一些复杂感染或肿瘤等难治病，甚至可以扶正固本为主，以调节为中心，争取能够长期与肿瘤和平共处，带瘤生存，带病延年。如参苏散治气虚感冒，可益气解表，麻黄附子细辛汤治阳虚外感，可扶阳解表，小柴胡汤治疗外感病寒热往来，体现的是表里双解、寒温并用的和解之法，补中益气汤、升阳益胃汤治疗气虚阴火证，则是甘温益气为主，都突显了中医重视正气、重视调和的思维。

Die TCM hingegen betont die Rückkehr zu einem harmonischen Zustand und die Stimulation der Wehrkraft der Patienten. In der Praxis versucht man je nach Krankheit, Körperkondition und der Symptomkonfiguration die Schrägläufigkeiten einseitig zu beseitigen, die Geradläufigkeit zu stützen und die Schrägläufigkeiten zu beseitigen oder gleichzeitig anzugreifen und zu supplementieren. Bei der Behandlung schwerer Infektion und bei Tumoren wird vor allem die Geradläufigkeit gestützt und die Wurzel gefestigt. Ziel ist es, durch eine Regulierung eine langfristige friedliche Koexistenz mit dem Tumor zu ermöglichen. Das heißt, dass der Patient für eine möglichst lange Zeit mit einem Geschwulst leben kann. Das Dekokt mit Ginseng und Perilla wirkt im Fall einer Erkältung aufgrund von energetischer Schwäche des Qi, indem es Qi mehrt und die Oberfläche löst. Das Dekokt mit Ephedra, Aconitum und Asarum wirkt gegen eine Erkältung aufgrund von energetischer Schwäche des Qi, indem es Yang stützt und die Oberfläche löst. Das Kleine Bupleurum-Dekokt wirkt gegen Erkältungen aufgrund von wechselnden Kälte- und Hitzeempfindungen, indem es sowohl die Oberfläche als auch das Innere löst und die Hitze und Kälte harmonisiert. Das Dekokt, das die Energien der Mitte ergänzt und das Qi vermehrt, sowie das Dekokt, das Yang emporhebt und den Funktionskreis Magen stützt, wirken gegen die energetische Schwäche des Qi und lokalisiertes Feuer, indem das Qi mit süßen und warmen Mitteln gestärkt wird. All dies spricht für die Logik der TCM, das geradläufige Qi zu stärken und unharmonische Aspekte zu harmonisieren.

### 3. 注重养生，防患未然
### 3. Der Schwerpunkt der Gesundheitspflege und Prävention

至于中医学对养生保健的认识，应该说也是源远流长，特色鲜明。《素问·宝命全形论》指出："天覆地载，万物悉备，莫贵于人。"强调天地万物之中，人最为高贵，人类较之其他生物，在精神、意识方面更为高级。人不仅能够认识自我、认识外部世界，还可通过自我认识和掌握自然规律，在自然规律面前有效地调控自己，保持人与自然的和谐。而对于人类自身的健康，人也可以通过自我认知，主动顺应自然规律，通过调整生活方式和适当锻炼，维护健康，益寿延年。中医学养生理论与"治未病"思想，就充分体现了这种精神。

Was das Verständnis der TCM über die Gesundheitspflege betrifft, so kann dieses auf eine lange Geschichte zurückblicken. Im Buch „Schlichte Fragen" heißt es im Kapitel „*Erhaltung der Gesundheit*", dass der Menschen das edelste aller Lebewesen in der Natur ist, da er im Vergleich zu den anderen Lebewesen über einen fortgeschrittenen Geist verfügt. Die Menschen können nicht nur sich selbst und die Außenwelt begreifen, sondern auch die Regeln der Natur erkennen. Sie wissen sich der Natur anzupassen und eine Harmonie zwischen Mensch und Natur herzustellen. Was die Gesundheitspflege anbelangt, so können sich die Menschen durch Selbsterkenntnis bewusst der Natur anpassen, indem sie ihre Lebensweise umstellen und angemessen Sport treiben, damit sie gesund bleiben und ein längeres Leben genießen können. Die Theorie der TCM von der Gesundheitspflege und der Prävention von Krankheiten übermittelt genau diese Denkweise.

中国传统文化中很强调忧患意识。《周易·系辞传》指出："君子安而不忘危，存而不忘亡，治而不忘乱；是以身安而国家可保也。"古人认为安居时不能忘记危险，生存时不能忘记消亡，平安时不能忘记动乱，这样才可以维护自身的平安、国家的安全。受中国传统文化的深刻影响，中华民族的先人对自身的健康和疾病问题也充满着忧患意识。《素问·四气调神大论》提出的"治未病"思想，就充分体现了中国传统文化这种居安思危的忧患意识。

In der chinesischen Tradition wird stets der Sinn für die Not betont. Im „Riten der Zhou" lesen wir in der *„Großen Abhandlung"*, dass der Edle die Gefahren nicht ignoriert, auch wenn er sich in einer sicheren Situation befindet; dass der Edle sich auch in einer prosperierenden Zeit ständig daran erinnert, dass das Land gestürzt werden könnte; und dass der Edle während eines friedlichen Lebens nicht vergisst, dass der Frieden eines Tages verschwinden könnte. So könne die Sicherheit einer Person und eines Landes gewährleistet werden, wie die Vorfahren der heutigen Chinesen glaubten. Dieser Sinn für die Not wirkte sich auch auf den Gedanken der Gesundheitspflege aus. So wird im Kapitel *„Theorie der Regulierung des Geistes zu den vier Jahreszeiten"* im „Schlichte Fragen" der Gedanke der Behandlung einer nahenden Krankheit erörtert, d.h. die Vorbeugung einer Erkrankung. Auch hier kommt der Sinn für Not und Leiden zum Ausdruck.

唐代名医孙思邈在《千金要方·卷二十七》指出："上医医未病之病，中医医欲起之病，下医医已病之病。"主张把人的生命状态分为"未病""欲起之病""已病"三种，即健康人、亚健康人群、病人。而医生也可分为三等。"上医"，即上等的医生，能够教人通过养生维护健康；"中医"，即中等的医生，能够通过早期干预以防止疾病发生；而"下医"，即下等的医生，仅仅重视治疗疾病。这里把"治未病"的医生作为上等的医生，体现了古人对疾病预防的重视。

Der berühmte Arzt der Tang-Dynastie Sun Simiao wies in seinem Werk „Verschreibungen im Wert Tausender Goldstücke" *(Qian Jin Yao Fang)* darauf hin, dass die besten Ärzte potenziellen Erkrankungen vorbeugen, die Ärzte mittlerer Befähigung sich ankündigende Krankheiten behandeln und die einfachen Ärzte eine ausgebrochene Krankheit heilen. Hiermit werden auch die Menschen in Bezug auf ihre gesundheitliche Verfassung in drei Kategorien eingegliedert, und zwar gesund, teilgesund und krank. Auch die Ärzte sind klassifiziert in die besten Ärzte, die die Gesundheit ihrer Patienten pflegen, indem sie ihnen eine gesunde Lebensart beibringen; die Ärzte mittleren Könnens, die durch präventive Maßnahmen Krankheiten vorbeugen; und die einfachen Ärzte, die bereits bestehende Krankheiten behandeln. In dieser Definition für die besten Ärzte wird klar gemacht, wie wichtig die Prävention der Krankheiten aus der Sicht der Chinesen des Altertums war.

明代名医张介宾《类经附翼·医易义》指出："履霜坚冰至，贵在谨于微，此诚医学之纲领，生命之枢机也。"意思是说发现小问题，就要考虑到进一步可能发生大病，医者应该从小处着眼，做到有病早治，无病先防。

Der bekannte Arzt der Ming-Dynastie Zhang Jiebin schrieb im „Anhang zum Leijing", seinem Werk über den „Inneren Klassiker des Gelben Kaisers", dass man beim Laufen auf dem Raureif das kommende Eis erahnen sollte. Das wichtigste sei, die Gefahr bereits in der Anfangsphase zu erkennen. Hierin bestünde die Leitlinie der Medizin und der Schlüssel des Lebens. Gemeint ist damit, dass ein kleines Problem zu einer schlimmen Krankheit führen kann. Die Ärzte sollten die Gesundheit der Patienten auch auf Grundlage von Details bewerten und die Probleme bereits in ihrer Anfangsphase behandeln. Es sollten also vorbeugende Maßnahmen unternommen werden, um eine Krankheit zu vermeiden.

至于具体如何进行养生？《素问·上古天真论》明确指出："法于阴阳，和于术数，饮食有节，起居有常，不妄作劳，故能形与神俱，度百岁乃去。"这句话指出人应该顺应四时阴阳变化的规律，饮食有节制，起居有规律，劳逸结合，这样就可以做到形神合一，活到自己应有的"天年"，即自然寿命。古人的谆谆教诲，至今仍有重要的指导意义。

Wie kann man nun seine Gesundheit pflegen? Im „Schlichte Fragen" weist das Kapitel „Abhandlung über die himmlischen Wahrheiten des Altertums" darauf hin, dass man sich den regelhaften Wandlungen von Yin und Yang in den vier Jahreszeiten anpassen sollte. Mittels einer kontrollierten Ernährung, einem regelmäßigen Lebenswandel sowie einem Gleichgewicht zwischen Arbeit und Ruhe kann eine Einheit der Form und des Geistes erreicht und die Lebenserwartung voll ausgeschöpft werden. Diese Einsicht aus dem Altertum hat bis heute Bestand.

首先，中医学论养生提倡顺应自然。

In erster Linie hebt die TCM eine Anpassung an die Natur hervor.

为什么要顺应自然？这依然是受到了中国传统文化"天人合一"思想的影响。

Doch warum sollten sich die Menschen der Natur anpassen? Auch in diesem Punkt zeigt sich der Einfluss des Konzeptes der Einheit von Himmel und Mensch der traditionellen chinesischen Kultur.

《素问·四气调神大论》指出："故阴阳四时者，万物之终始也，死生之本也，逆之则灾害生，从之则苛疾不起，是谓得道。"认为四时气候变化，会影响人体脏腑经络功能，违背了四季变化规律，就会引起灾祸，顺应四时气候变化规律，就可以避免发生多种疾病。

Das Kapitel „*Umfassende Abhandlung über die Regulierung des Geistes während der vier Jahreszeiten*" im „Schlichte Fragen" weist darauf hin, dass Yin und Yang sowie die vier Jahreszeiten sowohl den Beginn als auch das Ende des Lebens veranlassen. Steht man im Widerspruch zu ihnen, so erkrankt man. Das bedeutet, dass die Veränderungen des Klimas während der vier Jahreszeiten die Funktionen der einzelnen Funktionskreise des menschlichen Körpers beeinflussen. Verhält man sich entgegen dieser geregelten Veränderungen, beschwört man Unglück herauf. Passt man sich ihnen hingegen an, so können viele Erkrankungen vermieden werden.

所以《内经》提出根据自然界春生、夏长、秋收、冬藏的生化规律来调节生活秩序以及精神活动，提倡"四气调神"。春天气候温暖，万物生发，人也应该"早卧早起，披发缓行，广步于庭"，早早起床，放松情绪，可在庭院散步，锻炼身体；冬季天寒地冻，万物闭藏，人也应该"早卧晚起，必待日光"，应该躲在屋内，日出以后再起床，避免早起因寒冷刺激而诱发心脑血管事件发生。这些无疑都是非常正确的。

Aus eben diesem Grund betont der „Innere Klassiker des Gelben Kaisers", dass man seinen Lebenswandel und seine geistigen Aktivitäten nach den regelhaften Abläufen der Natur ausrichten soll, insbesondere sind dies Aufblühen im Frühling, Wachstum im Sommer, Ernte im Herbst und Ruhe im Winter. Im Frühling ist es warm, alles wächst und blüht, und der Mensch sollte früh ins Bett gehen und früh aufstehen. Man soll sich entspannen, spazieren gehen und Sport machen. Im Winter ist es hingegen kalt und alles Leben verbirgt sich. Deshalb sollten die Menschen früh ins Bett gehen und erst nach der Morgendämmerung aufstehen. Damit können durch die morgendliche Kälte hervorgerufene Komplikationen der Blutgefäße im Hirn und Herzen verhindert werden. Diese Vorschläge haben zweifelsohne ihre Berechtigung.

其次，应该保持一个好心态。

Überdies sollte eine gute psychische Verfassung gewährleistet sein.

《内经》强调"百病皆生于气"，尤其重视情志对人体气机的影响。所以，中医学论养生，在重视调形的同时，尤其重视调神。中医学认为："心主神明"，认为人的精神活动由心所主宰，所以养生必先养心。养心最强调的就是节制欲望。

Der „Innerer Klassiker des Gelben Kaisers" betont, dass Hunderte von Krankheiten vom Ärger ausgelöst werden, wobei den Auswirkungen der Emotionen auf den Qi-Mechanismus große Bedeutung beigemessen wird. In der Gesundheitspflege der TCM wird neben der körperlichen auch die geistige Gesundheit hervorgehoben. Laut der TCM dominiert der Funktionskreis Herz die konstellierende Kraft des Geistes. Das heißt, dass die geistigen Aktivitäten vom Funktionskreis Herz beherrscht werden. Daher kommt das Nähren des Herzens in der Gesundheitspflege an erster Stelle, wobei die Kontrolle des Begehrens im Vordergrund steht.

《素问·上古天真论》指出："恬淡虚无，真气从之；精神内守，病安从来"。意思就是说：保持一个好心态，无欲无求，真气就可以调顺，精神安定，不过分追求不切实际的目标，自然也就不会生病。其基本精神就是要求人们节制自己的欲望，保持内心淡泊宁静的状态。如此就可不受外界种种诱惑的干扰，让神气内藏，心理和生理处于和谐状态，保持身心健康。

Der Abschnitt „Abhandlung über die himmlischen Wahrheiten des Altertums" im Buch „Schlichte Fragen" unterstreicht, dass eine positive Einstellung ohne Begehren in einem gut regulierten Qi und geistiger Ruhe resultiert. Strebt man keine unrealistischen Ziele an, wird man auch nicht so leicht krank. Der Grundgedanke besteht hierbei darin, Begehren zu kontrollieren, um innere Ruhe zu ermöglichen. Ungestört von Verführungen und Reizen der Außenwelt wird die konstellierende Kraft im Inneren des Menschen gespeichert. Die hieraus resultierende physiologische und psychologische Harmonie stellt die Grundlage für eine gute Gesundheit dar.

再次，饮食有节制，保持营养均衡。

Darüber hinaus sollte man an einer ausgewogenen und gemäßigten Ernährung festhalten.

人要生存，就必须吃饭喝水。五谷、肉食、蔬果等，究竟怎么吃才叫好？中国古人强调"谨和五味"。因为中医学认为自然界的五谷、肉食、蔬菜、瓜果等，在性味上可归纳为酸、苦、甘、辛、咸五种，五味分别与人体的五脏相对应。酸入肝，苦入心，甘入脾，辛入肺，咸入肾。饮食入口，五脏得养，生命才能得以维系。所以《内经》提出了饮食养生的要领，就是"谨和五味"。

Um zu leben, müssen Menschen essen und trinken. Doch wie gestaltet sich der korrekte Genuss von Lebensmitteln wie Getreide, Fleisch, Gemüse und Obst? All diese Lebensmittel werden in der TCM in fünf Geschmacksrichtungen eingegliedert, und zwar sauer, bitter, süß, scharf und salzig. Sie finden ihre jeweilige Korrespondenz in den Funktionskreisen von Leber, Herz, Milz, Lunge und den Nieren. Die Lebensmittel ernähren die Fünf Funktionskreise und sichern so den Fortbestand des Lebens. Deshalb wird die Ausgewogenheit der fünf Geschmacksrichtungen bereits im „Inneren Klassiker des Gelben Kaisers" hervorgehoben.

"五味"代表饮食中的各种营养元素。这些营养元素必须保持"和"的状态，也就是要求营养要均衡，合理分配。这是饮食养生的关键。如果过嗜辛辣，就可能导致血热、血燥等，导致皮肤疮疖、便秘痔疾等。如果过嗜肥肉等，就可能内生湿热痰火等，导致肥胖、糖尿病、痛风等代谢相关疾病。如果过嗜咸味，就可能伤肾，导致水肿、血压升高等。至于进食无度、饥一顿饱一顿等，更是容易导致胃肠疾病。《内经》所谓"饮食自倍，肠胃乃伤"，主要是指饮食不节，可导致消化不良，或导致"食积"等。

Jede der Fünf Geschmacksrichtungen vertritt jeweils verschiedene wichtige Elemente der Ernährung. Dabei wird die „Harmonie" dieser Elemente besonders betont, es soll also ein ausgeglichenes Verhältnis bestehen. Ausgewogenheit spielt stets eine Schlüsselrolle bei der Gesundheitspflege. Sollte man zu viele scharfe Speisen zu sich nehmen, kann es zu Hitze und Trockenheit des Blutes kommen, was Geschwüre, Furunkel, Verstopfungen oder Hämorrhoiden auslösen könnte. Sollte man zu viel deftiges Fleisch essen, könnten Nässe, Hitze, Schleim und Feuer im Inneren entstehen, was zu Übergewicht, Diabetes oder Gicht führt. Eine zu salzige Ernährung belastet den Funktionskreis der Niere, was zu Ödemen oder Bluthochdruck führen kann. Übermäßige und unregelmäßige Ernährung wiederum können Magen-Darm-Krankheiten auslösen. Der „Innere Klassiker des Gelben Kaisers" besagt zudem, dass der übermäßige Verzehr von Lebensmitteln Verdauungsprobleme und -blockaden verursachen kann.

还有，运动养生也很重要。

Nicht zuletzt ist auch sportliche Betätigung wichtig für die Gesundheitspflege.

《吕氏春秋·达郁》指出:"流水不腐，户枢不蠹。"意思是说流动的水，不会腐败，转动的门枢，不会生虫。人也是如此，必须经常运动，才能保持气血流畅，维持身心健康。基于此，中医外科的鼻祖名医华佗创造了"五禽戏"，史载华佗"年且九十，而犹有壮容"。

Das Werk „Frühling und Herbst des Lü Buwei" weist im Kapitel *„Stagnationbeseitigung"* darauf hin, dass fließendes Wasser nicht stinkt und eine immer in Bewegung gehaltene Türangel nicht von Würmern zerfressen wird. Ebenso verhält es sich beim Menschen. Man muss sich häufig bewegen, um den freien Fluss von Qi und Blut zu garantieren und so eine gute Gesundheit aufrechtzuerhalten. Von dieser Erkenntnis ausgehend schuf Hua Tuo, der Pionier der Chirurgie in China, die Übungen der fünf Tiere. In den historischen Aufzeichnungen heißt es übrigens, dass Hua Tuo noch im Alter von 90 Jahren einem Mann mittleren Alters glich.

中医学认为:人以气血为本，气血以流通为贵，气血瘀滞，就会导致疾病。可以说生命在于气血的流通。而保持气血流通，合理运动就必不可少。事实上，中华民族的先人，自古就非常重视运动强身健体，太极拳、八段锦等传统健身功法以及少林拳、武当拳、咏春拳等武术门类，无一不昭示着中华民族先人重视运动健身以及"尚武"的传统。

In den Augen der TCM sind Qi und Blut die Wurzeln des Menschen. Ihre ungehinderte Zirkulation ist von größter Wichtigkeit. Sollte der Qi- und Blutfluss stagnieren, wird man krank. Anders gesagt hängt das Leben vom freien Fluss von Qi und Blut ab. Um dies zu garantieren, ist angemessene sportliche Betätigung unentbehrlich. In der Tat legten die Vorfahren der heutigen Chinesen großen Wert auf Sport, um ihre körperliche Gesundheit zu sichern. Nennenswert sind an dieser Stelle traditionelle Übungen wie das Taiji-Boxen und die Übungen der Acht Brokate, aber auch Formen der Kampfkunst wie das Shaolin-Kungfu, Wudang-Taiji und Wing Chun. Diese Beispiele illustrieren die große Bedeutung, die die Chinesen des Altertums der körperlichen Ertüchtigung durch Sport und Kampfkunst beimaßen.

包括欧洲医生推崇的凯格尔运动——盆底肌训练，实际上在明清时期就已经非常流行。传说中的寿星彭祖以及史上最长寿皇帝乾隆都曾经长期坚持习练"缩谷道"功法，俗称"提肛门"。观察发现：不仅可预防痔疾，对男性前列腺疾病、性功能障碍、女性阴道脱垂、膀胱活动过度症、遗尿等，都有好处。

Das von den europäischen Ärzten sehr empfohlene Beckenbodentraining – die Kegel-Übungen – war eigentlich schon während der Dynastien der Ming und Qing in China sehr populär. Der legendäre Methusalem Peng Zu übte sich ebenso wie der langlebigste Kaiser Qianlong in kontrollierten Kontraktionen des Schließmuskels. Wie Beobachtungen zeigen, können diese Übungen nicht nur Hämorrhoiden vorbeugen, sondern auch gegen Prostataerkrankungen, sexuelle Funktionsstörungen, Scheidenvorfälle, Reizblase und Bettnässen wirken.

中医论养生，应该指出的是："仁者寿"才是养生的最高境界。养生从来就不应该局限于人体本身的运动变化和发展规律，而应该以养成良好的道德品性为基础。

In Bezug auf die Erhaltung der Gesundheit in der TCM sollte zudem darauf hingewiesen werden, dass eine „Langlebigkeit aufgrund menschlicher Nächstenliebe" der höchste Zustand der Erhaltung der Gesundheit ist. Die Erhaltung der Gesundheit sollte niemals auf die Bewegung und Entwicklung des menschlichen Körpers selbst beschränkt sein, sondern auf der Entwicklung eines guten moralischen Charakters beruhen.

先哲孔子就曾经说过："欲修其身者，先正其心"，又说"仁者寿，智者乐"。这是因为仁者具有高尚的品德，内心清净，不贪不嗔，自然就有利于维持人体脏腑阴阳和谐、气血调畅，必然有利于保持身心健康，益寿延年。有人说："养生先养德"，有人说："养生的最高境界就是不养生"，实际上都是强调养成高尚人格在养生中的重要地位。古人所谓"无心得大还"，也是在强调当您达到无欲无求之忘我之境的时候，才算是达到了生命大道的最高境界。

Wie der Weise Konfuzius einst sagte: „Wer seinen eigenen Körper kultivieren will, korrigiert zuerst sein Herz", und „wohlwollende Menschen leben lange, weise Menschen glücklich." Dies liegt daran, dass eine wohlwollende Person mit einem reinen Herzen einen edlen Charakter hat, sie ist frei von Gier oder Hass. Eine derartige Geisteshaltung ist natürlich vorteilhaft, um die Harmonie von Yin und Yang in den Funktionskreisen des Körpers aufrechtzuerhalten sowie Qi und Blut zu regulieren. Dies wird unweigerlich dazu beitragen, die körperliche und geistige Gesundheit sicherzustellen und das Leben zu verlängern. Es heißt, dass „für die Erhaltung der Gesundheit zuerst die Tugend gefördert sollte" und dass „der höchste Zustand der Erhaltung der eigenen Gesundheit in einer gewissen Untätigkeit liegt". Mit diesen Ausdrücken soll die Wichtigkeit der Entwicklung einer edlen Persönlichkeit für die Gesundheit betont werden. Eine weitere Redensart besagt, dass man „ohne Absicht mehr erhält". Anders gesagt ist es Anspruchslosigkeit, die zu Selbstlosigkeit und damit zum höchsten Zustand des Lebens führt.

老子，老聃，名李耳，中国古代思想家、哲学家、史学家，道家学派奠基人，主张"无为""守雌"，论道法自然、物极必反以及"道生一，一生二，二生三，三生万物"等，对中医学理论体系形成产生过重要影响。

Laozi, auch als Lao Tan bekannt, hieß eigentlich Li Er, war ein Denker, Philosoph und Historiker im antiken China sowie Gründer der daoistischen Philosophie. Zu seinen Gedanken gehören unter anderem die „Absichtslosigkeit" und die „Aufrechterhaltung weiblicher Schwäche". Er vertrat die Annahme, dass das Prinzip des Schöpfens und Wirkens der Natur folge und die Dinge beim Erreichen eines Extrems in ihr Gegenteil umschlagen. Darüber hinaus formulierte er den Ablauf der Entstehung als „aus dem Prinzip des Schöpfens und Wirkens entsteht die Einheit, aus der Einheit die Dualität, aus der Dualität die Dreiheit, aus der Dreiheit entspringen alle Dinge und Wesen". Seine Gedanken beeinflussten die Entstehung des theoretischen Systems der chinesischen Medizin maßgeblich.

孔子，名丘，字仲尼，中国古代思想家、教育家、儒家学派创始人，被誉为"万世师表""至圣先师"，修订六经，提出"仁者爱人""克己复礼"与"中庸"思想等，对中医学有重要影响。

Konfuzius, dessen Vorname Qiu lautete und der den Volljährigkeitsnamen Zhongni trug, war ein berühmter Denker und Pädagoge der chinesischen Antike sowie der Gründer des Konfuzianismus. Er wird als Lehrer der Tausend Generationen verehrt. Ihm wird die Kodifizierung der Sechs Klassiker zugeschrieben. Er vertrat die Ansicht, dass der Wohlwollende seine Mitmenschen liebt, und forderte die Überwindung des egoistischen Selbst sowie die Wertschätzung des rituellen Verhaltens. Auch seine Gedanken zur Mäßigung haben beeinflussten die TCM.

张仲景，名机，东汉末年人，被誉为"医圣"，所著《伤寒杂病论》，被誉为方书之祖，创立三阴三阳辨证与脏腑经络辨证方法，重视在辨病基础上辨方证，奠定了中医临床医学的基础。

Zhang Zhongjing, dessen Vorname Ji lautete und der in der späten östlichen Han-Dynastie geboren wurde, wird als „heiliger Mediziner" verehrt. Sein Buch „Abhandlung über Fieber und verschiedene Krankheiten" ist als Ursprung der TCM-Rezepte bekannt. Er entwickelte die Symptomdifferenzierung der drei Yin- und Yang-Leitbahnen sowie die Bestimmung der Symptomkonfigurationen nach den Funktionskreisen und Leitbahnen und maß der Differenzierung der Indikation unterschiedlicher Rezepturen große Bedeutung bei. Damit legte er den Grundstein für die klinische TCM.

# 第三章 阴阳的奥秘
## Kapite 3 Das Geheimnis von Yin und Yang

### 一、阴阳的哲学内涵
### Ⅰ. Die philosophischen Inhalte von Yin und Yang

阴阳是中国古代哲学的一个最基本的概念，是指存在于一切事物及其所有发展过程中的两种最基本的既互相对立又互相统一的两个方面。中国最古老的经典《易·系辞》指出："一阴一阳之谓道"。道家理论的创始人老子所著《道德经》指出："万物负阴而抱阳。"中华民族先人早在遥远的古代就说明了阴阳对立统一的普遍性和规律性。北宋哲学家张载认为"阴阳者，天之气"，认为天地万物皆为一气化生，而气自身又包括阴阳两个方面。明清之际的哲学家王夫之则认为阴阳是"气之二体"，作为世界本原的气的两个方面，共同构成了物质世界的和谐统一体。可见，中国的古人对阴阳学说认识是非常深刻的。

Ying und Yang sind zwei grundlegende Begriffe der traditionellen chinesischen Philosophie. Sie beziehen sich auf zwei in jedem Gegenstand und dessen Entwicklungsprozess existierende Aspekte, die sowohl gegensätzlich als auch einheitlich sind. Im ältesten chinesischen Klassiker „Buch der Wandlungen" wird im Abschnitt *„Xici"* darauf hingewiesen, dass „Yin und Yang gemeinsam das Dao bilden". Der Begründer des chinesischen Daoismus, Laozi, erwähnt ebenfalls in seinem Meisterwerk „Dao De Jing", dass „zehntausend Dinge Yin tragen und Yang halten". Bereits im Altertum erörterten die Vorfahren des chinesischen Volkes die Allgemeinheit und die Regelmäßigkeit der Einheit der Gegensätze von Yin und Yang. Der Philosoph Zhang Zai aus der Dynastie der Nördlichen Song erklärte, dass Yin und Yang „das Qi des Himmels" seien. Demnach sollten alle Objekte auf der Welt vom „Qi" erzeugt werden, und „Qi" selber beinhalte Yin und Yang. Der Philosoph Wang Fuzhi, der während des Endes der Ming-Dynastie und des Anfangs der Qing-Dynastie lebte, vertrat die Meinung, dass Yin und Yang die „zwei Körperteile" und zwei Aspekte des „Qi" sind, aus dem die Welt ursprünglich stammt. Sie bilden demnach gemeinsam die harmonische Einheit der materiellen Welt. Es ist ersichtlich, dass die Vorfahren der heutigen Chinesen über ein weitreichendes Verständnis von Yin und Yang verfügten.

实际上，阴与阳最初的含义，是说云遮日隐为阴，云开日现为阳，在地面则是指朝向太阳的一面为阳，背向太阳的一面为阴。后来，阴阳的概念被不断扩展、延伸，而且逐渐被抽象化了。如天为阳，地为阴，太阳为阳，月亮为阴，昼日为阳，夜间为阴，表为阳，里为阴，男子为阳，女子为阴，山之南为阳，河之北为阴，等等。于是中华大地才有了汉阳、江阴、洛阳、蒙阴、衡阳、华阴、辽阳等地名，于是汉语成语中才有了"阳奉阴违"、"阴险毒辣"等词汇。阴阳的概念，已经逐渐被抽象到了概括自然界一切事物互相对立的两个方面。但与西方哲学对立统一规律不同的是，阴阳概念从产生开始，就被赋予了不同的属性。古人习惯上把一切光亮的、温暖的、活跃的、积极向上的、前进的、兴奋的事物，称为阳，而把一切晦暗的、寒冷的、静止的、消极向下的、退缩的、萎靡的事物，称为阴。

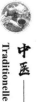

Das ursprüngliche Verständnis der Chinesen des Altertums von Yin und Yang entsprang ihren alltäglichen Beobachtungen. Wenn die Sonne von Wolken verhüllt ist, spricht man von „Yin". Von „Yang" spricht man, wenn die Wolken aufbrechen und die Sonne wieder scheint. Die der Sonne zugewandte Seite nennt man „Yang" und die der Sonne abgewandte Seite nennt man „Yin". Im Laufe der Zeit erweiterten sich die Inhalte von Yin und Yang ständig und wurden allmählich abstrahiert. Viele Gegenstände bekamen in diesem Prozess einen Yin- oder Yang-Charakter zugesprochen. Der Himmel beispielsweise ist gemäß der chinesischen Sichtweise Yang, der Boden Yin, die Sonne zählt zu Yang, der Mond hingegen zu Yin, der Tag ist Yang, die Nacht Yin, und Oberflächen werden Yang zugeordnet, während das Innere Yin ist. Männer sind Yang und Frauen sind Yin. Der Bereich im Süden eines Berges ist Yang, während alles nördlich eines Flusses Yin ist. Auch bei Ortsnamen werden Yin und Yang häufig verwendet. Typische Beispiele dafür sind Hanyang, Jiangyin, Luoyang, Mengyin, Hengyang, Huayin und Liaoyang. Auch in chinesischen Sprichwörtern sind Yin und Yang oft anzutreffen. Das Sprichwort „*yang feng yin wei*", wortwörtlich „Yang fügt sich, Yin widersetzt sich", bedeutet beispielsweise „sich äußerlich fügen und insgeheim widersetzen", und „*yin xian du la*", wortwörtlich „Yin-Gefahr ist giftig und scharf", kann mit „heimtückisch und erbarmungslos" übersetzt werden. Die Konzepte von Yin und Yang wurden so weit abstrahiert, dass sie sich auf die zwei gegensätzlichen Seiten eines jedes Gegenstands erstrecken. Anders als das Gesetz der Einheit der Gegensätze in der westlichen Philosophie verlieh man Yin und Yang seit ihrer Entstehung jedoch unterschiedliche Eigenschaften. So bezeichnen Chinesen alle Phänomene, die hell, warm, aktiv, positiv, vorwärts gerichtet oder erregt sind, als Yang, während diejenigen, die dunkel, kalt, still, negativ, rückwärts gerichtet und schrumpfend sind, als Yin bezeichnet werden.

《素问·阴阳应象大论》指出："阴阳者，天地之道也，万物之纲纪，变化之父母，生杀之本始，神明之府也。"《内经》在此明确指出：阴阳普遍存在于一切事物与现象当中，而且普遍存在一切事物发展过程之中，即事事有矛盾，时时有矛盾，阴阳互生互制的两个方面，决定了事物的发展变化，是天地万物运行的规律，一切事物发展变化的原始动力。中华民族先人有关阴阳的所有这些认识与西方哲学辩证唯物论的观点可以说是不谋而合。

Im „Schlichte Fragen" heißt es im Kapitel „*Große Abhandlung über die mit Yin und Yang korrespondierenden Phänomene*", dass Yin und Yang das Dao des Himmels und der Erde sind. Sie sind die Herrschaft über alle Dinge, die Eltern des Wandels, der Beginn von Leben und Tod und das Haus der Götter. Im „Inneren Klassiker des Gelben Kaisers" (*Huangdi Neijing*) wird eindeutig darauf hingewiesen, das Yin und Yang in jedem Gegenstand und ihren Entwicklungsprozessen sowie in jedem Phänomen existieren. Widersprüche gibt es in jedem Phänomen und zu jeder Zeit. Dass Yin und Yang sich gegenseitig ernähren und sich gleichzeitig beschränken bestimmt die Entwicklung eines jeden Phänomens. Dies stellt das Entwicklungsgesetz aller Dinge auf der Welt dar und verleiht dem Entwicklungsprozess seinen ursprünglichen Antrieb. In diesem Sinne stimmt die Lehre von Yin und Yang des chinesischen Altertums wie zufällig mit den Ansichten des dialektischen Materialismus in der westlichen Philosophie überein.

《素问·阴阳离合论》进一步指出："阴阳者，数之可十，推之可百，数之可千，推之可万，万之大，不可胜数，然其要一也。"在此，古人并没有局限于把事物简单地分为阴阳两个方面，而是主张在阴阳一分为二基础上，进一步再分阴阳。层层分下去，以至"不可胜数"，无限可分。这种认识在今天看来，无疑仍然是十分正确的。所谓"易有太极，而生两仪，两仪生四象，四象生八卦"。这种"二分法"的思路，对后人多有启示。信息论"二进制"的提出，与中国古代哲学的阴阳两分法，具有共同的思维特色。

Im Klassiker „Schlichte Fragen" (*Suwen- Yin Yang Li He Lun*) lesen wir im Abschnitt „*Diskurs über die Unterscheidung von Yin und Yang*", dass sich die Verbindungen und Zusammenhänge zwischen Yin und Yang zwar auf Dutzende, Hunderte, gar Zehntausende bis hin zu unzählbaren Größenordnungen beziffern lassen, ihnen allen aber ein einziges Prinzip zugrunde liege. Die Chinesen des Altertums beschränkten sich nicht auf eine einfache Unterscheidung aller Phänomene in Yin und Yang. Sie bestanden auf eine fortschreitende, nie zu einem Ende kommende Unterteilung von Yin und Yang auf unterschiedlichen Schichten, die sich bis ins Unendliche fortsetzt. Aus heutiger Sicht erscheint dieses Verständnis überaus korrekt. Im „Buch der Wandlungen" (*Yi Jing*) steht: „In den Wandlungen gibt es den großen Uranfang. Dieser erzeugt die zwei Grundkräfte. Die zwei Grundkräfte erzeugen die vier Bilder. Die vier Bilder erzeugen die acht Trigramme". Dieser Gedanke der Dichotomie wirkte auf Generationen inspirierend. Auch das Konzept des Binären in der Informationstheorie teilt in diesem Sinne viele Ähnlichkeiten mit der Zweiteilung von Yin und Yang in der traditionellen chinesischen Philosophie.

其实，除了阴阳两分法以外，中华民族先人还提出了阴阳三分的思维方法。老子《道德经》指出："道生一，一生二，二生三，三生万物。"这就是阴阳三分的思维。在《道德经》一书中，老子对阴阳的层层分析，明确提出了"三分法"的思路。老子认为独立于一切有形有质、可描述、可命名的事物之外，抽象出的"道"，作为独立于诸有形有名之外的客观存在，是世界万物的本原，"道"可"一分为二"，但又可以进一步"一分为三"，如此层层分解，则形成了丰富多彩的大千世界。有人认为古人这种"三分法"与"二分法"一样，同样具有很高的科学价值，可为科学发展和人类文明进步带来重要的启示。

Neben der Zweiteilung von Yin und Yang entwickelte sich im chinesischen Altertum zusätzlich noch eine Drittteilung von Yin und Yang. So schreibt Laozi in seinem Dao De Jing, dass „das Dao die Einheit erzeugt, die Einheit die Zweiheit erzeugt, die Zweiheit die Dreiheit erzeugt und die Dreiheit alle Dinge der Welt hervorbringt." Demnach existiert auf der Welt neben allen formhaften Phänomenen, die beschrieben und benannt werden können, noch ein abstraktes „Dao", das der Ursprung aller Dinge der Welt ist. Dieses „Dao" kann sowohl zwei- als auch dreigeteilt werden. Die in ihrer Vielfalt unendliche Welt entspringt einer sich ohne Unterlass fortsetzenden Teilung auf unterschiedlichen Ebenen und Schichten. Heute geht man davon aus, dass die Konzepte der Drei- und Zweiteilung des chinesischen Altertums einen hohen wissenschaftlichen Wert aufweisen und wichtige Inspirationen für die wissenschaftliche Entwicklung sowie den Fortschritt der menschlichen Kultur bereithalten.

《易·系辞》指出："天地氤氲，万物化醇，男女媾精，万物化生。"在这里，古人通过男女交媾繁衍子孙、雌雄交配生育后代的描述，提示我们阴阳两方面不仅存在着对立、制约的关系，同时更存在共荣、共存的关系。事实上，也正是通过阴阳两方面的紧密沟通联系，才造就了世界万物的丰富多彩。所谓"阴阳交合而生万物"，小到昆虫，大到灵长类动物，都是如此。古人说："食，色，性也。"意思是说除了吃饭以外，爱美之心，也是人的本性。把"食"排在"色"以前，实际上还是在说吃饭是人类最基本的需求。而动物们常可为争夺性交权而放弃生命，昆虫更常常是为繁衍而放弃生命，也说明了传承与繁衍在世界万物存在中的重要地位。

Im Kapitel „Xici" des „Buchs der Wandlungen" lesen wir, dass sich „Männer und Frauen durch Geschlechtsverkehr vermehren. Männliche und weibliche Tiere paaren sich und erzeugen Nachkommen". Anhand dieses natürlichen Vorgangs lässt sich der Charakter der Koexistenz und der gegenseitig Förderung von Yin und Yang gut erkennen. Zwischen Yin und Yang herrschen also nicht nur Beziehungen der Konfrontation und der gegenseitigen Einschränkung. Die engen Kontakte zwischen Yin und Yang führen zur Vielfältigkeit und zum Reichtum der Welt. „Die Paarung von Yin und Yang bringt alle Gegenstände auf der Welt hervor": Von kleinen Insekten bis hin zu Primaten, für alles und alle gilt stets diese Regel. Ein chinesisches Sprichwort besagt, dass neben dem Streben nach Nahrung auch das Streben nach Schönheit Teil der menschlichen Natur ist. Dass das „Essen" dabei vor der Schönheit rangiert, bestätigt die sehr grundlegende Bedeutung von Lebensmitteln für den Menschen. In der Tierwelt kommt es allerdings häufig vor, dass Tiere für das Recht auf die Zeugung von Nachkommen mit ihrem Leben zahlen. Besonders Insekten geben oft ihr eigenes Leben auf, um sich fortzupflanzen zu können. Dies veranschaulicht die Wichtigkeit der Fortpflanzung für Lebewesen.

接下来，我们再来归纳一下阴和阳之间的对立统一的复杂关系。

首先，阴阳之间存在互相对立、制约的关系。

其次，"阴阳互根"，存在相互依存、互根互用的关系。

再次，阴阳二者存在消长平衡的关系。

另外，在一定条件下，阴阳还可以互相转化。

一年当中，冬至到夏至，白天时间一天一天延长，夜晚时间一天一天缩短；夏至到冬至，白天时间一天一天缩短，夜晚时间一天一天延长。这是阴阳消长的过程。前者称"阳长阴消"，后者为"阳消阴长"。而"物极必反""乐极生悲"，则是在告诉我们阴阳转化的道理。

Im Folgenden sollen die sowohl gegensätzlichen als auch einheitlichen Beziehungen zwischen Yin und Yang zusammengefasst werden:

Erstens: Zwischen Yin und Yang herrscht eine Beziehung der Gegenüberstellung und der gegenseitigen Einschränkung.

Zweitens: Yin und Yang wurzeln ineinander und bedingen einander.

Drittens: Zwischen Wandel und Abnahme von Yin und Yang herrscht ein Gleichgewicht.

Viertens: Unter bestimmten Bedingungen können Yin und Yang ineinander übergehen und sich gegenseitig wandeln.

Von der Wintersonnenwende bis zur Sommersonnenwende werden die Tage ständig länger und die Nächte immer kürzer. Von der Sommersonnenwende bis zur Wintersonnenwende hingegen verlängert sich die Dauer der Nacht, während die Tage immer kürzer werden. In einem Fall dominiert das Yang, im anderen das Yin. Im Verlauf des ersten Prozesses wächst Yang und Yin schrumpft, im zweiten Prozess wächst Yin und Yang schrumpft. Chinesische Redewendungen wie „jenseits seiner Grenzen verkehrt sich jedes Ding in sein Gegenteil" oder „Freude im Übermaß bringt Leid" enthalten genau diese Vorstellung des Umschlagens eines Aspekts in den anderen.

## 二、阴阳学说在中医学中的应用

## Ⅱ. Anwendung der Yin-Yang-Theorie in der Traditionellen Chinesischen Medizin (TCM)

作为中国传统哲学的重要思想阴阳学说，应用于中医学，对中医学理论体系的形成，产生了重要影响。中医学划分、归纳人体部位、脏腑经络，划分、归纳患者症状、舌苔、脉象，划分、归纳证候表里、寒热、虚实，划分、归纳药物寒热温凉、酸苦辛甘咸、升降浮沉，都离不开阴阳学说。解释人体生理病理现象，制定针对性治疗方法，也离不开阴阳学说所谓阴阳互根、消长、转化的关系。

Die Yin-Yang-Theorie ist ein wichtiger Bestandteil der Traditionellen Chinesischen Philosophie und hat bei der Entstehung des Theoriesystems der TCM eine bedeutende Rolle gespielt. Bei der Einteilung und Zuordnung von Körperteilen, Funktionskreisen und Meridianen nach der Theorie der TCM ist das Konzept von Yin und Yang von großer Bedeutung. Ebenfalls bedeutsam ist sie für die Einteilung und Zuordnung von Symptomen, Zungen- und Pulsbildern, für die Bestimmung der Systemkonfigurationen nach Oberfläche und Innerem, nach „Kälte" und „Hitze" sowie nach energetischer Schwäche und Überladung. Gleiches gilt für die Definition von Arzneimitteln gemäß ihrer kalten, heißen, warmen oder kühlen Wirkung, ihres sauren, bitteren, scharfen, süßen oder salzigen Geschmacks oder ob sie emporhebend, absenkend, an der Oberfläche oder in der Tiefe wirken. Die Erklärung der Symptome und Krankheitsbilder sowie die Bestimmung von Behandlungsverfahren sind ebenfalls von den in einander wurzelnden, ständig zu- und abnehmenden sowie den sich ineinander verwandelnden Beziehungen von Yin und Yang abhängig.

## 1. 阴阳的分类
## 1. Einstufung von Yin und Yang

（1）人体部位分阴阳

1) Einteilung der Körperteile nach Yin und Yang

> 上部为阳，下部为阴。
> 背部为阳，胸腹部为阴。
> 体表为阳，体内为阴。

Der obere Körperteil ist Yang und der untere Yin.
Der Rücken ist Yang, Brust und Bauchraum sind Yin.
Die Körperoberfläche ist Yang und das Körperinnere Yin.

（2）脏腑经络分阴阳

2) Einteilung der Funktionskreise und Meridiane nach Yin und Yang

> 六腑为阳，五脏为阴。
> 心肺为阳，肝脾肾为阴。
> 与腑相连，行于肢体外侧的经络为阳，与脏相连，行于肢体内侧的经络为阴。

Die sechs Durchgangsfunktionskreise sind Yang und die fünf Speicherfunktionskreise sind Yin.
Herz und Lungen sind Yang, Leber, Milz und Niere sind Yin.
Haupt- und Netzleitbahnen, die mit Durchgangsfunktionskreisen verbunden sind und entlang der äußeren Seite des Körpers verlaufen, sind Yang. Haupt- und Netzleitbahnen, die mit Speicherfunktionskreisen verbunden sind und entlang der inneren Seite des Körpers verlaufen, sind Yin.

（3）症状、舌、脉分阴阳

3) Einteilung der Symptome sowie Zungen- und Pulsbilder nach Yin und Yang

问诊：发热、心烦、食欲亢进等相对亢奋的症状为阳，畏寒、神疲、乏力等相对沉静、虚弱的症状为阴。

望诊：面色有光泽、鲜明者，颜面红赤为阳，面色无光泽、晦暗者，颜面青黑者为阴。

闻诊：听音声，语声高亢、呼吸气粗者为阳，语声低微、呼吸气弱者为阴。

嗅气味，体气和排泄物味臭而浓者为阳，味淡者为阴。

切诊：脉象滑数、弦长、粗大有力为阳，沉细、迟涩、虚弱无力为阴。

Diagnose durch Befragung: Symptome der Erregung wie Fieber, Verstimmung und übermäßiger Appetit gehören zu Yang. Relativ ruhige und schwache Symptome wie Schüttelfrost sowie körperliche und geistige Müdigkeit sind Yin.

Diagnose durch Betrachtung: Glänzende, helle, rote Gesichtsfarbe sind Yang. Dunkle, graue und blaue Gesichtsfarbe sind Yin.

Diagnose durch Hören und Riechen: Hohe Stimme und schwere Atmung sind Yang. Leise Stimme und schwache Atmung sind Yin. Starker Geruch des Körpers und seiner Ausscheidungen ist Yang, schwacher Geruch des Körpers und der Ausscheidungen ist Yin.

Diagnose durch Tasten: Schlüpfriger, beschleunigter, saitenförmiger, langer und kräftiger Puls sind Yang. Untergetauchter, zarter, verlangsamter, rauer und schwacher Puls sind Yin.

（4）证候分阴阳

4) Symptomkonfiguration nach Yin und Yang

表证为阳，里证为阴。

热证为阳，寒证为阴。

实证为阳，虚证为阴。

Symptome der Oberfläche sind Yang und die des Inneren Yin.
„Hitze"-Symptomatik ist Yang und „Kälte"-Symptomatik Yin.
Symptome der energetischen Überladung gehören zu Yang und jene der energetischen Schwäche zu Yin.

（5）药物性能分阴阳

5) Einteilung der Funktionen der Arzneimittel nach Yin und Yang

温热为阳，寒凉为阴。

辛甘为阳，酸苦为阴。

药性升散、上浮者为阳，沉潜、下降者为阴。

Warm und heiß wirkende Arzneimittel sind Yang, kühl und kalt wirkende Arzneimittel sind Yin.

Arzneimittel mit scharfem und süßem Geschmack sind Yang, Arzneimittel mit saurem und bitterem Geschmack sind Yin.

Arzneimittel mit emporhebenden und an der Oberfläche wirkenden Eigenschaften sind Yang, jene mit absenkenden und in der Tiefe wirkenden Eigenschaften sind Yin.

## 2. 阴阳的对立统一与消长转化
## 2. Einheit der Gegensätze und Übergang von Yin und Yang ineinander

中医学用阴阳学说解释人体生理病理，最强调的则是阴阳对立统一两方面的消长平衡与互相转化。

Bei der Erklärung der Ursachen von Erkrankungen gemäß der Lehre von Yin und Yang legt die TCM besonderen Wert auf das Gleichgewicht zwischen der Zu- und Abnahme von Yin und Yang sowie ihrem Übergang in das jeweils andere.

《素问·阴阳应象大论》指出："阴平阳秘，精神乃治；阴阳离决，精气乃绝。"中医学非常重视阴阳平衡的重要性，认为体内阴阳平衡，而且各守其位，不越位外泄，则可以维持人体健康。体内阴阳某一方面偏胜，阴阳失去平衡，或阴阳不能各守其位，或阴液外泄，或阳气外泄，则可以导致疾病。如果阴阳严重失衡，阴阳格拒，或阴竭阳脱，则提示精气将绝，是危急重症，可以致人死命。

Im Klassiker „Schlichte Fragen" heißt es im Kapitel „*Große Abhandlung über die mit Yin und Yang korrespondierenden Phänomene*" (*Suwen-Yin Yang Ying Xiang Da Lun*) : „Nur wenn das Yin ausgewogen und das Yang verdichtet ist, werden auch die Essenz und die konstellierende Kraft reguliert. Wenn Yin und Yang sich voneinander trennen, dann versiegt [der Fluss] des essentiellen Qi." Die TCM räumt der Ausgewogenheit von Yin und Yang einen sehr hohen Stellenwert ein. Nur wenn Yin und Yang ausgewogen sind und ihre jeweiligen Kompetenzen nicht überschreiten, kann die Gesundheit der Menschen aufrechterhalten werden. Wenn eine der beiden Seiten die Oberhand gewinnt und das Gleichgewicht zwischen Yin und Yang verloren geht oder wenn die Yin-Säfte oder das Yang-Qi ausströmen können Krankheiten die Folge sein. Sollte das Ungleichgewicht zwischen Yin und Yang extrem stark sein, beispielsweise wenn das Yin versiegt und das Yang entweicht oder umgekehrt, ist dies ein Zeichen, dass die Essenz und das essentielle Qi aufgebraucht werden – was bis zum Tod des Betroffenen führen kann.

《素问·六微旨大论》指出："物之生从于化，物之极由乎变。"《内经》在此提出阴阳二者可以互相转化，但同时强调阴阳转化需要一定条件。这个条件就是所谓"极"。自然界四季气候由寒转温，由热转凉，是一个渐变的过程。人体疾病发生发展过程中有"热极生寒"，如感染中毒性休克高热不退突变四肢厥冷、汗出淋漓；也有"寒极生热"，如老年多脏器衰竭、休克患者突然出现烦热、躁扰不安等，这些都是阴阳转化的"突变"过程。

Im bereits mehrfach zitierten „Schlichte Fragen" wird darauf hingewiesen, dass alle Phänomene aus dem Wandel hervorgehen und sich beim Erreichen eines Extremzustandes in ihr Gegenteil umkehren. Im „Inneren Klassiker des Gelben Kaisers" (*Huangdi Neijing*) heißt es, dass sich Yin und Yang unter bestimmten Bedingungen ineinander umwandeln können, und zwar beim Erreichen eines Extremzustandes. Die vorherrschenden Temperaturen verändern sich im Verlauf der vier Jahreszeiten allmählich und schwanken zwischen kalt und warm sowie heiß und kühl. Bei der Krankheitsbildbeschreibung spricht man in der TCM von einer „sehr starken Kälte", die „Hitze" hervorbringen kann und sehr starker „Hitze", die zu „Kälte" führt. Symptome wie plötzlich auftretende eiskalte Arme und Beine sowie starke Schweißausbrüche nach einem toxischen Schocksyndrom oder auch anhaltendes Fieber sind typisch für „Hitze", die durch „sehr starke „Kälte" hervorgerufen wird. Plötzliche Unruhe, Hitze und Nervosität bei älteren Patienten mit multiplem Organversagen oder Schockpatienten sind typisch für „Kälte", die durch „sehr starke Hitze" entsteht. In beiden Fällen liegt eine Umwandlung von Yin und Yang in ihr Gegenteil vor.

中医学应用阴阳学说指导疾病治疗，则要求采用药物或其他治疗措施，调整阴阳，努力使其恢复到阴阳平衡的局面。《素问·至真要大论》指出："谨察阴阳所在而调之，以平为期。"《内经》在这里明确提出中医诊治疾病，首先应理解阴阳失衡的具体情况，治疗关键在于找到人体不平衡之所在，使人体恢复到相对平衡的状态。阴虚阳盛者，治当滋阴助阳；阳虚阴盛者，治当扶阳抑阴。所有治疗的目的，都在于恢复阴阳平衡，这就是"以平为期"之意。

Die TCM lässt sich von der Yin-Yang-Theorie bei der Behandlung von Krankheiten anleiten, und so werden verschiedene Arzneimittel und Behandlungsmaßnahmen eingesetzt, um das gestörte Gleichgewicht zwischen Yin und Yang wiederherzustellen. Im Kapitel „*Abhandlung über entscheidende Prinzipien*" des „Schlichte Fragen" (*Suwen-Zhi Zhen Yao Da Lun*) erfahren wir, dass die Harmonie von Yin und Yang das Ziel aller Behandlungsmaßnahmen sei. Der „Innere Klassiker des Gelben Kaisers" (*Huangdi Neijing*) fordert bei der Behandlung von Krankheiten zuerst eine genaue Beobachtung des jeweiligen Zustandes von Yin und Yang. Sollte Yin zu schwach und Yang zu stark sind, müssen Maßnahmen ergriffen werden, um Yin zu befeuchten und Yang zu stützen. Umgekehrt sollen bei Yang-Schwäche und Yin-Übermäßigkeit das Yang gestärkt und Yin geschwächt werden. Die Wiederherstellung des Gleichgewichts zwischen Yin und Yang ist stets das endgültige Ziel aller Behandlungen.

为什么可以通过药物调整阴阳？《素问·至真要大论》指出："辛甘发散为阳，酸苦涌泄为阴，咸味涌泄为阴，淡味渗泄为阳，六者或收或散，或缓或急，或燥或润，或软或坚，以所利而行之，调其气使其平也。"在此，古人明确指出：药物性味功用有阴阳之分，药性有收散、缓急、燥润、坚软等不同特点，辛味、甘味的药物具有发散作用，淡味的药物具有渗利作用，都为阳；酸味、苦味的药物具有涌泄的作用，都为阴。

Doch warum können Arzneimittel Yin und Yang regulieren? In der „*Abhandlung über ent-*

*scheidende Prinzipien*" wird festgehalten, dass sowohl die Eigenschaften als auch der Geschmack und die Funktionen eines jeden Arzneimittels Yin oder Yang zugeordnet werden können. Die Arzneimittel unterscheiden sich beispielsweise in ihrer adstringierenden oder zerstreuenden Wirkung, einer langsamen oder raschen Wirkweise, ihrer trockenen und feuchten Eigenschaften sowie hinsichtlich ihrer Wirkung auf Verhärtungen. Scharfe und süße Arzneimittel haben eine zerstreuende Wirkung, jene mit neutralem Geschmack verfügen über eine ausleitend-diuretische Wirkung, sie alle werden dem Yang zugeordnet. Arzneimittel mit saurem und bitterem Geschmack sowie Brechreiz induzierende, reinigend wirkende Pharmazeutika werden hingegen dem Yin zugeordnet.

治病就是要利用药物的这种偏性，纠偏救弊，通过整体调节，使人体恢复到相对平衡的条件，则归于健康。这种求衡的精神，是中医药诊疗疾病和养生保健的核心思想，决定了中医药治病重视状态调整的特色，可以说与中国传统文化儒学所主张的中庸和合思想，一脉相承。

Die angemessene Nutzung der Eigenschaften der Arzneimittel ist bei der Wiederherstellung der Ausgewogenheit des menschlichen Körpers durch eine einheitliche Regulierung behilflich. Das Streben nach Ausgewogenheit bildet den Kern der Diagnose und Behandlungen sowie der Prävention von Erkrankungen der TCM. Es stellt außerdem eine Eigenheit der TCM dar, die in die besondere Beachtung der Regulierung von Yin und Yang mündete. Dabei ist auch ein enger Zusammenhang zwischen der TCM und der traditionellen chinesischen Philosophie zu beobachten, insbesondere hinsichtlich der konfuzianischen Werte der Mäßigkeit und der Harmonie.

# 第四章 五行——相生相克的循环

## Kapitel 4 Die Lehre der Fünf Wandlungsphasen – Zyklen der Entstehung und Überwindung

### 一、五行学说的哲学内涵

### Ⅰ. Philosophische Inhalte der Lehre der Fünf Wandlungsphasen

五行学说是中国传统哲学的重要内容之一。"五行"一词，最早见于中国古代经典《尚书》。中国的古人认为：所有自然界万物，都是由木、火、土、金、水五种最基本的元素构成的。《春秋左传》又称其为"五材"。原始含义是指木、火、土、金、水构成自然世界的五种基本材料。古人认为五材为民所用，各有各的功能，缺一不可。

Die Lehre der Fünf Wandlungsphasen oder der Fünf Elemente ist ein wichtiger Bestandteil der traditionellen chinesischen Philosophie. Der Begriff selbst erscheint zum ersten Mal im chinesischen Klassiker „Buch der Urkunden" („*Shang Shu*"). Die Chinesen gingen im Altertum davon aus, dass alle Dinge und Phänomene der Welt aus den fünf Basiselementen Holz, Feuer, Erde, Metall und Wasser bestehen. In einem anderen Klassiker, dem Zuozhuan-Kommentar zu den „Annalen von Frühling und Herbst" („*Chun Qiu Zuo Zhuan*"), werden die Fünf Elemente auch als die „Fünf Materialien" bezeichnet. Diese Materialien bilden gemeinsam die natürliche Welt und sind von grundlegender Wichtigkeit für das menschliche Leben. Jedes der fünf Materialien verfügt demnach über seine eigene Funktion und darf nicht fehlen.

《尚书》论五行，指出："五行，一曰水，二曰火，三曰木，四曰金，五曰土。水曰润下，火曰炎上，木曰曲直，金曰从革，土爰稼穑。润下作咸，炎上作苦，曲直作酸，从革作辛，稼穑作甘。"在此古人不仅明确提出了五行的概念，而且明确了五行各自的属性，并把木火土金水五行与酸苦甘辛咸五味联系起来了。

Im „Buch der Urkunden" heißt es: „Die Fünf Wandlungsphasen sind der Reihenfolge nach Wasser, Feuer, Holz, Metall und Erde. Die Wandlungsphase Wasser steht für das Befeuchten und Herabführen, die Wandlungsphase Feuer steht für das Emporlodern. Die Wandlungsphase Holz steht für das sich Beugen und das sich Aufrichten. Die Wandlungsphase Metall steht für Veränderungen, die Wandlungsphase Erde steht für das Säen und Ernten. Wasser, Feuer, Holz, Metall und Erde entsprechen jeweils dem salzigen, bitteren, sauren, würzigen und süßen Geschmack". Hier wird der Begriff der Fünf Wandlungsphasen deutlich vorgestellt und die konkreten Eigenschaften aller fünf Elemente geklärt, darunter auch die Korrelation zwischen den Wandlungsphasen und den fünf Geschmäckern sauer, bitter, süß, scharf und salzig.

> 水，具有滋润下行的特性，相对于五味为咸。
>
> 火，具有燃烧向上的特性，相对于五味为苦。
>
> 木，具有弯曲伸展的特性，相对于五味是酸。
>
> 金，具有变革肃杀的特性，相对于五味是辛。
>
> 土，具有孕育滋生的特性，相对于五味是甘。

Die Wandlungsphase Wasser steht für Befeuchten und Herabführen, sie ist dem salzigen Geschmack zugeordnet.

Die Wandlungsphase Feuer steht für das Emporlodern, sie ist dem bitteren Geschmack zugeordnet.

Die Wandlungsphase Holz steht für das sich Beugen und Aufrichten, sie ist dem sauren Geschmack zugeordnet.

Die Wandlungsphase Metall steht für Veränderungen, sie ist dem scharfen Geschmack zugeordnet.

Die Wandlungsphase Erde steht für Aussaat und Ernte, sie ist dem süßen Geschmack zugeordnet.

　　五行学说，作为中国传统哲学的重要内容，其重点研究的是五种基本物质的抽象特性，并以此五种抽象特性为依据，来概括纷繁复杂的世界万物，归纳无限的时间、空间中的一切。所谓五音、五味、五色、五化、五气、五方、五季，涉及对诸多自然现象的理解。而与人体相关的内容，包括所谓五音、五腑、五官、五体、五志、五声、五液等，涉及复杂的人体多种组织器官。其实，正是以五行学说为指导，中华民族的先人以此为依据来概括、归纳人体脏腑器官的功能，才形成了中医学独特的藏象学说。

Als wichtiger Bestandteil der traditionellen chinesischen Philosophie beschäftigt sich die Fünf-Elemente-Lehre hauptsächlich mit den abstrakten Eigenschaften der fünf Wandlungsphasen. Auf diesem Weg wurde versucht, alle Phänomene mit ihren komplexen Beziehungen in der unendlichen Zeit und dem unendlichen Raum zusammenzufassen. Ausgehend von ihren Beobachtungen der Natur übertrugen die Chinesen des Altertums die Regeln des Makrokosmos auf den Menschen und definierten fünf Töne, fünf Geschmäcker, fünf Farben, fünf Veränderungen, fünf Arten des Qi, fünf Richtungen und fünf Jahreszeiten. Der komplexe menschliche Körper wird gemäß dieser Lehre ebenfalls in Fünfergruppen unterteilt, und zwar in die sogenannten fünf Speicherfunktionskreise, die fünf Durchgangsfunktionskreise, die fünf Körperteile, die fünf Stimmungen, die fünf Laute und die fünf Säfte. Die Funktionen aller menschlichen Organe wurden sodann auf der Grundlage der Theorie der fünf Elemente zusammengefasst und bildeten die einzigartige Lehre der Manifestationen der inneren Organe der chinesischen Medizin. Diese Lehre beschäftigt sich mit der Untersuchung der physiologischen Funktionen und pathologischen Veränderungen der Organe im menschlichen Körper sowie mit den zwischen ihnen herrschenden Beziehungen anhand der Beobachtung der menschlichen Physiologie und pathologischer Phänomene.

表 4-1 自然界和人体五行归属表

| 自然界 | | | | | | 五行 | 人体 | | | | | | |
|---|---|---|---|---|---|---|---|---|---|---|---|---|---|
| 五音 | 五味 | 五色 | 五化 | 五气 | 五方 | 五季 | | 五脏 | 五腑 | 五官 | 五体 | 五志 | 五声 | 五液 | 脉象 |
| 角 | 酸 | 青 | 生 | 风 | 东 | 春 | 木 | 肝 | 胆 | 眼 | 筋 | 怒 | 呼 | 泪 | 弦 |
| 徵 | 苦 | 赤 | 长 | 暑 | 南 | 夏 | 火 | 心 | 小肠 | 舌 | 脉 | 喜 | 笑 | 汗 | 数 |
| 宫 | 甘 | 黄 | 化 | 湿 | 中 | 长夏 | 土 | 脾 | 胃 | 口 | 肉 | 思 | 歌 | 涎 | 缓 |
| 商 | 辛 | 白 | 收 | 燥 | 西 | 秋 | 金 | 肺 | 大肠 | 鼻 | 皮 | 悲 | 哭 | 涕 | 浮 |
| 羽 | 咸 | 黑 | 藏 | 寒 | 北 | 冬 | 水 | 肾 | 膀胱 | 耳 | 骨 | 恐 | 呻 | 唾 | 沉 |

Tabelle 4–1 Zuordnung der Fünf-Elemente-Lehre zur Natur und dem menschlichen Körper

| | Natur | | | | | | Fünf Elemente | Menschlicher Körper | | | | | | |
|---|---|---|---|---|---|---|---|---|---|---|---|---|---|---|
| Fünf Töne | Fünf Geschmäcker | Fünf Farben | Fünf Veränderungen | Fünf Witterungen | Fünf Richtungen | Fünf Jahreszeiten | | Fünf Speicherfunktionskreise | Fünf Durchgangsfunktionskreise | Fünf Sinnesorgane | Fünf Körpergewebe | Fünf Stimmungen | Fünf Laute | Fünf Säfte | Pulsbilder |
| Jue(Mi) | sauer | grün | Geburt | Wind | Ost | Frühling | Holz | Leber | Galle | Augen | Sehnen | Zorn | schreien | Träne | saitenförmig |
| Zhi(Sol) | bitter | rot | Wachstum | Hitze | Süd | Sommer | Feuer | Herz | Dünndarm | Zunge | Gefäße | Glück | lachen | Schweiß | beschleunigt |
| Gong(Do) | süß | gelb | Reife | Feuchtigkeit | Mitte | Spätsommer | Erde | Milz | Magen | Mund | Muskeln | Sorge | singen | Speichel | behäbig |
| Shang(Re) | scharf | weiß | Ernte | Trockenheit | West | Herbst | Metall | Lunge | Dickdarm | Nase | Haut | Traurigkeit | weinen | Nasenschleim | oberflächlich |
| Yu(La) | salzig | schwarz | Aufbewahrung | Kälte | Nord | Winter | Wasser | Niere | Gallenblase | Ohren | Knochen | Angst | seufzen | Sputum | untergetaucht |

第四章 五行——相生相克的循环

Kapitel 4 Die Lehre der Fünf Wandlungsphasen – Zyklen der Entstehung und Überwindung

在今天看来，古人这种依据五行特性来归纳自然界和人体脏腑器官及其功能的方法，有时确实存在牵强附会的情况，所以在近代中国，不断有一些文化名人，否定五行学说的价值。但实际上，五行学说可以说是古人对世界本原的思考和系统论思想的闪光！五行归类在许多情况下，都是具有实践基础的，而且至今仍对临床实践还有重要的指导意义。所以，我们对五行学说不应该采取全盘否定的态度，应当正视其非常高的实用价值。

Aus heutiger Sicht mag manche Zuordnung von Phänomenen der Natur und des Körpers zu den fünf Wandlungsphasen etwas weit hergeholt erscheinen. In der näheren Vergangenheit versuchten daher auch einige berühmte Gelehrte, den Wert der „Fünf-Elemente-Lehre" zu verneinen. Doch tatsächlich sollte die Lehre der fünf Wandlungsphasen als ein Höhepunkt im Verständnis der Chinesen des Altertums vom Ursprung der Welt gelten. Sie hat sich unter vielen Umständen bewährt und leitet die medizinische Praxis bis heute an. Man sollte die „Fünf-Elemente-Lehre" daher nicht von Grund auf ablehnen, sondern vielmehr ihren wertvollen Beitrag für die medizinische Praxis würdigen.

比如临床常常见患有眼病迎风流泪的人，根据五行学说"肝在五官为目"的认识，中医常常辨证为肝经风热，此时给予桑叶、菊花、黄芩、夏枯草、木贼草等疏风凉肝清火的药物，就可以取得良好疗效。而临床上遇到口舌生疮的人，根据五行学说"心在五官对应于舌"的认识，中医常常辨证为心火上炎，此时给予名方导赤散加味，应用生地黄、竹叶、通草、栀子、灯心草等，常可以取得非常好的疗效。这些不就是在五行学说指导下，所取得的疗效吗？这些证明五行学说对临床确实具有指导作用。五行学说既然可以有效指导临床实践，怎么可能不具备科学内涵？

In der klinischen Praxis sind beispielsweise oft Patienten zu beobachten, deren Augen im Wind schnell tränen. Nach der „Fünf-Elemente-Lehre" öffnet sich die Leber in den Augen. Dementsprechend wird dieses Symptom mit „Wind-Hitze" in der Leitbahn des Funktionskreises Leber diagnostiziert. Zur Behandlung werden oft „Wind"-herauslösende, „Leber und Glut"-kühlende Arzneimittel wie Maulbeerblätter, Chrysanthemenblüten, Baikal-Helmkraut und Winterschachtelhalmkraut verordnet – mit Erfolg, diese Behandlung hat sich in der Praxis bewährt. Patienten, die häufig an Geschwüren auf der Zunge und im Mundraum leiden, werden nach dem Verständnis der TCM, dass sich „das Herz in der Zunge öffnet", als „Glut im Funktionskreis Herz schlägt empor" diagnostiziert. Zu den in diesem Fall wirksamen Arzneimitteln zählen beispielsweise das „Pulver, das Rotes herausleitet" (*Daochi san*), klebriger Chinafingerhut, Bambus-Blätter, Reispapierbaum, Gardenia und Flatter-Binse. Diese Beispiele können als Beleg für die wissenschaftlichen Inhalte der „Fünf-Elemente-Lehre" und ihre Anleitungsfunktion für die medizinische Praxis dienen.

## 二、五行生克制化及其意义

## II. Die Zyklen des Nährens und der Überwindung sowie ihre Bedeutung

尤其难能可贵的是，五行学说还为我们展示了一种依赖制约、共荣和谐的思想。体现着中华传统文化重视平衡、协调与"中庸和合"的精神。中国的古人认为，五行之间，存在着所谓"生克制化"的关系，不仅存在着互生、相互依赖的关系，而且还存在着互制、相互制约的关系，呈现出一种相生相克的循环。其实，也正是因为五行之间存在这种互相促进、资生（相生）和互相制约、抑制（相克）的关系，才维持了事物之间的动态平衡。

Die Lehre der fünf Wandlungsphasen stellt eine von gegenseitiger Abhängigkeit und Einschränkung, gemeinsamen Vorteilen und Harmonie geprägte Denkweise dar. Sie spiegelt den Kern der traditionellen chinesischen Kultur mit ihrer Betonung von Ausgleich, Regulierung, Mäßigung, Harmonie und Zusammenarbeit wider. Die Chinesen des Altertums waren der Ansicht, dass die fünf Elemente voneinander abhängig sind, sich aber auch gegenseitig einschränken. Aus diesem Gedanken entstanden die Zyklen des Nährens und der Überwindung. Auf diesen Zyklen und den von ihnen bestimmten Beziehungen zwischen den einzelnen Wandlungsphasen beruht die dynamische Ausgeglichenheit zwischen allen Dingen der Welt.

五行之间，就相生而言：木生火，火生土，土生金，金生水，水生木。

五行之间，就相克而言：木克土，土克水，水克火，火克金，金克木。

Zyklus des Nährens: Das Holz lässt Feuer brennen, das Feuer nährt die Erde, die Erde bringt Metall hervor, das Wasser wäscht Metall aus, das Wasser nährt das Holz.

Zyklus der Überwindung: Das Holz bändigt die Erde, die Erde bändigt das Wasser, das Wasser löscht Feuer, das Feuer schmilzt Metall und das Metall spaltet das Holz.

中医学古老的经典著作《素问·六微旨大论》曾指出："亢为害，承乃治，治则生化"，意思就是说：五行之中，无论哪一类过分亢盛，都可能导致灾害，如果能够受到制约，就可以维持平衡，有利于万事万物稳定发展。

Im Klassiker „Schlichte Fragen" heißt es in der *„Abhandlung über den subtilen Einfluss der sechs Qi"*: „Extreme verursachen Schäden, geregelte Abfolge führt zu Ordnung, Ordnung ermöglicht Entstehung und Wandel." Das bedeutet, dass ein Übermaß eines oder gar mehrerer der fünf Elemente zu Katastrophen führt. Sollte jede Wandlungsphase von den anderen Elementen eingeschränkt werden können, so wird eine Ausgeglichenheit begünstigt und eine stabile Entwicklung gefördert.

而中国明代的一位名医张景岳，著有《类经图翼》。该书也曾指出："盖造化之机，不可无生，亦不可无制。无生则发育无由，无制则亢而为害"。在此，张景岳的名言，一语道破了五行之间相生相克、制约平衡的真谛！可以说与《内经》的观点是一脉相承！强调的都是事物之间互相制约，对于维持事物之间相互平衡与和谐稳定的重要性。

Im Werk „Illustrierter Anhang zum Leijing" des namhaften Arztes Zhang Jingyue der Ming-Dynastie wird ebenfalls auf die Beziehungen der gegenseitigen Förderung und Bändigung zwischen den fünf Wandlungsphasen hingewiesen. Zhang vertrat die Ansicht, dass alle Dinge auf der Welt erzeugt und kontrolliert werden. Ohne Erzeugung gibt es keinen Grund für Wachstum, und ohne Kontrolle ruft übermäßige Aktivität Schäden hervor. Diese Sichtweise deckt sich mit der Darstellung im „Inneren Klassiker des Gelben Kaisers" (*Huangdi Neijing*). In beiden Fällen wird die Wichtigkeit der gegenseitigen Beschränkung aller Dinge für die Aufrechterhaltung des Gleichgewichts und der Harmonie aller Phänomene betont.

　　五行之间的这种"生克制化"，一旦出现问题，就必然会打破五行之间的平衡，这样就会破坏事物之间固有的和谐。强势一方（克制者），势力过度强盛，恃强凌弱，制约弱势一方（被克制者）太过，称为"相乘"。弱势一方（被克制者），势力发展太快，强势一方对其失去制约之力，弱势一方反过来就会欺凌本来处于强势的一方（克制者），称为"相侮"，或"反克"。事物之间，无论遭遇"相乘"还是"相侮"，都会打破原有互相之间的平衡和固有的秩序和和谐，造成一系列混乱的局面。无论强势一方，还是弱势一方，如果失去了彼间的制约，都会带来混乱。

Sollte es zu Unregelmäßigkeiten in den Beziehungen des Nährens und der Überwindung zwischen den fünf Elementen kommen, so geraten die ursprüngliche Ausgeglichenheit und Harmonie ins Wanken. Wird ein Element in der Rolle des Überwindenden zu stark, sodass das von ihm zu überwindende Element übermäßig beeinflusst wird, spricht man von einer gegenseitigen Überlagerung. Gewinnt hingegen ein dominiertes Element so weit an Stärke, dass es sich der Überwindung entziehen kann und das ursprünglich dominierende Element schwächt, so bezeichnet man dies als Überwältigung. Sowohl „Überlagerung" als auch „Überwältigung" zwischen den fünf Elementen stören die geregelten und geordneten Abläufe der Wandlungsphasen und führen zu Chaos.

　　在中国，人们从小就在玩的石头、剪子、布这样的游戏，石头可以砸剪子，剪子可以剪布，布可以包石头；中国人行酒令都在玩什么老虎、鸡、虫、棒子，老虎能够吃鸡，鸡可吃虫子，虫子可以啃木棒，木棒可以打老虎。这些都体现了中华民族骨子里固有的对于事物间制约关系和平衡、和谐的理解。这些不仅对我们理解人体疾病有益，甚至对我们理解社会问题包括世界和平，也有值得借鉴的智慧。

In China spielt man von Kindheit an das klassische Spiel „Stein, Papier, Schere". Nach den Spielregeln kann der Stein die Schere zerstören, die Schere zerschneidet das Papier und das Papier packt den Stein ein. Ähnliche Spielregeln gelten bei einem chinesischen Trinkspiel namens „Tiger, Huhn, Wurm und Stock". Der Tiger frisst das Huhn, der Huhn den Wurm, der Wurm zerfrisst den Stock und der Stock schlägt wiederum den Tiger. In diesen Spielen spiegelt sich das chinesische Verständnis von den Abhängigkeitsbeziehungen zwischen allen Dingen sowie von der Wahrung von Harmonie und Gleichgewicht anschaulich wider. Sie können zu einem besseren Verständnis nicht nur von Erkrankungen, sondern auch von sozialen Problemen bis hin zum Weltfrieden beitragen und verdienen daher eine eingehende Betrachtung.

## 三、五行学说在中医学中的应用及其临床意义
## Ⅲ. Anwendung der Fünf-Elemente-Lehre in der TCM und ihre klinische Bedeutung

应该指出的是，五行学说对中医学理论体系的形成产生了十分深刻的影响。
Die Lehre der fünf Wandlungsphasen hat einen weitreichenden Einfluss auf das Entstehen des theoretischen Systems der TCM ausgeübt.

**1. 概括五脏关系**
**1. Zusammenfassung der Beziehungen zwischen den fünf Speicherfunktionskreisen**

中医学不仅用"取象比类"的思维方式，借用木火土金水五行属性来说明肝心脾肺肾五脏的生理功能，而且还通过五行之间的生克制化关系，来说明五脏之间相生相克的复杂关系。

Das Denken in Analogien, insbesondere in Hinblick auf die Klassifikation nach Manifestationen, ist ein Hauptdenkmuster der TCM-Theorie. Die fünf Speicherfunktionskreise Leber, Herz, Milz, Lunge und Niere werden entsprechend den fünf Elementen Holz, Feuer, Erde, Metall und Wasser zugeordnet. Diese Zuordnung hilft nicht nur dabei, die physiologischen Funktionen der fünf Organe zu erklären, sondern stellt zudem Beziehungen des Nährens und der Überwindung zwischen den Speicherfunktionskreisen her.

如中医学认为肝喜条达，主调节情志，与木性曲直相通，即树木枝条可舒张可弯曲的特性一致，故肝属于木。

Die TCM-Theorie geht davon aus, dass der Funktionskreis Leber eine ungehinderte Ausbreitung bevorzugt und die Stimmung des Menschen dominiert. Die Leber wird als dem Holz nahe gesehen, beide lassen sich wie die Äste eines Baumes biegen und strecken, und so ist der Funktionskreis Leber dem Element Holz zugeordnet.

如中医学认为心主血脉，主神明，与火燃烧、向上、明亮的热点相类似，故心属于火。

Der Funktionskreis Herz dominiert das Blut, die Leitbahnen und die konstellierende Kraft des Geistes. Da dies den glühenden, emporstrebenden und hellen Eigenschaften des Feuers ähnelt, wird der Funktionskreis Herz dem Element Feuer zugeordnet.

如中医学认为脾胃主运化水谷精微，化生气血，与土生万物相通，即大地能滋生万物的情况一致，故脾胃属土。

Der Funktionskreis Milz übernimmt Transport und Umwandlung der Nahrung und bringt Qi und Blut hervor. Er teilt daher Ähnlichkeiten mit der Erde, die alle Dinge nährt, und wird deshalb dem Element Erde zugeordnet.

如中医学认为肺主气，司呼吸，与金沉降、收敛的特点相类，故肺属于金。

Der Funktionskreis Lunge dominiert das Qi und kontrolliert die Atmung. Er ähnelt den sinkenden, adstringierenden Eigenschaften von Metall und ist deshalb dem Element Metall zugeordnet.

如中医学认为肾主水，主藏精，与水滋润、下行的特点相类，故肾属于水。

Der Funktionskreis Niere dominiert das Wasser und speichert die Essenz. Er ähnelt dem befeuchtenden und abführenden Charakter des Wassers und ist deshalb dem Element Wasser zugeordnet.

如上描述，虽然比较难以理解，却是中华民族先人认识五脏六腑生理功能的重要出发点，富有东方民族的思维特色。

Die oben dargestellten Denkansätze sind zwar relativ schwer nachzuvollziehen, stellen aber einen wichtigen Ausgangspunkt für das Verständnis der physiologischen Funktionen der menschlichen Organe nach dem Muster des chinesischen Altertums dar.

如土生金，土里可以淘金，所以中医认为脾胃可以上养肺气；如木克土，木能疏土，所以中医认为脾胃主水谷消化吸收的功能有赖于肝木的条达、疏通。这就是所谓"取象比类"的思维特色。

Einige Beispiele können einem besseren Verständnis des Analogiedenkens in der TCM zuträglich sein. So wird etwa Metall aus der Erde gefördert, das Element Erde bringt also das Element Metall hervor. In der Konsequenz geht die TCM davon aus, dass der Funktionskreis Milz das Lungen-Qi nährt. Die Wandlungsphase Holz bändigt die Wandlungsphase Erde, da die Wurzeln eines Baumes die Erde lockern. Daher nimmt die TCM an, dass Transport und Umwandlung der Nahrung durch den Funktionskreis Milz von einer ungehinderten Funktion der Leber abhängen.

## 2. 说明病情传变规律
## 2. Erklärung für regelhafte Veränderung von Krankheitsbildern

五行学说还可以说明病理情况下脏腑间疾病的传变及其互相影响。

Die Fünf-Elemente-Theorie erklärt unter anderem auch, wie sich Erkrankungen der unterschiedlichen Funktionskreise verändern und gegenseitig beeinflussen.

（1）子母互累

1) Kumulative Erkrankungen nach dem „Mutter-Kind-Muster"

子母受累是指互相资生的子脏与母脏之间，可以互相受累为病。

Die Mutter-Kind-Regelung bezieht sich darauf, dass bei Funktionskreisen, die in einem Verhältnis des Gebens und Nehmens stehen, kumulativ hervorgerufene Erkrankungen auftreten können. Betrachten wir hierzu ein Beispiel:

如青少年易感冒者，多脾胃欠佳，食欲不好，营养不良，所以进一步导致了肺气不足，免疫力低下，抵抗力降低，患者容易表现为自汗，容易反复感冒，或诱发哮喘、肺炎等，是脾病累及于肺，土不生金，由母及子。

Jugendliche, die sich leicht erkälten, haben oft einen schlechten Appetit und weisen Mangelerscheinungen auf. Gemäß der Fünf-Elemente-Theorie führt man dies auf eine Schwäche des Milz-Funktionskreises zurück. Da die Milz dem Element Erde zugeordnet ist und die Erde das Metall hervorbringt, wird eine Schwäche des Funktionskreises Milz zu einem Mangel des Lungen-Qi führen, der sich in einem geschwächten Immunsystem ausdrückt. Patienten, die an einem Mangel des Lungen-Qi leiden, schwitzen schnell, erkälten sich leicht und sind anfälliger für Erkrankungen wie Asthma und Lungenentzündung. An diesem Beispiel wird klar, wie eine Erkrankung des Mutter-Funktionskreises in eine Erkrankung des Kindes-Funktionskreises münden kann.

反过来青少年呼吸道感染，包括肺炎之后，肺气受伤，也可以影响到脾胃运化受纳水谷精微的功能，导致患儿食欲不振，腹满等，是肺病影响到脾，是子病累母。

Wenn man das obengenannte Beispiel umgekehrt betrachtet, kann man zu dem Ergebnis kommen, dass eine Schwächung des Lungen-Qi, wie sie beispielsweise nach einer Lungenentzündung vorliegt, auch negativ auf die Verdauung und den Transport von Nahrung durch die Milz einwirken kann. So ist etwa oft zu beobachten, dass Jugendliche, die an Entzündungen der Atemwege leiden, auch über schlechten Appetit und einen vollen Bauch klagen. Dieses Beispiel zeigt, dass sich Erkrankungen des Kindes-Funktionskreises ebenfalls negativ auf den Mutter-Funktionskreis auswirken können.

（2）克主乘侮

2) Überlagerung und Unterdrückung

克主乘侮是指互相制约的脏腑之间，相乘和相侮的传变。如长期心情不好，生活压力大的人群，肝气太过，肝木过盛，克伐脾土，就会发生消化性溃疡、溃疡性结肠炎、肠道易激综合征等脾胃疾病，而表现为胃痛、胀满、腹泻等，这就是相乘为病。

Von Überlagerung und Unterdrückung spricht man, wenn die nährende oder kontrollierende Beziehung zwischen Funktionskreisen in ein Übermaß umschlägt. Bei Menschen, die über einen langen Zeitraum an einem schlechten Gemüt und unter großem Stress leiden, präsentiert sich das Leber-Qi häufig zu stark. Da der Funktionskreis Leber dem Element Holz zugeordnet ist und das Element Erde bändigt, wird der dem Element Erde zugeordnete Funktionskreis der Milz vom übermäßigen Leber-Qi geschwächt. Eine Milz-Schwäche wiederum führt häufig zu Ulkuskrankheit, Colitis ulcerosa oder dem Reizdarmsyndrom, die sich in Symptomen wie Magenschmerzen, Völlegefühl oder Durchfall ausdrücken.

而再如肺结核患者，突然遇到不顺心的事，或生气暴怒，肝气盛，肝火大，木火刑金，就会导致肺病加重，出现大咯血等，这是因为本来应该是被肺金制约的肝木，反克肺金，这被称为相侮为病。

Wenn beispielsweise Tuberkulose-Patienten von plötzlich auftretender Unzufriedenheit oder großer Wut betroffen sind, wird das Leber-Feuer sofort emporschlagen und ein Übermaß an Leber-Qi hervorrufen. Im Normalfall bändigt das Element Metall das Element Holz, der Funktionskreis Lunge kontrolliert also den Funktionskreis Leber. In diesem Fall aber überwältigt das plötzlich zu stark werdende Holz, also die Leber, den Funktionskreis Lunge und führt zu einer Verschlechterung der dort vorliegenden Erkrankung, die sich etwa in blutigem Husten zeigt.

**3. 指导疾病的诊断、预后和防治**
**3. Anleitung für Diagnose, langfristige Perspektiven und Prävention**

五行学说在临床上还可指导疾病的诊断和预后的判断。

如患者颜面发青，性急易怒，脉象弦，因肝主怒，肝病脉多见弦脉，所以中医认为其病在肝。如果肝病脉沉（肾脉多沉，水生木），就是顺证，预后良好；肝病脉浮（金克木），就是逆证，预后不良。肺病患者，如肺结核患者，多面色苍白，如果表现为两颧红赤，提示有火，火能刑金，就是逆证，提示病情恶化。

Die Fünf-Elemente-Theorie kann in der TCM-Klinik bei der Diagnose und der Einschätzung der Heilperspektive zum Einsatz kommen.

Nehmen wir einen Patienten als Beispiel, der blau im Gesicht ist und schnell in Wut gerät. Fühlt sich sein Puls so gespannt wie eine Gitarrensaite an, die regelrecht gegen den tastenden Finger des Arztes schlägt, spricht man von einem saitenförmigen Pulsbild. Da dieser Puls oft bei einer Leber-Disharmonie auftritt und die Stimmung „Zorn" überdies dem Funktionskreis Leber zugeordnet ist, wird die Erkrankung als eine Störung im Funktionskreis der Leber diagnostiziert. Wenn sein Puls nicht nur saitenförmig, sondern auch untergetaucht ist, kann man von einer positiven Prognose ausgehen, da ein untergetauchtes Pulsbild dem Element Wasser zugeordnet ist und das Wasser das Element Holz nährt. Ist sein Puls aber oberflächlich, muss mit einem weniger günstigen Krankheitsverlauf gerechnet werden, da ein oberflächliches Pulsbild dem Element Metall zugeordnet ist und Metall das Holz bändigt. Patienten mit Lungenerkrankungen wie Tuberkulose neigen generell zu einem blassen Gesicht.. Wenn sich die Wangen aber rötlich verfärben, muss von einer Verschlechterung der Erkrankung ausgegangen werden, da rötliche Wangen auf Feuer hindeuten und das Feuer das Metall bändigt.

另外，五行学说还常常用于指导疾病的防治。

Darüber hinaus leitet die Fünf-Elemente-Theorie die Vorbeugung und Behandlung von Krankheiten an.

临床常常根据脏腑间相生、相克的关系，确定治疗原则。

In der klinischen Praxis werden Behandlungsprinzipien oft anhand der sich gegenseitig fördernden oder bändigenden Beziehungen zwischen unterschiedlichen Funktionskreisen festgelegt.

如老年高血压患者，头晕眼花，目赤耳鸣，腰膝酸软，健忘，五心烦热，性急易怒，中医辨证为肾水不足，水不涵木，肝肾阴虚，因水能生木，所以治疗应该是滋水涵木，可选用杞菊地黄丸等方药，这叫"虚则补其母"。水生木，肾为肝之母。

Ältere Bluthochdruckpatienten leiden oft an Schwindel, flackernden und roten Augen, Tinnitus, Kraftlosigkeit im Rücken und in den Knien, Vergesslichkeit, Hitze an den Händen und Fußsohlen, innerer Unruhe und Reizbarkeit. In der TCM wird dies auf eine Schwäche des Leber- und Nieren-Yin zurückgeführt. Da den Nieren und der Leber jeweils die Elemente Wasser und Holz zugeordnet sind und Wasser das Holz nährt, soll bei der Behandlung vor allem das nährende Organ, in diesem Fall die Nieren, gestärkt werden. Bei der klinischen Behandlung werden Arzneimittel wie „Rehmannia-Pillen mit Goji-Beere und Chrysantheme" verordnet. Die Regel lautet, dass bei einer Schwächung eines Organs zuerst der nährende Funktionskreis gestärkt werden sollte.

如神经衰弱患者，心烦失眠，口苦咽干，烦躁易怒，胸胁胀痛，中医辨证为心肝火旺，由于木能生火，所以治疗应该清心火、泻肝火，方药可用导赤散、龙胆泻肝汤等方，这叫"实则泻其子"。木生火，肝为心之母。

Patienten mit Nervenschwäche leiden oft an innerer Unruhe, Schlaflosigkeit, bitterem Mund und einer trockenen Kehle, Reizbarkeit und Rückenschmerzen. In der TCM wird diese Krankheit als übermäßige Hitze der Funktionskreise Herz und Leber diagnostiziert. Da die Funktionskreise Leber und Herz jeweils dem Element Holz und Feuer zugeordnet sind und Holz das Feuer hervorbringt, sollen bei der Behandlung vor allem die energetischen Überladungen im genährten Organ, in diesem Fall der Funktionskreis Herz, zerstreut werden. Bei der klinischen Behandlung werden oft Arzneimittel wie das „Gentiana-Dekokt zur Zerstreuung von energetischen Überladungen im Funktionskreis Leber" (*Longdan xiegan tang*) oder „Pulver, das Rotes herausleitet" (*Daochi san*) verordnet. Hier lautet die Regel also, dass bei einer energetischen Überladung diese zuerst aus dem genährten Organ ausgeleitet werden muss.

以上是根据五行相生的关系决定治疗法则。

Die oben angeführten Beispiele zeigen, wie das Prinzip einer Behandlung gemäß des Kreislaufes der Nährung zwischen den fünf Elementen bestimmt wird. Im Folgenden illustrieren Beispiele, wie eine Behandlung aufgrund einer Beziehung der Überwindung erfolgen kann.

如肠道易激综合征，腹胀疼痛，或有腹泻，发作与情绪波动有关，中医辨证为肝木克制脾土太过，所以治疗当平肝柔肝、健脾益气，抑木扶土，方药可用白术芍药散等方。木克土，肝能克伐脾胃。

Reizdarm-Patienten leiden oft an Schwellungen und Schmerzen im Bauchraum sowie an gelegentlichen Durchfällen. Bei Stimmungsschwankungen treten die Symptome verstärkt auf. Laut der TCM-Theorie ist dies auf die übermäßige Unterdrückung des Elements der Erde (Milz) durch das Element Holz (Leber) zurückzuführen. Bei der Behandlung müssen deshalb vor allem der Funktionskreis Leber besänftigt sowie das Milz-Qi gestärkt werden. Zu diesem Zweck wird oft das Arzneimittel „Pulver mit Atractylodeswurzelstock und Paeonia" (*Baizhu Shaoyao tang*) verordnet.

如慢性肝炎，胁痛隐隐，腹满，食欲减退，口中黏腻，四肢困重，大便溏稀，是脾土受伤，土壅木郁，所以治疗当健脾化湿、疏肝解郁，扶土疏木。木克土，肝郁可累及脾胃。

Chronische Hepatitis verursacht oft Symptome wie Schmerzen im Rippenbereich, Blähungen, Appetitminderung, klebriger Mund, Müdigkeit in den Gliedmaßen sowie breiiger Stuhlgang. Laut der TCM-Theorie ist diese Krankheit auf eine Milzdisharmonie zurückzuführen. Da das Element Holz die Erde bändigt, könnte ein Leberstau zur Schwächung des Funktionskreises Milz führen. Bei der Behandlung muss deshalb der Schwerpunkt darauf liegen, den Funktionskreis Milz zu kräftigen und „Feuchtigkeit" umzuwandeln, beziehungsweise den Funktionskreis Leber zu lösen und Einstauungen zu beseitigen.

以上是根据五行相克的关系决定治疗原则。

另外，临床上，还有所谓情志疗法，也常常需要以五志相克为指导。如喜能伤心，恐能胜喜，就很有意思。中国文学名著中，有一部《儒林外史》。书中有一位读书人范进因中举过分高兴导致狂证发病，被他平素最害怕的人也就是胡屠户，一巴掌就治好了。这就是所谓"恐胜喜"。古人常用这种思维方法，来治疗情志精神方面的疾病。

In der klinischen Praxis findet zudem noch die sogenannte „Emotionaltherapie" Anwendung, die sich auf die gegenseitige Bändigung zwischen den fünf Emotionen stützt. Demnach schädigt beispielsweise übermäßige Freude das Herz und Furcht bezwingt Freude. Im chinesischen Literaturklassiker „Die inoffizielle Geschichte des Gelehrtenwaldes" *(Rulin Waishi)* wird beispielsweise die Geschichte des Gelehrten Fan Jin erzählt. Nachdem dieser erfolgreich an der Beamtenprüfung teilgenommen hat, ist er übermäßig glücklich und leidet in der Folge an Agitation. Der Metzger Hu – die Person, vor der Fan Jin die größte Angst hat – ohrfeigt Fan und befreit ihn von seinem Leiden. Diese Geschichte ist ein mustergültiges Beispiel für das Bezwingen der Freude durch Furcht. Im chinesischen Altertum kam diese Denkweise zur Beseitigung von emotionalen Störungen zum Einsatz.

东汉医圣张仲景《金匮要略》指出："上工治未病何也？见肝之病，知肝传脾，当先实脾。四季脾旺不受邪，则勿补之。中工不晓相传，见肝之病，唯治肝也。夫肝之病，补用酸，佐以焦苦，益用甘味之药调之……此治肝补脾之要妙也。肝虚则用此法，实则不在用。经曰：虚虚实实，补不足，损有余，是其义也。余脏准此。"在此，医圣张仲景从木克土五行相克的理论出发，更对肝病传脾的机制进行了论述。说明中医治病除了应该针对有病脏器治疗外，还应注意其可能传变到的脏腑，及时采取措施，"治未病"，以控制疾病的传变。未病先防，既病防变。

Der berühmte Arzt der östlichen Han-Dynastie Zhang Zhongjing wies in seinem Meisterwerk „Wichtige Rezepturen aus dem Goldenen Schrein" *(Jingui yaolüe)* auf den Unterschied zwischen hervorragenden und mittelmäßigen Ärzten hin. Demnach beugen die besten Ärzte potenziellen Krankheiten vor, während sich mittelmäßige Ärzte nur auf die Behandlung bereits vorhandener Krankheiten konzentrieren. Wenn hervorragende Ärzte beispielsweise Leberkrankheiten behandeln, würden sie zuerst die Milz stärken, da sie wüssten, dass Leberkrankheiten die Milz negativ beeinflussen würden. Zudem seien sie sich bewusst, dass im Verlauf der jeweils letzten 18 Tage jeder Jahreszeit die Milz besonders stark sei und deshalb nicht gestärkt werden müsse. Im Gegensatz hierzu würden sich mittelmäßige Ärzte ausschließlich der vorliegenden Leberkrankheit widmen. Zhang Zhongjing stützt sich hier auf die Lehre der fünf Wandlungsphasen und erläutert von deren Ansatz „Holz bändigt Erde" ausgehend den Mechanismus der Übertragung von Erkrankungen der Leber auf die Milz. Die Besonderheit der TCM besteht in diesem Fall also darin, dass man neben der Behandlung erkrankter Organe auch weitere Organe berücksichtigen sollte, die möglicherweise von der Erkrankung beeinflusst werden könnten. Zudem müssen auf der Grundlage dieser Sichtweise Maßnahmen zur Krankheitsprävention ergriffen werden.

在此，医圣张仲景基于五行生克制化的思想，以肝病为例，阐明脏腑用药之基本模式。一方面强调指出：肝病的治疗，当用酸味药物补之，因为肝在五味，对应的是酸，所以以酸能入肝。心在五行对应的是苦，木能生火，苦能入心，所以当用焦苦之药助之，可以降心火。因脾胃在五味对应的是甘，甘味可以补脾土，所以更当用甘味之药调和脾胃，补脾土。

Der große Arzt Zhang Zhongjing gibt in seinem Werk darüber hinaus anhand des Beispiels von Leberkrankheiten Hinweise für die Behandlung von Erkrankungen der Funktionskreise. Bei einer Leber-Schwäche sollen beispielsweise zur Stärkung der Leber Kräuter mit säuerlichem Geschmack verwendet werden, begleitet von Arzneien mit bitterem und süßem Geschmack. Laut der Fünf-Elemente-Theorie verbindet sich die Leber mit dem säuerlichen Geschmack, das Herz mit dem bitteren Geschmack und die Milz mit dem süßen Geschmack. Entsprechend stärken saure Arzneien die Leber, bittere Kräuter senken das Herz-Feuer und süße Kräuter harmonisieren die Milz.

此类名方如酸枣仁汤、连梅汤等，以酸枣仁为主药，酸以补肝；或加芍药、乌梅，助用知母，味苦甘，可以清热养阴；热盛者，可以更加黄连、栀子，益用茯苓、甘草，因为甘能健脾；或更加浮小麦、大枣等，可以缓急。按照《金匮要略》"余脏准此"的说法，其他脏器也可以仿照肝病治疗用药的模式，辨证用药。

Beispiele für diese Arzneien wären etwa das „Stacheljujubensamen-Dekokt" *(Suanzaoren tang)* oder das „Dekokt mit Coptis und Prunus mume" *(Lianmei tang)*. Beim Stacheljujubensamen-Dekokt verwendet man die hauptsächlich zur Stärkung der Leber eingesetzten Stacheljujubensamen als das Hauptarzneimittel. Weitere Bestandteile sind Süßholzwurzel *(Gancao)*, Muttergedenkwurzel *(Zhimu)*, Poria *(Fuling)* und Brenndolden *(Chuanxiong)*. Auf dieser Basis können zudem Pfingstrose *(Shaoyao)* und Prunus mume *(Wumei)* hinzugefügt werden, die bitter-süß sind und dabei helfen, Hitze zu vertreiben und Yin zu nähren. Darüber hinaus kann man noch Coptis *(Huanglian)* und Gardenia *(Zhizi)* hinzufügen, um übermäßige Hitze abzubauen, oder gekeimtes Weizenkorn *(Fuxiaomai)* und Datteln verwenden, um akute Symptome zu lindern. Entlang dieser am Beispiel der Lebererkrankung illustrierten Vorgehensweise aus dem „Wichtige Rezepturen aus dem Goldenen Schrein" *(Jingui yaolüe)* können Rezepturen zur Behandlung von Erkrankungen anderer Organe zusammengestellt werden.

当然，实际上临床用药很难完全按照五行生克制化之理而机械套用。而且医圣张仲景《金匮要略》明确提出这种"治肝补脾"之模式，也仅仅是适用于肝虚证，所谓"肝虚则用此法，实则不在用之"。同时，医圣张仲景又强调指出：临床上决不能"虚虚实实，补不足，损有余"，一定要在分清虚实的基础上辨证用药。提示无论什么样的脏腑用药模式，都必须以辨证确切为基本条件，而不能单纯拘泥于五行生克循环的死板套路。

In der medizinischen Praxis ist es natürlich schwierig, die Regeln der gegenseitigen Erzeugung und Überwindung der fünf Elemente mechanisch anzuwenden. In seinem „Wichtige Rezepturen aus dem Goldenen Schrein" (*Jingui yaolüe*) betont Zhang Zhongjing zudem, dass die von ihm skizzierte Behandlungsmethode für Leberkrankheiten nur für Fälle von Leber-Schwächen geeignet ist. Bei einer Leber-Fülle sei diese Methode nicht anzuwenden. Im Zentrum stehe die richtige Bestimmung der Symptomkonfiguration, die die Grundlage für die Behandlung aller Erkrankungen der Funktionskreise darstelle, so Zhang Zhongjing. Eine starre, ausschließliche Verwendung der Theorie der Fünf Wandlungsphasen sollte also vermieden werden.

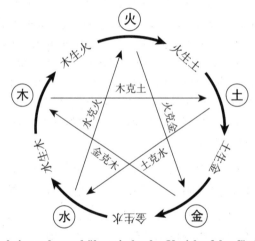

**Abbildung: Hervorbringender und überwindender Kreislauf der fünf Wandlungsphasen**

木：Holz　　火：Feuer　　土：Erde　　金：Metall　　水：Wasser

木生火：Holz bringt Feuer hervor　　火生土：Feuer bringt Erde hervor
土生金：Erde bringt Metall hervor　　金生水：Metall bringt Wasser hervor
水生木：Wasser bringt Holz hervor

木克土：Holz überwindet Erde　　土克水：Erde überwindet Wasser
水克火：Wasser überwindet Feuer　　火克金：Feuer überwindet Metall
金克木：Metall überwindet Holz

# 第五章　脏腑——五脏为中心的网络系统

## Kapitel 5　Die Funktionskreise: Ein Netzwerk um das Zentrum der fünf Speicherorgane

中国春秋战国到秦汉这一历史时期，是中医学基本理论体系形成的阶段。中医理论体系的形成，虽然有原始的解剖学基础，但更多受到了当时哲学思想的影响。只是限于当时的生产力和科学技术水平，我们不可能像今天的医学家那样在显微镜下进行解剖，利用现代生物化学知识甚至分子生物学技术研究人体器官、组织甚至细胞等。古代中国人只能通过宏观的方法，也就是基于"有诸内，必见于外"的黑箱思维方式，来归纳人体及其体内各器官的生理功能。所以与其说中医的脏腑是人体的器官，不如说是古人对人体内各系统生理的功能单位划分。

Die Herausbildung des grundlegenden theoretischen Systems der Traditionellen Chinesischen Medizin fällt in die Zeit zwischen der Frühling und Herbst-Periode sowie der Streitenden Reiche bis hin zu den Dynastien der Qin und Han. Dieses Theoriesystem stützte sich dabei zwar auf eine primitive anatomische Grundlage, wurde aber noch stärker von damaligen philosophischen Strömungen beeinflusst. Aufgrund der Einschränkungen des damaligen Standes von Wissenschaft und Technik war es für die Chinesen des Altertums unmöglich, Proben unter dem Mikroskop zu sezieren, wie es die heutigen Medizinwissenschaftler tun, ganz zu schweigen von der Untersuchung von Organen, Gewebe und Zellen mithilfe des modernen biochemischen Wissens und molekularbiologischer Technologien. Die Chinesen des Altertums konnten die physiologischen Funktionen des menschlichen Körpers und seiner Organe nur wie eine Black-Box behandeln: „Was auch immer es darin gibt, es muss von außen untersucht werden können". In diesem Sinne sollten die Funktionskreise weniger als Bezeichnungen für anatomische Organe und vielmehr als funktionelle Einheiten der Vitalfunktionen des menschlichen Körpers verstanden werden.

中医的脏腑学说，古称"藏象"，就是"脏藏于内，象见于外"的意思。中医藏象学说是以中国古代哲学中的五行学说为基础，归纳人体五脏六腑功能及其五体、九窍功能的学说。可以理解为是以五脏为中心的网络系统。

Die Lehre der Speicher- und Durchgangsfunktionskreise war im Altertum als „Funktionskreis-Manifestation" (*zangxiang*) bekannt. Der Begriff weist darauf hin, dass sich die Organe zwar im Inneren des Körpers befinden, ihr Zustand aber an äußerlichen Phänomenen abgelesen werden kann. Die Lehre der Funktionskreise in der Traditionellen Chinesischen

Medizin fasst die Funktionen der fünf Speicherfunktionskreise (zang) und der sechs Durchgangsfunktionskreise (fu) sowie der neun Körperöffnungen auf Basis der Theorie der Fünf Elemente zusammen. Das Ergebnis kann als ein Netzwerksystem verstanden werden, in dessen Zentrum die fünf Speicherfunktionskreise stehen.

《素问·五脏别论》指出："五脏者，藏精气而不泻也，故满而不能实；六腑者，传化物而不藏，故实则不能满也。所以然者，水谷入口，则胃实而肠虚；食下，则肠实而胃虚，故曰实而不满，满而不实也。"

意思是说，心肝脾肺肾即五脏作为没有空腔的实质性脏器，可以藏精气，以保持精气充满为正常，而胃肠等六腑是空腔的管道，可以消化、吸收水谷精微，传导代谢废物。生理情况下，水谷入口，胃腑充实的时候肠道空虚，肠道充实的时候胃腑空虚，胃肠以不断蠕动、排空为顺。

Im Kapitel „*Abhandlung über die Fünf Speicherorgane*" des Buches „Schlichte Fragen" (*Suwen- Wuzang Bielun*) wird darauf hingewiesen, dass die fünf Speicherfunktionskreise Herz, Leber, Milz, Lunge und Nieren Organe ohne Hohlräume sind und der Speicherung von Essenz und Qi dienen. Diese Speicherorgane werden als gesund betrachtet, wenn sie ausreichend Essenz und Qi beherbergen. Im Gegensatz dazu handelt es sich bei den sechs Durchgangsfunktionskreisen, etwa Magen und Darm, um hohle Durchgänge. Sie dienen der Verdauung und Absorption von Nahrungsmitteln und der Ausscheidung von Stoffwechselabfällen. Im Normalfall ist der Magen voll, wenn der Darm leer ist, und umgekehrt. Zudem befinden sich Magen und Darm üblicherweise in ständiger Bewegung und Entleerung.

《灵枢·平人绝谷论》指出："胃满则肠虚，肠满则胃虚，更虚更满，故气得上下，五脏安定，血脉和利，精神乃居，故神者，水谷之精气也。"满意思也是说，胃腑满则肠道空，肠道满则胃腑空，胃肠虚实更替，则可化生气血，奉养五脏，维持血脉流畅，保持精神充沛。《内经》还指出："五脏者，所以藏精神血气魂魄者也；六腑者，所以化水谷而行津液也。"意思是说：五脏藏精气，主藏神，六腑消化饮食，而行津液。脏腑之间的关系，密不可分。

Im Klassiker „Angelpunkt der Wirkkraft" (Lingshu) treffen wir im Kapitel „*Gesunde Menschen beenden den Verzehr von Getreide*" (*Ping Ren Jue Gu Lun*) eine ähnliche Aussage an. So sei der Magen voll, wenn der Darm leer ist, und der Darm sei voll, wenn der Magen leer ist. Die abwechselnde Bewegung von Magen und Darm könne Qi, Blut und die Funktionskreise nähren, den Blutfluss fördern und den Geist bewahren, wie es weiter heißt. Laut dem „Inneren Klassiker des Gelben Kaisers" (*Huangdi Neijing*) werden in den fünf Speicherfunktionskreisen vor allem der Geist, die Essenz sowie Qi gespeichert. Die sechs Durchgangsfunktionskreise sind demnach für die Verdauung von Nahrungsmitteln und den Fluss der Körpersäfte zuständig. Dabei sei zu beachten, dass die Speicher- und Durchgangsfunktionskreise nicht voneinander getrennt werden können.

中国古人在此首先明确了五脏与六腑的不同生理特点，指出五脏作为藏象学说的中心，认为是实质性器官，藏精气、血气、精神，以精气充盈为常。而六腑与五脏相对应，多是空腔器官，主受纳，传导水谷、津液，形成大小便，以通降为顺。其中，对饮食经口入于胃，经胃肠消化，精华作为营养被吸收，糟粕化为大便，排出体外，胃充实则肠道空虚，肠道充实则胃排空，与现代医学的有关胃肠消化、吸收、蠕动、排空功能的认识完全一致。中医学基于整体联系的观念，认为人体在生理情况下，五脏六腑各有其功能，但同时又互相联系。病理情况下，五脏六腑就会发生病变，并表现为一系列临床症状。五脏病变之间以及脏与腑之间，一定条件下，还可以互相影响甚至互相转化。

Mit diesen Formulierungen klärten die Chinesen des Altertums zum ersten Mal die unterschiedlichen physiologischen Eigenschaften der fünf Speicherfunktionskreise und der sechs Durchgangsfunktionskreise. Man ging davon aus, dass die fünf Speicherorgane im Zentrum der Theorie der Funktionskreis-Manifestation stünden. Wie bereits erwähnt handelt es sich um Organe ohne Hohlräume, in denen das Qi von Essenz, Blut und Geist gespeichert wird. Bei reichlichem Vorhandensein von Essenz und Qi sind die Speicherorgane normal und gesund. Im Gegensatz dazu sind die sechs Durchgangorgane hohle Durchgänge, die hauptsächlich der Aufnahme und Weiterleitung von Nahrung und Körpersäften sowie der Bildung von Stuhlgang und Urin dienen. Ihre Funktionen können sie dabei erst erfüllen, wenn sie durchgängig sind. Nach Vorstellung des Altertums werden Nahrungsmittel zuerst über den Mund und dann vom Magen aufgenommen, bevor sie von diesem und dem Darm verdaut werden. Durch das Verdauen wird die Essenz der Nahrungsmittel vom Körper aufgenommen und der Rest in Stuhl umgewandelt und aus dem Körper ausgeschieden. Daher rührt die erwähnte Formulierung „wenn der Magen voll ist, ist der Darm leer und wenn der Darm voll ist, ist der Magen leer". Die beschriebenen Erkenntnisse stimmen vollständig mit dem modernen medizinischen Wissen über die Funktionen des Magen-Darm-Traktes wie Verdauung, Absorption, Peristaltik und Entleerung überein. Die TCM betrachtet den menschlichen Körper als eine Einheit und vermutet, dass die fünf Speicherfunktionskreise und die sechs Durchgangsfunktionskreise einerseits voneinander getrennt eigene Funktionen erfüllen, aber andererseits auch miteinander verbunden sind. Im Fall einer Erkrankung treten anormale Veränderungen in den Funktionskreisen auf, die eine Reihe von klinischen Symptomen zur Folge haben. Unter bestimmten Umständen können sich diese krankhaften Veränderungen in den Funktionskreisen gegenseitig beeinflussen und transformieren.

## 一、心为君主之官

### Ⅰ. Das Herz als Herrscher der Organe

现代医学认为大脑是人体生命活动的司令部，人体所有器官的生命活动，都需要不断得到来自大脑的指令。中医学则非常重视心，认为心脏在人体五脏六腑中具有不可替代的最重要的"君主"地位,大脑不过是一个比较特殊的器官,不同于普通的腑,具有特殊功能的"奇恒之腑"罢了。这样看来,中西医对人体最重要的器官的认识似乎是矛盾的。那么,究竟是"大脑是司令部"正确还是"心是君主"正确?

Die moderne Medizin betrachtet das Gehirn als „Kommandozentrale" der menschlichen Lebensaktivitäten und geht davon aus, dass alle Organe des menschlichen Körpers ständig Anweisungen vom Gehirn erhalten. Die Traditionelle Chinesische Medizin misst hingegen dem Herzen einen hohen Stellenwert bei und nimmt an, dass das Herz den Status eines „Herrschers" im menschlichen Körper hat. Das Gehirn ist in dieser Sichtweise nur ein Durchgangsorgan, wenn auch ein besonderes, dass sich von den anderen Durchgangsfunktionskreisen unterscheidet. In der Frage des wichtigsten Organs im menschlichen Körper tut sich also ein Widerspruch zwischen dem Verständnis der chinesischen und der westlichen Medizin auf. Ist nun das Gehirn „die Kommandozentrale", oder herrscht das Herz als „König des Körpers"?

其实,中西医对人体最重要的器官究竟是脑还是心的不同认识,实际上并不矛盾,如果要说存在差别,只是各自所站的角度不同罢了。大家知道,中国古人所说的"心",实际上并不仅仅是胸腔内血肉之心,而且还包括精神、思维等诸多功能的人体生理功能系统,在今天看来,其实包括了大脑的部分重要功能。

Tatsächlich müssen diese beiden unterschiedlichen Auffassungen über das wichtigste Organ des menschlichen Körpers nicht unbedingt als Widerspruch verstanden werden. Es handelt sich vielmehr um unterschiedliche Standpunkte. Für die Chinesen des Altertums bezeichnete das Herz nicht nur das gleichnamige Organ im Brustraum, sondern ein ganzes System vitaler Aktivitäten des menschlichen Körpers, welchem etwa Funktionen wie Geist und Denken zugeschrieben wurden. Vom heutigen Gesichtspunkt aus betrachtet umfasst dieses Verständnis des Herzens also viele wichtige Funktionen des Gehirns.

《素问·灵兰秘典论》指出:"心者,君主之官也,神明出焉……故主明则下安,主不明则十二官危。"《内经》在此以中国古代君臣百官作为比喻,把心比作君主,认为心是人体五脏六腑的核心,生命活动的原动力,包括精神、意识、思维功能,都应该是属于心的功能。心就是主宰天下的"一国之君",认为君主圣明,则天下安定,君主昏暴,则百官失职,天下大乱。

Im Kapitel „*Abhandlung über die geheime Schrift der spirituellen Orchidee*" im Buch „Schlichte Fragen" (*Suwen- Ling Lan Mi Dian Lun*) erfahren wir, dass das Herz der „König" sei und den Geist sowie das Denken hervorbringe. Wenn der König weise sei, herrsche Ordnung. Wenn der König aber nicht weise sei, so drohe den Beamten und Untergebenen Gefahr. Der „Innere Klassiker des Gelben Kaisers" (*Huangdi Neijing*) vergleicht das Herz sowie die weiteren Funktionskreise mit den Königen und Beamten des antiken China und geht davon aus, dass das Herz der Kern der menschlichen Organe sei. Das Herz stellt demnach die treibende Kraft hinter allen menschlichen Lebensaktivitäten dar und kontrolliert den Geist, das Bewusstsein und das Denken. Das Herz wird also mit dem König eines Landes gleichgesetzt.

Regiert er weise, herrschen Ordnung und Frieden. Handelt es sich aber um einen Despoten, sind die Beamten nachlässig und das Land verfällt in Chaos.

《素问·六节藏象论》指出："心者，生之本，神之变也；其华在面，其充在血脉。"意思是说心为生命之根本，主神明，通过血脉，将气血布散于全身，并可通过面色表现出气血的虚实。

Das Kapitel „Abhandlung über die sechs Abschnitte und die Manifestationen der Speicherorgane" im Buch „Schlichte Fragen" (*Suwen- Liu Jie Cang Xiang Lun*) besagt: „Das Herz ist die Wurzel des Lebens und zuständig für die geistige Aktivität. Es verteilt Qi und Blut über die Blutgefäße im Körper. Fülle und Schwäche von Qi und Blut lassen sich an der Farbe des Gesichtes erkennen."

《灵枢·本输》指出："心藏脉，血舍神，心气虚则悲，实则笑不休。"认为心主血脉，心血可以养心神，心气虚会出现悲痛，心气有余就会表现为无故发笑，甚至狂笑不止。

Das Werk „Angelpunkt der Wirkkraft" betont im Abschnitt *Transport als Grundlage* (*Linshu- Benshu*) : „Das Herz dominiert das Blut und die Leitbahnen. Das Herzblut kann den Geist nähren. Ein Mangel des Herz-Qi verursacht Trauer, wenn aber ein Übermaß des Herz-Qi vorliegt, kann dieses zu grundlosem oder gar wildem Lachen führen."

《素问·五脏生成》指出："心之合脉也，其荣色也，其主肾也。""诸血者，皆属于心"。意思也是在强调心主司血脉，血为心所主，血可以上荣于面，表现为容光焕发。心主火，肾主水，水能克火，所以说肾为心之主。

Das Kapitel „Ursprung und Vollendung der Speicherorgane" des „Schlichte Fragen" (*Suwen- Wu Zang Sheng Cheng*) " ordnet dem Herzen ebenfalls die Zuständigkeit für das Blut und die Leitbahnen zu. Das Blut zeigt sich im Gesicht und kann sich dort als Glanz manifestieren. Das Herz dominiert das Element Feuer und die Nieren das Wasser, wie es weiter heißt. Da das Wasser das Feuer löschen kann, kontrollieren die Nieren das Herz.

《黄帝内经》在此，特别强调心为生命之本，地位十分重要，具有"藏神"和"主血脉"两方面功能。古人认为心主血脉，主持血液在人全身的循环，这实际上包括了西医所说的心脏"泵血"的功能，人体动脉、静脉循环的维持等。人体通过心脏和血液把氧和各种营养成分输送到全身各个脏器以至四肢百骸。即使现代医学的"人体司令部"大脑，不也同样需要血液的供应吗？如果没有心脏主持血脉功能的正常，大脑又如何行使其司令之职呢？"心藏神"，则更是要强调心脏在人精神、思维、情感活动中的特殊地位。诸如心烦、失眠、癫狂、昏厥之类，中医认为皆以心为主要病位。

Der „Innere Klassiker des Gelben Kaisers" (*Huangdi Neijing*) betont an dieser Stelle, dass das Herz die Wurzel des Lebens und von größter Wichtigkeit ist. Es hat zwei zentrale Funktionen inne: die Kontrolle über das Blut und die Leitbahnen sowie die Beherbergung des Geistes. Die Chinesen des Altertums nahmen an, dass das Herz die Blutzirkulation im gesamten Körper regelt, was auch die in der heutigen Schulmedizin anerkannten Funktionen des Herzens als „Blutpumpe", darunter die Aufrechterhaltung des Blutkreislaufs in den Arterien und Venen des Menschen, einschließt. Mithilfe von Herz und Blut werden die verschiedenen Organe und Gliedmaßen mit Sauerstoff und Nährstoffen versorgt. Braucht nicht auch das Gehirn, das nach Ansicht der modernen Medizin als „Befehlszentrale des Körpers" dient, Blutversorgung? Wie könnte das Gehirn diese Aufgabe ohne eine normale Funktion des Herzens erfüllen? Dass das Herz laut TCM den Geist speichert, verdeutlicht die besondere Rolle des Herzen in Hinblick auf die geistigen und emotionalen Aktivitäten des Menschen. Erkrankungen wie Verstimmung, Schlaflosigkeit, Wahnsinn und Ohnmacht können gleichermaßen alle auf das Herz zurückgeführt werden.

例如睡眠障碍，现代医学认为病位在大脑，是大脑兴奋抑制发生了问题。但中医治病则强调从心论治，具体治法包括镇心安神、清心安神、养心安神。

Nehmen wir Schlafstörungen als Beispiel. Nach Ansicht der westlichen Schulmedizin liegt die Wurzel der Schlafstörungen in einer Störung der Erregungshemmung im Gehirn. In der traditionellen chinesischen Medizin wird jedoch die Behandlung dieser Erkrankung vom Herzen aus betont. Zu den spezifischen Behandlungsmethoden gehören daher das Beruhigen des Geistes durch Beruhigung des Herzens sowie das Kühlen und Nähren des Herzens.

其中，镇心安神的常用方剂如磁朱丸、朱砂安神丸等，常用药物如朱砂、磁石、礞石、珍珠粉、龙骨、牡蛎等，多为高密度的矿物药和贝齿、化石之类，相当于西医的镇静或抗焦虑药，适用于心神不宁、兴奋过度所致的失眠。其中，朱砂的化学成分是硫化汞，有毒，一般不能用水煎煮，但小量冲服，或做成丸药，安眠作用还是很好的。

Zum Beruhigen des Funktionskreises Herz und der konstellierenden Kraft werden häufig Arzneimittel wie „Pillen mit Magnetit und Cinnabarit" (*cizhuwan*) oder „Pillen zum Beruhigen des Geistes mit Cinnabarit" (*Zhusha Anshen wan*) benutzt. Überwiegend kommen mineralische Pharmazeutika wie Muschelschalen und Fossilien mit hoher Dichte zum Einsatz, beispielsweise Cinnabarit, Magnetit, Vermiculit, Perlenpulver, fossile Tierknochen und Austernschalen. Diese Substanzen gelten als Äquivalente zu den Beruhigungsmitteln der westlichen Medizin, die besonders bei Schlaflosigkeit aufgrund von Unruhe und übermäßiger Erregung geeignet sind. Von den genannten Arzneimitteln enthält Cinnabarit giftiges Quecksilbersulfid und kann daher nicht mit Wasser abgekocht werden. Eine kleine Menge kann jedoch mit Wasser vermischt eingenommen oder zu Pillen verarbeitet werden und entfaltet dann eine sehr gute schlaffördernde Wirkung.

有人以朱砂有毒，就用来攻击中医的科学性，其实有偏激的一面。请问西药治疗失眠的药物，安定（地西泮）、舒乐安定（艾唑仑）等，又有没有毒性呢？是否也存在肝肾毒性呢？久用是不是也会成瘾而产生药物依赖呢？这些药为什么会作为精神药物严格受到管制呢？中医认为：药物各有偏性，"是药三分毒"，正因为药物有偏性，所以才能治病。是不是应该用，关键要看病情是不是适合用。中成药名方当中，就有含有朱砂者，短期应用还是很安全的。

Auf der Giftigkeit des Cinnabarits basierende Angriffe auf die traditionelle chinesische Medizin sind in einem gewissen Sinne sehr einseitig. Sind nicht auch Diazepam, Sulbutamin (Azazolam) und andere Medikamenten, die in der westlichen Medizin zur Behandlung von Schlaflosigkeit eingesetzt werden, giftig? Verursachen diese Medikamente etwa keinen Leber- und Nierenschaden? Und wie verhält es sich bei längerem Gebrauch dieser Medikamente mit Medikamentensucht und Drogenabhängigkeit? Warum sonst würden diese Medikamente als psychotrope Substanzen eingestuft und streng kontrolliert? Gemäß der traditionellen chinesischen Medizin hat jedes Medikament seine Besonderheit. Die Einnahme jedes einzelnen Medikaments trägt das Potential einer gewissen toxischen Wirkung in sich. Aber eben aufgrund dieser Besonderheiten einer jeden Substanz können diese Arzneimittel zur Behandlung von Krankheiten eingesetzt werden. Ob und wie sie zur Anwendung kommen, richtet sich nach den Symptomen des Patienten. Die Einnahme der bekannten Rezepturen mit Cinnabarit ist für den vorgesehenen kurzen Zeitraum jedenfalls sicher.

清心安神的常用方剂如黄连阿胶汤、清心莲子饮、导赤散、牛黄清心丸等，常用药物如黄连、栀子、莲子心、竹叶、通草等，多为药性寒凉，可以清心火，安心神，临床上凡表现为心胸烦热、心烦失眠，或有口舌生疮，尿黄，舌尖红者，即心火扰动，心神不宁所致的失眠，则应该用这类药物。我们临床上常用莲子心6～12g，泡水当茶饮，或加蜂蜜、冰糖矫味，用治心烦失眠，常有一定疗效。

Zu den gängigen Rezepten zum Beruhigen des Geistes durch das Kühlen des Herzen gehören das „Dekokt mit Coptis und Gelatinum" (*Huanglian ejiao tang*) , „das Herz kühlender Trank mit Nelumbinis semen" (*Qingxin lianzi tang*) , „Pulver, das Rotes herausleitet" (*Daochi san*) , und „Pillen mit Bovis calculus zur Kühlung des Herzens" (*Niuhuang qingxin wan*) . Häufig werden Arzneimittel mit kühlenden Eigenschaften wie Coptis, Kap-Gardenie, Keimlinge des Lotos-Samen, Bambusblätter und Reispapierbaum zum Kühlen des Herz-Feuers und zur Beruhigung des Geistes verwendet. Die genannten Arzneimittel eignen sich insbesondere für Patienten mit Schlafstörung, die zudem an Nervosität, innerer Hitze und Geschwüren auf der Zunge und im Mundraum leiden und überdies gelben Urin und eine gerötete Zungenspitze aufweisen. In der klinischen Behandlung wird häufig ein Tee aus den Keimlingen des Lotos-Samen verordnet, für dessen Zubereitung sechs bis zwölf Gramm Keimlinge mit heißem Wasser aufgegossen werden. Der Geschmack kann mit etwas Honig und Kandiszucker verbessert werden. Dieser Aufguss wirkt sehr gut gegen Schlaflosigkeit und Nervosität.

养心安神的常用方剂如酸枣仁汤、柏子仁丸、归脾汤等，常用药物如酸枣仁、柏子仁、当归、麦冬、百合等，多为补益药物，主要适合于气血亏虚、心神得不到营养所致心慌、气短、乏力、失眠、健忘之类，多用于久病或脑力劳动者，以及用脑过度、体质虚弱者。

Zum Nähren des Herzens und Beruhigen des Geistes gängige Rezepte sind etwa das „Dekokt mit Stacheljujubensamen" (*Suanzaoren tang*) , „Pillen mit orientalischen Lebensbaumsamen" (*Baiziren tang*) und das „in die Milz einfließende Dekokt" (*Guipi tang*) . Häufig werden außerdem Arzneimittel mit nährenden Funktionen wie chinesische Engelwurz-Wurzel, japanische Schlangenbartwurzel und Brownslilie verwendet. Diese sind besonders geeignet für die Behandlung von Nervosität, Atemnot, Müdigkeit, Schlaflosigkeit und Vergesslichkeit, die auf einen Mangel an Qi und Blut sowie auf ein nicht ausreichend genährtes Herz zurückgeführt werden können. Sie werden vorrangig für Patienten mit chronischen Erkrankungen, Personen in geistig anspruchsvollen Berufen sowie Menschen mit Konstitutionsschwächen verschrieben.

以上，仅从失眠的治疗来分析，就可以发现中医重视"心藏神"，是有实用价值的，实际上也是有科学意义和存在价值的。

Anhand der angeführten Darstellung zur Behandlung von Schlaflosigkeit lässt sich feststellen, dass die Funktion des Herzens als Wohnort des Geistes gemäß der TCM durchaus einen praktischen Wert hat. Sie verfügt zudem über eine wissenschaftliche Bedeutung und hat somit ihre eigene Existenzberechtigung.

另外，中国古典小说中，清代有一部吴敬梓先生的《儒林外史》，其中有一位迂腐本分的老秀才范进，久试不第，穷困潦倒，没有办法生活，以致抱着鸡，到集市上卖，换取食物充饥。忽然，有人来报他考中举人，结果他一下子"痰气蒙心"，竟然发起狂来嬉笑不已，多亏他平时最怕的老岳父胡屠户打了他一记耳光，才让他从狂笑中清醒过来。这在中医学当中，被称为"恐胜喜"，意思就是让人恐惧可以治疗因过度高兴导致的精神疾病。汉语成语中所谓"心想事成""鬼迷心窍"，这些在某些人眼里"很不科学"的观念，已经完全融合到中国人骨髓里了。一定要说中医"心藏神"不科学，是对中国人认识观的误解。

Im bereits erwähnten Qing-zeitlichen Roman „Die inoffizielle Geschichte des Gelehrtenwaldes" (*Ru Lin Wai Shi*) von Wu Jingzi wird von einem Intellektuellen namens Fan Jin berichtet, der zwar die Beamtenprüfung auf Kreisebene bestanden hat, aber trotz mehrfacher Versuche an der Beamtenprüfung auf Provinzebene scheitert. Seine Armut zwingt ihn, ein Huhn auf dem Markt gegen Lebensmittel zu tauschen, als plötzlich von Boten verkündet wird, dass Fan die Prüfung auf Provinzebene bestanden habe. Dieses Ereignis ruft bei Fan Jin eine „Unterdrückung des Geistes durch Schleim" hervor, und er fängt an, wie wild zu lachen. Erst sein Schwiegervater, ein Metzger, vor dem Fan Jin große Angst hat, kann ihn mit einer Ohrfeige von seinem wilden Lachen kurieren. In der TCM wird dies als „Furcht bezwingt Freude" bezeichnet. Gemäß dieses Konzeptes können durch übermäßiges Glück hervorgerufene psychische Erkrankungen behandelt werden, indem die Erkrankten Furcht erleiden. Chinesische Redewendungen wie „alle Wünsche werden wahr" (wortwörtlich: „vom Herzen Gewolltes wird wahr", *Xin Xiang Shi Cheng*) und „von allen guten Geistern verlassen sein" (wortwörtlich: „verlorener Geist und offenes Herzen", *Gui Mi Xin Qi*ao) mögen in den Augen einiger

Menschen als unwissenschaftlich gelten, die ihnen zugrundeliegenden Ideen aber sind tief im chinesischen Denken verwurzelt. Die Sichtweise der TCM auf das Herz als Wirk- und Wohnort des Geistes einfach als unwissenschaftlich abzutun stellt in jedem Falle eine fehlerhafte Interpretation der chinesischen Denkweise dar.

《素问·阴阳应象大论》指出："心主舌……在窍为舌。"在此，《内经》基于五行学说，提出心除了主血脉、主藏神以外，还与舌存在特殊关系。

Der Klassiker „Schlichte Fragen" weist im Kapitel „*Große Abhandlung über die mit Yin und Yang korrespondierenden Phänomene*" darauf hin, dass „das Herz die Zunge dominiert". Gestützt auf die Fünf-Elemente-Theorie geht der „Innere Klassiker des Gelben Kaisers" (*Huangdi Neijing*) davon aus, dass der Funktionskreis Herz nicht nur das Blut und die Leitbahnen dominiert sowie den Geist speichert, sondern auch eine besondere Beziehung zur Zunge aufweist.

古人认为：心开窍于舌，舌为心之苗。心有病变，常常可以从舌象尤其是舌尖部反映出来。如心火上炎，常表现为舌尖红，甚至可发生舌糜烂。而冠心病患者胸闷心痛，心血瘀阻，常可表现为舌质紫暗或有瘀斑。

Die Chinesen des Altertums glaubten, dass sich das Herz in die Zunge öffnet und die Zunge der Samen des Herzens ist. Erkrankungen am Herz können häufig an der Zunge und insbesondere an der Zungenspitze festgestellt werden. Wenn etwa Glut im Herzen emporschlägt, verfärbt sich die Zungenspitze eines Patienten oft rot und es kann zu Zungenerosion kommen. Bei Patienten mit Erkrankungen der Herzkranzgefäße mit einem Engegefühl in der Brust, Schmerzen im Herzbereich und einem Blutstau im Herz können auf der Zunge häufig dunkelviolette Verfärbungen oder sichtbare Blutansammlungen, sogenannte Ekchymosen, beobachtet werden.

临床上中医治疗顽固性口腔溃疡，也就是口舌生疮，常认为是心火亢盛导致的，或是肾阴虚导致心火旺，治疗常用导赤散或滋阴降火汤治疗。中药常用生地黄、栀子、黄连、竹叶、连翘、莲子心、灯心草等，滋阴降火，或通过清热利尿，导心火从小便而出。

Gemäß der TCM-Theorie sind hartnäckige Mundgeschwüre auf übermäßiges Herzfeuer oder eine Yin-Schwäche der Nieren zurückzuführen. Bei der Behandlung werden oft „Pulver, das Rotes ausleitet" (*Daochi san*) oder das „Dekot, das Yin befeuchtet und Glut senkt" (*Ziyinjianghuo tang*) verwendet. Als Arzneimittel haben sich klebriger Chinafingerhut, Kap-Gardenie, Coptis, Bambusblätter, Hänge-Forsythie, Keimlinge des Lotos-Samen oder Flatter-Binse, die Yin nährt und Feuer sinkt, bewährt. Darüber hinaus kommen das Herz klärende und harntreibende Kräuter zum Einsatz, um das Herzfeuer über die Ausscheidung von Urin aus dem Körper herauszuleiten.

对于泌尿系感染患者，中医称为热淋，凡表现为尿频、尿急、尿痛，小便黄，或小便色红，心烦失眠，口舌生疮，舌尖红，舌苔薄黄，脉细数者，多为心火下移，治疗用导赤散加味，也常有较好疗效。尿血者，更可以配合白茅根 30g，煮水当茶频饮。

Harnwegsinfektionen wiederum werden in der TCM als „hitzebedingte *Lin*-Miktionsstörung" bezeichnet. Diese zeigt sich an Symptomen wie häufigem Wasserlassen, Harndrang, Dysurie, und gelbem oder rotem Urin, Verstimmung und Schlaflosigkeit, Zungenschmerzen, einer roten Zungenspitze, dünnem gelblichen Zungenbelag sowie an einem dünnen schnellen Puls. Die besagten Symptome resultieren aus einer nach unten gerichteten Verlagerung der Hitze des Herzens. Zur Behandlung werden oft unterschiedliche Varianten des „Pulvers, das Rotes ausleitet" (*Daochi san*) genutzt. Patienten mit Hämaturie sollten darüber hinaus häufig einen Aufguss aus 30 Gramm weißen Graswurzeln zu sich nehmen.

## 二、肝为谋略之官
### Ⅱ. Die Leber als Strategieoffizier

中国人常说："人生不如意事，常十有八九""家家都有一本难念的经"，实际观察，无论是国家领导人，还是普通百姓，确实谁也不可能"万事如意"。那么，我们应该如何对待这些不如意？如何尽量减少这些不如意对我们构成的危害？人体内又是谁在主宰着我们的情绪？

„Neun von zehn Dingen im Leben sind nicht zufriedenstellend" und „jede Familie hat ein schwer zu lesendes Buch" sind Redewendungen, die in China häufig verwendet werden. Ob es sich nun um ein Staatsoberhaupt oder einen gewöhnlichen Menschen handelt, es ist in der Tat unmöglich, dass stets alles unseren Vorstellungen entspricht. Wie sollten wir aber mit Unzufriedenheit umgehen, und wie können wir Schaden durch Enttäuschungen minimieren? Wer oder was kontrolliert unsere Emotionen?

按照现代医学的说法，大脑决定着人的思维、情感以至情绪的调节。但中医学认为肝脏负责调节人体的情绪。日常生活中，我们遇到不如意，能够自我排解，不至于被气死，我们突然遇着烦心事，能够自我控制情绪，不会因过分而冲动暴怒伤人，实际上都是因为我们体内的肝脏可以及时调节情绪。日常生活当中，我们看到人生气、闷闷不乐，就会说是"肝气""气郁"，看到人发怒，就会说动了"肝火"，说明中医学"肝主情志"的观点已经对中国的广大民众产生了潜移默化的影响。

Nach Ansicht der modernen Medizin obliegt die Kontrolle des Denkens, der Gefühle sowie der Gemütslage dem Gehirn. Die traditionelle chinesische Medizin geht jedoch davon aus, dass die Leber für die Regulierung der Stimmung des Menschen verantwortlich ist. Dass wir unsere Emotionen kontrollieren können und nicht aus Wut uns selbst oder andere Menschen verletzen, wenn wir an einer plötzlichen Verstimmungen leiden, verdanken wir unserer Leber, die in der Lage ist, Stimmungen rechtzeitig zu regulieren. Diese Sichtweise auf die Leber und ihre Kontrolle über die Emotionen hat ihren Niederschlag im Denken der Chinesen gefunden.

So sagt man in China beispielsweise über wütende und unglückliche Personen, dass diese an einer Stagnation des Leber-Qi leiden oder gar „Feuer in der Leber" haben.

《素问·灵兰秘典论》指出："肝者，将军之官，谋略出焉……胆者，中正之官，决断出焉。"《黄帝内经》在这里把肝脏比作运筹帷幄、决胜千里的大将军，认为肝脏与胆腑互为表里，在人体具有运筹全局的重要功能。

In der bereits zuvor zitierten „*Abhandlung über die geheime Schrift der spirituellen Orchidee*" wird die Leber mit einem großen General verglichen, der Strategien und Pläne festlegt, während die Gallenblase die Funktion eines integren Beamten übernimmt. Ihr werden Entscheidungen und Urteile zugeordnet. Leber und die Gallenblase verhalten sich demnach zueinander wie Innen und Außen, beiden Organen kommen für die Abläufe des menschlichen Körpers wichtige Funktionen zu.

《素问·六节藏象论》指出："肝者，罢极之本，魂之居也；其华在爪，其充在筋，以生血气，其味酸，其色苍，此为阳中之少阳，通于春气。"意思是说，肝与体能关系密切，是藏魂之所，肝藏血，肝血可以濡润筋脉，肝血是否亏虚，可以通过指甲的润枯反映出来。在五行分属，肝在五味对应的是酸，在五色对应的是苍。

Die ebenfalls bereits angeführte „*Abhandlung über die sechs Abschnitte und die Manifestationen der Speicherorgane*" des „Schlichte Fragen" besagt, dass die Leber eng mit der körperlichen Fitness verbunden ist. Zudem sei in ihr die Hauchseele verborgen und sie sei der Speicher des Blutes. Leberblut, wie es weiter heißt, kann die Sehnen und Muskel befeuchten. Ob ein Mangel des Leberblutes vorliegt, spiegele sich in der Trockenheit der Nägel wider. Nach der Fünf-Elemente-Theorie entspricht die Leber der säuerlichen Geschmacksrichtungen und der Farbe Grün.

《灵枢·本输》指出："肝藏血，血舍魂，肝气虚则恐，实则怒。"进一步明确指出肝之所以可藏魂，是以肝藏血为基础。肝气虚就会表现为胆小容易恐惧，肝气实就容易表现为急躁易怒。

Im „Angelpunkt der Wirkkraft" (*Lingshu*) wird weiterhin darauf hingewiesen, dass die Leber die Seele beherberge, da sie als Blutspeicher diene. Ein Mangel an Leber-Qi verursache daher Scheu und Ängstlichkeit, während ein Übermaß an Leber-Qi zu leichter Reizbarkeit führe.

《素问·五脏生成》指出："肝之合筋也，其荣爪也，其主肺也。"又说："诸筋者，皆属于节。"在这里，《内经》再次强调肝主筋，与肢体关节屈伸有关，肝血的虚实可以通过人指甲的情况来做出判断。

Im Kapitel „*Ursprung und Vollendung der Speicherorgane*" des „Schlichte Fragen" (*Suwen-Wu Zang Sheng Cheng*) finden wir Hinweise darauf, dass die Leber die Sehnen dominiert und mit dem Beugen und Strecken der Gliedmaßen und Gelenke zusammenhängt. Auch hier wird festgehalten, dass ein Mangel an Leberblut anhand des Zustands der Fingernägel beurteilt werden kann.

《灵枢·脉度》指出："肝气通于目，肝和则目能辨五色矣。"明确指出肝开窍于目，肝血充足，才能保证双眼可以视物。

Darüber hinaus heißt es im Kapitel „*Vermessung der Blutgefäße*" des Buches „Angelpunkt der Wirkkraft" (*Linshu-Maidu*), dass sich die Leber in die Augen öffnet und energetisch ausreichendes Leberblut den ungetrübten Gesichtssinn gewährleiste.

由上可见，古人论肝脏功能，实际上主要还是以五行学说作为哲学基础。因为肝在五行属木，而木性条达，所以与人情绪的畅达有关，而肝藏血，肝血的光彩可外显于指甲。肝脏在五体，相对应的则是筋，在五味相对应的则是酸，在五色相对应的则是苍（青），在季节相对应的则是春，在五志相对应的则是怒，所藏的神则是魂，在五官相对应的则是目。所以，生理情况下，肝脏无病，情志调畅，人体各方面功能生机勃勃，神魂内守，双目炯炯有神，指甲润泽，筋脉柔和强劲，肢体关节伸屈自如。

Anhand der oben angeführten Beispiele lässt sich erkennen, dass die Funktionen der Leber im Altertum auf der Grundlage der Fünf-Elemente-Theorie bewertet wurden. Da die Leber dem Element Holz zugeordnet wird und dieses eine ungehinderte Ausbreitung anstrebt, wird sie mit dem reibungslosen Ablauf der Gefühle des Menschen zusammengebracht. Die Leber speichert zudem Blut, dessen Glanz in den Nägeln sichtbar wird. Gemäß der Lehre der Fünf Wandlungsphasen verbindet sich die Leber darüber hinaus mit den Sehnen, dem säuerlichen Geschmack, der Farbe Grün, dem Frühling, dem Zorn und den Augen. Zudem beherbergt sie die Hauch- oder Geistseele. Ist die Leber frei von Erkrankungen, stehen alle Gefühle im Einklang miteinander und der Körper ist in jeder Hinsicht voller Vitalität. Die Augen strahlen lebendig, die Nägel sind glatt, die Sehnen und Muskeln geschmeidig und voller Kraft und die Gliedmaßen und Gelenke flexibel.

病理情况下，肝有病，则可以表现为气机病变，如郁证、胁痛等；神魂不宁的病变，如急躁易怒、噩梦纷纭等；筋的病变，如痿证、麻木、抽筋等；爪的病变，如爪甲枯萎、无华。还可以表现为目窍的病变，肝火上炎，可见目赤眼涩；肝阴血虚，可见视物昏渺等。如中医学所谓"雀目"，也就是夜盲症，现代医学认为是维生素 A 缺乏，中医常用羊肝丸治疗，确有疗效。研究发现：动物肝脏维生素 A 相对含量就比较高。提示中医用羊肝治疗雀目有科学基础。

Eine erkrankte Leber hingegen kann sich in Form verschiedener Krankheiten manifestieren. Häufig anzutreffen sind beispielsweise Störungen des Qi-Mechanismus wie Depressionen und Schmerzen im Flankenbereich, geistige Störungen wie Reizbarkeit und Albträume, Sehnenstörungen wie Atrophien, Taubheitsgefühle und Krämpfe, trockene und glanzlose Nägel, rote und trockene Augen bei einem Übermaß an Leber-Feuer sowie Sehbehinderungen bei einem Mangel an Leber-Yin und Blut. Die Nachtblindheit, die im Altertum als „Spatzenaugen" bezeichnet wurde, wird von der modernen Medizin auf einen Mangel an Vitamin A zurückgeführt. In China verwendete man „Lamm-Leber-Pille" (*yang gan wan*) zur Behandlung dieser Erkrankung. Wissenschaftliche Forschungen konnten nachweisen, dass der Vitamin-A-Gehalt in Tierleber relativ hoch ist. Die Behandlung der Nachtblindheit gemäß der TCM besitzt also eine wissenschaftliche Grundlage.

对于情志方面的疾病，中医更是常常"从肝论治"。

Erkrankungen emotionaler Aspekte werden in der chinesischen Medizin häufig „von der Leber her" behandelt.

临床观察发现：中年妇女，特别是性格内向，喜欢生闷气的林黛玉型的妇女，就特别容易出现肝郁气滞的证候。临床上常表现为胸闷，胸胁胀满疼痛，乳房胀痛，月经不调，打嗝；或有胃脘痛，腹胀，时时想出长气，长出一口气后，常自觉胸闷气短减轻；或表现为咽喉如有物梗阻，吐之不出，咽之不下，中医称为"梅核气"；或有口苦咽干，心烦睡眠不好，杂梦纷纭，常呈现出多种复杂表现。如经前期紧张综合征、乳腺增生症、抑郁症、焦虑症、神经衰弱等多种疾病，都有这一类肝气郁结的情况。临床治疗采用舒肝理气治法，常可取得较好疗效。

Klinische Beobachtungen haben außerdem gezeigt, dass Frauen mittleren Alters, insbesondere jene mit introvertierter Persönlichkeit und einem Hang zum Schmollen, besonders anfällig für Leber-Einstauungen und Qi-Stagnationen sind. Einige Patienten zeigen Symptome wie Enge in der Brust, schmerzhafte Blähung des Brustkorbes, empfindliche Brüste, unregelmäßige Menstruation und Schluckauf, andere leiden an Bauchschmerzen und Blähungen im Bauchraum und verschaffen sich kurzfristig Erleichterung mit einem langen Atemzug, der das Engegefühl in der Brust und die Kurzatmigkeit lindert. Bei anderen Patienten manifestiert sich die Krankheit als Blockadegefühl im Hals, die den Erkrankten das Gefühl eines Fremdkörpers gibt, den sie weder ausspucken noch hinunterschlucken können. In der TCM wird dieses Symptom als „Pflaumenkern-Qi" bezeichnet. Eine weitere Gruppe von Patienten leidet oft an einem bitteren Geschmack im Mund, einem trockenen Hals, Schlafstörungen und Albträumen. Patienten, die an prämenstruellem Spannungssyndrom, Hyperplasie der Brustdrüsen, Depressionen, Angstzuständen und Neurasthenie erkrankt sind, weisen oft auch Symptome einer Leber-Qi-Stagnation auf. Bei der klinischen Behandlung wird der Schwerpunkt daher häufig darauf gelegt, den Funktionskreis Leber zu lösen und das Leber-Qi zu regulieren.

东汉医圣张仲景《伤寒论》名方四逆散、宋代官修方书《太平圣惠和剂局方》逍遥散，还有金元四大家之一朱丹溪的《丹溪心法》越鞠丸等，都是以疏肝理气为主要思路的有效方剂。古代妇科医家治疗妇女病有所谓"少年治肾，中年治肝，晚年健脾"。为什么中年妇女要调肝？主要还是因为中年妇女特别容易情志郁结，导致肝气郁结，从而引发多种妇科杂病。

Zu den wirksamen Rezepten, die den Behandlungsschwerpunkt auf die Lösung des Funktionskreises Leber und die Regulierung seines Qi legen, zählen unter anderem das „Pulver gegen die vier Gegenläufigkeiten" (*Sini san*), das im Klassiker „Abhandlung über schädigende Kälte" (*Shanghan lun*) des großen Arztes Zhang Zhongjing aus der Ost-Han-Dynastie dokumentiert wurde, das „Pulver der heiteren Ungebundenheit" (*Xiaoyao san*) aus dem offiziellen Rezeptbuch der Song-Dynastie (*Taiping shenghui heji jufang*) und die „Pille zur Überwindung des Ballgefühls in der Leibesmitte" (*Yueju wan*) , die vom Mediziner Zhu Danxi, einem der vier bekanntesten Ärzte aus der Jin- und Yuan-Dynastie, entwickelt wurde. Für die chinesischen Ärzte jener Zeit gab es bei der Behandlung von Frauenkrankheiten eine sogenannte „Goldene Regel", wonach in der Jugend die Nieren, im mittleren Alter die Leber und im Alter die Milz behandelt werden sollten. Warum sollten Frauen mittleren Alters besonders auf ihre Leber achten? Der Grund hierfür lautet, dass Frauen dieser Altersgruppe besonders anfällig für emotionale Stagnationen sind, was zu einer Stagnation des Leber-Qi und in der Folge zu einer Vielzahl gynäkologischer Erkrankungen führen kann.

尤其是对于这种平素就容易生闷气的中年妇女，我们临床上常嘱其习练宽胸理气功法，并结合饮用三花茶。三花茶的处方组成是：月季花9g，绿梅花9g，玫瑰花9g。取等分，开水泡，当茶饮用。或加茉莉花茶适量，加开水泡茶，频频饮用。其中，月季花能疏肝解郁，绿梅花可以顺气和胃，玫瑰花可以开郁调经，三花同用，相得益彰，非常适合于素体气郁体质的女性作为养生茶方饮用。

Insbesondere Frauen mittleren Alters, die zum Schmollen neigen, wird häufig „Drei-Blüten-Tee" verordnet. Dieser setzt sich aus neun Gramm Blüten der China-Rose, neun Gramm grünen Pflaumenblüten und neun Gramm Rosenblüten zusammen, deren Aufguss als Tee getrunken wird. Zur Ergänzung kann etwas Jasmintee hinzugefügt werden. Blüten der China-Rose lösen den Funktionskreis Leber und beseitigen Einstauungen, grüne Pflaumenblüten richten das Qi gerade und harmonisieren den Magen, während Rosenblüten Depressionen beseitigen und die Menstruation regulieren. Im „Drei-Blüten-Tee" ergänzen sich die drei genannten Blüten hervorragend, weshalb er sich insbesondere für Frauen mit Neigung zu Depressionen empfiehlt.

至于眼科疾病，更当重视"从肝论治"。因为肝开窍于目，而"目病多郁"，不仅肝血虚，目窍失养，可以导致视物模糊，肝气郁结，肝郁化热，郁热上冲，或肝火上炎，均可以成为眼病的病因。

Bei Augenkrankheiten sollte einer „Behandlung von der Leber aus" ebenfalls Aufmerksamkeit gewidmet werden, da sich die Leber in die Augen öffnet und Erkrankungen der Augen häufig mit Einstauungen im Zusammenhang stehen. Nicht nur ein Mangel an Leber-Blut, der oft zu einer verschlechterten Nährung der Augen führt und verschwommenes Sehen hervorrufen kann, sondern auch weitere Störungen des Funktionskreises Leber wie ein Stau des Leber-Qi, Hitze durch Einstauungen und die Symptomkonfiguration Emporschlagen von Glut im Funktionskreis Leber können Ursachen von Augenkrankheiten sein.

临床观察发现：青光眼，多见于性格急躁，容易发怒的患者，患者常因情绪波动，气郁化火，导致肝胃郁热，而引起目赤疼痛、头痛眩晕等。所以治疗应用大柴胡汤、龙胆泻肝汤等加减，清泄肝胃郁热，常有疗效。而糖尿病常见的并发症之一，糖尿病视网膜病变患者，也多发生于素体气郁，爱生闷气，性喜抑郁的人群，或者是阴虚肝旺，性格急躁，容易发怒的患者。治疗也应该在辨体质、辨病的基础上，明确辨证，或选用疏肝解郁的丹栀逍遥散，或者给予清泻肝火的龙胆泻肝汤，或应用平肝潜阳的建瓴汤。

Im Rahmen klinischer Beobachtungen wurde festgestellt, dass Grüner Star häufig bei ungeduldigen und reizbaren Patienten auftritt. Häufige Stimmungsschwankungen führen leicht zu Qi-Stagnation und Hitze, was wiederum Einstauungen und Hitze in Leber und Magen hervorrufen kann. Als Folge treten verstärkt Symptome wie gerötete Augen, Augen- und Kopfschmerzen sowie Schwindel auf. Bei der Behandlung wird Rezepten wie „Großes Bupleurum-Dekokt" (*Da chaihu tang*) und „Gentiana-Dekokt zur Zerstreuung der Leber" (*Longdan xiegan tang*) der Vorrang gegeben, da diese dabei helfen, Einstauungen und Hitze in Leber und Magen zu beseitigen. Diabetische Retinopathie, eine der häufigsten Komplikationen von Diabetes, tritt häufiger bei Menschen mit Depressionen, Reizbarkeit, Ungeduld oder Yin-Mangel und Leber-Hitze auf. Die entsprechende Behandlung sollte auf einer klaren Identifikation der körperlichen Konstitution und der jeweiligen Symptome beruhen. Je nach Situation verwendet man dabei „Pulver der heiteren Ungebundenheit mit Rinde der Strauchpäonienwurzel und Gardenia" (*Danzhi xiaoyao san*), das den Funktionskreis Leber löst und Einstauungen beseitigt, oder „Gentiana-Dekokt zur Zerstreuung der Leber" (*Longdan xiegan tang*), das Leber-Hitze herausleitet, oder auch das „Wasserkrüge errichtendes Dekokt" (*Jianling tang*), das den Funktionskreis-Leber besänftigt und das Yang zum Untertauchen bringt.

临床上，我们常用夏桑菊凉茶，处方组成为桑叶15g，菊花12g，夏枯草15g。水煎煮，当茶频频饮用。其中，桑叶可以疏风清热、凉肝明目，含有6-脱氧野尻霉素，有类似葡萄糖苷酶抑制剂的降低餐后血糖作用，菊花清肝火、养肝阴，也是明目要药，夏枯草清肝火、化痰散结，还有降血压作用，三者同用，非常适合于素体肝旺心急易怒的糖尿病、高血压病患者饮用。当然，肝血不足，或肝肾阴虚，目窍失养的双目干涩，头晕眼花，则应该用杞菊地黄丸、明目地黄丸、石斛夜光丸等，以滋补肝肾，养阴明目。总的说，治疗眼病，不能忘记调肝。古人这种整体和系统的思想，对多种现代难治病的治疗，至今仍然具有十分重要的指导意义。

Zur Vorbeugung und Behandlung von Augenkrankheiten wird in der Klinik häufig ein Aufguss aus Maulbeerblättern, Chrysanthemen und Braunellenähren verwendet. Das Rezept besteht aus 15 Gramm Maulbeerblättern, 12 Gramm Chrysanthemen und 15 Gramm Braunellenähren, die in Wasser zu einem Tee gekocht werden, der über den Tag verteilt getrunken wird. Maulbeerblätter können Wind herauslösen, Hitze senken, die Leber kühlen und das Sehvermögen verbessern. Sie enthalten 6-Deoxynojirimycin und weisen eine ähnliche blutzuckersenkende Wirkung wie Glucosidase-Hemmer auf. Chrysanthemen dienen zur Beseitigung von Leberfeuer und zur Ernährung von Leber-Yin. Branellenähren ihrerseits beseitigen Leber-Feuer, wandeln Schleim um und zerstreuen Zusammenballungen und helfen bei der Senkung des Blutdrucks. Besagter Tee eignet sich besonders für Patienten mit Diabetes und

Bluthochdruck, die „Leber-Feuer" haben und leicht reizbar sind. Lassen sich jedoch trockene Augen, verschwommene Sicht und Schwindelgefühle auf einen Mangel des Leber-Blutes und eine Yin-Schwäche der Leber und Nieren zurückführen, sollten bevorzugt Rezepte wie „Rehmannia-Pillen mit Goji-Beere und Chrysantheme" (*Qiju dihuang wan*) , „Rehmannia-Pillen zur Verbesserung der Sehkraft" (*Mingmu dihuang wan*) oder „Pillen mit Dendrobie" (*Shihu yeguang wan*) eingesetzt werden. Sie dienen dem Nähren der Funktionskreise der Leber und Nieren, stärken das Yin und verbessern das Sehvermögen. Zusammenfassend sollte betont werden, dass bei der Behandlung von Augenkrankheiten die Regulierung der Leber nicht vergessen werden darf. Dieses ganzheitliche und systematische Denken des chinesischen Altertums bietet bis heute wichtige Lektionen für die Behandlung schwer heilbarer moderner Erkrankungen.

## 三、脾胃为仓廪之官
### III. Milz und Magen als Verwalter des Getreidespeichers

大家都知道，现代医学的脾脏，是一个免疫相关器官与破血器官。那么，中医学的脾脏又具有哪些功能呢？中医学的脾脏与现代医学解剖学的脾脏是不是一回事呢？二者完全不是一回事。青少年消化不良，厌食，腹胀，大便溏稀，面色萎黄，缺少光泽，中医说是缘于脾虚，成年人慢性腹泻，大便稀，进食生冷或油腻等物，就会出现大便数次增多，中医也说是因为脾虚。可见，中医学的脾虚，实际上是消化功能减弱。我们从脾虚患者的临床表现来看就可以发现，脾脏的功能就是相当于消化系统对食物消化、吸收的功能，与西医解剖学的胰腺、胃肠功能密切相关。这与现代医学作为破血器官的脾脏功能，当然不是一回事。因为脾脏在西医看来，具有破坏血小板、白细胞的功能，对维持血液成分的新陈代谢和血液中血小板、白细胞计数的稳定，具有重要意义。而肝硬化患者，常见脾脏增大、脾功能亢进，就会表现为血小板减少、白细胞减少，容易导致消化道出血、鼻出血、皮下出血等。而这种情况，在中医学看来，多为肝郁脾虚。

Die Milz ist nach Auffassung der modernen Medizin ein Organ mit Bezug zum Immunsystem und der Blutbildung. Doch wie definiert die TCM die Funktionen der Milz? Entspricht das Konzept der Milz in der traditionellen chinesischen Medizin dem Organ Milz im Sinne der modernen Anatomie? Tatsächlich handelt es sich keinesfalls um das gleiche Konzept. Nach Ansicht der TCM lassen sich viele Beschwerden von Jugendlichen wie Verdauungsstörungen, Anorexie, Blähungen, breiiger Stuhl, gelblicher Teint und glanzlose Gesichtshaut auf eine Milz-Schwäche zurückzuführen. Bei Erwachsenen führt eine Milz-Schwäche häufig zu Beschwerden wie chronischem Durchfall, breiigem Stuhl und häufigen Stuhlgang nach dem Verzehr kalter oder fettiger Speisen. Hieran wird deutlich, dass eine energetische Schwäche der Milz eine Schwächung und Einschränkung der Verdauungsfunktion mit sich bringt. Anhand der klinischen Manifestationen von Patienten mit Milz-Schwäche wird klar, dass die Funktion der Milz in der Verdauung und Absorption von Nahrungsmitteln besteht – Aufgaben, die in der Schuldmedizin der Bauchspeicheldrüse und dem Magen-Darm-Trakt zugeordnet werden. Dieses Konzept der Milz unterscheidet sich eindeutig vom Organ der Milz in der modernen Medizin. Nach Ansicht der westlichen Medizin hat die Milz die Aufgabe, alte Blutplättchen und weiße Blutkörperchen zu zerstören, was für die Aufrechterhaltung des Stoffwechsels von Blutbestandteilen und die Stabilisierung der Anzahl von Blutplättchen und weißen Blutkörperchen von großer Bedeutung ist. Bei Patienten mit Leberzirrhose treten häufig Milzvergrößerungen bis hin zum Hypersplenismus auf, die sich mit Symptomen wie Thrombozytopenie und Leukozytopenie manifestieren und die häufig zu Magen-Darm-Blutungen, Nasenbluten und subkutanen Blutungen führen können. Die chinesische Medizin würde diese Symptome hingegen auf eine Leber-Stagnation und Milz-Schwäche zurückzuführen.

《素问·灵兰秘典论》指出："脾胃者，仓廪之官，五味出焉。"在这里，《内经》明确指出：脾胃是管理粮食给养仓库的官员。我们日常的一粥一饭，都离不开这个仓库保管员。

Im Kapitel „*Abhandlung über die geheime Schrift der spirituellen Orchidee*" im Buch „Schlichte Fragen" (*Suwen- Ling Lan Mi Dian Lun*) " werden Milz und Magen mit Beamten verglichen, die den Getreidespeicher verwalten. Jede unserer täglichen Mahlzeiten ist untrennbar mit diesen Depotverwaltern verbunden.

《素问·六节藏象论》指出："脾、胃、大肠、小肠、三焦、膀胱者，仓廪之本，营之居也，名曰器，能化糟粕，转味而入出者也。其华在唇四白，其充在肌，其味甘，其色黄，此至阴之类，通于土气。"意思是说，脾胃与大小肠等消化系统器官关系密切，主管水谷精微消化吸收功能，化生营气，能够运化水谷，化生糟粕，排除代谢废物等。

Im bereits angeführten Kapitel „*Abhandlung über die sechs Abschnitte und die Manifestationen der Speicherorgane*" des „Schlichte Fragen" (*Suwen- Liu Jie Cang Xiang Lun*) lesen wir, dass Milz und Magen eng mit Verdauungsorganen wie Dick- und Dünndarm verwandt sind. Sie sind demnach für die Feinverdauung und Absorption der Nahrungsmittel, die Entstehung der aufbauenden und nährenden Kraft und das Ausscheiden von Stoffwechselabfällen verantwortlich.

此消化食物、吸收营养的功能，中医称之为"脾主运化"，实际上包括了现代医学胰腺分泌胰蛋白酶消化蛋白质和小肠吸收营养等多方面的功能。近代名医张锡纯就曾说胰腺"为脾之副脏"，认为中医学的脾包括西医胰腺的功能。脾脏在五行学说是土脏，其光华常反映在口唇，可以充养肌肉，对应的五味是甜味，对应的五色是黄色。所以，我们可以看患者口唇色淡，还是口唇红赤、燥裂，判断是脾虚，还是脾胃积热。因为脾主肌肉，脾胃气虚，则可能导致肌肉萎缩，四肢无力，表现为面色萎黄无光泽。

而脾胃湿热，则可能表现为口甜，口中黏腻。

Diese Funktion der Verdauung von Nahrungsmitteln und der Aufnahme von Nährstoffen wird in der TCM als Dominanz des Funktionskreises Milz über Transport und Umwandlung bezeichnet. Der Funktionskreis Milz übernimmt mehrere Funktionen der Bauchspeicheldrüse und des Dünndarms, wie sie in der modernen Medizin definiert werden, beispielsweise die Absonderung von Trypsin zur Verdauung von Proteinen durch die Bauchspeicheldrüse oder die Absorption von Nähstoffen durch den Dünndarm. Der berühmte moderne chinesische Arzt Zhang Xichun bezeichnete die Bauchspeicheldrüse als „ein assistierendes Organ der Milz" und ging davon aus, dass der Funktionskreis Milz die in der westlichen Medizin definierten Funktionen der Bauchspeicheldrüse beinhaltet. Laut der Traditionellen Chinesischen Medizin gehört die Milz zum Element Erde, deren Glanz an den Lippen und am Mund sichtbar wird. Der Fünf-Elemente-Theorie zufolge nährt die Milz die Muskeln und verbindet sich mit dem süßen Geschmack und der Farbe Gelb. Daher kann man beurteilen, ob bei einem Patienten eine Milz-Schwäche oder eine Ansammlung von Hitze im Funktionskreis Milz vorliegt, indem man die Farbe und Trockenheit der Lippen untersucht. Da die Milz die Muskeln dominiert, kann eine Milz-Schwäche zu Muskelatrophie und Schwäche in den Gliedmaßen führen, was sich zusätzlich in einem gelblich-stumpfen Teint widerspiegelt. Die Ansammlung von Feuchte und Hitze in der Milz kann hingegen süßen und klebrigen Mundgeschmack verursachen.

《灵枢·本输》指出："脾藏营，营舍意，脾气虚则四肢不用，五脏不安，实则腹胀，经溲不利。"

《灵枢·脉度》指出："脾气通于口，脾和则口能知五谷矣。"

在此，《内经》明确指出脾藏营，主思维，与专注的思考，即注意力有关，脾气虚就会出现四肢活动无力，并可影响全身五脏六腑功能，脾胃气机壅滞等实证，则可表现为腹胀满，大小便不调等。脾气通于口，而可反映在口唇，人能够正确感知酸苦甘辛咸，即有赖于脾脏生理功能的维持。

Der „Innere Klassiker des Gelben Kaisers" (*Huangdi Neijing*) weist zudem darauf hin, dass die Milz die aufbauende und nährende Kraft speichert und die Konzentrationskraft dominiert. Ein energetischer Mangel der Milz kann zu einer Schwäche der Gliedmaßen führen und die Funktionen der fünf Speicherfunktionskreise und der sechs Durchgangsfunktionskreise beeinträchtigen. Ein energetisches Übermaß wie bei einer Qi-Stagnation in Milz und Magen hingegen manifestiert sich in einer Bauchblähung und unregelmäßigem Stuhl. Das Qi der Milz passiert den Mund, weshalb sich der Zustand des Funktionskreises der Milz auf den Lippen ablesen lässt. Der Geschmackssinn des Menschen hängt ebenfalls von der Aufrechterhaltung der physiologischen Funktion der Milz ab.

总的来说，在生理情况下，脾胃共主水谷消化，脾主肌肉，主四肢，主藏意、藏营，其华在唇，开窍于口；主运化水谷，以化生气血，并与大肠、小肠、三焦、膀胱一起，化生糟粕，维持人体新陈代谢的正常。病理情况下，脾胃有病，则主要表现为消化系统病变，如腹胀、食少、便溏等。

Zusammenfassend lässt sich sagen, das Milz und Magen im normalen Zustand gemeinsam für die Verdauung von Nahrungsmitteln und die Entstehung von Qi und Blut zuständig sind. Zusammen mit Dick- und Dünndarm, den drei Wärmebereichen und der Blase tragen sie zur Aufrechterhaltung des normalen Stoffwechsels im menschlichen Körper bei. Darüber hinaus dominiert die Milz die Muskeln und Gliedmaßen, speichert die aufbauende und nährende Kraft und beherbergt die Vorstellungskraft (*yi*) . Erkrankungen des Funktionskreises Milz drücken sich hauptsächlich in Störungen des Verdauungssystems aus, wobei häufige Symptome Blähungen, Appetitlosigkeit und breiiger Stuhlgang sind.

正因为脾主肌肉，所以可通过治脾而治疗肌肉的病变，高寿104岁的当代名老中医邓铁涛教授就认为人多脾虚，生前常用补中益气汤加味治疗重症肌无力等，常常可取得良好疗效。邓老曾治香港一富商，患重症肌无力，久治不愈，经用健脾益气方药取效，富商曾拿出大量钱财对邓老表示酬谢，被老先生婉拒。其后，该富商在广州设立中医药基金会，为中医药做了许多有益的善事。可见，中医脾主肌肉的学说，确实具有非常重要的实际意义。

Da die Milz die Muskulatur dominiert, können durch Behandlungen der Milz auch Muskelerkrankungen gelindert oder geheilt werden. Professor Deng Tietao, ein bekannter zeitgenössischer TCM-Arzt, der im Alter von 104 Jahren starb, verwendete oft und mit großem Erfolg Varianten des „Dekokts, das die Energien der Mitte ergänzt und das Qi vermehrt" (*Buzhong yiqi tang*) , um die Autoimmunerkrankung Myasthenia gravis zu behandeln. Zu seinen Patienten zählte auch ein reicher Geschäftsmann aus Hongkong, der lange an dieser Störung der neuromuskulären Erregungsübertragung gelitten hatte. Nach der Einnahme der von Professor Deng verschriebenen Rezepte zur Nährung der Milz und des Qi stellte sich eine grundlegende Besserung ein. Um seinen Dank auszudrücken, bot der besagte Geschäftsmann Professor Deng große Summen Geldes, die dieser aber ablehnte. Später gründete der wohlhabende Geschäftsmann in Guangzhou eine Stiftung für chinesische Medizin und engagierte sich erfolgreich für die Entwicklung der TCM. An diesem Beispiel wird die praktische Anwendbarkeit der Theorie von der Dominanz der Milz über die Muskulatur deutlich.

当然，由于小儿脏腑娇嫩，脾多不足，不知饥饱，所以儿科疾病也非常容易表现为脾虚。这与小儿生理特点，饮食习惯不好，不知饥饱，饮食不节，容易损伤脾胃有关。心脾血虚，可以表现为口唇无华，可见于缺铁性贫血和长期消化不良引起的贫血；脾胃积热，可以表现为口唇生疮，或茧唇风，双唇红肿，瘙痒，脱皮，甚至增厚等。

Da die Funktionskreise von Kindern sehr empfindlich sind und das Hunger- und Sättigungsgefühl bei Kindern weniger ausgeprägt ist, lassen sich viele pädiatrische Erkrankungen auf eine energetische Schwäche der Milz zurückführen. Unvorteilhafte Essgewohnheiten, unregelmäßiges Essen sowie mangelhafte oder übermäßige Ernährung beschädigen leicht Milz und Magen. Eine Blut-Schwäche der Milz und des Herzens, die sich in glanzlosen Lippen bemerkbar macht, kann aus einer Anämien aufgrund von Eisenmangel oder Langzeitdyspepsie resultieren. Eine Ansammlung von Hitze im Funktionskreis Milz und im Magen kann zu Geschwüren, Rötungen, Juckreiz und Hautablösungen im Mundbereich bis hin zu Verdickungen der Lippen führen.

其中，中医治疗脾虚贫血，常用归脾丸，有食疗方，推荐给大家，也可以酌情选用。

党参 12 克，白术 9 克，鸡内金 9 克，焦神曲 9 克，焦麦芽 9 克，以上共为细末，加蜂蜜 50 克，大枣 15 枚，文火同熬成膏，空腹进食之。

In der TCM wird eine Milz-Schwäche mit Blutmangel oft mit „die Milz kräftigenden Pillen" (*Guipi wan*) behandelt. Hierfür werden zwölf Gramm Glockenwindenwurzel, neun Gramm Atractylodeswurzelstock, neun Gramm Hühnermagenendothel, neun Gramm gebratene fermentierte Medizinalmischung und neun Gramm gebratene Saat-Gerste zu feinem Pulver vermahlen und mit 50 Gramm Honig und 15 Jujuben auf kleinem Feuer zu einer Paste verkocht. Diese sollte auf nüchternen Magen eingenommen werden.

而"蚕唇风"的治疗，重在清泄脾胃积热。古方清胃散、泻黄散疗效不错。曾见一儿童蚕唇风患者，由河北省中医院张贵印老先生给予清胃散，应手而效。

Der Schwerpunkt bei der Behandlung von sogenannten „Seidenraupenlippen" liegt auf der Ausleitung der angesammelten Hitze aus Milz und Magen. Gute Behandlungserfolge lassen sich hier mit dem „Pulver, das den Magen klärt" (*Qingwei san*) und dem „Gelbes zerstreuendes Pulver" (*Xiehuang san*) erzielen.

## 【古方清胃散】

药物组成：黄连 9 克，生地黄 12 克，牡丹皮 9 克，当归 9 克，升麻 6 克。

功效：清胃热为主，兼可清心火。

适应证：适合于心胃火盛所致的牙痛、牙龈红肿、口舌生疮、咽痛、心烦、便干、尿黄等，可见于西医的牙龈炎、牙周炎、牙周脓肿、口腔溃疡等。

„Pulver, das den Magen klärt" (*Qingwei san*)
Zusammensetzung: Neun Gramm Goldfadenwurzelstock, zwölf Gramm klebriger Chinafingerhut, neun Gramm Rinde der Strauchpäonienwurzel, neun Gramm chinesische Engelwurz-Wurzel, sechs Gramm Silberkerzenwurzelstock
Wirkung: Ausleitung der in Magen und Herz angesammelten Hitze
Indikationen: Geeignet bei Zahnschmerzen, Zahnfleischrötungen, Geschwüren an Mund und Zunge, Halsschmerzen, Verstimmung, trockenem Stuhl und gelbem Urin, die durch Herz- und Magenhitze verursacht werden. Ebenfalls geeignet bei Entzündungen des Zahnfleisches, Parodontitis, parodontalen Abszessen und Mundgeschwüren.

## 【古方泻黄散】

药物组成：防风 6 克，藿香 6 克，栀子 9 克，生石膏 25 克，甘草 6 克。

功效：清泻脾胃伏热。

适应证：适合于脾胃积热所致的口舌生疮，牙痛，口唇红赤，烦热，进食受影响，饮食不香者。该方除了清火作用外，兼可开胃，增进食欲。

方名"泻黄"，是因为脾在五行属于土，在五色对应的是黄色，泻黄的意思就是清泻脾胃之火。

„Gelbes zerstreuendes Pulver" (*Xiehuang san*)
Zusammensetzung: Sechs Gramm Saposhnikoviae-Wurzel, sechs Gramm Duftnesseln, neun Gramm Kap-Gardenie, 25 Gramm mineralischer Gips, sechs Gramm Süßholzwurzel
Wirkung: Ausleitung der latenten Hitze in Milz und Magen
Indikationen: Geeignet bei Geschwüren an Zunge und Mund, Zahnschmerzen, Rötungen im Mund und auf den Lippen, störender Hitze, Essstörungen und schlechtem Appetit. Neben seiner hitzeausleitenden Wirkung fördert das Rezept den Appetit.
Da die Milz zum Element Erde gehört und der Farbe Gelb zugeordnet wird, bedeutet „Gelbes zerstreuen" auch „Hitze in der Milz zerstreuen".

中医临床应用调理脾胃之法治疗小儿多动症、抽动症之类，也常有较好疗效。因为这类小孩最大的特点就是注意力不集中，学习困难，尽管人很聪明，功课却很差。我们基于中医"五脏藏神"的理论，认为应重点重视调理脾胃。因为"脾藏意"，而"心有所忆谓之意"，注意力不集中应重点调理脾胃。事实上，多动症、抽动症青少年，确实也常常兼有偏食、厌食，特别是喜欢吃一些油炸食品、方便面、"洋快餐"之类，所谓"垃圾食品"，或者是脾胃虚弱，或者说脾胃积热。治疗常用二陈汤、保和丸、启脾丸之类，有积热者加黄芩、黄连、龙胆草等苦寒清热之品，常有佳效。

In der TCM werden Kinder mit Aufmerksamkeitsdefizit-Hyperaktivitätsstörung (ADHS) zumeist mit einer Regulierung von Milz und Magen behandelt, häufig mit gutem Ergebnis. Das augenfälligste Merkmal von Kindern mit ADHS ist ihre Unaufmerksamkeit bis hin zu Schwierigkeiten beim Lernen. Obwohl sie meist sehr intelligent sind, erreichen sie in der Schule schlechte Leistungen. Gemäß der TCM-Theorie dominiert der Funktionskreis Milz die Konzentrationskraft des Menschen. Bei Aufmerksamkeitsdefiziten sollte deshalb eine Regulierung von Milz und Magen den Schwerpunkt der Behandlung bilden. In der Tat sind viele Jugendliche mit ADHS oft wählerische Esser oder magersüchtig. Viele von ihnen haben eine Vorliebe für Junkfood wie frittierte Speisen und Instantsuppen. Ihre schlechten Essgewohnheiten verursachen eine energetische Schwächung der Milz oder führen zur Ansammlung von Hitze im Funktionskreis Milz und im Magen. Zur Behandlung werden häufig Rezepte wie das „Dekokt aus den zwei Abgestandenen (Ingredienzien) " (*Erchen tang*) , „die Harmonie schützende Pillen" (*Baohe wan*) und „den Funktionskreis Milz in Gang bringende Pillen" (*Qipi wan*) verordnet. Bei Patienten mit angesammelter Hitze in Milz und Magen sollten den genannten Rezepten kühlende Kräuter wie Baikal-Helmkraut, Goldfadenwurzelstock oder Enzian hinzugefügt werden.

## 四、肺为相傅之官

## Ⅳ. Die Lunge als Kanzler

如前所述，中医所认为的脾的功能与现代医学的脾脏完全不一样，那么中医所认为的肺的功能与现代医学的肺是否也不一样呢？实际上，中医对肺功能的认识，强调其主要主持人体正常呼吸功能，与现代医学肺的功能基本相同。

Wie oben dargestellt, unterscheidet sich die Vorstellung von den Funktionen der Milz in der TCM und in der modernen Medizin grundlegend. Doch wie verhält es sich mit der Funktion der Lunge? In der Tat stimmt das Verständnis der Lungenfunktion in der chinesischen Medizin im Grunde mit jenem der modernen Schulmedizin überein. Sowohl die TCM als auch die Schulmedizin betrachten die Lunge als das Organ, welches die Atmung des Menschen dominiert.

《素问·灵兰秘典论》指出："肺者，相傅之官，治节出焉。"在此，《内经》把肺比喻成负责总理国家的丞相，强调肺是仅次于君主心的重要脏器，对维持人的生命具有十分关键的作用。

In der „*Abhandlung über die geheime Schrift der spirituellen Orchidee*" des „Schlichte Fragen" (*Suwen- Ling Lan Mi Dian Lun*) wird die Lunge mit dem Premierminister oder Kanzler eines Landes verglichen und betont, dass die Lunge in ihrer Wichtigkeit nur vom „Herrscher der Organe", dem Herzen, übertroffen wird und eine entscheidende Rolle bei der Erhaltung des menschlichen Lebens spielt.

《素问·六节藏象论》指出："肺者，气之本，魄之居也；其华在毛，其充在皮，为阳中之太阴，通于秋气。"在这里，《内经》强调肺主一身之气，主持人体的呼吸功能，对全身各个脏腑具有统管、节制的作用。同时，肺内舍与精神思维活动相关的"魄"，并与皮肤正常排汗、抵御外邪的功能密切相关。肺在五行属于金，相对应的季节是秋季。

Die „*Abhandlung über die sechs Abschnitte und die Manifestationen der Speicherorgane*" betont, dass der Funktionskreis der Lunge das Qi dominiert. Er leitet die Atmungsfunktion des menschlichen Körpers und reguliert die verschiedenen Organe. Zudem beherbergt die Lunge die Körperseele (*po*) und hat einen wichtigen Einfluss darauf, ob die Haut ihre Funktionen der Schweißabsonderung und der Abwehr von Krankheitserregern wie vorgesehen ausüben kann. Der Fünf-Elemente-Theorie zufolge gehört die Lunge zum Element Metall und der Jahreszeit Herbst.

生理情况下，肺功能正常，则呼吸平稳，魄气内藏，皮肤能够排汗，外来的致病邪气也就不会来犯。可见，中医论肺主呼吸的功能，虽然似乎与西医肺的功能基本一致，但较之西医"肺"的内涵，更为宽泛。中医学的"肺"，除了西医呼吸系统以外，还包括部分神经、内分泌、免疫系统功能。

Sind alle Lungenfunktionen normal, dann ist die Atmung ruhig und gleichmäßig, die Körperseele ruht im Körper und die Haut sondert Schweiß ab und hält pathogene Übel vom Körper fern. Das Konzept der Lunge in der TCM stimmt zwar im Allgemeinen mit jenem der westlichen Medizin überein, es ist aber breiter gefasst. Neben den Funktionen des Atmungssystems obliegen dem Funktionskreis der Lunge der TCM noch weitere Funktionen des Nerven- und Immunsystems sowie der Hormondrüsen.

《灵枢·本输》指出："肺藏气，气舍魄，肺气虚则鼻塞不利少气，实则喘喝，胸盈仰息。""肺合大肠，大肠者，传导之腑。"意思是说，肺主一身之气，主呼吸，五脏藏神，对应的是"魄"，病理情况下，肺气虚，就会表现为鼻塞，气短，呼吸不能接续，而肺气壅实，就会表现为呼吸困难，气喘胸闷，不能平卧等。肺与大肠相表里，大肠是肠道之腑。肺气升降与大肠肠道功能关系密切。

Nach Darstellung des Buches „Angelpunkt der Wirkkraft" speichert der Funktionskreis Lunge Qi. Bei einer Schwäche des Lungen-Qi kommt es zu verstopfter Nase, Atemnot und intermittierendem Atmen. Einstauungen des Lungen-Qi hingegen haben oft Atemschwierigkeiten, Keuchen, Enge in der Brust und Atemprobleme im Liegen zur Folge. Da die Lunge und der Dickdarm als einander ergänzend gedacht sind, hängen das Emporheben und Absenken des Lungen-Qi eng mit der Funktion des Dickdarms zusammen.

《素问·五脏生成》指出："肺之合皮也，其荣毛也，其主心也。""诸气者，皆属于肺。"意思是说肺外合皮毛，肺气的虚实可以反映在皮毛方面，肺主金，心主火，火能刑金。故心为肺之主。

Das Kapitel „*Ursprung und Vollendung der Speicherorgane*" des „Schlichte Fragen" (*Suwen-Wu Zang Sheng Cheng*) weist drauf hin, dass sich eine energetische Fülle oder Schwäche des Lungen-Qi in der Körperbehaarung widerspiegelt. Da die Lunge dem Element Metall und das Herz dem Feuer zugeordnet werden und Feuer Metall überwindet, dominiert das Herz über die Lunge.

《灵枢·脉度》指出："肺气通于鼻，肺和则鼻能知臭香矣。"意思是说，肺开窍于鼻，鼻子能够闻气味，有赖于肺气正常。

Im „*Vermessung der Blutgefäße*" des „Angelpunkt der Wirkkraft" (*Linshu- Maidu*) wiederum heißt es, dass sich der Funktionskreis Lunge in die Nase öffnet und ein einwandfreier Geruchssinn vom Status des Lungen-Qi abhängt.

观察发现：人一旦患了肺病，首先就可表现为不能够维持正常呼吸，而见咳嗽、气喘、呼吸困难等症状。

Menschen, die an Lungenerkrankungen leiden, bemerken dies zunächst daran, dass sie keine normale Atmung mehr aufrechterhalten können, bevor Symptome wie Husten, Keuchen und Atembeschwerden auftreten.

就皮肤病而言，若肺气虚，则可表现为自汗易感、皮肤瘙痒、荨麻疹等；若肺热盛，则皮毛受累，则可表现为痤疮等。治疗肺风粉刺的枇杷清肺饮就是立足于从肺论治痤疮的思路。

Was Hautkrankheiten betrifft, so kann sich eine Schwäche des Lungen-Qi in Form von übermäßigem Schwitzen, Juckreiz und Hautausschlag manifestieren. Überhandnehmende Hitze im Funktionskreis der Lunge hingegen kann zu Akne führen. Basierend auf dieser Erkenntnis wird das „Dekokt zum Kühlen der Lunge mit Wollmispel" (*Pipa qingfei yin*) zur Behandlung von Akne eingesetzt.

就鼻病而言，若肺气虚，则可表现为过敏性鼻炎，鼻塞，流鼻涕，遇寒冷空气刺激，喷嚏不止；若肺热上炎，上熏于鼻，就会表现为鼻衄、鼻前庭炎，鼻干燥，出血，疼痛等症状。临床上应用玉屏风散配合桂枝汤等，治疗过敏性疾病，常有一定疗效。

Erkrankungen der Nase aufgrund einer Schwächung des Lungen-Qi können sich in allergischer Rhinitis, einer verstopften oder laufenden Nase und Niesen bei Anregung durch kalte Luft äußern. Schlägt aber Hitze im Funktionskreis Lunge empor, können Symptome wie Nasenbluten, Entzündungen des Nasenvorhofs, eine trockene Nase und generell Nasenschmerzen auftreten. Die Anwendung von „Pulver gegen Wind aus Jade" (*Yu pingfeng san*) in Kombination mit „Dekokt mit Cinnamomum" (*Guizhi tang*) zeitigt bei der Behandlung allergischer Erkrankungen häufig eine positive Wirkung.

就大肠疾病而言，肺气不足，就会影响到大肠的传导功能，而表现为大便排泄异常的病变，如习惯性便秘、大便失禁、脱肛等。临床上应用补中益气汤加用紫菀等，治疗功能性便秘，常有较好疗效。

Was Erkrankungen des Dickdarms betrifft, kann eine Lungen-Qi-Schwäche die leitende Funktion des Dickdarms beeinträchtigen, was zu irregulärem Stuhlgang wie gewohnheitsmäßiger Verstopfung und Stuhlinkontinenz oder zu einem Analprolaps führen kann.

临床上，基于肺主魄的理论，对小儿抽动症的治疗，有时从肺论治也能取得很好疗效。

临床观察发现：小儿抽动秽语综合征，常见摇头、耸肩，撮鼻，喉中呃呃连声，干咳，做事缺少恒心，或有胆小怕独自居处，常同时伴有咽炎、鼻炎等，而且在抽动症病程中，还常因呼吸道感染如鼻炎、咽喉炎、扁桃体炎等，诱发症状加重。所以临床治疗该病不能拘泥于西医脑功能紊乱的思路，只知道镇心安神，镇惊息风。而基于"肺藏魄"的思路，"从肺论治"，应用桑菊饮、银翘散、苍耳子散加板蓝根、山豆根、七叶一枝花等清肺利咽、宣通鼻窍，常有较好疗效。

Basierend auf der Annahme der TCM, dass die Körperseele in der Lunge beherbergt wird, können bei der Behandlung von Tourette-Syndrom bei Kindern mit einer Regulierung des Funktionskreises Lunge gute Ergebnisse erzielt werden. Kinder mit Tourette-Syndrom zeigen häufig Symptome wie Kopfschütteln, Achselzucken, ständiger Schluckauf, trockener Husten, mangelnde Ausdauer bei der Arbeit, Angst vor dem Alleinsein und häufiges Drücken an der Nase. Tourette-Syndrom geht außerdem häufig mit Pharyngitis und Rhinitis einher, und umgekehrt führen Infektionen der Atemwege wie Rhinitis, Pharyngitis oder Mandelentzündungen zu einer Verschlechterung der Symptome des Tourette-Syndroms. Nach Ansicht der TCM sollte die Behandlung dieser Krankheit daher nicht auf eine Hirnfunktionsstörungen wie in der westlichen Medizin beschränkt werden, sondern sich auf die Beruhigung des Funktionskreises Herz und der konstellierenden Kraft des Geistes konzentrieren. Durch die Regulierung der Lunge mit Rezepten wie dem „Trank mit Morus und Chrysanthemum" (*Sangju yin*) , dem „Pulver mit Lonicera und Forsythia" (*Yinqiao san*) und dem „Pulver mit sibirischen Spitzklettenfrüchten" (*Cangerzi san*) , in Kombination mit lungenkühlenden und die Atemwege befreienden Arzneimitteln wie Färberwaidwurzel, Tonkin-Schnurbaum-Wurzel und Einbeeren-Wurzelstock, können oft gute Ergebnisse bei der Behandlung von Tourette-Syndrom erzielt werden.

## 五、肾为先天之本
## Ⅴ. Die Nieren als Wurzel der angeborenen Konstitution

"肾虚"临床常见，许多人会把肾虚等同于性功能障碍。其实，这种理解不一定正确。那么，究竟什么是"肾虚"？"肾虚"是不是肾脏有病呢？中医学的"肾"与西医的"肾"又是不是一回事呢？

„Nieren-Schwächen" sind im klinischen Alltag häufig zu beobachten. Viele Menschen setzen eine Nieren-Schwäche mit sexuellen Dysfunktionen gleich, doch eigentlich ist dieses Verständnis nicht unbedingt korrekt. Was genau ist nun eine „Nieren-Schwäche"? Bedeutet eine „Nieren-Schwäche" auch eine Erkrankung des Funktionskreises der Niere? Handelt es sich bei der „Niere" der chinesischen Medizin um das gleiche Konzept wie den Nieren in der westlichen Medizin?

《素问·灵兰秘典论》指出："肾者，作强之官，伎巧出焉……膀胱者，州都之官，津液藏焉，气化则能出矣。"在这里，《内经》把肾比作主管智慧和劳动力资源的官员，同时又指出肾与膀胱互为表里，可共同完成水液代谢和排尿的功能。单纯就尿液形成和排泄功能来看，中医的"肾"似乎与西医的"肾"是一回事，但就其"作强之官"、主"伎巧"的功能来看，中医学的"肾"又要远远超过西医的泌尿器官肾脏的功能。中医学"肾"的功能，实际上涵盖了西医学神经、内分泌、免疫和泌尿、生殖多系统的功能。

Die „*Abhandlung über die geheime Schrift der spirituellen Orchidee*" im Klassiker „Schlichte Fragen" (*Suwen- Ling Lan Mi Dian Lun*) vergleicht den Funktionskreis Niere mit einem für Wissen und Arbeitsressourcen zuständigen Beamten und weist darauf hin, dass die Nieren mit der Blase in Verbindung stehen. Beide Funktionskreise würden in einer sich ergänzenden

Beziehung wie Innen und Außen stehen und gemeinsam die Funktionen des Wasserstoffwechsels und der Ausscheidung von Harn erfüllen. Vom Gesichtspunkt der Harnbildung und der Ausscheidungsfunktion betrachtet scheint sich die „Niere" der chinesischen Medizin mit dem gleichnamigen Organ der westlichen Medizin zu decken. Doch in Bezug auf seine Dominanz über Weisheit und Energie umfasst der Funktionskreis Niere der Traditionellen Chinesischen Medizin mehr als das Organ der westlichen Medizin. Tatsächlich werden dem Funktionskreis Niere in der TCM viele Funktionen zugeordnet, die in der modernen Schulmedizin in die Bereiche der Neurologie, Endokrinologie sowie in das Harn-, Fortpflanzungs- und Immunsystem fallen.

《素问·六节藏象论》指出："肾者，主蛰，封藏之本，精之处也；其华在发，其充在骨，为阴中之少阴，通于冬气。"

《素问·五脏生成》指出："肾之合骨也，其荣发也。"

《灵枢·本输》指出："肾藏精，精舍志，肾气虚则厥，实则胀。"

《内经》的以上论述，意思是说，肾主藏精，具有主封藏的特点，肾精是否充足会外现于头发，并影响到骨骼。生理情况下，肾功能正常，精气内藏，头发浓密而有光泽，骨骼强壮。病理情况下，肾脏发生病变，又会表现出什么症状呢？如肾不藏精，就可表现为遗精早泄，夜尿频多等，实际上多是生殖系统功能的异常；肾不荣发，即可表现为头发脱落、干枯、早白等毛发发育异常；肾不养骨，即可表现为腰膝酸软、骨骼酸痛等。若在青少年，还可表现为"五迟""五软"等骨骼生长发育迟缓等情况。若为肾阳气亏虚，阳气不能布达于四末，还可表现为四肢冷凉等症状，中医称之为"厥"。肾气不化，水湿内停，还可以出现胀满，症见腹胀和肢体肿胀等。足见，中医"肾"的功能的确不限于西医泌尿器官肾脏的功能。

Dem „Inneren Klassiker des Gelben Kaisers" (*Huangdi Neijing*) zufolge ist die Niere die Wurzel aller Speicherprozesse. Sie selbst speichert die Essenz. Eine ausreichende Nierenessenz lässt sich am Haar ablesen und wirkt sich auf die Knochen aus. Erfüllt der Funktionskreis Niere seine Aufgaben wie vorgesehen, werden ausreichend Essenz und Qi gespeichert. Das Haar ist dick und glänzend, die Knochen sind stark. Kommt es aber zu Störungen in der Niere, so treten unterschiedliche Symptome auf. Wird beispielsweise die Essenz nicht wie vorgesehen in der Niere gespeichert, kann es zu Störungen des Fortpflanzungssystems wie Spermatorrhoe, vorzeitige Ejakulation oder häufige Nykturie kommen. Kann der Funktionskreis Niere die Haare nicht gut nähren, sind Haarentwicklungsstörungen wie Haarausfall, trockene Haare und vorzeitiges Ergrauen mögliche Folgen. Die schlechte Nährung der Knochen wiederum kann in Rücken-, Knie- und Knochenschmerzen resultieren. Bei Kindern und Jugendlichen kann dies auch zu Verzögerungen des Knochenwachstums führen. Mögliche Symptome sind hierbei spätes Erlernen des Standes oder des aufrechten Ganges, spätes Sprechen oder langsames Wachstum von Haaren und Zähnen. Im Falle eines Mangels an Nieren-Yang-Qi gelangt das Yang-Qi nicht bis an die Enden der vier Gliedmaßen. Symptome wie kalte Gliedmaßen, die in der chinesischen Medizin als „Inversion" (*jue*) bezeichnet werden, könnten auftreten. Einstauungen von Nieren-Qi und Feuchtigkeit hingegen können Blähungen und Schwellungen der Gliedmaßen hervorrufen. Die Funktionen der Nieren in der traditionellen chinesischen Medizin sind also offensichtlich nicht auf das einfache Organ des Harnsystems der westlichen Medizin beschränkt.

至于"肾藏志","志"即记忆。中医学认为肾藏精，精生髓，脑为髓之海，肾精亏虚，精不养髓，髓海空虚，就会出现头晕耳鸣，记忆力减退等。

Neben den oben skizzierten Funktionen beherbergt der Funktionskreis Niere zudem noch das Gedächtnis. Dies erklärt sich folgendermaßen: Nach Annahme der TCM speichern die Nieren die Essenz, die wiederum das Mark hervorbringt, aus dem sich das „Meer des Knochenmarks", also das Gehirn, zusammensetzt. Bei einer energetischen Schwäche der Essenz in den Nieren wird entsprechend das Mark schlecht genährt und das Meer des Knochenmarks leert sich, was zu Symptomen wie Schwindel, Tinnitus und Gedächtnisverlust führen kann.

观察发现：老年痴呆、脑萎缩、脑白质疾病等，都是因为肾精不足。所以治疗时常用补肾的治法，采用金元名医刘河间的地黄饮子，有时就可取得良好疗效。这说明所谓"肾藏志"是符合临床实际的。

Klinische Beobachtungen zeigen, dass Krankheiten wie Alzheimer, Hirnatrophie und Leukenzephalopathie auf eine unzureichende Nierenessenz zurückzuführen sind. Daher wird bei der Behandlung dieser Krankheiten oft der Funktionskreis Niere gestärkt. Das Rezept des berühmten Arztes Liu Hejian aus der Jin- und Yuan-Dynastie, der „Rehmannia-Trank" (*Dihuang yinzi*), kann hierbei gute Ergebnisse erzielen. Dies illustriert, dass die Annahme einer Speicherung des Gedächtnisses in der Niere der klinischen Realität entspricht.

《灵枢·脉度》指出："肾气通于耳，肾和则耳能闻五音矣。"意思是说，肾与耳相通，肾气充足，肾脏功能能够正常发挥，则双耳听力正常。这是因为肾在五行属于水，在五官相对应的是耳。生理情况下，只有肾精充沛，才能上养于耳，维护人听力的正常。病理情况下，肾不藏精，精气不能上荣，就可症见耳鸣、耳聋。

Im Buch „Angelpunkt der Wirkkraft" (*Linshu- Maidu*) lesen wir, dass die Nieren sich mit den Ohren verbinden. Bei normaler Nierenfunktion ist also auch der Gehörsinn auf beiden Ohren normal. Der Grund hierfür liegt darin, dass die Niere dem Element Wasser zugeordnet wird und sich ins Ohr öffnet. Unter normalen Bedingungen speichert die Niere ausreichend Essenz und erhält das normale Gehör aufrecht. Im Fall einer Erkrankung aber speichern die Nieren zu wenig oder keine Essenz und die Ohren werden in der Konsequenz schlecht genährt, was sich in Symptomen wie Tinnitus und Taubheit äußert.

观察发现：老年人常见听力减退，实际上也是因为随着年龄的增加，肾之精气不断衰减的结果。年轻人，也有表现为耳鸣耳聋者，除可能存在肝火上扰外，则常常是因为劳心用脑过度，肾精暗耗，肾虚引发。这种情况，一般表现为耳鸣如蝉，睡眠不足，或劳累后加重等，临床应用滋阴补肾的耳聋左慈丸，常可缓缓取效。

Die Hörminderung bei älteren Menschen ist oft auf den kontinuierlichen Rückgang der Nierenessenz mit zunehmendem Alter zurückzuführen. Tinnitus und Taubheit bei jungen Menschen können durch ein Emporschlagen der Glut in der Leber, aber vor allem durch übermäßigen Schlafmangel und psychische Belastungen hervorgerufen werden, die in einer Nieren-Schwäche resultieren. Bei einer klinischen Behandlung dieser Fälle werden häufig „die linke Seite fördernde Magnetitum-Pillen gegen Schwerhörigkeit" (*Erlong zuoci wan*) verwendet.

另外，中医学还有"肾主纳气"的说法。基于此，中医常用补肾纳气的方法，应用肾气丸、七味都气丸等，治疗慢性咳喘，气短不能接续等。人参、胡桃、蛤蚧、沉香等药物，都有较好的补肾纳气、益气定喘的作用。

Laut der TCM-Theorie dominiert die Niere zusätzlich die Absorption von Qi. Auf dieser Grundlage verwendet man oft Rezepte wie „Pillen für das Qi der Niere" (*Shenqi wan*) und „Pillen zur Stärkung des Nieren-Qi mit sieben Kräutern" (*Qiwei duqi wan*) , um die Nieren zu nähren und Symptome wie chronisches Husten, Keuchen und Atemnot zu behandeln. Ginseng, Walnüsse, Geckos und chinesisches Adlerholz lassen sich ebenfalls einsetzen, um den Funktionskreis Niere zu nähren, das Qi zu beleben und Keuchbeschwerden zu lindern.

以上，我们简单介绍了五脏的功能及五脏与六腑、五官、五体的联系。应该指出的是，生理情况下，五脏各有各的生理功能，五脏之间也存在密切联系。病理情况下，五脏各有各的病变，一定条件下，五脏病变之间，也可以互相转化。人体五脏六腑，四肢百骸，五官九窍，实际上构成了以五脏为中心的高度自洽的巨大的网络系统。

Im Anschluss an die vorangegangene Zusammenfassung aller Aufgaben der fünf Speicherfunktionskreise und ihrer Beziehung zu den sechs Durchgangsfunktionskreisen, den fünf Sinnen und den fünf Körperteilen soll an dieser Stelle noch einmal darauf hingewiesen werden, dass die fünf Speicherfunktionskreisen im Normalzustand ihre eigenen physiologischen Funktionen haben und zwischen ihnen eine enge Beziehung besteht. Im Fall von Erkrankungen weisen die fünf Speicherfunktionskreise ebenfalls spezifische krankhafte Veränderungen auf, die aber unter bestimmten Bedingungen zwischen den Organen ineinander umgewandelt werden können. Gemeinsam bilden die fünf Speicherfunktionskreise, die sechs Durchgangsfunktionskreise, die vier Gliedmaßen, das Skelett, die fünf Sinnesorgane und die neun Köperöffnungen ein riesiges, in sich konsistentes Netzwerk, in dessen Mitte die fünf Speicherfunktionskreise stehen.

# 第六章 经络——气血运行的通道
## Kapitel 6  Die Leit- und Netzbahnen – Kanäle von Qi und Blut

很多做过针灸的人都会体验到，当一根小小的银针刺入身体的某一点时，会产生酸、麻、胀、重等感觉，困扰多时的某处疼痛或者某个症状则逐步减轻或缓解。有时在针灸针刺入的时候也会感觉到，有种酸酸麻麻的感觉沿着一定的路径向远处传导。针刺的这些点，中医称之为"穴位"，而这种传导及扩散的路径，就是经络循行的路线，连接起来，就形成了中医的经络系统。

Viele Akupunkturpatienten haben am eigenen Körper erfahren, dass beim Einstich der Akupunkturnadel Wahrnehmungen wie Ziehen, Taubheit, Schwellung oder Schwere auftreten. Im Anschluss setzt eine schrittweise Linderung von Symptomen oder Schmerzen ein, die den Patienten schon seit längerem begleiten. Teilweise lässt sich beim Einstechen der Akupunkturnadel an bestimmten Punkten auch erspüren, wie sich ein ziehendes und prickelndes Gefühl im Körper ausbreitet, zumeist entlang einer gedachten Linie. Diese Punkte werden in der chinesischen Medizin als Akupunkturpunkte bezeichnet, während die besagten Linien, auf denen sich Wahrnehmungen verbreiten, als Leitbahnen bekannt sind. Zusammengenommen bilden sie das System der Haupt- und Netzleitbahnen der TCM.

## 一、经络的含义
### Ⅰ. Bedeutungen der Haupt- und Netzleitbahnen

提到经络，就必须要提到中医的经典著作《黄帝内经》。它是中医学现存最早的一本医学巨著，大约成书于战国及秦汉时期，洋洋洒洒 20 余万字，奠定了中医学的理论基础，为历代医家所推崇，是研习中医必读的经典。全书分为《素问》《灵枢》两部分，各九卷八十一篇，合为十八卷一百六十二篇。《黄帝内经》认为，人是由脏腑、形体、官窍和经络构成的有机整体。其各种机能的协调统一，主要依赖于经络的沟通联系作用。《灵枢·经别》："夫十二经脉者，人之所以生，病之所以成，人之所以治，病之所以起。"那么，到底什么是经络呢？

Bespricht man die Haupt- und Netzleitbahnen, so kommt man um eine Erwähnung des „Inneren Klassikers des Gelben Kaisers" nicht umhin. Es handelt sich um das früheste Werk der chinesischen Medizin und wurde während der Zeit der Streitenden Reiche sowie in der Qin-

und Han-Dynastie kompiliert. Das Werk mit seinen über 200.000 Schriftzeichen legte die theoretischen Grundlagen der TCM und erfuhr Wertschätzung durch Ärzte aller Epochen. Für ein Studium und eine Erforschung der chinesischen Medizin ist die Lektüre dieses Werkes unabdingbar. Das 18 Rollen und 162 Kapitel umfassende Konvolut unterteilt sich in die zwei Bücher „Suwen" („grundlegende Fragen") und „Lingshu" („heiliger Angelpunkt") mit jeweils 9 Schriftrollen und 81 Kapiteln. Der „Innere Klassiker des Gelben Kaisers" nimmt an, dass sich der Mensch als organisches Gebilde aus Funktionskreisen, den Körperteilen und Körperöffnungen sowie den Haupt- und Netzleitbahnen zusammensetzt. Die Regulierung aller Funktionen dieses Gebildes beruht insbesondere auf der wechselseitigen Kommunikation und Verbindung durch die Haupt- und Netzleitbahnen. Im Kapitel „Zu den Bahnen" des Lingshu lesen wir: „Was die 12 Leitbahnen betrifft, so sind sie es, die dem Menschen Leben bringen, Krankheiten entstehen lassen, eine Heilung ermöglichen und Krankheiten ausbrechen lassen." Doch worum genau handelt es sich bei diesen Haupt- und Netzleitbahnen?

经络是经脉和络脉的总称。经，有路径的意思，是经络系统的主干，大多循行于人体深部，如同自然界的大江大河。络，有网络的意思，是经脉的分支，循行于人体较浅的部位，有的则显现于体表，似江河的支流。经脉包括十二正经、奇经八脉、十二经别、十二经筋、十二皮部；络脉包括十五络脉和难以计数的浮络和孙络等细小结构。经和络形成一体，就像一张网，联系身体的上、下、内、外，将全身的脏腑、形体、官窍及皮毛等所有的器官组织联系在一起。这个网的主绳是"经"，原意是"纵丝"，就是直行主线的意思，网的支绳是"络"，就是网络、支线的意思。大家可能都看过针灸穴位挂图，人体模型图上有线有点，那点代表的是腧穴，线代表的就是经络，看起来有些杂乱无章，实际上是有规律的。图的正面侧面及背面加起来一共有26条纵行主干线，其中有24条对称地分布在身体的两侧，每侧12条，称为"十二经脉"。另外两条分布于身体的正中线，一前一后，前为任脉，后是督脉。

Der chinesische Begriff für diese Bahnen, jingluo (经络), stellt eine Sammelbezeichnung für Leitbahnen (jingmai 经脉) und Netzbahnen (luomai 络脉) dar. Die Hauptleitbahnen (jing 经) sind das Rückgrat des Leitbahnsystems und durchlaufen den gesamten menschlichen Körper in seiner Tiefe, vergleichbar mit den Flüssen und Strömen in der Natur. Die Netzbahnen (luo 络) sind ein Netzwerk aus Verästelungen der Leitbahnen, die unter der Oberfläche des Körpers verlaufen und sich in einigen Fällen auch auf der Körperoberfläche zeigen. Um bei dem Bild der Flüsse zu bleiben, entsprechen diese Netzleitbahnen den Nebenflüssen und Flussarmen. Zu den eingangs erwähnten Leitbahnen zählen die zwölf Hauptleitbahnen, die acht unpaarigen Leitbahnen, die zwölf Leitbahnzweige, die zwölf Muskelleitbahnen sowie die zwölf Hautregionen. Die Gruppe der Netzleitbahnen enthält neben den fünfzehn Netzleitbahnen eine große Zahl oberflächlicher Netzleitbahnen, Netzbahnen der dritten Generation sowie weitere sehr kleine Strukturen. Alle Bahnen setzen sich zu einem Netzwerk zusammen, welches Oben und Unten, Innen und Außen des Körpers verbindet und darüber hinaus alle Organe, alle Funktionskreise, Körperteile und -öffnungen sowie Haut und

Haare miteinander vernetzt. Hauptstrang dieses Netzwerks sind die Leitbahnen, entsprechend der ursprünglichen Bedeutung des Schriftzeichens „Kettenfaden", d.h. der vertikale Faden eines Gewebes. Die Netzleitbahnen wiederum sind die Querfäden, auch hier entspricht dies der Grundbedeutung des Schriftzeichens „Schuss", d.h. der horizontale Faden eines Gewebes. Betrachtet man eine Körperkarte für Akupunktur und Moxibustion, so sieht man über den menschlichen Körper verteilte Linien und Punkte. Die Punkte repräsentieren Akupunkturpunkt, während die Linien die Leit- und Netzbahnen darstellen. Auf den ersten Blick wirkt diese Anordnung sehr durcheinander, doch in Wirklichkeit unterliegt ihr ein System: Insgesamt können wir 26 vertikal verlaufende Hauptlinien erkennen, wobei 24 dieser Linien symmetrisch sowohl auf der linken als auch auf der rechten Körperhälfte anzutreffen sind. Dies sind die zwölf Hauptleitbahnen. Die zwei übrigen Linien finden sich auf der Mittelachse des Körpers: Die aufnehmende Leitbahn auf der Vorderseite sowie die steuernde Leitbahn auf der Rückseite des Körpers.

十二经脉加上任督二脉合称"十四经"，是经络系统中的主干，另外还有许许多多的络脉，有大有小。如果把经络系统比喻成一棵枝繁叶茂的大树，十四经就是树干，络脉就是树干上的枝枝杈杈，遍布于全身的每一个角落，不但加强了十四经脉之间的联系，还可以将十四经的气血运行到身体的每一个角落。

Die zwölf Hauptleitbahnen mit der aufnehmenden und der steuernden Leitbahn werden als „vierzehn Leitbahnen" zusammengefasst. Sie stellen das Rückgrat des gesamten Systems der Leit- und Netzbahnen dar, an die zahlreiche Netzbahnen unterschiedlicher Größe angebunden sind. Vergleicht man dieses Netzwerk mit einem ausladenden Baum, so sind die vierzehn Leitbahnen der Stamm und die Netzleitbahnen die zahllosen Äste, Zweige und Astgabeln. Sie finden sich im gesamten Körper und stärken nicht nur die Verknüpfung der Leitbahnen, sondern leiten außerdem Qi und Blut aus den vierzehn Leitbahnen in jeden Winkel des Körpers.

总之，经络系统就像一张网，十二经脉及任督二脉是这个网的总绳，不是有"提纲挈领"这个成语吗？十二经脉和任督二脉就是这个网的"纲"，众多的络脉是这个网的支绳，形成了一个四通八达的网络系统，将人体包括五脏六腑在内的所有器官和组织联系在一起，形成一个整体，每一部分之间都是相互联系，又是相互影响的。中医学两大特色之一的整体观念，就是建立在经络基础之上的，可见经络对于中医学的重要性。

Zusammenfassend bilden die zwölf Leitbahnen und die aufnehmende und steuernde Leitbahn den Hauptstrang eines Netzes, an welchen sich die Netzbahnen als Verknüpfungen anschließen. So entsteht ein in alle Richtungen verbundenes Netzwerk, welches alle Organe des menschlichen Körpers inklusive der Speicherorgane und der Durchgangsfunktionen zu einer Einheit verbindet. Auf diese Art sind alle Bestandteile des Körpers miteinander verbunden und wirken aufeinander ein. Die ganzheitliche Sicht auf den Menschen, eine der zwei konstituierenden Besonderheiten der TCM, beruht auf ebendiesem Aspekt der Leit- und Netzbahnen, was die große Bedeutung der Leitbahnen verdeutlicht.

## 二、发现经络
## II. Die Entdeckung der Leitbahnen

分析探究古人认识并形成经络理论的源头可以发现，经络理论的形成有三大来源：一是古代解剖学的实践与发现；二是临床实践验证所积累的大量经验；三是中国古代哲学对人们认识生命现象的影响。

Mittels einer Analyse zu Ursprung und Ausformulierung der Theorie der Leit- und Netzbahnen im Altertum lassen sich folgende drei Quellen identifizieren:
1) Entdeckungen der frühen Anatomie
2) Erfahrungen aus der klinischen Praxis
3) Einflüsse der chinesischen Philosophie auf die Wahrnehmung der Phänomene des Lebens

### 1. 古代解剖学的启示
### 1. Denkanstöße durch die frühe Anatomie

解剖这门学科在中国起源很早。远在新石器时代，人们已经开始注意到人体结构的秘密。他们对于自身生理现象的困惑以及对病理现象的恐惧，使得他们开始形成神的观念。在日常生活中，他们用石刀、石斧剖开动物的体腔，以及在部落之间的战争中，会看到残肢断体，以及开肠破肚所呈现出来的人体内部构造，进而形成了初步的人体解剖知识，为古代解剖学提供了生动的材料。三千多年前，刻在甲骨上的象形文字中，有不少文字与人体结构密切相关。如"孕"为人大腹之形，且有子在腹中。"蛊"为肚子里有寄生虫的意思。这些象形文字的形成，是以当时人们对解剖的正确认识为基础而形成的。

Die Wurzeln der Anatomie im alten China reichen weit zurück. Bereits im Neolithikum wandten sich die Menschen den Geheimnissen der Körperstruktur zu. Die Verwunderung, mit der sie die Prozesse in ihrem Körper beobachteten, und die Ängste, mit der sie Krankheiten begegneten, führten zur Entwicklung des Konzeptes des Geistes. Tierkörper wurden bereits im Alltagsleben mit Steinklingen und -äxten zerlegt, bei kriegerischen Auseinandersetzungen zwischen einzelnen Gruppen waren abgetrennte Gliedmaßen zu beobachten, und der Anblick aufgerissener Körper ließ einen Blick in den inneren Aufbau des Menschen zu. All dies mündete in die Entstehung einer frühen Form des anatomischen Verständnisses ein und diente zugleich als Anschauungsmaterial dieser Wissenschaft. Viele piktographische Schriftzeichen der Orakelknocheninschriften, die vor über 3.000 Jahren auf Knochen und Schildkrötenpanzer eingeritzt wurden, weisen eine Verbindung zum menschlichen Körper auf. So repräsentiert das Zeichen für Schwangerschaft einen Menschen mit einem großen Bauch, in dem ein Kind zu erkennen ist. Das Schriftzeichen für einen Darmparasiten wiederum zeigt einen Wurm in einem Bauch. Diese Piktogramme entstanden auf der Grundlage des anatomischen Wissens der Menschen jener Zeit.

在一些史学资料中，对古代解剖知识有详尽的记载。如《史记》记载了俞跗神奇的医术，这些记载中有许多关于人体结构的专业解剖词汇。由此而知，当时的人们已经对皮、肉、筋、骨、脉等有了清楚的认识，同时，对肠胃及五脏的状态也做了详尽的论述。《汉书·王莽传》中有对囚犯进行解剖的记载，并且有医生和画家在现场做记录，对身体结构进行绘画，用竹签在组织间隙进行探测。说明，在汉代，我国的解剖知识已经相当丰富了。

In einigen historischen Abhandlungen finden sich sehr detaillierte Angaben zur Anatomie des Altertums. So lesen wir beispielsweise in den „Aufzeichnungen des Historikers" des Sima Qian vom bemerkenswerten Können des Yu Fu. Die entsprechenden Texte enthalten bereits zahlreiche sehr spezifische anatomische Begrifflichkeiten zum Aufbau des menschlichen Körpers. Aus diesem Umstand lässt sich schließen, dass schon damals ein genaues Verständnis von Haut, Muskeln, Sehnen, Knochen und Blutgefäße existierte. Auch zu Magen, Darm und den Fünf Speicherorganen finden wir detaillierte Darstellungen. Die Biographie des Wang Mang in den „Annalen der Han-Dynastie" enthält einen Bericht über die Sektion eines Gefangenen. Im Text heißt es, dass ein Arzt sowie ein Maler anwesend waren, um den Prozess festzuhalten, Skizzen des Körpers anzufertigen und mithilfe von Bambusstäben die Zwischenräume des Gewebes zu untersuchen. Dieser Bericht verdeutlicht, dass in China bereits zur Han-Dynastie ein reichhaltiges anatomisches Wissen vorlag.

《黄帝内经》中正式记载了与人体解剖有关的内容。"解剖"两字最早出自《灵枢·经水》："若夫八尺之士，皮肉在此，外可度量切循而得之，其死可解剖而视之。其脏之坚脆，腑之大小，谷之多少，脉之长短，血之清浊，气之多少……皆有大数。"此外，《肠胃》《筋脉》《骨度》《脉度》等篇，都是记述解剖学的专门篇目，其中，对人体骨骼、血管、脏腑等，都有长度、重量、容量等的详细记载。书中一些解剖学的名称，主要脏腑的命名，到现代仍在使用。

Im „Inneren Klassiker des Gelben Kaisers" finden wir ebenfalls anatomische Inhalte. Der Begriff der Sektion im Sinne einer Zerlegung taucht erstmals im Kapitel „Strömendes Wasser" des Buches Lingshu auf: „Was einen Mann von acht Chi Größe betrifft, dessen Haut und Fleisch noch da sind, so kann man ihn von außen messen, seine Leiche kann zerlegt und betrachtet werden, Härte und Sprödheit seiner Speicherorgane, die Größe seiner Durchgangsorgane, wie viel Getreide [er gegessen hat], die Länge seiner Blutgefäße, Klarheit oder Trübheit seines Blutes, das Atemvolumen...all dies kann beziffert werden." Darüber hinaus handelt es sich bei den Kapiteln „Magen und Darm", „Sehnen und Blutgefäße", „Knochen" und „Puls" um spezifische anatomische Darstellungen, die detaillierte Angaben zu Länge, Gewicht und Fassungsvermögen von Knochen, Blutgefäßen und inneren Organen machen. Einige der verwendeten anatomischen Begrifflichkeiten, insbesondere die Namen der inneren Organe, sind bis heute unverändert geblieben.

"诸血者，皆属于心"，古人认为血液受心脏控制。"营周不休，五十而复大会。阴阳相贯，如环无端"。这里说明，古人已经认识到血液流动是周而复始，如环无端，这里面已经包含了血液循环的概念。

„Was das Blut betrifft, so gehört es zum Herzen": Hier zeigt sich die Annahme des Altertums, dass das Blut durch das Herz kontrolliert wird. „Der aufbauende Kreislauf ruht nie und wiederholt sich Tag und Nacht. Yin und Yang wechseln sich ab, in einem endlosen Kreislauf." Diese Passage verdeutlicht, dass man bereits im Altertum die dauernde Zirkulation des Blutes erkannt und damit das Konzept des Blutkreislaufes erahnt hatte.

从上述史料中我们可以得知，中医学的理论在奠基时就有着解剖实践的基础，尽管这些解剖在今天看来还不够精确。当解剖发展到一定阶段，人们会自然地对生死产生思考，活人与死人都是这具肉体，是什么让这具肉体没有了生命？东方文化一直以来重"道"，不重"器"，中医学也是如此。重视对让肉体发生变化的"看不见的东西"进行探索，这也是与现代医学发展方向产生的最大的不同。在受当时中国古代哲学思想阴阳、五行等观念的影响下，在解剖实践中，人们除了发现脏腑器官等有形结构的状态，也注意到这些器官、组织之间存在的大量的缝隙结构，而这些缝隙结构相互联系，相互影响，逐渐形成了庞大的遍布周身的网络，也就是我们所说的经络。《灵枢·经脉》将其描述为"伏行于分肉之间"。

Aus den oben erwähnten historischen Quellen lässt sich schließen, dass die chinesische Medizin bereits während ihrer konstituierenden Phase über eine grundlegende anatomische Praxis verfügte, auch wenn diese nach heutigen Standards nicht exakt erscheinen mag. Ab einer gewissen Entwicklungsstufe der Lehre der Anatomie stellte sich den Menschen die Frage nach Leben und Tod – schließlich verfügten sowohl die Lebenden als auch die Toten über einen fleischlichen Körper, was genau also ließ diesen Körper lebendig oder tot sein? In asiatischen Kulturen wurde stets das Wirkprinzip gegenüber seinem „Gefäß" betont, und auch für die chinesische Medizin ist dies der Fall. Bis heute ist es die Fokussierung auf die Erforschung jener unsichtbaren, die Wandlungen des Körpers leitenden Kräfte, in der sich die Entwicklung der chinesischen Medizin grundlegend von der modernen Medizin unterscheidet. Unter dem Einfluss von Konzepten der traditionellen chinesischen Philosophie wie Yin und Yang und den Fünf Wandlungsphasen stehend, bemerkten die Menschen bei anatomischen Untersuchungen neben den Organen auch eine große Menge an Strukturen zwischen diesen Organen und den einzelnen Gewebearten. Sie beobachteten eine Interaktion zwischen diesen Zwischenräumen, die miteinander verbunden waren und sich gegenseitig beeinflussten. Auf diesem Wege bildete sich die Vorstellung eines großen, den ganzen Körper umspannenden Netzwerkes heraus, welches wir als Leit- und Netzbahnen bezeichnen. Im Kapitel „Strömendes Wasser" wird dieses als „sich zwischen dem Fleisch bewegend" beschrieben.

### 2. 临床实践的验证
### 2. Erfahrungen der klinischen Praxis

近年来，在马王堆帛书、张家山竹简和绵阳木人经络模型等出土文物中，逐渐找到一些记载经络临床观察的早期文献。这些文献不仅描述了经络循行的路线，而且还记载了三种古老的医疗手段。一种是灸法，一种是砭术（即用石器治病的医术），还有一种是导引术（一种古老的气功）。而经脉就是这三种治疗手段借助的部位和途径。通过长期的临床观察，某些作用相似的穴位，其分布具有一定的规律，可以连成一条线。同时，在人体的某一脏腑发生问题时，在体表的相应部位可以出现一些特殊的变化，如压痛、结节、皮疹、色泽变化等异常反应。如临床出现"肺胀满，嘭嘭而喘咳"的症候时，前臂肺经的路线也会相应出现酸胀疼痛的经脉异常现象，久而久之，人们自然将肺系疾病与肺经联系起来，从而形成了经络病候的内容。正所谓"有诸内，必形于诸外"。这些经络理论的发展，对经络的临床应用具有非常重要的指导意义。

In den vergangenen Jahren wurden mit der Entdeckung der Seidenmanuskripte von Mawangdui, der Bambusinschriften von Zhangjiashan und der Holzfigur zur Identifikation der Leit- und Netzbahnen aus Mianyang einige frühe Texte zur klinischen Beobachtung der Leit- und Netzbahnen zugänglich gemacht. Diese Texte beschreiben nicht nur die Verortung der Bahnen, sondern enthalten auch drei sehr alte Behandlungsmethoden: Moxibustion, Behandlung mit dem Spitzstein sowie Dehnen und Strecken (eine alte Form des Qigong) . Alle drei Methoden bedienen sich des Konzepts der Leitbahnen. Über einen langen Zeitraum wurde bei Behandlungen beobachtet, dass sich manche Akupunkturpunkte in ihrer Funktion ähnelten und dass ihre Verteilung eine gewisse Regelmäßigkeit aufwies, sodass sie zu einer Linie verbunden werden konnten. Gleichzeitig wurde festgestellt, dass bei Problemen an den inneren Organen an bestimmten Punkten besondere Veränderungen auf der Oberfläche des Körpers auftraten, etwa Druckschmerz, Knotenbildung, Ausschlag und farbliche Veränderungen. Beispielsweise ließ sich beobachten, dass mit Spannungsgefühlen der Lunge bei Atemnot und Husten ein ziehender Schmerz und Schwellungen auf der Lungenleitbahn auf der Vorderseite des Armes einhergingen. Im Lauf der Zeit bildete sich so automatisch eine Verbindung zwischen der Lungenleitbahn und Lungenerkrankungen heraus. Auf diesem Wege formte sich ein Wissenssystem über Krankheitssymptome an den Leit- und Netzbahnen heraus. Zusammengefasst wird dies durch die Annahme „alles Innere muss sich auch am Äußeren zeigen". Die Entwicklung dieser Theorien zu den Leit- und Netzbahnen war von entscheidender Bedeutung für ihre klinische Anwendung.

### 3. 古代哲学的影响

中国哲学"天人相应"的观点，代表了东方文明的高度发达。较之于西方哲学，中国哲学更加注重自然界的统一性，自然规律对人体的影响。人是自然演化的产物，人体中蕴含着自然界的运动规律，认识自然的同时，也是在认识人体。人体的所有组织构造都可以在自然界找到类似的表现，同样也可以用自然界的一切现象解释人体的生理病理机制。

## 3. Der Einfluss der traditionellen Philosophie

Das Konzept einer Korrespondenz von Himmel und Erde in der chinesischen Philosophie repräsentiert die hohe Entwicklungsstufe der asiatischen Zivilisation. Im Vergleich zur westlichen Philosophie legt die chinesische Philosophie deutlich mehr Gewicht auf die Einheit der natürlichen Welt und auf den Einfluss der natürlichen Rhythmen auf den menschlichen Körper. Der Mensch ist ein Produkt der Evolution und damit der Natur, folglich finden sich in seinem Körper auch die Muster und Abläufe der Natur wieder. Daher erlangt man mit Wissen über die Natur auch Wissen über den menschlichen Körper. Für sämtliche Strukturen des menschlichen Körpers lassen sich ähnliche Formen in der Natur finden, und umgekehrt kann mit Naturphänomenen jeder Mechanismus der Lebensprozesse und Krankheiten des Menschen erklärt werden.

老子曰："人法地，地法天，天法道，道法自然。"世间万物各有法度。天有四季六气，人亦有与之相应的生长规律。人体的经络同样遵循自然界发生发展的规则。经络是自然界产生的，是物种在长期进化后的产物，是一种客观存在的生命现象。

Laozi sagte: „Der Mensch nimmt seine Gesetze von der Erde, die Erde nimmt ihre Gesetze vom Himmel, der Himmel übernimmt sie vom Dao, die Regeln des Dao sind, was sie sind." Alle Dinge und Lebewesen haben ihre eigenen Regeln. Der Himmel verfügt über vier Jahreszeiten und die sechs Faktoren, und auch der Mensch weist vergleichbare Regelmuster auf. Die Leit- und Netzbahnen des menschlichen Körpers basieren ebenfalls auf natürlichen Mustern, sie sind aus der Natur heraus entstanden und ein Produkt langanhaltender Evolution allen Lebens, kurz: Sie sind ein objektiv existierendes Phänomen des Lebens.

## 三、认识经络
## Ⅲ. Erkenntnisse über die Leitbahnen

经络学说是怎样形成的呢？各条经脉又是怎样命名的呢？任何事物的形成都会受到当时的历史和社会文化背景的影响，经络学说的形成自然也不例外，也会受到当时盛行的阴阳五行学说的影响。阴阳五行学说已经渗透到经络的命名、脏腑属络，以及"天地相应"理论等各个方面。

Wie bildete sich nun die Lehre von den Leit- und Netzbahnen heraus, und wie wurden die einzelnen Bahnen benannt? Die Herausbildung eines jeden Aspekts oder Gedankens wird durch die vorherrschenden historischen, kulturellen und sozialen Umstände beeinflusst. Natürlich bildet die Entstehung der Lehre von den Leit- und Netzbahnen keine Ausnahme, wobei sich insbesondere die zu jener Zeit erfolgreiche Lehre der Fünf Wandlungsphasen als prägend erwies. Sie durchdrang alle Aspekte der Leitbahnlehre, von den Namen der einzelnen Bahnen über die Entsprechung zwischen den Organen und den Netzbahnen bis hin zum Konzept der Korrespondenz zwischen Himmel und Erde.

**1. 经络的命名——手足阴阳**

经络系统大都以阴阳来命名。一切事物都可分为阴和阳两方面，两者之间又是互相联系的。经络的命名就包含这种意思。包括经脉、经别、络脉、经筋都是如此。

**1. Die Benennung der Leitbahnen – Benennungen nach Gliedmaßen und Yin und Yang**

Der Großteil aller Leit- und Netzbahnen trägt Yin oder Yang in ihrem Namen. Alle Dinge und Erscheinungen lassen sich nach Yin und Yang einteilen, wobei aber zwischen beiden Gruppen weiterhin eine Verbindung besteht. Diese Vorstellung wurde bei der Benennung der Bahnen einbezogen, seien es Leitbahnen, Leitbahnzweige oder Muskelleitbahnen.

阴阳学说认为内属于阴，外属于阳。因此，肢体内侧为阴，外侧为阳。分布于上肢内侧的，为手三阴经（手太阴、手少阴、手厥阴）；上肢外侧的，为手三阳经（手阳明、手太阳、手少阳）；下肢外侧的，为足三阳经（足阳明、足太阳、足少阳）；下肢内侧的，为足三阴经（足太阴、足少阴、足厥阴）。从手足（上肢和下肢）、阴阳的命名可以看出，经络循行与四肢的关系非常密切。

Der Lehre der Fünf Wandlungsphasen gemäß gehört alles Innere zu Yin und alles Äußere zu Yang. Dies trifft auch auf die menschlichen Gliedmaßen zu. Auf der Innenseite der oberen Gliedmaßen finden sich die drei Yin-Leitbahnen der Hand (größtes Yin der Hand, kleines Yin der Hand und weichendes Yin der Hand), auf ihrer Außenseite liegen entsprechend die drei Yang-Leitbahnen der Hand (Überstrahlung des Yang der Hand, größtes Yang der Hand und kleines Yang der Hand). Auf der Außenseite der unteren Gliedmaßen sind die drei Yang-Leitbahnen des Fußes verortet (Überstrahlung des Yang des Fußes, größtes Yang des Fußes und kleines Yang des Fußes), während auf der Innenseite die drei Yin-Leitbahnen des Fußes liegen (größtes Yin des Fußes, kleines Yin des Fußes sowie weichendes Yin des Fußes). Aus der Benennung der Leitbahnen nach Händen und Füßen (d.h. nach oberen und unteren Gliedmaßen) sowie nach Yin und Yang lässt sich die enge Verbindung zwischen ihrem Verlauf und den Gliedmaßen erkennen.

马王堆汉墓出土的帛书《足臂十一脉灸经》，是比《黄帝内经》更早的古代经络文献，它描述了十一条经脉，并且按照"臂""足"和阴阳来划分；而《黄帝内经》中是十二条经脉，以手足、阴阳来划分。《黄帝内经》的经脉内容比《足臂十一脉灸经》更加完善，但是，两者都用阴阳来划分经脉，说明了古代阴阳学说对中医学的深远影响。

Der in den Han-Gräbern von Mawangdui gefundene „Klassiker von den elf Leitbahnen zur Moxibustion an Füßen und Armen" ist als Text zu den Leitbahnen noch älter als der „Innere Klassiker des Gelben Kaisers". Hier werden elf Leitbahnen vorgestellt und nach Zugehörigkeit zu Armen, Füßen, Yin und Yang unterteilt. Im „Inneren Klassiker des Gelben Kaisers" sind es bereits zwölf Hauptleitbahnen, die Hand, Fuß, Yin und Yang zugeordnet werden. Zwar ist diese Darstellung der Hauptleitbahnen bereits ausgefeilter als in den Texten von Mawangdui, aber beide Texte nehmen gleichermaßen eine Unterteilung nach Yin und Yang vor. Dies verdeutlicht den weitreichenden Einfluss der Lehre von Yin und Yang auf die chinesische Medizin.

## 2. 经络的归属——五脏六腑
## 2. Zuordnung der Leitbahnen zu den Speicher- und Durchgangsfunktionskreisen

"气之不得无行也，如水之流，如日月之行不休。故阴脉荣其脏，阳脉荣其腑，如环之无端，莫知其纪，终而复始。"

„Was das Qi nie erreicht ist Unbewegtheit, wie der Fluss des Wassers und die Bewegungen von Sonne und Mond ruht es nie. So nährt der Yin-Puls die Speicherfunktionskreise und der Yang-Puls die Durchgangsfunktionskreise in einem immerwährenden und sich wiederholenden Kreislauf."

——《灵枢·脉度》

(„Lingshu – Über den Puls")

五脏具有藏精气的功能，故属阴；六腑具有传导变化饮食的功能，故为阳；因此五脏的经脉，属于阴经；六腑的经脉，属于阳经。在帛书《足臂十一脉灸经》中还没有这种确定的联系，并且各经脉之间不能相互衔接，而《灵枢·经脉》则指出了经脉的循行及交接规律。

Die Fünf Speicherfunktionskreise speichern essentielles Qi und zählen daher zu Yin. Die Sechs Durchgangsfunktionskreise hingegen transformieren Nahrung und gehören damit zu Yang. Entsprechend sind die den Speicherfunktionskreisen zugehörigen Leitbahnen Yin-Leitbahnen, während jene der Durchgangsfunktionskreise zu den Yang-Leitbahnen zählen. Im Seidenmanuskript „Klassiker von den elf Leitbahnen zur Moxibustion an Füßen und Armen" lassen sich diese Zuordnungen noch nicht finden, auch werden keine Verbindungen zwischen den einzelnen Hauptleitbahnen benannt. Erst im Kapitel „Die Leitbahnen" des Lingshu werden die Regeln der Kreisläufe und Verbindungen zwischen den Leitbahnen erläutert.

五脏经脉与六腑经脉的循行非常有规律。阴经属于脏而络于腑，阳经属于腑而络于脏，构成了阴与阳、脏与腑之间的表里相合关系。

Der Verlauf der Leitbahnen von Speicher- und Durchgangsfunktionskreisen ist sehr regelmäßig. Die Yin-Leitbahnen sind an die Speicherfunktionskreise angebunden und verästeln sich mit Netzbahnen zu den Durchgangsfunktionskreisen hin, während die Yang-Leitbahnen den Durchgangsfunktionskreisen zugehören und sich mithilfe von Netzbahnen an die Speicherfunktionskreise anbinden. So entsteht eine enge Verbindung zwischen Yin und Yang, Speicher- und Durchgangsfunktionskreisen, innen und außen.

五脏经脉行于四肢的内侧。位于胸中的脏（肺、心、心包）的经脉，属于手三阴经，循行于上肢内侧；位于腹中的脏（脾、肝、肾）属于足三阴经，循行于下肢内侧。

Die Leitbahnen der Speicherfunktionskreise verlaufen auf der Innenseite der vier Gliedmaßen. Hierbei zählen die Leitbahnen der Speicherorgane im Brustraum (Lunge, Herz und Herzbeutel) zu den drei Yin-Leitbahnen der Hand, die auf der Innenseite der oberen Gliedmaßen verlaufen. Die Leitbahnen der Speicherorgane im Bauchraum (Milz, Leber, Niere) hingegen zählen zu den drei Yin-Leitbahnen des Fußes und verlaufen auf der Innenseite der unteren Gliedmaßen.

六腑的经脉循行也有规律：膀胱经、胆经、胃经为足三阳经脉，循行于下肢外侧；大肠经、小肠经、三焦经为手三阳经脉，循行于上肢外侧。

Aber auch die Leitbahnen der sechs Durchgangsorgane verlaufen regelhaft: die Leitbahnen der Blase, der Gallenblase und Magen bilden die drei Yang-Leitbahnen des Fußes, welche auf der Außenseite der unteren Gliedmaßen verlaufen. Jene von Dickdarm, Dünndarm und der Drei Wärmebereiche zählen zu den drei Yang-Leitbahnen der Hand und verlaufen auf der Außenseite der oberen Gliedmaßen.

手足阴阳经与头面胸腹之间构成一种特定的联系：手三阴经，从胸走手；手三阳经，从手走头；足三阳经，从头走足；足三阴经，从足走腹（胸）。手足阴阳经脉互相衔接，气血运行阴阳相贯、如环无端，这是多么了不起的发现啊！

Die Yin- und Yang-Leitbahnen auf Füßen und Händen stehen in einer besonderen Verbindung zu Kopf, Gesicht, Brust und Bauch: So ziehen die drei Yin-Leitbahnen der Hand von der Brust zur Hand, während die drei Yang-Leitbahnen der Hand von der Hand zum Kopf verlaufen. Die drei Yang-Leitbahnen des Fußes verlaufen vom Kopf zu den Füßen, während die drei Yin-Leitbahnen des Fußes von den Füßen ausgehend zu Bauch und Brust ziehen. Die Yin- und Yang-Leitbahnen von Händen und Füßen sind also miteinander verknüpft, der Fluss von Qi und Blut sowie die Durchmischung von Yin und Yang verlaufen in einem ewigen Kreislauf.

**3. 经络与日月相应**

**3. Zusammenhang zwischen Leitbahnen, Zeit und Klima**

„Ist es warm und hell, so ist das Blut flüssig und Wehrenergie steigt auf, daher kann das Blut gut fließen und das Qi gut zirkulieren. Ist es kalt und bedeckt, verdickt sich das Blut und Wehrenergie sinkt ab. […] Dies ist die Anpassung des Blutes und des Qis an Klima und Zeit."

"天温日明，则人血淖液而卫气浮，故血易泻，气易行；天寒日阴，则人血凝泣而卫气沉……是以因天时而调血气也。"

——《素问·八正神明论》

(Su Wen – Abhandlung zu den Acht Rechtmäßigkeiten und der Klarheit des Geistes)

《黄帝内经》强调"人与天地相应"，说明人体生命与自然界息息相应。人体经络的气血活动也像自然界寒暑变化一样是有一定节律的。当天气温暖的时候，人体的血液运行就比较通畅，天气寒冷的时候，气血运行得就不太流畅，所以，要根据天气寒温来疏通经络、调畅气血，这说明人体的经络与自然界密切相关。

Im „Inneren Klassiker des Gelben Kaisers" wird die Korrespondenz zwischen Himmel, Erde und Mensch und damit die enge Verbindung zwischen dem menschlichen Körper und der

Natur betont. Wie die Wechsel zwischen den Jahreszeiten in der Natur weisen auch die Bewegungen von Qi und Blut in den Leit- und Netzbahnen eine klare Regelmäßigkeit auf. Bei warmem Wetter kann das Blut im Körper relativ ungehindert zirkulieren, während dies bei kaltem Wetter nicht der Fall ist. Daher müssen bei einer Lösung von Stauungen in den Leitbahnen oder bei der Regulierung von Qi und Blut Wetter und Temperatur berücksichtigt werden.

人体的经脉是与十二月相应的，规律是：正月主左足之少阳（胆），二月主左足之太阳（膀胱），三月主左足之阳明（胃），四月主右足之阳明（胃），五月主右足之太阳（膀胱），六月主右足之少阳（胆），七月主右足之少阴（肾），八月主右足之太阴（脾），九月主右足之厥阴（肝），十月主左足之厥阴（肝），十一月主左足之太阴（脾），十二月主左足之少阴（肾）（《灵枢·阴阳系日月》）。

Zudem entsprechen die Hauptleitbahnen den zwölf Monaten des chinesischen Kalenderjahres. Laut Kapitel „Zusammenhang von Yin und Yang sowie Sonne und Mond" gestaltet sich dies folgendermaßen:

| | |
|---|---|
| Erster Monat: | geringes Yang am linken Fuß (Gallenblase) |
| Zweiter Monat: | äußerstes Yang am linken Fuß (Blase) |
| Dritter Monat: | Überstrahlung des Yang am linken Fuß (Magen) |
| Vierter Monat: | Überstrahlung des Yang am rechten Fuß (Magen) |
| Fünfter Monat: | äußerstes Yang am rechten Fuß (Blase) |
| Sechster Monat: | geringes Yang am rechten Fuß (Gallenblase) |
| Siebter Monat: | geringes Yin am rechten Fuß (Niere) |
| Achter Monat: | äußerstes Yin am rechten Fuß (Milz) |
| Neunter Monat: | weichendes Yin am rechten Fuß (Leber) |
| Zehnter Monat: | weichendes Yin am linken Fuß (Leber) |
| Elfter Monat: | äußerstes Yin am linken Fuß (Milz) |
| Zwölfter Monat: | geringes Yin am linken Fuß (Niere) |

十二经脉还与十二时辰相应。人体气血沿着十二经脉顺序依次循行，并与一昼夜十二时辰节律相应。规律是：肺经与寅时相应，大肠经与卯时相应，胃经与辰时相应，脾经与巳时相应，心经与午时相应，小肠经与未时相应，膀胱经与申时相应，肾经与酉时相应，心包经与戌时相应，三焦经与亥时相应，胆经与子时相应，肝经与丑时相应。

Darüber hinaus korrespondieren die Zwölf Hauptleitbahnen auch mit den zwölf Zeitabschnitten eines Tages. Die Zirkulation von Blut und Qi im menschlichen Körper ist gemäß der Reihenfolge der Hauptleitbahnen und der Abfolge der Zeitabschnitte eines Tages geregelt:

| | | |
|---|---|---|
| Leitbahn der Lunge: | Yin | (3:00-5:00 Uhr) |
| Leitbahn des Dickdarms: | Mao | (5:00-7:00 Uhr) |
| Leitbahn des Magens: | Chen | (7:00-9:00 Uhr) |
| Leitbahn der Milz: | Si | (9:00-11:00 Uhr) |

| Leitbahn des Herzens: | Wu | (11:00-13:00 Uhr) |
| Leitbahn des Dünndarms: | Wei | (13:00-15:00 Uhr) |
| Leitbahn der Blase: | Shen | (15:00-17:00 Uhr) |
| Leitbahn der Niere: | You | (17:00-19:00 Uhr) |
| Leitbahn des Herzbeutels: | Xu | (19:00-21:00 Uhr) |
| Leitbahn der drei Wärmebereiche: | Hai | (21:00-23:00 Uhr) |
| Leitbahn der Gallenblase: | Zi | (23:00-1:00 Uhr) |
| Leitbahn der Leber: | Chou | (1:00-3:00 Uhr) |

前人据此总结出《十二经脉昼夜流注歌》：

肺寅大卯胃辰宫，脾巳心午小未中。

申膀酉肾心包戌，亥焦子胆丑肝通。

Diese Abfolge wurde im Gedicht „Abfolge der Leitbahnen während des Tages" zusammengefasst:

„Lunge Yin, Dickdarm Mao, Magen Chen – Milz Si, Herz Wu, Dünndarm Wei
Shen Blase, You Niere, Herzbeutel Xu – Hai Wärmebereiche, Zi Gallenblase, Chou Leber"

这些规律，说明了人体经脉气血流注与自然四时及昼夜时辰节律有密切关系。根据这个相应规律，可以诊断、治疗脏腑经脉疾病，更重要的是，还能调整经脉气血运行，从而预防疾病的发生。

Zusammenfassend lässt sich an diesen Abläufen die enge Verbindung zwischen der Zirkulation von Qi und Blut in den Hauptleitbahnen einerseits und den vier Jahreszeiten sowie der Tageszeit andererseits erkennen. Gestützt auf diese Entsprechungen können Erkrankungen an den Speicher- und Durchgangsfunktionskreisen sowie an den Leit- und Netzbahnen festgestellt und behandelt werden. Zudem kann die Zirkulation von Qi und Blut reguliert werden, um einem Ausbruch von Krankheiten vorzubeugen.

## 四、经络的作用

## Ⅳ. Funktion der Leitbahnen

经络，包括经脉和络脉，起运行全身气血的作用，是人体结构的重要组成部分。《灵枢·本藏》说道："经脉者，所以行血气而营阴阳，濡筋骨，利关节者也。"《灵枢·海论》说："夫十二经脉者，内属于脏腑，外络于肢节。"这些均指出经络是运行血气，濡养关节、沟通内外的通道。

Aufgabe sowohl der Leit- als auch der Netzbahnen ist es, Qi und Blut durch den gesamten Körper zu leiten. Sie stellen daher einen wichtigen Bestandteil des menschlichen Körpers dar. Im Kapitel „Wurzeln der Speicherfunktionskreise" des Lingshu lesen wir: „Es sind die Leitbahnen, mithilfe derer Blut und Qi bewegt und Yin und Yang aufgebaut werden. Sie sind es, die Sehnen, Muskeln und Knochen befeuchten sowie die Gelenke unterstützen." Ebenfalls im Lingshu heißt es im Kapitel „Abhandlung über das Meer": „Was die zwölf Hauptleitbahnen betrifft, so sind die inneren den Speicherfunktionskreisen zuzuordnen, die äußeren vernetzen Gliedmaßen und Gelenke." In beiden Textstellen wird betont, dass die Leit- und Netzbahnen Blut und Qi leiten, die Gelenke befeuchten und nähren sowie eine Verbindung zwischen innen und außen herstellen.

经络系统在人体生命活动中，以及发病和防治疾病方面有着非常重要的作用。《灵枢·经脉》指出："经脉者，所以能决死生，处百病，调虚实，不可不通。"这句话被很多人及很多书籍所引用，它说明了经脉可以决定人体的生死，可以调整脏腑的虚实，可以养生保健、延年益寿，因此，一定要保持经脉的畅通。可见，经络是多么的重要啊！

Dem System der Leit- und Netzbahnen kommt daher sowohl hinsichtlich der Vitalität des menschlichen Körpers als auch hinsichtlich des Ausbruchs und der Behandlung von Krankheiten eine wichtige Rolle zu. Im Kapitel „Die Hauptleitbahnen" des Lingshu heißt es: „Es sind die Hauptleitbahnen, die über Leben und Tod entscheiden, in denen sich alle Krankheiten entwickeln und mittels derer sich energetische Schwäche oder Überladung regulieren lassen. Sie müssen durchgängig gehalten werden." Diese sehr häufig zitierte Textstelle veranschaulicht, dass die Hauptleitbahnen für Vitalität und Tod des menschlichen Körpers relevant sind und man mit ihrer Hilfe sowohl Mangel als auch Übermaß in den Speicher- und Durchgangsfunktionskreisen regulieren kann. Mehr noch, sie ermöglichen Lebens- und Gesundheitspflege und damit ein langes, gesundes Leben. Aus diesem Grund muss um jeden Preis die Durchgängigkeit der Hauptleitbahnen sichergestellt werden.

**1. 经络是河流——运行气血，营养全身**

**1. Die Leitbahnen als Flüsse – Zirkulation von Qi- und Blut sowie Versorgung des Körpers**

运行气血，这是经络最重要的功能，人体的一些气血循行的现象是中医学经络概念产生的客观依据。那么，什么是中医学概念中的气血呢？

Die wichtigste Funktion der Leitbahnen ist die Zirkulation von Qi und Blut, auch das Konzept der Leit- und Netzbahnen an sich entstand auf Basis einiger beobachtbarer Phänomene dieses Kreislaufes. Aber was genau bedeuten Qi und Blut in der chinesischen Medizin?

血，很好理解，和现代所称的血液的概念基本相同，是循行于脉管中的红色的液态样物质，是构成人体和维持人体生命活动的基本物质之一，具有很高的营养和滋润作用。

Der Begriff des Blutes der TCM stimmt weitgehend mit jenem in der modernen Medizin überein: Es handelt sich um eine in den Blutgefäßen zirkulierende rote Flüssigkeit, welche zu den strukturierenden lebenserhaltenden Substanzen des menschlichen Körpers zählt und Nährstoffe sowie Flüssigkeit im Körper verteilt.

气的概念则有些复杂且抽象。最初在古代，气是人们对自然界的一种朴素认识。早在春秋战国时期的中国哲学家们认为，气是构成世界的最基本物质，宇宙中的一切事物，都是由气的运动变化而产生的。那时，中医正处在发展时期，中医学理论也正在形成，中医学家们自然而然地把气的概念引入了中医学理论，从而形成了中医学的气的概念。由于古今文字概念的变换，以及人们思维方式的转变，现代人一提起气，就想到气体，再联系到人体，就感到不易理解，进而感觉玄奥，从而使来源于临床实践的、朴素的中医学理论变得虚幻起来了。

Das Konzept des Qi hingegen ist etwas abstrakter und komplexer. Im Altertum war das Qi zunächst ein einfaches Verständnis der Naturgesetze. Bereits während der Frühlings- und Herbstperiode sowie zur Zeit der Streitenden Reiche nahmen chinesische Philosophen an, dass das Qi einer der grundlegendsten Bestandteile der Welt sei und dass alle Dinge und Lebewesen aus den Wandlungen des Qi hervorgingen. Da sich zu diesem Zeitpunkt sowohl die chinesische Medizin als auch ihr theoretisches Denkgebäude noch in ihrer formativen Phase befanden, nahmen ihre Vordenker den Begriff des Qi in die Theorie der chinesischen Medizin auf, und im weiteren Verlauf entwickelte es sich zu einem eigenständigen medizinischen Konzept. In der Folge sprachlicher und kultureller Entwicklungen verbinden die meisten Menschen heute bei dem chinesischen Wort Qi mit einem Gas oder allgemein dem gasförmigen Aggregatzustand. Dieses Verständnis von Qi mit dem menschlichen Körper in Verbindung zu bringen ist schwierig, und in der Folge mutet der ursprünglich aus der klinischen Praxis stammende und einfache Begriff mysteriös und irreal an.

其实，只要我们静下心来，转换一下思路就会发现，气是不难理解的。古往今来，在任何时代，文字都是符号，有着一定的内涵概念。对于中医学中的气，我们不妨从物质和功能两个方面来理解。所谓物质，是指气是构成人体和维持人体生命活动的最基本物质，从这个角度讲，气又是可见的，以各种不同形式存在于人体，如我们的身体、内脏都是由气组成的。所谓功能，是指人体的各种生理功能在中医学理论中常以气的术语来表述。举一例，心气构成了心脏，但在中医学理论中，我们也常常用心气来表述心脏推动血液循环的功能。从上面的描述中，我们可以理解，所谓气，只不过是在中医学中被用来描述人体和人体功能的一个术语罢了，这样的现象在中医学理论中还有不少。想通了这一点，对我们理解中医学理论是有很大帮助的。

Doch in Ruhe betrachtet handelt es sich bei Qi um kein schwer zu verstehendes Konzept. Worte sind immer nur Zeichen und Träger einer bestimmten Konnotation. Wir können uns dem Qi-Begriff der chinesischen Medizin aus einer materiellen und einer funktionalen Perspektive annähern. Das Qi ist zunächst ein grundlegender strukturierender und lebenserhaltender Bestandteil des menschlichen Körpers. In dieser Sichtweise kann das Qi optisch wahrgenommen werden und liegt in verschiedenen Formen vor - letztlich setzt sich der gesamte Körper und seine Organe aus Qi zusammen. Darüber hinaus verwendet die chinesische Medizin den Begriff des Qi, um sämtliche Prozesse des Lebens im menschlichen Körper zu bezeichnen. So bildet das Herz-Qi das Organ des Herzens, aber zugleich verweist das Herz-Qi in der TCM-Theorie auf die Funktion des Herzens, nämlich den Blutkreislauf in Bewegung zu halten. Anhand dieses Beispiels lässt sich verdeutlichen, dass Qi nur einer von vielen Spezialbegriffen der chinesischen Medizin zur Beschreibung des menschlichen Körpers und seiner Funktionen ist. Dieser Gedanke ist für ein besseres Verständnis von der chinesischen Medizin sehr hilfreich.

中医学认为，气血是人体生命活动的物质基础，气血必须依赖经络的传注，才能输布于全身，滋养五脏六腑、四肢百骸，为脏腑组织的功能活动提供物质基础，全身各组织器官只有得到气血的温养和濡润才能完成正常的生理功能。经络如同运输营养的河流，可以源源不断地将营养物质输送到全身各个脏腑和组织，使脏腑组织得以营养，筋骨得以濡润，关节得以通利，人体才能处于正常状态。所以《灵枢·本藏》讲："经脉者，所以行血气而营阴阳，濡筋骨，利关节者也。"

Die TCM nimmt an, dass Qi und Blut als grundlegende Substanzen des menschlichen Lebens auf die Verteilung durch die Leit- und Netzbahnen angewiesen sind. Nur so können sie über den gesamten Körper verteilt werden, um die Speicher- und Durchgangsorgane, alle Gliedmaßen sowie das Skelett zu versorgen und alle für die Funktion der einzelnen Organe notwendigen Stoffe bereitzustellen. Erst die Versorgung mit Nährstoffen und Flüssigkeiten durch Qi und Blut ermöglicht es den Organen, ihre Funktionen wie vorgesehen zu erfüllen. Die Leit- und Netzbahnen ähneln also Flüssen, die ohne Unterbrechung Nährstoffe zu den Organen und in das Gewebe transportieren, sie befeuchten Muskeln, Sehnen und Knochen und sichern Beweglichkeit und Durchlässigkeit der Gelenke. Nur unter dieser Voraussetzung kann der Körper den Normalzustand aufrechterhalten. Daher heißt es im Lingshu wie bereits oben zitiert: „Es sind die Leitbahnen, mithilfe derer Blut und Qi bewegt und Yin und Yang aufgebaut werden. Sie sind es, die Sehnen, Muskeln und Knochen befeuchten sowie die Gelenke unterstützen."

2. 经络是通道——联系脏腑，沟通内外

## 2. Die Leitbahnen als Kanäle – Vernetzung der Organe und Verbindung von Innen und Außen

《灵枢·海论》云："夫十二经脉者，内属于腑脏，外络于肢节。"经络就像一个国家的交通一样四通八达，大到城市，小到乡村城镇，都需要交通来联系。人体也是一样，人体的五脏六腑、四肢百骸、五官九窍、皮肉筋骨等组织器官，之所以能保持相对的协调与统一，完成正常的生理活动，是依靠经络系统的联络沟通而实现的。经络中的经脉、经别与奇经八脉、十五络脉，纵横交错，入里出表，通上达下，联系人体各脏腑组织；经筋、皮部联系肢体筋肉皮肤；浮络和孙络联系人体各微细部分。这样，经络将人体联系成了一个有机的整体。

Im Kapitel „Abhandlung über das Meer" des Lingshu heißt es: „Was die zwölf Hauptleitbahnen betrifft, so sind die inneren den Speicherfunktionskreisen zuzuordnen, die äußeren vernetzen Gliedmaßen und Gelenke." Wie die Verkehrswege eines Landes verbinden die Leit- und Netzbahne alle Himmelsrichtungen, von der großen Stadt bis zum kleinen Dorf oder Marktflecken, sie alle benötigen eine Anbindung an das Verkehrsnetz. Mit dem menschlichen Körper verhält es sich genauso. Speicher- und Durchgangsorgane, Gliedmaßen und Skelett, Sinnesorgane und Körperöffnung sowie Haut, Muskel, Sehnen und Knochen des menschlichen Körpers – die Realisierung ihrer Einheit und der Abstimmung untereinander, der reguläre Ablauf ihrer Prozesse wird durch die Vernetzung mit den Leitbahnen erreicht. Hauptleitbahnen und Leitbahnzweige sowie unpaarige Netzleitbahnen und die fünfzehn Netzleitbahnen durchziehen den Körper kreuz und quer, von oben nach unten und von innen nach außen. So werden sämtliche Organe und Gewebeformen verknüpft. Die Muskelleitbahnen und die Hautregionen vernetzen Gliedmaßen, Sehnen, Muskeln und Haut. Die oberflächlichen Leitbahnen sowie die Bahnen der dritten Generation wiederum erstrecken sich bis in die kleinsten Bestandteile des Körpers. Letztlich verbinden die Leit- und Netzbahnen den menschlichen Körper zu einer organischen Ganzheit.

经络的联络沟通作用，还反映在经络具有传导功能。经络的传导功能是指若体表感受病邪或感受各种刺激，通过经络可传导至脏腑；脏腑的生理功能失常，亦可通过经络的传导反映于体表。可见，经络是联系脏腑与体表的通道。

Die Rolle der Leitbahnen zur Vermittlung und Kommunikation zeigt sich auch in ihrer Funktion als Trägermedium: Wird etwa auf der Oberfläche des Körpers ein Krankheitserreger oder ein bestimmter Reiz registriert, so wird diese Information an die Organe übermittelt. Kommt es umgekehrt zu anormalen Veränderungen der Organfunktion, kann dies an die Körperoberfläche übermittelt und dort erkennbar werden. Die Leitbahnen sind somit auch eine Verbindung zwischen der Oberfläche des Körpers und den inneren Organen.

### 3. 经络是屏障——抗御病邪，保卫机体
### 3. Die Leitbahnen als Schild – Krankheitsabwehr und Schutzmechanismus

《素问·缪刺论》云："夫邪之客于形也，必先舍于毛，留而不去，入舍于孙脉，留而不去，入舍于络脉，留而不去，入舍于经脉，内连五脏，散于肠胃。"外邪侵犯人体往往是从体表开始，再慢慢向里发展，也就是先从皮肤侵犯。经络在体表与皮肤相连，经络能"行血气"，使营卫气血分布于周身，其中，营气行于脉中，卫气行于脉外。经络运行的气血，在体内能使五脏六腑功能协调，在体表能抗御病邪。可见，外邪侵犯人体由表及里，先从皮毛开始。

Im Kapitel „Abhandlung über den Gebrauch der Nadel an den kontralateralen Netzleitbahnen" des Suwen heißt es: „Was das Eindringen negativer Einflüsse in den Körper betrifft, so lassen sie sich zunächst auf den Haaren nieder. Verbleiben sie dort, ohne entfernt zu werden, ziehen sie in die Bahnen der dritten Generation weiter. Verbleiben sie dort, ohne entfernt zu werden, ziehen sie in die Netzbahnen weiter. Verbleiben sie dort, ohne entfernt zu werden, ziehen sie in die Leitbahnen weiter. Von dort greifen sie auf die fünf Speicherfunktionskreise über und breiten sich in Magen und Darm aus." Das Eindringen von Krankheitserregern nimmt häufig auf der Hautoberfläche seinen Anfang und schreitet dann nach innen fort. Die Leitbahnen lassen Blut und Qi zirkulieren und verteilen nährende Kraft, Wehrenergie sowie Blut über den gesamten Körper. Hierbei bewegt sich die aufbauende und nährende Kraft im Inneren der Leitbahnen, die Wehrenergie hingegen auf der Außenseite der Leitbahnen. Das in den Leit- und Netzbahnen zirkulierende Blut und Qi kann sowohl die Funktionen der Speicher- und Durchgangsfunktionskreise regulieren, als auch Krankheitserreger auf der Körperoberfläche abwehren.

卫气是人体最外层的屏障，就像守门的士兵一样，外感邪气来了，卫气首当其冲与邪气进行抗争，卫气充实于络脉，络脉散布于全身而密布于皮部。当邪气入侵的时候，最先侵犯人体的皮毛，如果病情不好转，邪气就会继续传入到里层的孙脉，再不好转的话，邪气就会传入到络脉，再继续停留，邪气就深入到了经脉。所以，不管在表还是里，每当"外敌"侵入时，经络首当其冲地发挥抵御外邪、保卫机体的屏障作用。

Die Wehrenergie stellt den äußersten Schutzschild des Körpers dar. Wird die Ankunft von Krankheitserregern oder negativen Energien registriert, stellt sie sich diesen wie ein Wachsoldat entgegen und wehrt den Angriff ab. Die Wehrenergie reichert sich in den Netzbahnen an, welche über den gesamten Körper verteilt sind und ihre größte Dichte in der Haut aufweisen. Bei Eindringen eines Krankheitserregers oder negativen Energien setzen diese sich zunächst in der Haut des Menschen fest. Kann die Erkrankung nicht abgewendet werden, bewegt sie sich immer weiter nach innen und gelangt in die Bahnen der dritten Generation, von wo aus sie auf die Netzbahnen übergreift. Wird ihr dort kein Einhalt geboten, breitet sie sich bis in die Leitbahnen aus. Unabhängig davon, ob der Keim einer Erkrankung im Inneren oder auf der Körperoberfläche liegt, bei jedem „Angriff" müssen die Leit- und Netzbahnen ihre Funktion als Schutzschild und Abwehrmechanismus erfüllen.

4. 经络是窗口——反映内在，以表知里

**4. Die Leitbahnen als Fenster – Einblicke ins Körperinne anhand seiner Oberfläche**

经络就像窗口，能反映出体内的疾病及其所在脏腑部位，中医学将这种诊断方法称为"以表知里"。人体的阴阳失去了相对的平衡，体内的气血运行不正常，就可以导致各种疾病的发生。很多内伤杂病、脏腑气血运行不正常，都能通过经络反映在体表相应的穴位上。

Wie ein Fenster erlauben die Leit- und Netzbahnen Einblicke in den Stand einer Erkrankung und seine Verortung in den Organen. In der chinesischen Medizin wird diese Diagnosetechnik als „anhand der Oberfläche das Innere erkennen" bezeichnet. Geraten Yin und Yang aus dem Gleichgewicht und zirkulieren Qi und Blut nicht frei im Körper, so kann dies zum Ausbruch verschiedenster Erkrankungen führen. Viele dieser inneren Schädigungen und Erkrankungen sowie Unzulänglichkeiten des Qi- und Blutkreislaufes in den Organen lassen sich an den Akupunkturpunkten auf der Hautoberfläche erkennen.

经络能反映疾病情况，有时，这种反应只是局部的皮肤、穴位，但有的时候，是一条经络或几条经络同时出现异常反应。因此，在临床上，经络的阴阳气血盛衰可出现寒、热、虚、实等多种证候表现。疾病由表及里、由三阳经传入三阴经的发展变化规律，充分说明了经络与体表之间、经络与经络之间、经络与脏腑之间存在着密切的联系。

Zumeist zeigen sich Reaktionen auf Erkrankungen im Inneren des Körpers an einzelnen Akupunkturpunkten oder einzelnen Hautregionen, doch in manchen Fällen sind ganze Leitbahnen oder sogar mehrere Leit- und Netzbahnen betroffen. In der klinischen Anwendung kann die Ausgewogenheit von Yin und Yang, Qi und Blut unter anderem an Symptomen wie Kälte, Hitze, energetischer Schwäche oder energetischen Übermaß erkannt werden. Das regelhafte Voranschreiten einer Erkrankung von außen nach innen und von den drei Yang-Leitbahnen auf die drei Yin-Leitbahnen verdeutlicht die enge Verbindung zwischen den Leit- und Netzbahnen und der Körperoberfläche, zwischen den einzelnen Bahnen und schließlich auch zwischen den Leit- und Netzbahnen und den Organen.

**5. 经络是信使——传导感应，调整虚实**
**5. Die Leitbahnen als Boten – Übermittlung von Empfindungen und Regulierung von Übermaß und Mangel**

很多人都害怕针灸，因为一针扎下去，就觉得发酸、发胀，尤其在医生运用行针手法的时候，这种感觉就更加明显了。其实，这就是针刺时的"得气"和"行气"现象，这种现象是经络传导感应现象的表现，是针刺取得疗效的关键。可见，经络好比信使，通过刺激经络，既能反映脏腑虚实盛衰，又能调整脏腑虚实盛衰。

Viele Menschen fürchten sich aufgrund des ziehenden und drückenden Schmerzes beim Einstich vor Akupunktur und Moxibustion. Diese Empfindung ist bei der medizinischen Anwendung der Akupunktur noch ausgeprägter. Hierbei handelt es sich um das Resultat des „Erreichens und Bewegens des Qi". Die Erklärung dieser Schmerzen liegt in der Übermittlung von Wahrnehmungen über die Leit- und Netzbahnen, ein Schlüsselfaktor bei der Akupunkturbehandlung. Mit einer Stimulation der Leit- und Netzbahnen lassen sich Mängel und Übermaß in den inneren Organen erkennen sowie regulieren.

针灸、按摩刺激经络、腧穴，可起到双向调节作用，使之向着有利于机体恢复正常状态的方向转化。例如：针刺足三里穴时，对胃肠功能弛缓者，可使其收缩功能加强；而对胃肠痉挛者，则可使之缓解。

Die Stimulation von Leitbahnen und Akupunkturpunkten durch Nadeln, Moxibustion und Massagen erlaubt eine Regulation in doppelter Hinsicht und kann zudem eine Normalisierung des Organismus einleiten. Beispielsweise kann mit dem Einsatz von Akupunkturnadeln am

Punkt „Dritter Weiler am Fuß" bei Patienten mit geschwächter Magen- und Darmfunktion die Kontraktionsstärke dieser Organe gestärkt werden. Bei Patienten mit Magen- und Darmkrämpfen hingegen lässt sich auf diesem Wege eine Linderung bewirken.

经络很有意思，在正常的情况下，可以推动气血的运行，使人体处于一个阴阳平衡的协调状态；反过来，如果体内的气血失常了，在经络上也可以通过某些信息反映出来，这个时候，运用针灸、按摩等方法就可以帮助机体恢复到正常状态。运用针刺、按摩等方法实际上就是通过激发经络本身的能量来疏通气机，调节血脉，祛除邪气，恢复正气，使机体阴阳恢复平衡状态。正如《灵枢·刺节真邪》所说的"泻其有余，补其不足，阴阳平复"。

Befindet sich der Körper bereits im Normalzustand, so kann die Zirkulation von Qi und Blut durch die Leitbahnen angeschoben werden, um ein Gleichgewicht von Yin und Yang zu erreichen. Bei anormalem Zustand von Qi und Blut hingegen lässt sich dies an den Leit- und Netzbahnen erkennen und mit Akupunktur, Moxibustion und Massagen eine Rückkehr zum Normalzustand einleiten. Tatsächlich laufen diese Methoden darauf hinaus, die Qi-Mechanismen mithilfe der körpereigenen Energie in den Leitbahnen wieder durchgängig zu machen, den Blutkreislauf zu regulieren, negative Energien zu schwächen und positives Qi wiederherzustellen. Letztlich gilt es, Yin und Yang im Körper wieder in ein Gleichgewicht zu bringen. Wie es im Kapitel „Regulierung mit der Nadel" des Lingshu heißt: „Das Übermaß ableiten, den Mangel ergänzen und die Balance von Yin und Yang herstellen."

## 五、经络的应用
### V. Die Leitbahnen in der praktischen Anwendung

经脉是诊治疾病的根本。医生诊治疾病时，必须掌握经脉的循行、气血的多少及其与五脏六腑的关系。《黄帝内经》早就指出了医生掌握经脉的重要性，明代医家李梴也指出："医者不明经络，犹人夜行无烛。"《素问·血气形志》云："形数惊恐，经络不通，病生于不仁，治之以按摩、醪药。"由于经络循行于人体的全身，在每条经脉上分布了许多穴位，所以，运用针灸、拔罐、刮痧、按摩、推拿等方法，都可以通过经络作用于体内的脏腑器官，使其功能活动恢复正常。

Die Leit- und Netzbahnen sind die Grundlage für Diagnose und Behandlung von Erkrankungen. Bei seiner Diagnose muss der Arzt den Verlauf aller Bahnen, das Volumen des Qi- und Blutkreislaufes sowie die jeweiligen Korrelationen zu den Speicher- und Durchgangsorganen beherrschen. Bereits der „Innere Klassiker des Gelben Kaisers" hatte betont, wie wichtig die Kenntnisse der Leit- und Netzbahnen seien. Der Ming-zeitliche Arzt Li Chan erklärte hierzu: „Versteht sich der Arzt nicht auf die Leit- und Netzbahnen, so ähnelt er jenem, der nachts ohne Lampe umherirrt." Im Kapitel „Abhandlung über Blut, Qi und Form" des Suwen heißt es: „Wird die Form durch Furcht und Angst bedroht, sind die Leit- und Netzbahnen nicht mehr durchgängig, und Erkrankungen entstehen aus Taubheitsgefühlen. Man behandele mit Massagen und medizinischem Wein." Da die Leit- und Netzbahnen über den gesamten Körper verlaufen und sich auf jeder der Hauptleitbahnen eine ganze Reihe von Akupunkturpunkten befinden, kann mit Hilfe von Akupunktur und Moxibustion, Schröpfen, Schaben, Massage und Tuina-Manualtherapie auf die inneren Organe eingewirkt werden, um ihre reguläre Funktion wiederherzustellen.

**1. 疾病诊断离不开经络**

**1. Bedeutung der Leitbahnen für die Diagnostik**

经脉运行气血，联络脏腑，沟通上下表里内外。人体疾病产生的证候多循经脉反映到体表，也多以经脉为传变途径，所以，人体疾病可以通过经络在相应部位表现出来，就是说通过经络的色泽、温度、痛感反映到体表的不同部位，这就是经络感传现象。通过经络的感传现象可以预测和诊断疾病。比如，有些病人的皮肤上沿着经络的循行路线出现斑疹，还有一些病人在经络循行部位上会出现疼痛、酸痛、抽痛、麻木、发凉、发热甚至灼热，或肿块、结节，或条索，临床诊断时，均可根据这些异常来判断病变所在的经络及脏腑。

Wie wir festgestellt hatten, stellen die Leitbahnen die Zirkulation von Qi und Blut sicher, vernetzen die inneren Organe und verbinden Oben und Unten, Innen und Außen des Körpers. Die Symptome einer Erkrankung werden mittels der Leitbahnen auf der Körperoberfläche sichtbar, zudem verbreiten sich Krankheiten entlang der Leitbahnen. Aus diesem Grund finden Erkrankungen im Körperinneren an bestimmten Stellen der Körperoberfläche Ausdruck, etwa in Farbe, Temperatur und Schmerzempfindlichkeit. Diese Übertragung körperlicher Wahrnehmungen ermöglicht es, Diagnosen und Prognosen einer Erkrankung zu stellen. Beispielsweise weisen einige Patienten auf der Haut über einer Leitbahn Flecken auf, andere berichten von Schmerzen, Ziehen, Taubheit, Hitze und Kälte, aber auch Schwellungen, Verhärtungen und Verwachsungen sind mögliche Symptome. Bei der Diagnose lässt sich anhand dieser anormalen Zustände auf die von der Erkrankung betroffenen Leitbahnen und Organe schließen.

**2. 治疗疾病离不开经络**

**2. Bedeutung der Leitbahnen für die Behandlung**

《灵枢·终始》云："病在上者下取之，病在下者高取之，病在头者取之足，病在腰者取之腘（膝关节背侧凹陷处）。"《灵枢·官针》云："远道刺者，病在上，取之下，刺腑输也。"经络确实很神奇，它在针灸治疗疾病的过程中起着非同寻常的作用。针灸治病主要是通过针刺和艾灸等刺激体表经络的穴位，来疏通经气，调节人体脏腑气血功能，从而达到治疗疾病的目的。

Im Kapitel „Ende und Beginn" des Lingshu heißt es: „Befindet sich die Erkrankung oben, behandelt man sie von unten, befindet sie sich unten, behandelt man sie von oben. Liegt die Erkrankung im Kopf, behandelt man sie vom Fuß her, befindet sie sich in der Hüfte, so behandelt man sie von den Kniekehlen ausgehend." Ebenfalls im Lingshu, im Kapitel „Offizielle Nadeln", heißt es weiter: „Die Nadelung über Entfernung besteht darin, dass bei einer Erkrankung oben eine Behandlung unten erfolgt. Es werden die Einflusspunkte der Durchgangsfunktionskreise genadelt." Den Leit- und Netzbahnen kommt bei der Behandlung mit Akupunktur und Moxibustion eine außerordentliche Rolle zu. Diese Behandlungsformen bestehen hauptsächlich darin, die Akupunkturpunkte einer Leit- oder Netzbahn auf der Körperoberfläche zu stimulieren und so durchgängig zu machen, die Funktionen der Speicher- und Durchgangsorgane sowie des Qi- und Blutkreislaufes zu regulieren und auf diesem Wege Erkrankungen beizukommen.

相对于"头痛医头，脚痛医脚"的局部治疗，《黄帝内经》更强调"远道刺"。腧穴，尤其是十二经脉位于四肢肘膝关节以下的穴位，能治疗经脉所过部位的疾病。前人将此概括为《四总穴歌》："头项寻列缺，面口合谷收，腰背委中求，肚腹三里留。"

Anders als die getrennte Behandlung einzelner Körperregionen nach dem Motto „bei Kopfschmerzen den Kopf und bei Fußschmerzen den Fuß behandeln" wird im „Inneren Klassiker des Gelben Kaisers" eher die angesprochene „Nadelung über Entfernung" betont. Die Akupunkturpunkte, insbesondere jene Akupunkturpunkte der zwölf Hauptleitbahnen, die sich unter den Gelenken der Gliedmaßen befinden, erlauben eine Behandlung von Erkrankungen in allen Körperregionen, über die die jeweilige Leitbahn verläuft. Im Altertum wurde dieses Wissen im Gedicht „Vier Zusammenfassungen der Akupunkturpunkte" vereinfacht: „Kopf und Nacken sucht man in der Gespaltenen Lücke, Gesicht und Mund erhalten in den Vereinten Tälern [Behandlung], Hüfte und Rücken suchen in der Mitte der Krümmung [nach Linderung], Bauch und Magen finden sich im Dritten Weiler am Fuß wieder. "

自我按压穴位，也能调治疾病。

按压穴位可以止痛，例如：牙痛可以按压合谷穴和颊车穴，痛经可按压三阴交穴。

按压穴位可以止呕，例如：急性呕吐，掐内关穴；慢性呕吐，按揉中脘穴和天枢穴。

按压穴位还可以开窍，因为这些穴位有振奋中枢的作用，因此，可以用于急救，人中（在鼻唇沟中）、百会（在头顶）、涌泉（在足心）、劳宫（在手心）、神阙（在肚脐）等都有急救的作用。

Erkrankungen können auch mit selbsttätiger Massage der Akupunkturpunkte behandelt werden.

Mit Druck auf Akupunkturpunkte kann Schmerz gelindert werden, beispielsweise lassen sich Zahnschmerzen mit einer Massage der Punkte vereinte Täler und am Kieferknochen lindern, während bei Regelschmerzen der Punkt Verbindung der drei Yin massiert werden kann.

Auch Brechreiz kann auf diesem Weg abgeholfen werden: Bei akutem Brechreiz zwickt man den Punkt inneres Passtor, bei lang anhaltender Übelkeit mit Brechreiz sind die Punkte mitt-

lerer Magenbereich und Angelpunkt des Himmels zu massieren.
Darüber hinaus können Menschen mithilfe der Akupunkturpunkte im Notfall wieder zu Bewusstsein gebracht werden. Zu diesem Zweck können die Punkte Mitte des Menschen (in der Furche zwischen Nase und Mund), Zusammenkunft aller Leitbahnen (auf dem Scheitel des Kopfes), emporsprudelnde Quelle (in der Fußsohle), Palast der Strapazen (in der Handfläche) und Tor des Geistes (am Bauchnabel) genutzt werden.

穴位分布在经络循行线上，像人体气血的一个个中转站，因此，它是经气的触发点和激活点，只要对相应的穴位进行针刺或艾灸等各种刺激，就能够达到调整整条经脉的作用，从而调整人体的状态。而穴位就好像是搜索引擎中的各个链接，对疾病的治疗就好比医者要搜寻的网站，只要点对链接，网站自然呈现，对疾病的治疗也就手到病除。

Die Akupunkturpunkte der Leit- und Netzbahnen sind Transferpunkte für Qi und Blut und können daher zur Aktivierung des in den Leitbahnen fließenden Qi genutzt werden. Mit einer Stimulierung der entsprechenden Punkte mittels Akupunktur oder Moxibustion können die Leitbahn und letztendlich der ganze Körper reguliert werden. Man kann die Akupunkturpunkte mit den Links einer Internetsuchmaschine und die Behandlung einer Krankheit mit der Suche nach einer Webseite vergleichen: Klickt man auf den richtigen Link, gelangt man auch auf die richtige Webseite, und im Handumdrehen können Probleme gelöst werden.

**3. 养生防病离不开经络**

**3. Bedeutung der Leitbahnen für die Gesundheitspflege**

经络中有经气在运行。通过按摩、导引等养生保健方法，可以促进经气的运行，从而起到保养精气的作用，使人神采奕奕、耳聪目明、身体强健，这就是经络养生的奥秘所在。

Mit Massagen, Dehnen und Strecken sowie ähnlichen Praktiken der Lebens- und Gesundheitspflege kann die Zirkulation des in den Leitbahnen fließenden Qi verbessert und auf diesem Wege Essenz und Qi bewahrt werden. In der Konsequenz trägt das zu guter Gesundheit, wachen Sinnesorganen und einem kräftigen Körper bei. Dies und nicht mehr ist das Geheimnis der Gesundheitspflege mithilfe der Leit- und Netzbahnen.

经络养生是中国独特的保健方法。早在《黄帝内经》时代，人们就很注重保养身体，传说黄帝本人最终活到了120多岁，而他的子孙也都是寿高百岁。其实，在当时，草药不是最常用的治病方法，形神调养才是养生防病的基本方法，例如按摩，当然那时候不叫"按摩"而称"按跷"。《黄帝内经》里说，当经络不通的时候，身体的某些部位一定会有反应，而通过按摩、饮醪酒可以疏通经络中的气血，气血畅通了，人体不适随之消失。

Diese Form der chinesischen Gesundheitspflege ist weltweit einzigartig. Bereits zur Zeit des Entstehens des „Inneren Klassikers des Gelben Kaisers" legten die Menschen großen Wert auf körperliche Gesundheit, und in den Legenden heißt es, der Gelbe Kaiser selbst sei 120 Jahre alt geworden. Auch seine Nachkommen sollen lange Leben geführt haben. Zur damaligen Zeit war die Verabreichung von Arzneien keineswegs die hauptsächliche Form medizinischer Behandlung. Vielmehr bestand die grundlegende Methode zur Krankheitsprophylaxe in der Regulierung und Stützung von Körper und Geist, etwa durch Massagen. Im „Inneren Klassiker des Gelben Kaisers" heißt es, dass sich bei abnehmender Durchlässigkeit der Leit- und Netzbahnen Symptome an bestimmten Stellen des Körpers einstellen. Mithilfe von Massagen und medizinischen Weins könne der ungehinderte Fluss von Qi und Blut und das körperliche Wohlbefinden dann wiederhergestellt werden.

西晋医学家王叔和曾经说过："不明十二经络，开口动手便错。"经络在中医中的地位极其重要，因此，我们要想防病保健，一定要学好经络。

Der Arzt Wang Shuhe aus der Zeit der westlichen Jin sagte einst: „Ohne Verständnis für die zwölf Hauptleitbahnen sind jede Aussage und jeder Handgriff fehlerhaft." Die Leit- und Netzbahnen nehmen in der chinesischen Medizin einen bedeutenden Stellenwert ein. Ist man an Krankheitsvorbeugung und Gesundheitspflege interessiert, führt daher kein Weg am Studium dieser Leitbahnen vorbei.

# 第七章 气血津液——健康的物质基础
# Kapitel 7 Qi, Blut und die Säfte - die materiellen Grundlagen der Gesundheit

气血津液是构成人体的基本物质,也是维持人体生命活动的基本物质,所以被称为人体健康的物质基础。那么,气、血、津液作为构成人体的基本物质,三者又有什么区别与联系呢?

Qi, Blut und die Säfte sind jene Grundmaterialien, die den menschlichen Körper ausmachen und die Aktivitäten des menschlichen Lebens unterstützen. Daher werden sie als materielle Grundlagen der menschlichen Gesundheit bezeichnet. Was genau sind nun die Unterschiede und Verbindungen zwischen diesen drei Substanzen?

## 一、气的功能及其临床意义
## Ⅰ. Die Funktionen des Qi und seine klinische Bedeutung

气在中国哲学史上是一个非常重要的范畴。中国传统哲学认为:气是一种至精至微的物质,是构成宇宙和天地万物的最基本元素。运动是气的根本属性,气的阴阳对立统一,是物质世界运动变化的根源。天地万物的发生、发展和变化,皆取决于气的气化作用。

Das Qi ist ein zentraler Begriff in der Geschichte der chinesischen Philosophie. Die traditionelle chinesische Philosophie geht davon aus, dass Qi eine subtile Substanz und das grundlegendste Element ist, welches das Universum und alle Phänomene ausmacht. Die grundlegende Eigenschaft des Qi ist seine unablässige Bewegung. Die sowohl gegensätzlichen als auch einheitlichen Beziehungen zwischen Yin und Yang des Qi wiederum sind die Quelle aller Bewegungen und Veränderungen der materiellen Welt. Das Auftreten, die Entwicklung und die Veränderungen aller Dinge hängen von der Transformationsfunktion des Qi ab.

中医学把中国传统哲学中"气一元论"思想引入医学领域,又赋予气以特定含义。中医学认为气是构成人体的最基本物质,也是维持人体生命活动的最基本物质。生命的基本物质,除气之外,还有血、津液等,都是气所化生。《类经·脏象类》指出:"精、气、津、液、血、脉,无非气之所化也。"这里明确指出:气是构成人体和维持人体生命活动的最基本物质。同时,中医学的气还具有很多生理功能,并处于永恒运动变化的过程当中。其实，正因为气具备这些功能与永恒运动变化的特点，才起到了维持人体生命活动的重要作用。

Die Traditionelle Chinesische Medizin führt die Idee des „Qi-Monismus" der traditionellen chinesischen Philosophie in das Gebiet der Medizin ein und verleiht dem Qi eine spezifische Bedeutung. Sie geht hierbei davon aus, dass Qi die grundlegendste Substanz ist, die den menschlichen Körper ausmacht und die Aktivitäten des menschlichen Lebens unterstützt. Neben Qi gehören auch das Blut und die Körpersäfte zu den Grundsubstanzen des Lebens, die ihrerseits durch das Qi umgewandelt werden. Im „Klassiker der Kategorien" (*Lei Jing*) heißt es im Kapitel „*Arten der Funktionskreis-Manifestationen*" (*Zangxiang lei*), dass Essenz, Qi, Säfte, Blut und die Leitbahnen nichts anderes als Transformation des Qi sind. Es wird klar darauf hingewiesen, dass das Qi die grundlegendste Substanz des menschlichen Körpers ist und die Aktivitäten des menschlichen Lebens unterstützt. Gleichzeitig hat das Qi in der chinesischen Medizin noch viele physiologische Funktionen inne und befindet sich in ständiger Bewegung. Gerade weil das Qi diese Funktionen aufweist und sich in ständiger Bewegung befindet, spielt es eine wichtige Rolle bei der Aufrechterhaltung menschlicher Lebensaktivitäten.

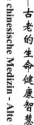

许多学者认为：中医学"气"的概念同时具有生命物质和生理功能两种含义。其实，物质性、功能性及其信息外现，可以理解为气的多重性特点。气作为构成人体的基本物质与其具有一定功能完全是相统一的。如脏腑经络之气，既是构成脏腑经络的基本物质，同时又保证了脏腑经络功能的正常发挥。如心气可以理解为心功能，但如果离开构成心脏的物质之气，心的功能又能如何发挥？人体任何生理功能都必定会以一定方式存在的物质作为基础。

Viele Wissenschaftler vertreten die Meinung, dass sich das Konzept des „Qi" in der chinesischen Medizin sowohl auf eine Lebenssubstanz als auch auf eine physiologische Funktion bezieht. Tatsächlich können Materialität, Funktionalität und Externalisierung von Informationen als die vielfältigen Merkmale des Qi verstanden werden. Als Grundsubstanz des menschlichen Körpers ist das Qi mit seinen Funktionen vollständig vereinbar. So ist zum Beispiel das Qi der Funktionskreise und Leitbahnen nicht nur die Grundsubstanz dieser materiellen Phänomene, es stellt auch deren reguläre Funktionsweise sicher. Ein weiteres Beispiel ist das Herz-Qi. Dieses kann als Gesamtheit der Funktionen des Funktionskreises Herz verstanden werden. Doch wie könnten die Herzfunktionen ohne das materielle Qi – der Grundlage des Herzens – aufrechterhalten werden? Jede physiologische Funktion des menschlichen Körpers muss auf einer materiellen Grundlage fußen.

关于气的来源，主要是源于先天之精气和后天摄取的水谷精气与自然界的清气，通过肺、脾胃和肾等脏腑生理活动作用而生成。先天之精气，禀受于父母。后天之精气，则包括饮食物中的营养物质和存在于自然界的清气。水谷之精气，又称谷气、水谷精微，是饮食物中的营养物质，其吸收有赖于脾胃运化功能。而自然界的清气，又称天阳之气，有利于肺主呼吸功能的正常发挥。如果出现先天禀赋不足，肾之元气亏虚，或后天饮食失节，脾胃受伤，即可导致气虚甚至气陷之证。另外，还有一种情况，在平原地区无气虚症状，到了高原缺氧地区，就会出现高原反应，表现为气短胸闷等气虚、气陷的症状。为什么？这实际上就是因为高原地区，清阳之气不足，不能与水谷精微之气相合而为宗气，所以导致了宗气不足，甚至可表现为大气下陷的证候。这种情况，主要是与肺主呼吸、主一身之气的功能相关。

Der Theorie der Traditionellen Chinesischen Medizin zufolge stammt das Qi hauptsächlich aus angeborener Essenz, erworbener Essenz aus den Nahrungsmitteln und klarem Qi, vor allem aus frischer Luft. Durch die physiologischen Aktivitäten von Lunge, Milz, Magen und Nieren wird Qi im Körper erzeugt. Während das angeborene essentielle Qi von den Eltern auf das Kind übergeht, wird erworbenes essentielles Qi aus den Nährstoffen und das klare Qi aus der umgebenden Natur aufgenommen. Das essentielle Qi der Nahrungsmittel, auch als Nahrungsmittel-Qi bezeichnet, wird aus den Nährstoffen von Lebensmitteln gewonnen und hängt von der Transport- und Umwandlungsfunktion von Milz und Magen ab. Das natürliche klare Qi, auch als Yang-Qi des Himmels bekannt, fördert die normale Funktion der Lunge zur Steuerung der Atemfunktion. Liegt ein angeborener Mangel an ursprünglichem Nieren-Qi, eine einseitige Ernährung oder eine Verletzung von Milz und Magen vor, kann dies zu Krankheiten aufgrund eines Qi-Mangels oder einer Absenkung von Qi führen. Eine weitere Erscheinung in diesem Zusammenhang sind Menschen, die in Ebenen und tieferen Lagen keine Symptome eines Qi-Mangels aufweisen, an höher gelegenen Orten aber sofort über Höhenkrankheit, Atemnot, Enge in der Brust sowie über weitere Symptome eines Qi-Mangels und einer Qi-Absenkung klagen. Wie kann dies erklärt werden? Der TCM-Theorie zufolge liegt auf hohen Plateaus nicht ausreichend klares Yang-Qi vor, um in Verbindung mit dem Nahrungsmittel-Qi genuines Qi zu bilden. Unzureichendes genuines Qi wiederum kann zu schweren Formen einer Qi-Absenkung führen. Die beschriebene Situation hängt hauptsächlich mit der Atmung und der Kontrolle des Qi im Körper durch die Lunge zusammen.

至于气的功能，可以说十分重要。第一是气有推动作用。主要是指气具有激发和推动作用。气不仅本身处于永恒的运动状态，而且还有推动血液运行的功能。人体的脏腑经络，无不有赖于气的推动以维持其正常的机能。第二是气有温煦作用。主要是指气有温暖作用，是人体热量的来源，是体内产生热量的物质基础。其温煦作用是通过激发和推动各脏腑器官生理功能，促进机体的新陈代谢来实现。气分阴阳，气具有温煦作用者，谓之阳气。具体言之，气的温煦作用是通过阳气的作用而表现出来的。人体的体温，需要气的温煦作用来维持。血得温则行，津液得温始化，血脉流通和津液的正常输布，都有赖于气的温煦作用。第三是气的防御作用。主要是指气可护卫肌肤、抗御邪气入侵。《内经》所谓"正气存内，邪不可干"，明确指出正气充足，则外邪不能入侵人体。其实，气的防御作用，还可表现为一旦有外邪侵袭，人体正气尤其是卫气就会被调动起来，奋起抗邪，通过与外邪斗争，最终驱邪外出。第四是气的固摄作用。主要是指气具有对血、津液、精液等液态物质的稳固、统摄，以防止其无故流失的作用。气不摄血，可表现为出血。气不能统摄津液、阴精，即可表现为多汗、多唾液、口流涎、遗尿、尿频、尿失禁、泄泻、大便失禁、遗精、妇女白带过多等。第五是气的营养作用。主要是指气可为机体脏腑功能活动提供营养物质，可参与化生血液，并通过血液运行，奉养周身。可见，气作为构成人体最基本的生命物质，具有多重功能，对维持生命具有重要作用。

Die Funktionen des Qi sind von größter Bedeutung. Erstens hat das Qi eine treibende Wirkung. Dies bezieht sich hauptsächlich auf die stimulierende und fördernde Wirkung des Qi, welches sich in einem Zustand ewiger Bewegung befindet und damit die Funktion erfüllt, das Blut in Bewegung zu bringen. Darüber hinaus hängen auch die Funktionskreise und Leitbahnen des menschlichen Körpers von der Förderung durch Qi ab, um ihre normalen Funktionen aufrechterhalten zu können. Zweitens hat Qi eine wärmende Wirkung. Dies bedeutet in erster Linie, dass das Qi die Wärmequelle des menschlichen Körpers und die materielle Basis für die Wärmeerzeugung ist. Diese wärmende Wirkung wird erreicht, indem die physiologischen Funktionen verschiedener Funktionskreise stimuliert und der Stoffwechsel des Körpers gefördert werden. Da das Qi in Yang-Qi und Yin-Qi unterteilt wird, sollte hier betont werden, dass die wärmende Wirkung des Qi hauptsächlich auf den Erwärmungseffekt des Yang-Qi zurückzuführen ist. Der menschliche Körper benötigt diese wärmende Wirkung des Qi zur Aufrechterhaltung der Körpertemperatur. Die Durchblutung des menschlichen Körpers und die normale Verteilung der Körperflüssigkeiten hängen ebenfalls von der wärmenden Wirkung des Qi ab. Drittens hat das Qi eine defensive Wirkung. Dies bedeutet hauptsächlich, dass das Qi die Haut schützt und der Invasion durch schrägläufiges Qi entgegenwirkt. Der „Klassiker des Gelben Kaisers" *(Huangdi Neijing)* weist darauf hin, dass schrägläufiges Qi nicht in den menschlichen Körper eindringen kann, wenn dieser über ausreichend geradläufiges Qi verfügt. Die defensive Wirkung des Qi kann sich auch darin manifestieren, dass nach dem Eindringen eines schrägläufigen Qi in den Körper das geradläufige Qi, insbesondere die Wehrenergie, mobilisiert wird, um gegen das schrägläufige Qi anzukämpfen und dieses schließlich zu vertreiben. Viertens hat Qi eine konsolidierende Wirkung. Hiermit ist gemeint, dass das Qi flüssige Substanzen wie Blut, Körperflüssigkeiten und Sperma stabilisiert und kontrolliert, um deren Verlust zu verhindern. Kann das Qi das Blut nicht stabilisieren, können Blutungen die Folge sein. Konsolidiert das Qi die Körpersäfte nicht, können Symptome wie Schweißausbrüche, übermäßiger und unkontrollierter Speichelfluss, Enuresis, häufiges Wasserlassen, Harninkontinenz, Durchfall, Stuhlinkontinenz, nächtliche Emission oder übermäßiger Vaginalausfluss bei Frauen auftreten. Fünftens hat das Qi eine pflegende Wirkung. Dies bedeutet hauptsächlich, dass das Qi Nährstoffe für die funktionellen Aktivitäten der Funktionskreise liefert, zur Blutumwandlung beiträgt und über den Blutkreislauf die Versorgung des gesamten Körpers mit Nährstoffen sicherstellt. Aus den angeführten Funktionen wird ersichtlich, dass das Qi als die grundlegendste Lebenssubstanz eine wichtige Rolle bei der Aufrechterhaltung des Lebens spielt.

其实，正因为气具有多种功能，所以中医学气的概念，根据其不同的功能特点，进一步还有"元气""正气""卫气""营气""宗气"等多种不同称谓。顾名思义，元气应该是本原之气，是人体生命活动的原动力，本源在肾。而正气则应该是相对于邪气而言。卫气当有护卫人体抵御外邪的功能。营气应为具有营养作用的构成营血的重要物质之一。而宗气出于胸中，一般被认为是人体通过肺的呼吸运动，吸入肺的自然界的清气与脾胃运化所成的水谷精气，相合而成。宗气的功能，主要是贯通心脉，维持呼吸。元气不足，则生长发育迟滞，进而可影响五脏六腑功能的正常发挥。正气不足，则容易感受外邪导致发病，或表现为发病后久治不愈。卫气不足，常表现为自汗易感，乏力体倦；营气不足，可表现为气血亏虚，面色无华，头晕心悸，爪甲色淡等。而宗气不足，则常表现为胸闷气短，心悸，动则尤甚等。临床表现为气虚，包括卫气不足者，治疗当补气，方药常用四君子汤、玉屏风散等。临床表现为气陷，包括宗气虚陷者，治疗当益气升陷，方药可用升陷汤、补中益气汤等。

Gemäß seiner vielfältigen Funktionen kann das Konzept „Qi" in der TCM weiter in „ursprüngliches Qi" *(yuanqi)*, „geradeläufiges Qi" *(zhengqi)*, „Wehrenergie" *(weiqi)*, „aufbauende und nährende Energie"*(yingqi)* und „genuines Qi" *(zongqi)* unterteilt werden. Das ursprüngliche Qi ist die treibende Kraft menschlicher Lebensaktivitäten, sein Ursprung liegt in den Nieren. Das geradeläufige Qi ist ein Gegenbegriff zum „schrägläufigem Qi" *(xieqi)* und hat die Funktion, den Körper vor dem Eindringen schrägläufigen Qis zu schützen. Die aufbauende und nährende Energie ist eine der wichtigen Komponenten des Blutes in seiner Funktion als nährende Substanz. Das genuine Qi entspringt der Brust, wobei zumeist angenommen wird, dass das genuine Qi aus einer Kombination des natürlichen klaren Qis, das über die Lungen eingeatmet wird, und der erworbenen Essenz aus Nahrungsmitteln, die von Milz und Magen transportiert und umgewandelt wird, entsteht. Die Funktion des genuinen Qi *(Zongqi)* besteht darin, die Leitbahnen freizuhalten und die Atmung aufrechtzuerhalten.Unzureichendes ursprüngliches Qi verzögert das Wachstum und die Entwicklung, was die normalen Funktionen der Funktionskreise beeinträchtigen kann. Unzureichendes geradläufiges Qi kann leicht dazu führen, dass schrägläufiges Qi in den Körper eindringt und Krankheiten hervorruft. Darüber hinaus kann es sich noch in einer sehr langsamen Genesung nach Erkrankungen manifestieren. Ein Mangel an Wehrenergie äußert sich häufig in spontanem Schwitzen, Müdigkeit und Erschöpfung. Wenn die aufbauende und nährende Energie unzureichend ist, kann es zu Symptomen wie Blutmangel, blassem Teint, Schwindel, Herzklopfen und blassen Nägeln führen. Unzureichendes genuines Qi hingegen äußert sich häufig in einem Engegefühl im Brustbereich, Atemnot und Herzklopfen, wobei sich diese Symptome bei Bewegung noch verschlimmern. Bei einer klinischen Symptomkonfiguration der energetischen Schwäche des Qi, einschließlich einer unzureichenden „Wehrenergie", muss die Behandlung auf eine Stärkung des Qi abzielen. Häufig werden Rezepte wie das „Dekokt der vier Edlen" *(Si junzi tang)* und „Pulver gegen Wind aus Jade" *(Yu pingfeng san)* eingesetzt. Handelt es sich hingegen um eine Symptomkonfiguration eines Absinkens des Qi, einschließlich eines unzureichenden und abgesunkenen genuinen Qi, muss der Behandlungsschwerpunkt auf das Nähren und Emporheben des Qi gelegt werden. Bewährte Rezepte sind hier das „Dekokt, das Abgesunkenes emporhebt" *(Shengxian tang)* und „Dekokt, das die Energien der Mitte ergänzt und das Qi vermehrt" *(Buzhong yiqi tang).*

而且，气还处于永恒的运动变化之中。此即中医学的气化概念。自然界六气的变化以及人体内气的运行变化，都离不开气化。人体正是通过气化过程，维持脏腑的功能活动，实现气血津液等不同物质之间的相互化生以及物质与功能之间的转化，从而维持人的健康。而决定气升降出入运动的关键，中医学则称之为气机。气机升降出入运动，存在于人体生命活动当中，一刻也不能停止。《素问·六微旨大论》指出：" 升降出入，无器不有。故器者，生化之宇。器散则分之，生化息矣。故无不出入，无不升降。"在此《黄帝内经》明确指出气机的升、降、出、入运动，存在于一切事物的发生发展过程当中。一旦气机有规律的升降出入失去协调平衡，就会出现各种病理变化，甚至危及生命。若结合脏腑功能而言之，肺主一身之气，主宣发肃降；脾主升清，胃主通降，脾胃共为升降之枢；肝主疏泄气机；肾主蒸腾气化，主水，开窍于二阴。气机的升降出入，最终需要通过脏腑功能的正常发挥，维持其正常有序进行。在病理情况下，肺不能宣发肃降，肺气上逆，则为咳喘，治疗当宣降肺气、止咳平喘，常用方如止嗽散、麻杏石甘汤、苏子降气汤等。脾胃升降失序，或脾胃气滞，可表现为呕吐、腹胀、腹泻或大便不通，治疗当调和脾胃、升清降浊，常用方如香苏散、小半夏汤、香砂六君子汤、半夏泻心汤等。肝失疏泄，可表现为气郁、气滞以及肝气横逆等，治疗当疏肝解郁、行气或平肝降逆，常用方如柴胡疏肝散、逍遥散、四磨汤等。肾不能蒸腾气化，肾与膀胱气化失司，可表现为排尿困难、癃闭，或尿频、遗尿、小便失禁等，治疗当通阳化气，利尿通淋或益气固肾，常用方如肾气丸、沉香散、萆薢分清饮、天台乌药散等。总之，气机升降出入异常，可导致多种疾病，而治疗的根本就在于恢复气机升降出入的正常秩序。

Darüber hinaus befindet sich das Qi in ewiger Bewegung und Veränderung. In der Traditionellen Chinesischen Medizin wird dies als die „Qi-Transformation" bezeichnet. Die Veränderungen der „sechs energetischen Konstellationen" in der Natur und die Veränderungen des Qi im menschlichen Körper sind untrennbar mit dieser „Qi-Transformation" verbunden. Durch diese werden die Aktivitäten der Funktionskreise aufrechterhalten und die Hervorbringung und Umwandlung verschiedener Substanzen wie Qi, Blut und den Säften sowie die Übergänge zwischen materiellen Phänomenen und Funktionen sichergestellt. Kurzum, sie erhalten die menschliche Gesundheit aufrecht. Der Schlüssel zur Bestimmung von Emporheben, Absenken, Aus- und Eintreten von Qi wird in der chinesischen Medizin als „Qi-Mechanismus" bezeichnet. Sie sind in allen Lebensaktivitäten des menschlichen Körpers anzutreffen und laufen ohne einen einzigen Moment der Unterbrechung kontinuierlich ab. Im Klassiker „Schlichte Fragen" *(Suwen)* heißt es in der *„Abhandlung über den subtilen Einfluss der sechs Qi",* dass das Emporheben, Absenken, Aus- und Eintreten des Qi in allen Dingen zu finden sind. Sobald der von sich aus regelmäßige Qi-Mechanismus nicht mehr koordiniert und ausgeglichen ist, können verschiedene pathologische Veränderungen auftreten und im schlimmsten Fall lebensbedrohliche Ausmaße annehmen.Vereint man die Funktionskreise mit ihren Funktionen im Körper, ergibt sich folgendes Bild: Die Lunge dominiert das Qi und ist zuständig für dessen Verbreitung, Klärung und Absenkung. Der Funktionskreis Milz dominiert das Emporheben von Klarem und der Magen den Durchgang sowie das Absenken. Gemeinsam bilden Milz und Magen den Knotenpunkt für das Aufsteigen und Absinken des Qi. Der Funktionskreis Leber dominiert das Lösen und Frei-fließen-Lassen des Qi-Mechanismus, während die Nieren für die Transformation von Qi und Wasser zuständig sind und sich in den Genitalien und den Anus öffnen. Das normale Emporheben, Absenken sowie Aus- und Eintreten des Qi-Mechanismus hängt vom regulären Zustand der Funktionskreise ab. Sollte der Funktionskreis Lunge unter pathologischen Bedingungen nicht mehr in der Lage sein, das Verbreiten, Klären und Absenken des Qi zu kontrollieren, wird das Lungen-Qi gegenläufig emporsteigen, was in Symptomen wie Husten und erschwerter Atmung zum Ausdruck kommt. Bei der entsprechenden Behandlung sollte daher der Schwerpunkt auf das Verbreiten und Absenken des Qi gelegt werden. Häufig werden Rezepte wie „hustenstillendes Pulver" *(Zhisou san)*, „Dekokt aus Ephedrae herba, Pruni armeniacae semen, Glycyrrhizae radix und Gypsum" *(Mahuang xingren gancao shigao tang)* und „Perilla-Dekokt zur Absenkung des Qi" *(Suzi jiangqi tang)* benutzt, um den Husten zu stillen und die Atmung zu verbessern.Eine Störung des Anstiegs und Absenkens von Qi in Milz und Magen oder eine Milz-Magen-Qi-Stagnation kann sich in Erbrechen, Blähungen, Durchfall oder Stuhlversagen äußern. Die Behandlung sollte darin bestehen, Milz und Magen zu harmonisieren, das Klare emporzuheben und Trübes abzusenken. Zu den häufig verwendeten Rezepten gehören das „Pulver mit Cyperi rhizoma, Perillae caulis et folium, Citri reticulatae pericarpium und Glycyrrhizae radix" *(Xiang su san)*, „kleines Pinellia-Dekokt "*(Xiao banxia tang)*, „Dekokt der sechs Edlen mit Aucklandiae radix und Amomi xanthioidis fructus" *(Muxiang iu junzi tang)* sowie „Pinellia-Dekokt zur Zerstreuung der Leibesmitte" *(Banxia xiexin tang)*.Wenn der Funktionskreis Leber nicht mehr in der Lage ist, das Lösen und Frei-fließen-Lassen des Qi zu kontrollieren, können eine Qi-Stagnation oder ein horizontales sowie gegenläufiges Strömen des Leber-Qi auftreten. Bei der Behandlung sollten die Leber gelöst, Einstauungen beseitigt, emporströmendes Qi besänftigt und die Gegenläufigkeit abgesenkt werden. Häufig werden hierfür Rezepte wie „Bupleurum-Pulver, das den Fk Leber löst" *(Chaihu shugan san)*, „Pulver der heiteren Ungebundenheit" *(Xiaoyao san)* und der „Trank aus den vier zerriebenen Arzneien" *(Simo tang)* verwendet.Eine Funktionsstörung der Nieren und der Blase kann durch eine beeinträchtigte Transformation des Qi Schwierigkeiten beim Wasserlassen, häufigen Harndrang, Enuresis oder Harninkontinenz hervorrufen. Bei der Behandlung sollten das Yang und Miktionsstörungen durchgängig gemacht, das Qi transformiert und gemehrt und die Oberfläche gefestigt werden. Häufig werden zu diesem Zweck Rezepte wie die „Pille für das Qi der Nieren" *(Shenqi wan)*, „Aquilariae lignum-Pullver" *(Chenxiang san)*, „Dioscorea-Trank zur vielfältigen Kühlung" *(Bixie fen-*

qing yin) und „Tiantai-Pulver mit Lindera" (*Tiantai wuyao san*) verwendet. Generell können Störungen beim Emporheben, Absenken sowie Aus- und Eintreten des Qi-Mechanismus eine ganze Reihe unterschiedlicher Krankheiten hervorrufen Der Schwerpunkt der Behandlung liegt also in der Wiederherstellung der normalen Ordnung des Emporhebens, Absenkens sowie Aus- und Eintretens des Qi-Mechanismus.

## 二、血的功能及其临床意义
### II. Die Funktion des Blutes und seine klinische Bedeutung

血，即血液，是循行于脉中的富有营养的红色的液态物质，是构成人体和维持人体生命活动的基本物质之一。生理情况下，血液有规律地循行于血脉之中，在脉内营运不息，灌溉濡养全身五脏六腑、四体百骸。中医学认为心主血脉，肝藏血，脾统血，而肺朝百脉，肾藏精，精生血。所以若要保证血液充足，并在血脉之中正常运行，就必须保持心肝脾以及肺、肾多脏功能正常。如果血液不能在脉内循行，血溢脉外，则会导致出血，而"离经之血"即是瘀血。

Blut ist eine nährstoffreiche rote Flüssigkeit, die in den Blutgefäßen des Körpers zirkuliert. Es ist eine jener Grundsubstanzen, die den menschlichen Körper bestimmen und die menschlichen Lebensaktivitäten aufrechterhalten. Unter normalen Bedingungen zirkuliert das Blut regelmäßig in den Blutgefäßen und nährt den gesamten Körper. Nach der Theorie der Traditionellen Chinesischen Medizin dominiert der Funktionskreis Herz das Blut und die Leitbahnen, während der Funktionskreis Leber das Blut speichert. Der Funktionskreis Milz hält das Blut in den Bahnen zusammen, der Funktionskreis Lunge steht mit allen Leitbahnen in Verbindung, und der Funktionskreis Niere speichert das Struktivpotential der Essenz, welche das Blut hervorbringt. Daher müssen die Funktionen von Herz, Leber, Milz, Lunge und Nieren gleichermaßen aufrechterhalten werden, um ausreichend Blut und dessen normale Zirkulation in den Blutgefäßen sicherzustellen. Wenn das Blut nicht in den Leitbahnen zirkulieren kann und überläuft, resultiert dies in Blutungen die ihrerseits Blutstau verursachen.

血液作为维持生命最基本的物质，其化生与脾胃以及肾精关系密切。中医学认为血液的形成来源于脾胃，脾胃主运化水谷精微，进一步可化生为血。饮食入胃，脾胃健运，则气血充足。如果饮食失宜，脾胃运化功能失调，气血生化无源，就会导致血虚。而肾藏精，精血同源，精可化血。如果肾不藏精，精不生血，则可表现为血虚。另外，同样来源于脾胃运化而成的津液与营气，也是构成血液的物质基础。如果营气亏虚，津液不足，进一步也可导致血虚。《内经》所谓"夺血者勿汗，夺汗者勿血"，意思就是说血液与津液本出一源，出血的患者如果再用发汗法治疗，就会再次损耗津液，难以康复。

Das Blut als grundlegendste Substanz zur Erhaltung des Lebens ist in seiner Bildung und

Umwandlung eng mit Milz und Magen sowie der Nieren-Essenz verbunden. Gemäß der Theorie der Traditionellen Chinesischen Medizin werden die Grundlagen des Blutes in Milz und Magen hervorgebracht. Diese sind für den Transport und die Umwandlung von Wasser und Getreide verantwortlich, die im nächsten Schritt zu Blut umgewandelt werden können. Sind Milz und Magen gesund, werden ausreichend Qi und Blut hervorgebracht. Wenn aber eine unzureichende Ernährung vorliegt, werden die Funktionen von Milz und Magen bei Transport und Umwandlung gestört. Hindernisse bei der Bildung von Qi und Blut führen ihrerseits zu einer Blut-Schwäche. Im Funktionskreis Niere wird die Essenz gespeichert. Diese hat die gleiche Quelle wie das Blut und kann zudem in Blut umgewandelt werden. Sollte die Speicherfunktion der Nieren gestört und die Essenz nicht in der Lage sein, Blut hervorzubringen, könnte ebenfalls eine Blut-Schwäche auftreten. Darüber hinaus sind die ebenfalls aus Milz und Magen stammenden Säfte und die aufbauende und nährende Energie *(Yingqi)* weitere materielle Grundlagen des Blutes. Sind nicht genügend aufbauende Energie und Säfte vorhanden, kann wiederum eine Blutschwäche entstehen. Bereits der „Klassiker des Gelben Kaisers" *(Huangdi Neijing)* weist darauf hin, dass das Blut und die Säfte aus derselben Quelle stammen. Folglich führt die Behandlung von Patienten mit Blutungen mithilfe schweißtreibender Verfahren in der Konsequenz zu einer Schädigung der Säfte.

关于血的生理功能，《难经·二十二难》指出："血主濡之。"意思是说，血液有营养滋润全身的作用。血循行于脉内，周流于全身，可为全身各脏腑组织的功能活动提供营养。全身五脏六腑、五官九窍、四体百骸，无一不有赖于血的濡养作用而发挥其功能。如鼻能嗅，眼能视，耳能听，喉能发音，手能摄物等都离不开血的濡养作用。所谓"目得之而能视，耳得之而能听，手得之而能摄，掌得之而能握，足得之而能步，脏得之而能液，腑得之而能气"，意思就是说，眼能视物，耳能听声，手能够拿东西，脚能够走路，脏腑功能能维持正常，都离不开血液的濡养。另一方面，血的濡养作用，还可从面色、肌肉、皮肤、毛发等方面表现出来。如血不虚，则可见面色红润，肌肉丰满壮实，肌肤和毛发光滑润泽。如果血虚，或因出血，血液不能濡养全身，就会表现为面色不华或萎黄无光泽，肌肤干燥，肢体或肢端麻木，唇舌色淡，指甲枯萎等。临床表现为血虚者，治疗当养血，方药可用四物汤，或用归脾汤益气养血。

Im „Klassiker der Schwierigkeiten" *(Naning)* heißt es im Kapitel „Die 22. Frage" *(Ershier Nan)*, dass das Blut das Befeuchten dominiert. Dies bedeutet, dass das Blut den ganzen Körper nährt. Das Blut fließt in den Leitbahnen, zirkuliert im ganzen Körper und versorgt dabei alle Funktionskreise und Gewebe des Körpers mit den für ihre funktionellen Aktivitäten notwendigen Nährstoffen. Sowohl die Funktionskreise, die fünf Sinnesorgane und die neun Körperöffnungen als auch die Gliedmaßen und das Skelett sind von der nährenden Wirkung des Blutes abhängig, um ihre Funktionen erfüllen zu können. Mit der Nase können wir riechen, mit den Augen können wir sehen, mit den Ohren können wir hören, mit der Kehle können wir Laute formen, mit den Händen können wir Dinge ergreifen, mit den Füßen können wir laufen – all dies ist untrennbar mit der Ernährungsfunktion des Blutes verbunden. Andererseits kann sich die nährende Wirkung auch in Aspekten wie der Beschaffenheit von Teint, Muskeln, Haut und Haaren manifestieren. Wenn das Blut nicht schwach ist, ist der Teint rötlich, die Muskeln sind prall und stark und Haut und Haare glänzend und glatt. Wenn das Blut aber nicht ausreicht oder aufgrund von Blutungen nicht den ganzen Körper nähren kann, wird der Teint gelblich oder fahl, die Haut ist trocken, die Gliedmaßen werden taub, die Lippen und Zunge sehen blass aus und die Nägel zerbrechen leicht. Bei Patienten mit Blut-Schwäche sollte bei der Behandlung stets das Blut genährt werden. Namhafte Rezepte hierfür sind beispielsweise das „Dekokt der vier Bestandteile" *(Siwu tang)* oder das „in den Funktionskreis Milz einfließende Dekokt" *(Guipi tang)*, welches neben dem Blut auch das Qi zu nähren vermag.

另外，血还是神志活动的物质基础。古人强调心藏神，实际上是以心主血脉作为基础。临床观察发现，血虚，或血瘀，都可能导致神志异常。心血不足、肝血亏虚，则可致心神失养，心神不宁，魂魄不安，常可表现为惊悸、失眠、多梦等。治疗当养血安神，方药可用归脾汤、酸枣仁汤等。而血瘀，心窍失养，或瘀血化热，瘀热互结，心神逆乱，还可导致烦躁、失眠、健忘、癫狂等。治疗当活血逐瘀，方药可用血府逐瘀汤、桃核承气汤、抵当汤、癫狂梦醒汤等。

Darüber hinaus ist das Blut die materielle Grundlage der geistigen Aktivität. Die Chinesen des Altertums betonten, dass der Funktionskreis Herz den Geist speichert. Dies beruht auf der Grundannahme, dass das Herz das Blut und die Leitbahnen dominiert. Klinische Beobachtungen haben gezeigt, dass sowohl eine Blutschwäche als auch ein Blutstau zu abnormalen Bewusstseinserscheinungen führen können. Eine Schwäche des Herz- und Leberblutes kann eine Beunruhigung von Geist und Körperseele zur Folge haben, was sich in Herzklopfen, Schlaflosigkeit und Verträumtheit manifestiert. Bei der Behandlung sollte das Blut genährt und der Geist beruhigt werden. Häufig werden Rezepte wie „in den Funktionskreis Milz einfließendes Dekokt" *(Guipi tang)* oder „Dekot mit Zizyphi spinosae semen" *(Suanzaoren tang)* eingesetzt. Bei einem Blutstau wird das Herz schlecht genährt, außerdem kann ein Blutstau sich noch zu „Hitze" wandeln. Unter der gemeinsamen Wirkung von Blutstau und Hitze wird der Geist gestört, was zu Reizbarkeit, Schlaflosigkeit, Vergesslichkeit und sogar Wahnsinn führen kann. Bei der Behandlung sollte das Blut dynamisiert und der bestehende Blutstau beseitigt werden. Zu den häufig verwendeten Rezepten gehören das „Stasen aus der Versammlungshalle des Blutes vertreibende Dekokt" *(Xuefu zhuyu tang)*, „Persica-Dekokt zur Wiederherstellung des Qi-Flusses" *(Taohe chengqi tang)*, das „Dekokt, das standhalten lässt" *(Didang tang)* und das „Dekokt, das Wannsinn beseitigt" *(Diankuang mengxing tang)*.

至于血液的运行，要保证血液能够循行于血脉之内，除与血脉本身有关外，还有赖于心、肺、肝、脾等多脏腑功能的正常发挥。中医学认为：心主血脉，心气是维持心的正常搏动、推动血液循行的根本动力。而肺朝百脉，肺主一身之气，血非气不运。脾主统血，脾作为气血生化之源，可以统摄血液循行于血脉内，防止气虚不能摄血而致出血。肝主藏血，具有贮藏血液和调节血流量的功能。可见，血液能够在血脉中正常循行，一方面需要推动力，这有关于心肺；一方面需要固摄作用，这有关于脾肝。只有心肺肝脾多脏腑功能正常，才能保证血液运行正常。如果心肺气虚，气虚不能帅血，或肝气郁滞，都可导致血瘀，而表现为头晕头痛、胸闷胸痛、胁痛胃痛、肢体麻木疼痛、肌肤甲错甚至形成癥积包块，妇女月经不调等，治疗当益气活血或行气活血，常用方有补阳还五汤、通窍逐瘀汤、血府逐瘀汤、膈下逐瘀汤、身痛逐瘀汤、少腹逐瘀汤、失笑散等。如果脾气虚，脾不统血或肝不藏血，就会表现为鼻衄、咯血、吐血、尿血、便血、皮下紫斑等多种血证，治疗需要健脾摄血、敛肝凉血止血等，常用方如归脾汤、百合固金汤、犀角地黄汤等。

Neben den Leitbahnen und dem Blut selbst sind es vor allem die regulären Abläufe der Funktionskreise Herz, Lunge, Leber und Milz, die sicherstellen, dass das Blut wie vorgesehen in den Leitbahnen zirkuliert. Nach Ansicht der Traditionellen Chinesischen Medizin dominiert der Funktionskreis Herz das Blut und die Leitbahnen. Das Herz-Qi erhält den normalen Herzschlag aufrecht und ist die grundlegende Triebkraft der Durchblutung. Der Funktionskreis Lunge steht mit allen Leitbahnen in Verbindung und dominiert das Qi. Das Blut selbst bewegt sich ohne Qi nicht. Der Funktionskreis Milz hält das Blut in den Bahnen zusammen. Als die Quelle von Qi und Blut stellt der Funktionskreis Milz sicher, dass das Blut in den Leitbahnen zirkuliert und es nicht zu Blutungen aufgrund einer Qi-Schwäche kommt. Der Funktionskreis Leber speichert das Blut und übernimmt die Regulierung des Blutflusses. Zusammenfassend kann festgestellt werden, dass die normale Zirkulation des Blutes in den Leitbahnen einerseits eine treibende Kraft benötigt, die hauptsächlich mit den Funktionskreisen Herz und Lunge in Verbindung steht, und andererseits eine Verfestigungskraft, die in erster Linie mit den Funktionskreisen Milz und Leber in Verbindung steht. Nur bei regulärer Funktion von Herz, Lunge, Leber und Milz kann der Blutfluss sichergestellt werden. Ein schwaches Qi im Funktionskreis Herz oder Lunge, welches das Blut nicht leiten kann, sowie eine Leber-Qi-Stagnation können alle gleichermaßen zu einem Blutstau führen. Dieser Blutstau kann sich in Schwindel, Kopfschmerzen, Engegefühl oder Schmerzen in der Brust und an den Seiten, Magenschmerzen, Taubheitsgefühl und Schmerzen in den Gliedmaßen, fischschuppenähnlicher Haut, klumpigen Verfestigungen in der Bauchhöhle und unregelmäßiger Menstruation bei Frauen ausdrücken. Bei der entsprechenden Behandlung sollte schwerpunkmäßig das Qi gemehrt oder bewegt und das Blut harmonisiert werden. Zu den häufig eingesetzten Rezepten gehören beispielsweise das „Dekokt, das das Yang stützt und die fünf Zehntel zurückkehren lässt" (Buyang huanwu tang), das „Dekokt, das die Sinnesöffnungen löst und Stasen vertreibt" (Tongqiao zhuyu tang), das „Stasen aus der Versammlungshalle des Blutes vertreibende Dekokt" (Xuefu zhuyu tang), das „Dekokt, das Blut-Stasen unter dem Zwerchfell austreibt" (Gexia zhuyu tang), das „Dekokt, das Blut-Stasen aus einem schmerzhaften Körper austreibt" (Shentong zhuyu tang), das „Dekokt, das Blut-Stasen im unteren Abdomen austreibt" (Shaofu zhuyu tang) und das „Pulver des verlorenen Lachens"(Shixiao san). Sollte das Milz-Qi so schwach sein, dass es das Blut nicht in den Leitbahnen zusammenhalten kann, oder sollte die Leber das Blut nicht speichern, können Blut-Affektionen wie Nasenbluten, Hämoptyse, blutiger

Auswurf oder blutiges Erbrechen, Blut im Urin oder im Stuhlgang und subkutane Purpura auftreten. Schwerpunkte der entsprechenden Behandlung sollten darin bestehen, die Milz zu kräftigen und das Blut zu sammeln oder den Funktionskreis Leber zu sammeln und das Blut zu kühlen und zu stillen. Zu den häufig genutzten Rezepten zählen das „in den Funktionskreis Milz einfließende Dekokt" *(Guipi tang)*, das „Dekokt zur Festigung des Metalls mit Lilium" *(Baihe gujin tang)* und das „Dekokt mit Bubali cornu und Rehmannia" *(Xijiao dihuang tang)*.

## 三、津液的代谢及其临床意义
## Ⅲ. Der Stoffwechsel der Körpersäfte und seine klinische Bedeutung

津液是人体一切正常水液的总称。包括各脏腑组织的正常体液和正常的分泌物，如胃液、肠液、唾液、关节液等。而机体的代谢产物如尿、汗、泪等，也可以理解为津液。津液广泛地存在于脏腑、形体、官窍等器官组织之内和组织之间，起着滋润濡养作用。同时，津能载气，气也需要以津液为载体而运行全身并发挥其生理作用。津液又是化生血液的物质基础之一，所以与血液的生成和运行也密切相关。所以，津液是构成人体的基本物质，也是维持人体生命活动的重要物质。

Unter dem Begriff der Körpersäfte sind alle normalen Säfte des menschlichen Körpers versammelt. Er beinhaltet normale Körperflüssigkeiten und Sekrete verschiedener Funktionskreise wie Magensaft, Darmflüssigkeit, Speichel und Gelenkflüssigkeit. Die körpereigenen Metaboliten wie Urin, Schweiß und Tränen können ebenfalls als zu den Säften zugehörig verstanden werden. Die Säfte sind in und zwischen den Funktionskreisen, Gliedmaßen, Sinnesorganen und Körperöffnungen weit verbreitet und spielen vorrangig eine nährende Rolle. Gleichzeitig tragen sie zum Transport des Qi bei, indem das Qi die Säfte als Trägermedium nutzt, um sich im Körper zu bewegen und seine physiologischen Funktionen auszuüben. Darüber hinaus stellen die Säfte eine der materiellen Grundlagen der Blutbildung dar und stehen deshalb in enger Verbindung mit dem Entstehen und der Bewegung des Blutes. In diesem Sinne sind sie eine der Grundsubstanzen des menschlichen Körpers und seiner vitalen Prozesse.

《灵枢·五癃津液别》指出："津液各走其道，故三焦出气，以温肌肉，充皮肤，为其津；其流而不行者，为液 ."《内经》于此又把津液进一步分为津与液。其中，性质清稀，流动性大，主要布散于体表皮肤、肌肉和孔窍等部位，并渗入血脉，起滋润作用者，为津；而较为稠厚，流动性较小，灌注于骨节、脏腑、脑、髓等组织器官，起濡养作用者，为液。

Im Klassiker „Angelpunkt der Wirkkraft" *(Lingshu)* heißt es im Kapitel „*Zur Unterscheidung der fünf Undurchlässigkeiten und der Körpersäfte*" *(Wulong jinye bie)*, dass die aktiven (*jin*) und struktiven Säfte (*ye*) ihre eigenen Wege gehen. Die aktiven Säfte werden durch die drei

Wärmebereiche im ganzen Körper verteilt, befeuchten die Muskulatur und nähren die Haut. Damit unterteilt der „Klassiker des Gelben Kaisers" (Huangdi Neijing) den Begriff der Körpersäfte (jinye) in zwei Kategorien – jene der aktiven und struktiven Säfte, jin und ye. Als aktive Säfte werden die dünnflüssigen Körperflüssigkeiten bezeichnet, die hauptsächlich auf der Haut, in den Muskeln und um die Körperöffnungen verteilt sind. Die aktiven Säfte dringen in die Leitbahnen ein und übernehmen eine befeuchtende Rolle. Die struktiven Säfte hingegen sind dicker und weniger flüssig. Sie üben eine nährende Funktion aus und finden sich hauptsächlich in den Gelenken, den Funktionskreisen, im Gehirn und im Knochenmark.

关于津液的生成、输布和排泄，实际上也是一个涉及多脏腑功能的复杂的生理过程。《素问·经脉别论》指出："饮入于胃，游溢精气，上输于脾，脾气散精，上归于肺，通调水道，下输膀胱，水精四布，五经并行。"《黄帝内经》在这里用简明扼要的语言对津液代谢的过程进行了概括。认为津液来源于饮食，是通过脾、胃、小肠和大肠消化吸收饮食中的水分和营养而生成的。具体过程是饮食首先入胃，经过脾胃的运化输布，而上归于肺，而肺作为水之上源，可以通调水道，下输膀胱，最后可将津液输送到全身。《素问·逆调论》指出："肾者水脏，主津液。"《素问·灵兰秘典论》指出："三焦者，决渎之官，水道出焉。"可见，肾在津液代谢过程中，居于主宰地位，并通过三焦气化，影响全身五脏六腑。综上所述，津液的代谢与输布若要保持正常，主要有赖于脾、肺、肾和三焦等多脏腑生理功能的综合作用。而且，肺主气，司呼吸，外合皮毛，津液还可以通过肺的宣发肃降，化而为汗，或通过呼气被带走一部分。肾主蒸腾气化，司开合，"膀胱为州都之官，津液藏焉"，肾与膀胱气化功能正常，则津液可以化而为尿，排出体外。当然，大肠排出糟粕，也可排出一些津液。出汗、大小便等，都是津液排泄的重要途径。

Bildung, Verteilung und Ausscheidung der Säfte sind komplexe physiologische Prozesse, die unter Beteiligung mehrerer Organe mit unterschiedlichen Funktionen ablaufen. Eine Zusammenfassung des Stoffwechsels der Säfte findet sich im „Klassiker des Gelben Kaisers" (Huangdi Neijing). Dort heißt es im Buch „Schlichte Fragen" (Suwen), im Kapitel „*Abhandlung über die Leitbahnen*" (*Jingmai bie lun*), dass die Säfte aus der Nahrung stammen. Durch die Verdauung und Aufnahme von Wasser und Nährstoffen aus der Nahrung durch Milz, Magen, Dünndarm und Dickdarm werden Säfte hervorgebracht. Die Nahrung gelangt zuerst in den Funktionskreis Magen, von wo aus überschüssige Essenz in die Milz gelangt. Diese verteilt die Essenz und leitet sie nach oben in die Lunge weiter. Die Lunge kontrolliert die Wasserkanäle und hält sie frei. Von hier wird die Flüssigkeit [d.h. die Säfte] nach unten in die Blase geleitet. Die Essenz dieser Flüssigkeit breitet sich in alle Richtungen aus und durchläuft alle fünf Leitbahnen. Der Klassiker „Schlichte Fragen" (Suwen) weist außerdem im Kapitel „*Abhandlung über gegenläufige Bewegungen*" (*Nidiaolun*) darauf hin, dass „die Nieren ein Wasserorgan sind und die Säfte dominieren". Im Kapitel „*Abhandlung über die geheime Schrift der spirituellen Orchidee*" (*Linglan midian lun*) im „Schlichte Fragen" (Suwen) heißt es weiterhin: „Die drei Wärmebereiche gelten als Beamte, die für den reibungslosen Fluss und die Regulierung der Wasserwege zuständig sind." Es wird also vermutet, dass der Funktionskreis Niere im Zentrum des Stoffwechselprozesses der Säfte steht. Durch die weitere Transformation des Qi durch die drei Wärmebereiche wird der gesamte Körper beeinflusst. Zusammenfassend lässt sich feststellen, dass der reguläre Stoffwechsel und Transport der Säfte von einer Kombination der physiologischen Funktionen mehrerer Funktionskreise wie der Milz, Lunge, Nieren und den drei Wärmebereichen abhängt. Der Funktionskreis Lunge dominiert das Qi, ist für die Atmung zuständig und steht in Verbindung mit der Haut und der Behaarung. Durch die Funktionen des Verbreitens, Klärens und Absenkens kann die Lunge die Säfte in Schweiß umwandeln oder teilweise über die Atemlauft aus dem Körper ausstoßen. Der Funktionskreis Niere dominiert die Transpiration und die Transformation des Qi und ist für das Öffnen und Schließen der äußerlichen Genitalien und des Anus zuständig. Der TCM-Theorie zufolge treffen sich die Säfte der drei Wärmebereiche im Funktionskreis Blase, wo die Säfte gespeichert werden. Sind die Qi-Transformationsfunktion von Niere und Blase normal, können die Säfte in Urin umgewandelt und aus dem Körper ausgeschieden werden. Über den Dickdarm kann ebenfalls ein Teil der Säfte ausgeschieden werden. Zusammenfassend zählen Schwitzen, Wasserlassen und der Stuhlgang zu den wichtigen Formen der Ausscheidung von Säften.

至于津液的功能，主要包括滋润濡养、化生血液、调节阴阳和排泄废物等多个方面。首先，津液是以水为主体，具有滋润作用，内含多种营养物质，具有营养功能。外可滋润皮肤、筋肉，保证肌肤润泽、毛发有光泽；内可滋养脏腑，维持各脏腑的正常功能；注入孔窍，则可润滑口、眼、鼻诸窍；流入关节腔，可滑利关节；渗入骨髓，可充养骨髓和大脑髓海。其次，津液可以化生血液。津液渗入血脉，则可化生血液，并对血脉起到濡养作用，可滑利血脉，以保证血液循环通畅。另外，津液作为阴精的一部分，还有调节阴阳的作用。而且还可通过出汗以及大小便，排出津液代谢过程中产生的废物。如此有入有出，才能维持津液代谢功能正常。

Zu den Funktionen der Säfte gehören hauptsächlich das Befeuchten und Nähren, die Umwandlung zu Blut, die Regulierung von Yin und Yang sowie die Ausscheidung von Abfallprodukten. Zunächst bestehen die Körpersäfte in erster Linie aus Wasser, was ihnen ihre feuchtigkeitsspendende Wirkung ermöglicht. Sie enthalten zudem eine Vielzahl von Nährstoffen und können deshalb den Körper nähren. In Hinblick auf die Oberfläche des menschlichen Körpers können die Säfte die Haut und die Muskeln mit Feuchtigkeit versorgen, damit die Haut genährt und das Haar glänzend ist. Im Inneren des menschlichen Körpers nähren sie hingegen die Funktionskreise und erhalten damit deren normalen Funktionen aufrecht. Darüber hinaus befeuchten sie die Körperöffnungen, schmieren die Gelenke und nähren das Knochen- und Gehirnmark. Zweitens können die Säfte zu Blut umgewandelt werden. Sie dringen hierbei in die Leitbahnen ein und wandeln sich in Blut um. Dabei gewinnen sie zusätzlich die Funktion, die Leitbahnen zu nähren und eine reibungslose Durchblutung zu gewährleisten.

Als ein Teil der Yin-Essenz haben die Säfte außerdem noch die Funktion, Yin und Yang zu regulieren. Der Abfall des Säfte-Stoffwechsels wird über Schweiß, Urin und Stuhlgang aus dem Körper ausgeschieden. Ein normaler Stoffwechsel setzt daher eine reguläre Funktion, Entstehung und Ausscheidung der Säfte voraus.

而与津液相关的疾病，主要表现为津液不足与津液代谢失常两部分。若津液不足，不能濡润肺脏，就会表现为干咳、气喘、咽干等，治疗当润燥利肺，方药可用桑杏汤、清燥救肺汤等。津液亏虚，不能濡润九窍，就会表现为眼干、鼻干、口干等，治疗当养阴润燥，方药可用麦味地黄丸、芍药甘草汤等。津液不能濡润肠道，就会表现为胃脘隐痛、干呕、大便干结等，治当育阴和胃，增液行舟，方药可用益胃汤、增液汤等。若津液代谢失调，津液不归正化，则可化而为饮或聚液为痰，可表现为胃脘痞满，头晕目眩，呕吐痰涎，腹满肠鸣，或咳嗽引痛，或咳喘胸闷，咳痰清稀，咳逆倚息不得卧，颜面虚浮，或肢体酸胀疼痛等。治疗时应该通阳化饮，方药可用苓桂术甘汤、五苓散、肾气丸、十枣汤、己椒苈黄丸、木防己汤、葶苈大枣泻肺汤、小青龙汤、大青龙汤等。而因痰致病，更是可变生咳喘、失眠健忘、癫狂、癫痫、痰核、瘰疬等多种复杂疾病。治疗时应该化痰除湿，方药可用二陈汤、温胆汤、礞石滚痰丸、定痫丹、消瘰丸、指迷茯苓丸等。

Erkrankungen im Zusammenhang mit den Säften sind hauptsächlich auf zwei Ursachen zurückzuführen: ein Mangel an Säften und Störungen des Säfte-Stoffwechsels. Sollten nicht ausreichend Säfte vorhanden sein, um die Lunge mit Feuchtigkeit zu versorgen, können Symptome wie trockener Husten, Asthma und ein trockener Hals auftreten. Bei der Behandlung sollten vor allem bestehende „Trockenheiten" befeuchtet und der freie Fluss des Qi der Lunge sichergestellt werden. Verwendbare Rezepte wären beispielsweise das „Dekokt mit Morus und Prunus armeniaca" *(Sangxing tang)* und „kühlendes und trocknendes Dekokt, das dem Funktionskreis Lunge zu Hilfe kommt" *(Qingzao jiufei tang)*. Sind die Säfte nur unzureichend vorhanden und die neun Körperöffnungen nicht befeuchtet, manifestiert sich dies in trockenen Augen, einer trockenen Nase und einem trockenen Mund. Bei der Behandlung sollte vor allem das Yin genährt und die Trockenheit befeuchtet werden. Häufig verwendete Rezepte wären die „Rehmannia-Pille mit sechs Geschmacksrichtungen und Ophiopogonis radix sowie Schisandrae fructus" *(Maiwei dihuang wan)* und das „Dekokt mit Paeonia und Süßholz" *(Shaoyao gancao tang)*. Sind die Säfte nicht in der Lage, den Darm zu befeuchten, äußert sich dies in dumpfen Magenschmerzen, Würgen oder trockenem Stuhl. Schwerpunkte der entsprechenden Behandlung sollten darin liegen, das Yin zu nähren, den Magen zu harmonisieren und die Yin-Säfte zu mehren. Verwendet werden können Rezepte wie das „den Magen stützende Dekokt" *(Yiwei tang)* und das „Dekokt zur Mehrung der Yin-Säfte"*(-Zengye tang)*. Ist der Stoffwechsel der Säfte gestört, kann es zu einer Umwandlung der Säfte in wässrigen oder dicken Schleim kommen. Symptome wie Klumpen- und Völlegefühl im Magenraum, Schwindel, Erbrechen und übermäßiger Speichelfluss, Bauchfülle und Darmgeräusche, Schmerzen beim Husten, Husten und Keuchen sowie Engegefühl im Brustbereich,

Husten mit klarem und dünnem Schleim, starker Husten im Liegen, Gesichtsschwellungen oder Schmerzen in den Gliedmaßen können die Folge sein. Bei der entsprechenden Behandlung sollte das Yang durchgängig gemacht und der wässrige Schleim umgewandelt werden. Häufig eingesetzte Rezepturen sind das „Dekokt mit Poria, Cinnamomum, Atractylodes und Glycyrrhiza" *(Linggui zhugan tang)*, das „Pulver der fünf Ling-Bestandteile" *(Wuling san)*, die „Pille für das Qi des Funktionskreises Niere" *(Shenqi wan)*, das „Zehn-Dattel-Dekokt" *(Shizao tang)*, die „Pille mit Stephania, Zanthoxylum, Lepidium und Rheum" *(Jjiaoi lihuang wan)*, das „Dekokt mit Cocculi radix" *(Mufangji tang)*, das „Dekokt mit Lepidium und Jujuba zur Zerstreuung des Funktionskreis Lunge" *(Tingli dazao xiefei tang)*, das „kleine Dekokt des grünen Drachen" *(Xiao qinglong tang)* und das „große Dekokt des grünen Drachen" *(Da qinglong tang)*. Der Schleim kann darüber hinaus noch weitere komplexe Erkrankungen hervorrufen, beispielsweise Husten und Keuchen, Schlaflosigkeit, Vergesslichkeit, Wahnsinn, Epilepsie und Skrofulose. Schwerpunkte der Behandlung sollten darin liegen, den Schleim umzuwandeln und Feuchtigkeit zu eliminieren. Zu den verwendbaren Rezepten gehören das „Dekokt aus den zwei Abgestandenen (Ingredienzen)" *(Erchen tang)*, das „Dekokt, das den Funktionskreis Gallenblase erwärmt" *(Wendan tang)*, den „Schleim wegspülende Pille mit lapis aureus" *(Mengshi guntan wan)*, die „Epilepsie stabilisierende Pille"*(Dingxian wan)*, die „Skrofulose beseitigende Pille" *(Xiao luo wan)* und die „Pille mit Poria, Aurantii fructus, Pinelliae rhizome und Natrii sulfas" *(Zhimi fuling wan)*.

## 四、气血津液相关及其临床意义
## Ⅳ. Beziehungen zwischen Qi, Blut und den Säften sowie ihre klinischen Bedeutungen

　　气血津液都是构成人体和维持生命活动的基本物质，气、血、津液之间密切相关。生理情况下，气血津液各有各的功能，互相联系；病理情况下，各有各的病变，也可以互相影响。

Qi, Blut und die Säfte sind allesamt Grundsubstanzen, die den menschlichen Körper formen und dabei helfen, seine vitalen physiologischen Prozesse aufrechtzuerhalten. Unter Abwesenheit pathologischer Faktoren üben alle drei der genannten Substanzen ihre jeweiligen Funktionen aus und sind zudem miteinander verbunden. Im Fall einer Erkrankung aber weisen sie spezielle pathologische Veränderungen auf, die zusätzlich eine gegenseitige Beeinflussung zwischen Qi, Blut und den Säften mit sich bringen können.

**1. 气与血的关系及临床意义**
**1. Die Beziehung zwischen Qi und Blut und ihre klinischen Bedeutungen**

　　若就气血相关而言，气能生血，气能行血，气能摄血，气为血之帅，而血可载气，血为气之母。气能生血是指气可化生血。如果肾虚，则精不生髓，髓不生血，或脾气虚，则气血生化无源，皆可导致血虚。气能行血指气的推动作用是血液循行的动力。如宗气虚，不能贯通心脉，就可导致气虚血瘀。其实，气为血之帅，气行则血行，心主血脉、肺朝百脉等多方面功能都要依靠气的运行。病理情况下，不仅气虚可表现为血瘀，气滞也可表现为血瘀。气虚不能行血之人常见面色白，心悸气短，只要补气行血则面色润泽；气滞血瘀之人，常见胸胁胀痛，妇女月经不调等。气能摄血，是指气对血的统摄作用。主要是指脾统血的作用。此即所谓"诸血皆统于脾"。若脾虚不能统血，气不摄血，则血无所主，血不归经，血液妄行，则为多种血证。这种情况下，治疗时应该采取健脾统血、益气摄血的方法，常用方药如归脾汤等。若为出血急症，血脱危候，当遵照血脱者宜固气的思路，可用大剂独参汤补气摄血。血为气之母，则是指气在生成和运行中始终离不开血。一方面是血能生气，气在血中，血不断为气的生成和功能活动提供营养。另一方面是血能载气，气在血中，赖血之运载而达全身。否则，血不载气，则气将无所归附。临床上，大出血之时，常见四肢厥冷、大汗淋漓、气短息微等血虚不能载气所致的气随血脱危证。

Die Beziehung zwischen Qi und Blut kann wie folgt zusammengefasst werden: Das Qi kann Blut hervorbringen, seinen Fluss gewährleisten und es sammeln. Das Qi ist in diesem Sinne der Befehlshaber des Blutes. Umgekehrt dient das Blut als Träger des Qi und wird daher als dessen Mutter angesehen. Zum Hervorbringen von Blut durch Qi lässt sich sagen, dass es bei einer Schwäche des Funktionskreises Niere zu einem Mangel an Essenz kommt, was wiederum dazu führen könnte, dass zu wenig oder kein Mark erzeugt werden kann und in der Konsequenz das Mark kein Blut hervorbringen kann. Eine Milz-Qi-Schwäche könnte ebenfalls die Grundlage der Umwandlung und Hervorbringung von Qi und Blut beeinflussen, was eine Blut-Schwäche zur Folge hat. Mit der Gewährleistung des Blutflusses durch das Qi ist gemeint, dass das Qi die treibende Kraft für die Durchblutung des Körpers darstellt. So kann etwa das „genuine Qi" *(Zongqi)* im Fall einer energetischen Schwäche nicht mehr die Leitbahnen des Funktionskreis Herz durchdringen, was zu Qi-Schwächen und Blutstasen führen kann. Das Qi als „Befehlshaber" des Blutes ist von großer Bedeutung, nur bei ungehindertem Fluss des Qi kann sich auch das Blut normal bewegen. Es handelt sich hierbei um eine der vielseitigen Funktionen der Funktionskreise Herz und Lunge. Das Herz dominiert das Blut und die Leitbahnen, während die Lunge mit allen Leitbahnen in Verbindung steht. Sowohl eine Qi-Schwäche als auch eine Qi-Stagnation könnten sich in einem Blutstau äußern. Eine schlechte Durchblutung durch Qi-Mangel manifestiert sich häufig in Symptomen wie blassem Teint, Herzklopfen und Atemnot. Der blasse Teint wird sich verbessern, wenn das Qi gestützt und das Blut bewegt wird. Eine Blutstase infolge von Qi-Stagnation drückt sich vor allem in Symptomen wie Brustschmerzen und unregelmäßiger Menstruation aus. Die Sammlung des Blutes durch das Qi bezieht sich auf die Funktion des Funktionskreises Milz, der das Blut in den Leitbahnen zusammenhält. Sollten die Milz und ihr Qi nicht in der Lage sein, das Blut in den Leitbahnen zusammenzuhalten und zu sammeln, verliert das Blut an Leitung, es fließt unkontrolliert und teilweise auch außerhalb der Leitbahnen. Unterschiedliche Blut-Affektionen könnten die Folge sein. Bei der Behandlung derartiger Fälle sollten deshalb vor allem der Funktionskreis Milz gekräftigt und das Qi gemehrt werden, um den Zusammenhalt und die Sammlung des Blutes zu stärken. Bei akuten Symptomkonfigurationen wie dem Entweichen von Blut sollte vor allem das Qi gefestigt werden. Hochdosierter Ginseng erzielt hierbei oft gute Wirkungen. Mit dem Blut als „Mutter des Qi" wird zum Ausdruck gebracht, dass das Qi in seiner Erzeugung und Bewegung immer untrennbar mit dem Blut verbunden ist. Einerseits kann das Blut Qi hervorbringen und Qi ist im Blut enthalten. Das Blut bietet kontinuierlich Nahrung für die Produktion und die funktionellen Aktivitäten des Qi. Andererseits dient das Blut als Trägermedium des Qi, das auf diese Weise mit der Durchblutung den ganzen Körper erreicht. Wenn das Blut diese Funktion nicht mehr erfüllt, kann das Qi nirgendwo anhaften. Bei starken Blutungen treten häufig Symptome wie kalte Gliedmaßen, starkes Schwitzen und Atemnot auf. Dies ist auf das Entweichen von Blut und Qi zurückzuführen, das von der Blutschwäche und dem Funktionsverlust des Blutes als Trägermedium des Qi verursacht wird.

## 2. 气与津液的关系及临床意义
## 2. Die Beziehung zwischen Qi und den Säften und ihre klinischen Bedeutungen

若论气与津液相关而言，气能生津，气能输布津液，统摄津液，而津液也可化气，而且也能载气。气能生津，主要是指气可作为津液生成与输布的物质基础和动力。气可推动和激发肺脾肾与三焦等多脏腑的功能活动，以保证津液产生充足，输布有序，排泄有常。气能行津是指气的运动变化可作为津液输布排泄的动力。气能摄津是指气的固摄作用控制着津液的排泄，维持正常出汗，保证大小便正常。若气的升降出入运动异常，尤其是阳气失于温通，不仅津液不能正常化生，而且津液输布、排泄过程也可随之受阻。从而出现津液不足，或因津液不归正化，表现为痰阻、饮停、水肿等与水液代谢异常相关的疾病。若气不摄津，则体内津液外泄，可见多汗、漏汗、多尿等，临床治疗时应注意补气固津，常用方如玉屏风散、当归六黄汤、甘麦大枣汤，酌用浮小麦、碧桃干、龙骨、牡蛎等。另一方面，津液也可以化气，而且津液还可作为气的载体。津液不足，无以载气，就会出现气随津脱之证。临床上，常见暑病伤津耗液，患者不仅口渴喜饮，而且常见少气懒言、肢倦乏力等气虚之候，治疗当清暑热、益气生津，方药可用清暑益气汤、生脉散等。若为糖尿病，失治误治，或若因大汗、吐泻、津液大量丢失，则气可随津液外脱，也常需要用生脉散甚至参附龙牡汤以益气生津固脱或补气回阳，固脱救逆。

Die Beziehung zwischen Qi und den Säften kann wie folgt zusammengefasst werden: Das Qi kann die Säfte hervorbringen, sie bewegen und verteilen sowie sammeln. Die Säfte wiederum können sich in Qi umwandeln und als dessen Träger fungieren. Mit der Erzeugung von Säften durch das Qi ist gemeint, dass Qi die materielle Basis und die Kraft für die Produktion und den Transport der Säfte ist. Das Qi kann die funktionellen Aktivitäten von Lunge, Milz und Nieren sowie der drei Wärmebereiche fördern und stimulieren, um geeignete Bedingungen für die Entstehung, eine geordnete Verteilung sowie eine regelmäßige Ausscheidung der Säfte zu gewährleisten. Die Qi-Bewegung sind darüber hinaus die treibende Kraft für die Verteilung und die Ausscheidung der Säfte. Von einer Sammlung der Säfte durch das Qi wird gesprochen, da das Qi die Ausscheidung der Säfte kontrolliert, die reguläre Absonderung von Schweiß aufrechthält und für eine ungehinderte Ausscheidung von Urin und Stuhlgang sorgt. Wenn das Emporheben, Absenken, Aus- und Eintreten des Qi abnormal sind, vor allem, wenn es dem Yang-Qi an Wärme fehlt und es sich nicht fließend bewegen kann, ist eine reguläre Erzeugung der Säfte nicht möglich. Auch ihre Verteilung und Ausscheidung werden behindert. Mangelhafte Säfte und die vom menschlichen Körper nicht verwendbaren Körperflüssigkeiten können anschließend zu Störungen führen, die im Zusammenhang mit einem abnormalem Wasser- und Flüssigkeitshaushalt stehen. Symptome wie Schleim und Schwellungen sind die Folge. Wenn das Qi die Säfte nicht sammeln und kontrollieren kann, treten diese aus und es kommt zu Symptomen wie übermäßigem Schwitzen, Nachtschweiß und vermehrtem Wasserlassen. Bei der Behandlung sollten daher das Qi gekräftigt und die Säfte gefestigt werden. Berühmte Rezepte sind beispielsweise das „Pulver gegen Wind aus Jade" *(Yu pingfeng san)*, das „Dekokt mit Angelica sinensis und den sechs Gelben" *(Danggui liuhuang tang)* sowie das „Dekokt mit Süßholz, Weizen und Datteln" *(Gancao xiaomai dazao tang)*. Auch Kräuter wie Triticum aestivum L *(fuxiaomai)*, Fructus persicae immaturus *(bitaogan)*, Mastodi fossilium ossis *(Longgu)* und Ostreae concha *(Muli)* können gegebenenfalls eingesetzt werden. Die Säfte können sich darüber hinaus in Qi umwandeln und als dessen Trägermedium fungieren. Sind die Säfte nur unzureichend, vermögen sie nicht das Qi zu tragen. Das Qi entweicht in diesem Fall zusammen mit den Säften. Übliche „Sommerhitze"-Erkrankungen schaden oft den Säften. Betroffene Patienten sind häufig anfällig für Durst, klagen über fehlende Energie und kraftlose Gliedmaßen und sprechen nur ungern. Zur Behandlung sollten Hitze geklärt, das Qi gestützt und die Säfte hervorgebracht werden. Häufig werden hierfür Rezepte wie das „Dekokt zur Klärung von Sommerhitze und Vermehrung des Qi" *(Qingshu yiqi tang)* und das „Pulver, das die Pulse hervorbringt" (Shengmai san) verwendet. Darüber hinaus können mangelhaft behandelter Diabetes oder starkes Schwitzen, Erbrechen und Durchfall zu erheblichen Verlusten der Säfte führen, was das Entweichen von Qi zur Folge haben könnte. In diesem Fall sollten ebenfalls das „Pulver, das die Pulse hervorbringt" *(Shengmai san)* oder gar das „Dekokt mit Ginseng radix und Aconitum carmichaelii Debx, verstärkt durch Mastodi fossilium ossis und Ostreae concha" *(Shengfu longmu tang)* verwendet werden, um das Qi zu mehren, die Säfte hervorzubringen und das Entweichen von Qi zu konsolidieren oder das Qi zu kräftigen, das Yang zurückkehren zu lassen und Gegenläufigkeiten zu beheben.

### 3. 血与津液的关系及临床意义
### 3. Die Beziehung zwischen Blut und den Säften und ihre klinischen Bedeutungen

若论血与津液的关系而言，二者均有滋润和濡养作用，生理情况下血与津液可相互补充，病理情况下血与津液也可相互影响。行于脉中的血，渗于脉外则为津液。血液虚，则津液不足。如血液瘀结，津液无以渗于脉外滋润肌肤，即可见肌肤干燥粗糙，甚至肌肤甲错。失血过多，也可导致津液不足，从而出现口渴、尿少、皮肤干燥等。此即"津血同源"的缘故。而津液是构成血液的重要成分，在津液受损之时，如汗出、吐泻过度伤津液，也可导致津亏血少，形成血脉空虚、津枯血燥的病变。所以治疗失血、伤津之证，常常需要津血并补。另外，血不利则为水，血瘀还可导致水肿，而水肿日久，也常兼有血瘀，终会造成血瘀水停并见之局面。所以治疗血瘀水肿，包括妇女经闭水肿等，常可用活血利水之法，方药可用当归芍药散，加用泽兰、益母草、水红花子等活血利水。对于肾脏病肾风水肿，久病血瘀者，则可用桃红四物汤或加用地龙、水蛭、丹参、三七、鳖甲、牡蛎等，用活血化瘀、活血通络、化瘀散结等法，实践证明有利于病情控制。

Hinsichtlich der Beziehung zwischen Blut und den Säften lässt sich zunächst feststellen, dass beide eine nährende Wirkung aufweisen. Blut und Säfte können sich im gesunden Körper ergänzen und unter pathologischen Bedingungen gegenseitig beeinflussen. Das in den Leitbahnen fließende Blut wird zu Säften, wenn es aus den Leitbahnen sickert. Wenn das Blut nicht ausreicht, sind auch die Säfte nicht ausreichend. Im Fall einer Blutstase können die Säfte nicht wie vorgesehen aus den Leitbahnen austreten, um die Haut mit Feuchtigkeit zu versorgen. Trockene und raue oder sogar fischschuppenähnliche Haut können die Folgen sein. Übermäßiger Blutverlust kann ebenfalls einen Mangel an Säften verursachen, was sich in Symptomen wie Durst, geringem Urin und trockener Haut ausdrücken kann. Diese Umstände illustrieren, warum die TCM eine gemeinsame Quelle der Säfte und des Blutes vermutet. Die Säfte sind ein wichtiger Bestandteil des Blutes. Schädigungen der Säfte wie übermäßiges Schwitzen, Erbrechen und Durchfall können ebenfalls zu einem Mangel an Blut führen, was sich in leeren Leitbahnen und einer „Trockenheit" des Blutes ausdrückt. Daher erfordert die Behandlung von Blutverlust und Verletzung der Säfte häufig die Ergänzung beider Substanzen. Eine schlechte Durchblutung kann Schwellungen zur Folge haben, die über einen längeren Zeitraum häufig zusammen mit einer Blutstase auftreten. In diesem Fall kommt es zur Symptomkonfiguration Blut-Stasen und Stagnation von Wasser. Bei der Beseitigung von Schwellungen, die durch eine Blutstase verursacht werden, einschließlich der Schwellungen bei weiblichen Patienten mit Amenorrhoe, sollten deshalb das Blut dynamisiert und das Wasser ausgeleitet werden. Verwendet werden kann beispielsweise das „Pulver aus Angelica sinensis und Pfingstrosenwurzel" *(Danggui shaoyao san)* mit Kräutern wie Lycopi herba *(Zelan)*, Leonuri herba *(Yimucao)* und Polygoni orientalis fructus *(Shuihonghuazi)*. Patienten mit langwierigen Erkrankungen und Blutstasen sowie jene, die an Nierenerkrankungen aufgrund eines Windes im Funktionskreis Niere leiden, können mit dem „Dekokt der vier Bestandteile mit Persicae semen und Carthami flos" *(Taohong siwu tang)* behandelt werden. Um bessere Ergebnisse zu erzielen, können zudem noch Kräuter wie Pheretima *(Dilong)*, Hirudo *(Shuizhi)*, Salviae miltiorrhizae radix *(Danshen)*, Notoginseng radix *(Sanqi)*, Trionycis carapax *(Biejia)* und Ostreae concha *(Muli)* verwendet werden. Sie alle zielen darauf ab, das Blut zu dynamisieren und Stasen umzuwandeln, die Leitbahnen durchgängig zu machen und Zusammenballungen zu zerstreuen.

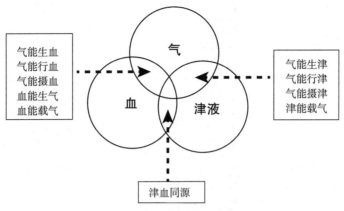

气、血、津液关系示意图

**Abbildung: Graphische Darstellung der Zusammenhänge zwischen Qi, Blut und den Säften**

气：Qi　　血：Blut　　津液：Säfte

气能生血：Das Qi kann das Blut hervorbringen.　　气能行血：Das Qi kann das Blut bewegen.

气能摄血：Das Qi kann das Blut sammeln.　　血能生气：Das Blut kann das Qi hervorbringen.

血能载气：Das Blut kann das Qi tragen.

气能生津：Das Qi kann die Säfte hervorbringen.　　气能行津：Das Qi kann die Säfte bewegen.

气能摄津：Das Qi kann die Säfte sammeln.　　津能载气：Die Säfte können das Qi tragen.

津血同源：Säfte und Blut entspringen der gleichen Quelle.

# 第八章 精——人体的精华

## Kapitel 8 Die Essenz - Struktivpotential des menschlichen Körpers

中医学"精"的概念，源于中国古代哲学气一元论中的"精气说"。中国古代哲学思想"精气说"认为精气是最细微而能变化的气，是最细微的物质存在，是世界的本原，当然也是生命的本源。

Der Begriff „Essenz" (*jing*) der Traditionellen Chinesischen Medizin leitet sich aus der „Lehre vom essentiellen Qi" des Qi-Monismus der chinesischen Philosophie ab. Diese Lehre besagt, dass die Essenz *jing* die subtilste und veränderlichste Form des Qi ist. Es ist zugleich die subtilste Form materieller Existenz, der Ursprung der Welt und natürlich auch der Ursprung des Lebens.

### 一、中医学"精"的内涵
### Ⅰ. Inhalte des Konzepts der Essenz in der chinesischen Medizin

中医学的"精"，或者说"精气"的概念，除了泛指构成人体和维持生命活动的基本物质以外，还有多重含义。如生殖之"精"，也就是先天之精。先天之精，禀受于父母，与生俱来，为生育繁殖的基础，构成人体的原始物质。《灵枢·决气》指出："两神相搏，合而成形，常先身生，是谓精。"此生殖之精，又称为狭义之精。一般说来，生殖之"精"，为肾所主，主要是藏于肾。另外，中医学的"精"，还包括脏腑之"精"，即后天之精。脏腑之"精"，来源于摄入的饮食，通过脾胃的运化及脏腑的生理活动，化为精微，转输到五脏六腑，这就是所谓五脏六腑之精，实际上也是为肾所藏。总的来说，中医学的"精"作为构成人体和维持生命活动的精微物质，可作为生命物质气、血、精、津、液的统称。但平常我们提到的"精"，更多是指肾所藏的"精"，以先天之精为基础，并为后天之精所充养。

Neben ihrer Rolle als Grundsubstanz, die den menschlichen Körper ausmacht und die Lebensaktivitäten aufrechterhält, umfasst das Konzept der Essenz in der Traditionellen Chinesischen Medizin noch weitere Bedeutungen. Eine davon ist die Essenz der Fortpflanzung. Bei dieser Fortpflanzungsessenz handelt es sich um die angeborene Essenz der Menschen, die von den Eltern auf das Kind übergehen, das ursprüngliche Material für den Aufbau des Körpers darstellen und die Grundlage für Fruchtbarkeit und Fortpflanzung bilden. Im „*Angelpunkt der Wirkkraft*" (*Lingshu- Jueqi*) heißt es, dass beim Geschlechtsverkehr zwischen Mann und Frau eine neue Form hervorgebracht wird, deren Substanz man als Essenz bezeichnet. Die Essenz der Fortpflanzung kann auch als die Essenz im engeren Sinne angesehen werden. Sie wird vom Funktionskreis Niere dominiert und in den Nieren gespeichert. Darüber hinaus beinhaltet der Begriff der Essenz in der Traditionellen Chinesischen Medizin die Essenz der Funktionskreise, die aus der aufgenommenen Nahrung stammt und somit eine erworbene Essenz darstellt. Die Nahrung wird im Körper von den Funktionskreisen Milz und Magen und weiteren Organen umgewandelt und anschließend in andere Körperteile transportiert sowie in den Nieren gespeichert.

Der Begriff „Essenz" der Traditionellen Chinesischen Medizin kann grob als subtile Substanz beschrieben werden, die den menschlichen Körper ausmacht und alle Lebensaktivitäten unterstützt. Es handelt sich um eine Sammelbezeichnung aller lebenswichtigen Substanzen wie Qi, Blut und weitere Körpersäfte. Im konkreten Fall ist mit der Essenz jedoch meist die von Geburt an in der Niere gespeicherte Essenz gemeint, die mit Hilfe der erworbenen Essenz genährt wird.

## 二、"精"的来源
## Ⅱ. Ursprung der Essenz

《灵枢·经脉》指出:"人始生,先成精。"《颅囟经》指出:"一月为胞胎,精气凝也;二月为胎形,始成胚也。"古人在此主要是论先天之精,也就是原始生命物质。中医认为人之始生,源于父母之精,父之精如种子,母之精如土地,父母之精交合,胎孕乃成。而小儿出生之后,则有赖母乳以充养气血,长精神,益智慧。人以脾胃为水谷之海,气血生化之源。人从出生,其后生长、发育,时时刻刻需要靠后天脾胃所化生的水谷精微滋养。先天之精,藏于肾,为生命活动的原始基础物质,而后天之精,源于脾胃,为先天之精的后天补充,也会归藏于肾,在维持人的生命活动中,也居于十分重要的地位。明代名医张景岳在《景岳全书·脾胃》中指出:"人之始生,本乎精血之原;人之既生,由乎水谷之养。非精血,无以充形体之基;非水谷,无以成形体之壮。"他强调指出"精"虽然来源于先天而充养于后天。

Im „*Angelpunkt der Wirkkraft*" (*Lingshu- Jingmai*) wird darauf hingewiesen, dass die Essenz „vor der Geburt einer Person gebildet wird". Der Klassiker der Pädiatrie „*Luxinjing*" besagt ebenfalls, dass die Essenz „im ersten Monat der Schwangerschaft entsteht und der Embryo im zweiten Monat der Schwangerschaft seine Form annimmt". Hier ist hauptsächlich von der angeborenen Essenz als ursprünglicher Materie des Lebens die Rede. Es wird angenommen, dass der Ursprung eines menschlichen Lebens in der Essenz der Eltern liegt. Die Essenz des Vaters ist wie ein Samen und jene der Mutter ist wie die Erde. Das Ergebnis ihrer Verbindung ist eine Schwangerschaft. Nach der Geburt hängt das Wachstum des Kindes von der Muttermilch ab, die das Blut des Kindes nährt, seine Energie steigert und Weisheit fördert. Der Funktionskreis Milz und Magen ist das Meer der Nahrung und die Quelle von Qi und Blut. Von Geburt an müssen Wachstum und Entwicklung eines Menschen ständig durch die von Milz und Magen umgewandelte Nahrung genährt werden. Die angeborene Essenz ist in den Nieren gespeichert und bildet die ursprüngliche Grundsubstanz aller Lebensaktivitäten, während die in Milz und Magen hervorgebrachte und ebenfalls in den Nieren gespeicherte erworbene Essenz eine Ergänzung zur angeborenen Essenz darstellt. Beide sind für die Aufrechterhaltung menschlicher Lebensaktivitäten wichtig. Der berühmte Arzt Zhang Jingyue aus der Ming-Dynastie wies in seinem Werk „*Medizinisches Kompendium des Zhang Jingyue*" im Kapitel zu Magen und Milz darauf hin, dass die Geburt eines Menschen durch die Essenz und das Blut bestimmt wird. Nach der Geburt ernähren sich Menschen durch die Aufnahme von Lebensmitteln. Ohne Essenz und Blut existiert keine Grundlage für den Körper, und ohne Nahrung kann der Körper nicht erstarken. Die Essenz hat ihren Ursprung zwar in der Verbindung der Essenzen beider Eltern vor der Geburt, wird aber durch erworbene Essenz genährt.

## 三、"精"的功能
## III. Funktionen der Essenz

"精"作为构成人体和维持人体生命活动的精微物质，包括肾所藏的先天之精与脾胃化生的后天之精，具有主生殖、主生长发育、主生髓化血等多方面生理功能。

Die Essenz, sowohl die in den Nieren gespeicherte angeborene Essenz als auch die durch Milz und Magen erworbene Essenz, ist eine grundlegende Substanz, die den menschlichen Körper ausmacht und seine vitalen Aktivitäten aufrechterhält. Sie ist für viele physiologische Funktionen wie die Fortpflanzung, das Wachstum und das Hervorbringen von Knochenmark und Blut verantwortlich.

首先，生殖之精与生俱来，作为生命起源的原始物质，为肾所主，具有主生殖以繁衍后代的作用。这种具有生殖能力的精，又称"天癸"。男子二八天癸至，开始出现遗精；女子二七而天癸至，月经开始按月来潮。精气充盈而天癸至，人就可以具有生殖能力。男女媾精，阴阳和调，胎孕方成，所以能有子而繁衍后代。而随着年龄增大，精气就会逐渐减少，女子七七，四十九岁，天癸竭，就出现闭经，自然也就丧失了生殖繁衍能力。可见，"精"是繁衍后代的物质基础，肾精充足，生殖能力就强，性功能就好。肾精不足，就会影响生殖能力，就可能导致不孕、不育，表现为性欲淡漠、性功能减退。

Die Essenz der Fortpflanzung liegt bereits mit dem Beginn eines Lebens vor. Als ursprüngliche Substanz des Lebens wird sie von den Nieren gesteuert und hat die Aufgabe, mittels Fortpflanzung Nachkommen zu produzieren. Die Essenz der Fortpflanzung wird auch „Himmelswasser" (*tiankui*) genannt. Ist sie im ausreichenden Maß vorhanden, erleben Jungen mit 16 Jahren ihre erste nächtliche Ejakulation und Mädchen beginnen mit 14 Jahren ihre erste Menstruation. Ab diesem Zeitpunkt verfügen Männer und Frauen unter der Voraussetzung einer in Fülle vorliegenden Essenz über die Fähigkeit zur Fortpflanzung. Durch den Geschlechtsverkehr zwischen Mann und Frau, also durch das Harmonisieren von Yin und Yang, bringen diese Kinder hervor. Mit zunehmendem Alter nimmt die Essenz allmählich ab. Erreicht eine Frau das Alter von 49 Jahren, so bleibt die Menstruation aus und sie verliert auf natürliche Weise ihre Fortpflanzungsfähigkeit. Es ist ersichtlich, dass die Essenz die materielle Grundlage für die Zeugung von Nachkommen ist. Bei ausreichend „Nieren-Essenz" liegen eine starke Fortpflanzungsfähigkeit und ungehinderte sexuelle Funktionen vor. Unzureichende „Nieren-Essenz" hingegen beeinträchtigt die Fortpflanzungsfähigkeit und kann zu Unfruchtbarkeit führen, was sich in vermindertem Begehren und eingeschränkten sexuellen Funktionen äußert.

其次,"精"还有主生长发育的作用。人出生以前,"精"作为胚胎形成和发育的物质基础,非常重要。人出生之后,"精"作为能够主生长发育的精微物质,仍然非常重要。人从幼年、少年到青年、壮年,都离不开"精"的充养。肾精不足,则可能导致生长发育迟缓,出现语迟、智迟等"五迟""五软"之类现象。宋代名医钱乙著《小儿药证直诀》,创立补肾名方六味地黄丸治疗小儿发育迟缓,就是在强调肾精在人体生长发育过程中的重要作用。应该指出的是,人的一生,从幼年而青年而壮年而步入老年,会随着精气由盛而衰的变化,而呈现出生长壮老已的生命运动规律。所以要想延缓衰老,保持肾精的充足,非常重要。

Die Essenz spielt außerdem eine Rolle bei der Steuerung von Wachstum und Entwicklung. Vor der Geburt eines Menschen ist die Essenz als materielle Grundlage für die Embryonenbildung und -entwicklung sehr wichtig. Aber auch nach der Geburt spielt sie als Substanz zur Steuerung von Wachstum und Entwicklung eine wichtige Rolle. Von der Kindheit über die Jugend bis hin zum Erwachsenenalter ist die Entwicklung des Menschen untrennbar mit der ausreichenden Versorgung mit Essenz verbunden. Unzureichende Essenz kann zu Wachstums- und Entwicklungsverzögerungen wie den „fünf Wachstumsrückständen" (Verzögerungen beim Stehen, Gehen, Sprechen sowie beim Wachstum von Haaren und Zähnen) und den „fünf Weichheiten" (weicher Hals, schwache Kaumuskulatur, schwache Hände, Füße und Muskeln) führen. Der berühmte Arzt Qian Yi aus der Song-Dynastie schlug in seinem Werk „*Schlüssel zur Behandlung von Kinderkrankheiten*" (*Xiaoer Yaozheng Zhijue*) den Einsatz des nierentonisierenden Rezepts „Rehmannia-Pille mit sechs Geschmacksrichtungen" (*Liuwei dihuang wan*) zur Behandlung von Wachstumsverzögerungen bei Kindern vor. Diese Behandlung hebt die zentrale Rolle der Essenz im Prozess des menschlichen Wachstums und der menschlichen Entwicklung hervor. Es sollte darauf hingewiesen werden, dass sich das Leben eines Menschen von der Kindheit bis ins hohe Alter infolge der Veränderung der Essenz von stark zu schwach wandelt und dem regelhaften Ablauf des Lebens von jung zu alt folgt. Daher ist die Gewährleistung ausreichender Mengen von Essenz zur Verzögerung des Alterungsprozesses von entscheidender Bedeutung.

再次,"精"还有生髓化血的功能。肾藏精,精生髓,脑为髓之海。所以肾精充盛,则脑髓充足而肢体行动灵活,耳目聪明。肾精足,脑髓充,则脑力好,智慧增,意志强,轻身延年。反之,随着年龄增大,肾精亏虚,髓海失养,就会出现头晕耳鸣,腰膝酸软,记忆力减退,神疲思睡等。事实上,许多老年患者尤其是老年痴呆患者,都常表现为记忆力减退,反应迟钝等,按照中医学理论来认识,就是年纪大了,肾精亏虚,髓海空虚了,所以防治老年性痴呆,应该重视补肾益髓,左归丸、右归丸、地黄饮子等,都是很好的方剂。另一方面,肾又主骨生髓。如果肾精亏虚,不能主骨生髓,就会出现骨质疏松、腰膝酸软等,所以治疗老年人骨质疏松,也不可忘记补肾。多种中药如狗脊、续断、桑寄生、杜仲、牛膝、骨碎补、补骨脂等,常用于治疗骨质疏松所致的腰腿痛,就属于补肾药物。另外,"精生髓",而"髓生血",中医学自古就有精血同源之说。研究发现:肾精充足,骨髓充盈,则血不虚。反之,如许多慢性肾脏病晚期患者,肾元虚衰,肾精亏耗,肾脏尿毒症致毒素堆积,导致骨髓不能造血,就会出现面色无华,爪甲色淡,头晕心悸等血虚表现。针对这种肾精不足所致的髓不生血,就需要遵照"精不足者,补之以味"的思路,选用冬虫夏草、鹿角胶、龟甲胶、阿胶、紫河车等血肉有情之品,以期通过补益精髓起到补血作用。

Darüber hinaus bringt die Essenz Knochenmark und Blut hervor. Das Gehirn wird in der TCM als Meer des Knochenmarks angesehen. Ist die „Nieren-Essenz" in Fülle vorhanden, so gilt dies auch für Mark und Gehirn. Die Gliedmaßen sind in diesem Fall flexibel, Gesichtssinn und Gehör sind ausgeprägt und fein. Mit ausreichend „Nieren-Essenz" und vollem Gehirnmark ist das Gehirn zu Höchstleistungen fähig. Die Weisheit nimmt zu, der Wille wird stark, der Körper bleibt jung und die Lebenserwartung steigt. Im gegenteiligen Fall verliert das Meer des Knochenmarks aufgrund des Mangels an „Nieren-Essenz" mit zunehmendem Alter an Nahrung. Symptome wie Schwindel, Tinnitus, Schwäche in der Hüfte und an den Knien, Gedächtnisverlust, Müdigkeit und Schläfrigkeit treten auf. In der Tat leiden ältere Patienten, insbesondere solche mit Alzheimer, häufig an Gedächtnisverlust und einem verlangsamten Reaktionsvermögen. Gemäß der Theorie der Traditionellen Chinesischen Medizin lässt sich dies auf altersbedingte mangelnde „Nieren-Essenz" und eine Entleerung des Meers des Knochenmarks zurückführen. Daher ist bei der Vorbeugung und Behandlung von seniler Demenz mehr Gewicht auf das Stärken der Nieren sowie des Marks zu legen. Rezepte wie „nach links gehende Pillen" (*Zuogui wan*), „nach rechts gehende Pillen" (*Yougui wan*) und „Rehmannia-Trank" (*Dihuang yinzi*) können in diesen Fällen sehr gute Wirkungen erzielen. Andererseits sind die Nieren für die Knochenmarkproduktion verantwortlich. Wenn die „Nieren-Essenz" nur unzureichend vorliegt und nicht in der Lage ist, Knochenmark zu erzeugen, können Symptome wie Osteoporose, Schmerzen und eine Schwächung der Hüfte und Knie auftreten. Daher darf bei der Behandlung von Osteoporose in älteren Menschen die Stärkung der Nieren nicht vernachlässigt werden. Viele Arzneimittel zur Behandlung von Osteoporose und Schmerzen im unteren Rückenbereich, beispielsweise Cobotium-Wurzelstock *(Gouji)*, chinesische Kardenwurzel *(Xuduan)*, Maulbeermistelkraut *(Sangjisheng)*, chinesische Gutterpercharinde *(Duzhong)*, Achyrantis-bidentata-Wurzel *(Niuxi)*, Drynariae rhizoma *(Gusuibu)* oder Asphaltkleefrucht *(Buguzhi)*, wirken häufig nierenstärkend.

Darüber hinaus ist das von der Essenz hervorgebrachte Mark für die Produktion des Blutes zuständig. In der TCM wird seit jeher davon ausgegangen, dass Essenz und Blut die gleiche Quelle haben. Studien haben gezeigt, dass sich bei ausreichendem Vorliegen von „Nieren-Essenz" und Knochenmark auch kein Blutmangel einstellt. Umgekehrt ist bei vielen Patienten mit fortgeschrittenen chronischen Nierenerkrankungen wie etwa Urämie die „Nieren-Essenz" schwach. Toxine reichern sich im Körper an, was dazu führt, dass das Mark nicht in der Lage ist, ausreichend Blut zu produzieren. In diesem Fall zeigen sich Symptome eines Blutmangels, darunter ein blasses Gesicht, blasse Nägel, Schwindel und Herzklopfen. Um den durch unzureichende Essenz verursachten Blutmangel zu behandeln, sollten Arzneimittel wie Cordyceps *(Dongchongxiacao)*, Hirschhorngelatine *(Lujiaojiao)*, Gelatine aus Schildkrötenpanzer *(Guibanjiao)*, Gelatinum *(Ejiao)* und Hominis placenta *(Ziheche)* verwendet werden.

另外，"精"还有滋养脏腑的作用。饮食入口，经脾胃消化吸收，转化为水谷精微。水谷精微会源源不断地输送到五脏六腑等全身各组织器官之中，起着滋养作用，以维持人体正常生理活动。因肾主封藏，能够"受五脏六腑之精而藏之"，所以源于脾胃的后天之精，也会归藏于肾，储以备用。肾中所藏之精，不断地收藏，又不断输送全身，则维持人体生理功能，生生不息。如果其他脏腑有病，包括脾胃后天之精不足，日久就一定会影响到肾，从而出现一系列复杂病症。中医自古就有"五脏之病，穷必及肾"之说，就是在强调许多慢性病都存在肾精亏虚病机。另外，肾精亏虚，进一步还有阴虚、阳虚之别。阴虚者，或称元阴不足，命门之水亏虚，则五脏之阴俱虚，临床可表现为形体消瘦、腰膝酸软、两颧红赤、潮热盗汗等，治疗当补肾填精、滋阴为主，方药可用左归丸、六味地黄丸等。阳虚者，或称元阳不足，命门之火亏虚，则五脏之阳俱虚，临床可表现为下利清谷、五更泻、阳痿、精冷不育等，治疗当补肾填精、温阳为主，方药可用右归丸、四神丸等。临床上，多种慢性疑难杂病的治疗，都需要从补益肾精入手。

Darüber hinaus nährt die Essenz auch die Funktionskreise. Die Nahrung gelangt in den Mund, wird von Milz und Magen verdaut, absorbiert und zur Essenz der Nährstoffe umgewandelt. Diese Nährstoffe werden kontinuierlich zu den Funktionskreisen und Organen des Körpers transportiert. Sie spielen eine nährende Rolle und erhalten die normalen physiologischen Aktivitäten des menschlichen Körpers aufrecht. Da der Funktionskreis Niere das Speichern und Bewahren kontrolliert und die Essenz der Funktionskreise speichern kann, wird hier auch die durch Magen und Milz erworbene Essenz zur späteren Verwendung gespeichert. Die in den Nieren enthaltene Essenz wird kontinuierlich gesammelt und weitertransportiert, um die physiologischen Funktionen des menschlichen Körpers aufrechtzuerhalten. Erkrankungen in anderen Funktionskreisen, einschließlich des Mangels an erworbener Essenz im Funktionskreis Milz und Magen, beeinflussen im Laufe der Zeit auch die Nieren, was anschließend eine Reihe komplexer Krankheiten nach sich ziehen kann. Seit ihren Anfängen besagt die Traditionelle Chinesische Medizin, dass „schwere Erkrankungen der fünf Speicherfunktionskreise die Nieren definitiv betreffen werden". Mit dieser Annahme wird betont, dass mit vielen chronischen Erkrankungen auch das Risiko eines Mangels an Nierenessenz einhergeht.

Beim Mangel der Nieren-Essenz wird zwischen Yin-Mangel und Yang-Mangel unterschieden. Beim Yin-Mangel, auch als Mangel des ursprünglichen Yin bekannt, kommt es zu einem Mangel des Wassers am „Tor des Lebens", das sich zwischen den Nieren befindet. Das Yin der fünf Speicherfunktionskreise ist in diesem Fall allgemein mangelhaft. Typische Symptome wie Gewichtsverlust, Schmerzen an Hüfte und Knien, rote Wangen, Hitzewallungen und Nachtschweiß können auftreten. Die Behandlung sollte hauptsächlich darauf abzielen, die Nieren zu nähren, die Essenz wieder aufzufüllen und das Yin zu stützen. Es bietet sich die Verwendung von „nach links gehenden Pillen" (*Zuogui wan*) und „Rehmannia-Pillen mit sechs Geschmacksrichtungen" (*Liuwei dihuang wan*) an.

Bei einem Yang-Mangel, der auch als Mangel des ursprünglichen Yang bezeichnet wird, liegt ein Mangel an Feuer am „Tor des Lebens" vor. Das Yang der fünf Speicherfunktionskreise ist allgemein mangelhaft. Typische Symptome sind wässrige Diarrhoe mit Unverdautem im Stuhl, Durchfall am frühen Morgen, Impotenz und Unfruchtbarkeit. Die entsprechende Behandlung zielt darauf ab, die Niere zu nähren und die Essenz wieder aufzufüllen. Hierzu können „nach rechts gehende Pillen" (*Yougui wan*) und „Pillen der vier Gottheiten" (*Sishen wan*) verwendet werden. Allgemein kann festgehalten werden, dass die Behandlung einer Vielzahl chronischer und schwer zu behandelnder Krankheiten auf einer Nährung der „Nieren-Essenz" fußen sollte.

# 第九章 神——生命的主宰
## Kapitel 9　Der Geist – Herrscher des Lebens

我们这里所说的"神"，属于中国传统文化中的一个重要范畴，在古代哲学与中医学理论中具有多重含义，具有物质与功能的双重属性，有神乎其神、玄妙莫测的特点。"神"并不是鬼神的"神"，既不是宗教教义所谓天地万物的创造者和统治者，也不是民间信仰所谓的神仙或杰出人物死后化身而成的精灵。

Der Begriff „Geist", wie wir ihn hier verwenden, zählt zu einer wichtigen Kategorie in der traditionellen chinesischen Kultur. In der klassischen Philosophie sowie in der Theorie der TCM ist er Träger verschiedener Bedeutungen und verfügt über sowohl materielle als auch funktionelle Attribute. Insgesamt erscheint er geheimnisvoll und mysteriös. Dabei handelt es sich bei diesem Geist weder um einen Geist im Sinne von Gespenstern, noch um einen Schöpfer und Lenker aller Dinge im religiösen Sinne. Auch ist er nicht mit den volksreligiösen Vorstellungen von Unsterblichen oder jenen übernatürlichen Wesen gleichzusetzen, in die sich herausragende Persönlichkeiten nach ihrem Tode verwandeln.

大家都知道，在遥远的古代，由于生产力水平很低，古人对自然以及自身的认知能力必然受到局限。所以那时的人们普遍认为天地万物间存在着一个万能的创造者或主宰者，也就是所谓"神"。古希腊有所谓"太阳神""爱神"的传说。古代中国也有"女娲造人"等神话故事。这些都可以理解为人类对自然界物质运动的内部机制的早期探索和猜想。此所谓"神"应该具备两个特点：一是极其神秘，难以预知；一是非常强大，地位重要。所以，古人对"神"的态度，当然只能是崇拜、服从、敬畏。

In ferner Vergangenheit war die Erkenntnisfähigkeit der Menschen gegenüber der Natur und gegenüber sich selbst aufgrund der geringen Produktionskräfte sehr eingeschränkt. Daher nahmen die Menschen jener Zeit häufig die Existenz eines allmächtigen Schöpfers und Lenkers an, der als Gott bezeichnet wurde. Im antiken Griechenland treffen wir etwa den Sonnengott Apollon und die Göttin der Liebe Aphrodite an, während aus dem alten China Göttergeschichten wie jene der Erschaffung der Menschen durch Nvwa überliefert sind.

# 一、中国传统哲学之"神"
# Ⅰ. Der „Geist" in der traditionellen chinesischen Philosophie

"神"作为中国传统哲学的一个重要范畴,就不再是主宰万物的"神灵",而变成了一个具有物质与功能双重属性的万事万物的本源与主宰。中医最古老的经典著作《黄帝内经》一书中,《素问·阴阳应象大论》就指出:"阴阳者,天地之道也,万物之纲纪,变化之父母,生杀之本始,神明之府也。"古人认为阴阳互生互制,既统一又斗争,存在于万事万物及其发生发展过程之中,是万事万物发生发展的原始动力。此所谓"神明",虽然依然有极其神秘、非常强大的特点,但已经不再是超越万事万物高高在上的"神灵"。

Der Geist stellt eine wichtige Kategorie innerhalb der traditionellen chinesischen Philosophie dar. Es handelt sich hierbei nicht mehr um eine alles beherrschende Gottheit, sondern um den Ursprung und Lenker aller Dinge und Lebewesen, welcher sowohl materiell als auch funktional gedacht wurde. Im ältesten Buches der TCM, dem „Inneren Klassiker des Gelben Kaisers", heißt es im Kapitel „Suwen: Debatte über die Entsprechungen von Yin und Yang": „Yin und Yang, sie sind das Funktionsprinzip von Himmel und Erde, sie sind die Beziehung zwischen allen Dingen, Mutter und Vater des Wandels, Beginn und Ende von Leben und Tod und Heimstatt der Geister." Die Menschen des Altertums nahmen an, dass sich Yin und Yang gegenseitig hervorbrachten und überwanden, also einerseits nach Vereinigung streben und andererseits miteinander ringen. Sie existieren in allen Dingen und Lebewesen sowie in ihren Entwicklungsprozessen und sind zugleich die Antriebskraft dieser Entwicklungsprozesse. Die „Geister" in diesem Textabschnitt weisen zwar noch auf geheimnisvolle und mächtige Existenzen hin, doch handelt es sich schon nicht mehr um „Gottheiten" im eigentlichen Sinne, die über allen Dingen stehen.

中国古代最重要的经典《易经》就曾经指出:"阴阳不测之谓神。"这是在强调其神秘性。儒家经典《荀子》则指出:"万物各得其和以生,各得其养以成,不见其事而见其功,夫是之谓神。"则是在提示"神"的地位非常重要,作用非凡,万事万物都离不开"神"。由此可见,中国传统哲学"神"的概念,乃是阴阳对立统一法则最高层次的抽象,作为天地间最普遍、最一般的规律,对天地间万事万物发生发展都具有决定性的作用。

Im wichtigsten Klassiker des Altertums, dem „Buch der Wandlungen" findet sich folgender Hinweis: „Was wir an [den Wandlungen von] Yin und Yang nicht messen können, nennen wir Geist." Hier wird das Mysteriöse des Begriffes noch betont. Im konfuzianischen Klassiker „Xunzi" wiederum heißt es: „Alle Dinge kommen in den Genuss einer Harmonisierung mit ihm und kommen ins Leben, sie werden von ihm genährt und vollenden sich. Nicht seine materielle Erscheinung sehen wir, sondern sein Wirken. Dies nennen wir den Geist." Hier wird die sehr wichtige Rolle des „Geistes" hervorgehoben: Seine Rolle ist außerordentlich und nichts, kein Gegenstand und kein Lebewesen, kann ohne ihn existieren. Hieraus lässt sich erkennen, dass das Konzept des „Geistes" in der traditionellen chinesischen Philosophie die höchste Abstraktion des Modells der Einheit der Gegensätze von Yin und Yang darstellt. Es fungiert als das universelle Muster zwischen Himmel und Erde schlechthin und spielt die entscheidende Rolle für die Entwicklung aller Dinge und Lebewesen.

## 二、中医学之"神"
## Ⅱ. Der „Geist" in der Traditionellen Chinesischen Medizin

那么，中医学的"神"又是什么含义呢？中医学中的"神"可以理解为中国哲学中的"神"在医学领域中的具体应用。不仅神秘，而且极其重要。具体说，进一步又可划分为生命之"神"与精神之"神"。

Welche Konnotationen weist der „Geist" nun in der TCM auf? Zunächst lässt er sich als konkrete Anwendung des Geistesbegriffes der chinesischen Philosophie auf dem Gebiet der Medizin verstehen. Der Begriff ist hierbei mysteriös und zugleich von großer Bedeutung. Konkret kann man zwischen einem beseelenden „Lebensgeist" und dem Geist im Sinne einer seelischen Verfasstheit des Gemütes unterscheiden.

### 1. 生命之"神"
### 1. Lebensgeist

生命之"神"，是指人体生命活动的主宰，但可以通过人体的整体形象如面色表情、目光眼神、言语应答、肢体活动及意识思维、舌苔、脉象等表现出来。"神"须依附于形体而存在，而人体生命活动也离不开"神"的主宰。这就是中医学的"形神合一"观点。

Dieser Begriff verweist auf den Geist als Lenker aller vitalen Aktivitäten des menschlichen Körpers. Dieser kann durch das Erscheinungsbild des Körpers zum Ausdruck kommen, etwa im Gesichtsausdruck, dem Blick, verbalen Reaktionen oder den Bewegungen von Gliedmaßen, aber auch im Bewusstsein und Denken, dem Belag der Zunge oder dem Puls. Der Geist kann nur in der Bindung an den materiellen Körper existieren, und die Lebenserscheinungen des menschlichen Körpers können nicht ohne Leitung durch den Geist stattfinden. Dies wird in der TCM als „Einheit von Form und Geist" zum Ausdruck gebracht.

《素问·上古天真论》曾经指出：养生必须做到"形与神俱"，才能活到自然寿命，也就是所谓"天年"。明代名医张景岳《景岳全书》指出："善乎神之为义，此死生之本，不可不察也……以形证言之，则目光精彩，言语清亮，神思不乱，肌肉不削，气息如常。"他认为"神"反映着生命活动的重要信息，通过望神可以了解人体生命活动的整体情况。《灵枢·天年》所谓"失神者死，得神者生"，也是在强调神作为人体生命过程的内部主宰，非常重要，而通过望神，了解是"失神"还是"得神"，则可以判断病情预后与生死转归。

Im Abschnitt „Abhandlung über die himmlischen Wahrheiten des Altertums" im Kapitel Suwen wird betont, dass bei der Lebenspflege sowohl Form als auch Geist berücksichtigt werden müssen, erst dann könne man seine natürliche Lebensdauer ausschöpfen. Der berühmte Arzt Zhang Jingyue aus der Ming-Dynastie schrieb in seinem „Gesammelte Werke des Jingyue": „Was den Geist betrifft, so ist er der Ursprung von Leben und Tod, und er darf nicht ununtersucht bleiben...am Körper äußert er sich in glänzenden Augen, klarer Sprache, ungetrübtem Denken, ungeteilter Kraft und normaler Atmung." Zhang Jingyue nahm also an, dass der Geist wichtige Informationen zu den Lebensprozessen widerspiegelt. Durch Beobachtung des Geistes ließe sich entsprechend der Gesamtzustand des menschlichen Körpers verstehen. Der Ausdruck „wer seinen Geist verliert, stirbt, wer ihn erlangt, lebt" aus dem Kapitel „Lingshu – Lebensspanne" betont die Rolle des Geistes als Herrscher über alle Lebensprozesse im menschlichen Körper. Zudem lässt sich durch die Untersuchung des Geistes, d.h. Verlust oder Gewinn des Geistes, auf den Ausgang einer Krankheit schließen.

那么，生命之"神"又是源自何处呢？《灵枢·本神》指出"生之来谓之精，两精相搏谓之神"，又说"故神者，水谷之精气也"，"神气舍心，魂魄毕具，乃成为人"。可见人的生命源于两精相合，起始标志就是"神"，"神"源于先天遗传，同时又依赖后天之精的滋养，"形神俱备"是"成为人"的必要条件。

Doch wo entspringt dieser Geist? Im „Lingshu – Ursprung des Geistes" heißt es, „der Ursprung des Lebens wird Essenz genannt, und zwei miteinander ringende Essenzen werden als Geist bezeichnet". Zudem heißt es an gleicher Stelle: „Der Geist ist die Essenz des Wassers und des Getreides [d.h. der Nahrung]". „Hausen Geist und Qi im Herzen, sind Hauch- und Körperseele vollständig vorhanden, so ist die Menschwerdung abgeschlossen". Hier wird ersichtlich, dass menschliches Leben aus der Vereinigung zweier Essenzen entsteht. Das Symbol dieses Beginns ist der „Geist". Dieser ist einerseits naturgegeben und vererbt und andererseits von der Ernährung durch die Essenz abhängig. Körper und Geist in ihrer Vollendung sind somit unabdingbare Voraussetzung für die Menschwerdung.

《素问·六节脏象论》更指出："天食人以五气，地食人以五味。五气入鼻，藏于心肺，上使五色修明……以养五气，气和而生，津液相成，神乃自生。"可见"神"对生命活动的主宰，是以"精"（包括先天之精与后天五气、五味化生的精气）作为物质基础。

精与神的关系是：精能生神，神能御精。二者一刻也不能分离。中国人常常将"精气神"并称，也是强调精气神三者密不可分的关系。所以，临床看病，首先要望神，望舌，切脉，也要重视判断有神无神。望诊两目无神，望舌无苔缺少鲜活之色，切脉缺少从容柔和之象，则往往提示病情危重，预后不佳。

Darüber hinaus lesen wir im Kapitel „Abhandlung über die Zeit und den Zustand der inneren Organe" des Suwen: „Der Himmel nährt den Menschen mit den Fünf Luftformen, die Erde nährt ihn mit den Fünf Geschmäckern. Die Fünf Luftformen finden über die Nase Eingang und werden in Herz und Lunge gespeichert. Dies manifestiert sich in den Fünf Farben. […] So werden die Fünf Luftformen genährt. Sind die Formen des Qi harmonisch, so wird das Leben aufrechterhalten, die Säfte des Körpers bilden sich und es kommt schließlich zur Entstehung des Geistes." Hier wird deutlich, dass der Geist seine materielle Grundlage in der Essenz hat (sowohl in der angeborenen Essen als auch des essentiellen Qis, welches aus den Fünf Geschmäckern und den Fünf Luftformen gewonnen wird).

Die Beziehung zwischen Essenz und Geist besteht einerseits in der Entstehung des Geistes aus der Essenz und andererseits in der Kontrolle der Essenz durch den Geist. Beide Aspekte können nicht voneinander getrennt werden. In China werden Essenz, Qi und Geist häufig in einem Atemzug genannt, was die enge Beziehung dieser drei Aspekte hervorhebt. Bei der klinischen Diagnose muss daher zunächst der Geist in all seinen Ausdrucksformen inspiziert werden. Insbesondere wird die Zunge betrachtet und der Puls gefühlt, um Rückschlüsse auf den Zustand des Geistes zu ziehen. Wird etwa festgestellt, dass beide Augen matt sind, die Zunge keine lebendige Farbe aufweist und der Puls nicht ruhig und gleichmäßig ist, deutet dies häufig auf eine schwere Erkrankung und eine entsprechend schlechte Prognose hin.

在治疗方面，比如应用针刺之法，也要特别重视调神。《素问·至真要大论》指出："针刺之要，必先治神。"《灵枢·行针》也指出："行针者，贵在得神取气。"这些经文都在强调针刺治疗应该重视调神，要求"得气"。有些针灸从业者，不讲究针刺"得气"，即不关心患者自我感觉"酸、麻、重、胀、痛"等，实际上有违中医重视"调神"的思想，当然也会影响临床疗效。

Bei der Behandlung, etwa mit Akupunkturnadeln, ist die Regulierung des Geistes ebenfalls zu beachten. Im Suwen heißt es im Abschnitt „Abhandlung über die höchste Wahrheit": „Am wichtigsten bei der Akupunktur ist es, dass zunächst der Geist behandelt werden muss." Im Ling Shu wiederum lesen wir im Kapitel „Bewegung der Nadel": „Der große Wert der Akupunktur liegt im Erhalt des Geistes und der Aufnahme von Qi." In diesen Textstellen wird die Regulierung des Geistes bei der Behandlung mit Akupunktur betont und die Aufnahme von Qi gefordert. Einige Praktizierende im Bereich von Akupunktur und Moxibustion schenken dieser Aufnahme des Qi keine Aufmerksamkeit und vernachlässigen teilweise Eigenwahrnehmungen der Erkrankten wie Ziehen, Taubheit, Schwere, Schwellung oder Schmerzen. Dies läuft der Betonung des Geistes in der TCM zuwider und hat natürlich auch Auswirkungen auf das Resultat der Behandlung.

## 2. 精神之"神"
## 2. Geist als Gemütsverfassung

在中医学领域，"神"更多是指人的精神情志活动，包括意识、思维、情绪、情感、感觉、知觉等心理活动和过程，即精神之"神"。所谓"心藏神"，主要就是指这种精神之"神"。大家都知道，关于人的思维意识和情感活动，现代医学认为都是大脑的功能，非常强调大脑作为人体最重要的器官"中枢""司令部"的重要功能。中医学对大脑功能又是如何认识的呢？究竟是脑在思考，还是心在思考呢？

In der TCM wird der Geist noch häufiger als Regung von Gemüt und Verstand aufgefasst. Hierzu zählen Bereiche wie Bewusstsein, Denken, Emotionen und Empfindungen und Wahrnehmungen oder ähnliche psychologische Prozesse. Im Ausdruck „das Herz speichert den Geist" ist ebendiese Seite des Geistes gemeint. Wie allseits bekannt ist, stuft die moderne Medizin Denken, Bewusstsein und Empfindungen als Funktionen des Gehirns ein. Entsprechend wird das Gehirn in seiner Rolle der „zentralen Kommandostelle" als wichtigstes Organ betont. Aber wie werden die Funktionen des Gehirns in der chinesischen Medizin eingeordnet? Wird mit dem Gehirn gedacht, oder mit dem Herzen?

《素问·五脏别论》指出："脑、髓、骨、脉、胆、女子胞，此六者，地气之所生也，皆藏于阴而象于地，故藏而不泻，名之曰奇恒之府。"

„Suwen: Zur Unterscheidung der Speicherorgane": „Gehirn, Knochenmark, Knochen, Puls, Gallenblase und Uterus, diese sechs werden durch Erd-Qi hervorgebracht. Sie alle speichern Yin und gleichen der Erde. Sie speichern, aber sie entleeren sich nicht. Man nennt sie Paläste wundersamer Beständigkeit [d.h. Neben-Funktionskreise]."

《素问·五脏生成》指出："诸髓者，皆属于脑。"

„Suwen: Entstehung und Vervollständigung der Speicherorgane": „Das Knochenmark gehört in seiner Gesamtheit zum Gehirn."

《素问·脉要精微论》指出："头者精明之府，头倾视深，精神将夺矣。"

„Suwen: Abhandlung über die Wichtigkeit des Pulses": „Der Kopf ist die Versammlungshalle der geistigen Kräfte. Lässt man seinen Kopf hängen und richtet den Blick nach unten, so wird es einem an Essenz und Geist fehlen."

《灵枢·海论》指出："脑为髓之海，其输上在于其盖，下在风府……髓海不足，则脑转耳鸣，胫酸眩冒，目无所见，懈怠安卧。"

„Lingshu: Über das Meer": „Das Gehirn ist ein Meer aus Rückenmark, es endet oben an der Schädeldecke und unten im Punkt Versammlungshalle des Windes. Gibt es einen Mangel im Hirn, so folgen Schwindel und Ohrenklingeln, Schmerzen am Schienbein, unklare Sicht und Lethargie."

可见，《黄帝内经》虽然没有把大脑对应于"脏"，但对脑功能的认识还是比较深刻的。

Hier wird ersichtlich, dass das Gehirn im „Inneren Klassiker des Gelben Kaisers" zu den Speicherorganen gezählt wird, auch wenn die Kenntnisse der Funktionen des Gehirns noch nicht sehr weit reichten.

汉字的"脑"字，从肉（月旁），从囟，提示脑在头颅之内，为"诸髓所属"，是"髓之海"，与人的精神、感觉等关系非常密切。所以，一旦脑有病，就可以表现为头晕目眩，精神疲惫，耳鸣眼花，腿酸倦怠等。

Das chinesische Schriftzeichen für das Gehirn besteht aus dem Radikal Fleisch und dem Zeichen Schädelknochen, was auf die Position des Hirns im Schädel hinweist. Das Hirn ist „Bestandteil des Knochenmarks" oder „ein Meer aus Knochenmark" und weist einen sehr engen Bezug zur mentalen und emotionalen Verfasstheit auf. Aus diesem Grund äußern sich Erkrankungen des Gehirns in Schwindel, mentaler Erschöpfung, Ohrensausen, verschwommener Sicht, Ziehen in den Beinen und Antriebslosigkeit.

基于此，明代著名医药学家，《本草纲目》的作者——李时珍，更明确指出："脑为元神之府，思想之源，髓为脑之本，精液之源。"至此，古人对脑功能的认识，已经与现代医学认识基本一致。

Basierend auf dieser Annahme schrieb der berühmte Arzt der Ming-Dynastie und Autor des „Buchs der heilenden Kräuter", Li Shizhen: „Das Gehirn ist die Versammlungshalle des ursprünglichen Geistes und der Quell des Denkens. Das Rückenmark ist die Wurzel des Hirns und der Quell des Spermas." Hier stimmt das Verständnis der Funktion des Gehirns schon weitgehend mit jenem der modernen Medizin überein.

实际上，也正是基于古人对脑的重视，我们现代临床治疗脑病，如老年痴呆、震颤麻痹综合征等，才提出填精补髓健脑等一系列治法，常用药物如地黄、龟甲、石菖蒲、茯神、远志等，针灸治疗则当重视针刺风府、人中等穴位，以通督健脑、醒脑开窍，都取得了一定疗效。

Tatsächlich beruht die heutige Behandlung von Erkrankungen des Gehirns wie Demenz oder Parkinson mittels einer Ergänzung von Essenz und Knochenmark oder einer Unterstützung des Hirns auf dieser Betonung des Gehirns im Altertum. Hierbei kommen häufig Substanzen wie Chinafingerhut, Wasserschildkrötenpanzer, Lakritz-Kalmus, Kokospilz oder Kreuzblumenwurzel zum Einsatz. Bei der Behandlung per Akupunktur und Moxibustion wird besonderes Augenmerk auf die Akupunkturpunkte Versammlungshalle des Windes und Mitte des Menschen (d.h. zwischen Nase und Mund) gelegt, um das Hirn anzuregen und freizumachen. Beide Vorgehensweisen können gute Behandlungserfolge erzielen.

但应该指出的是，中医学虽然提到过"脑为元神之府"，但总的说还是更重视"心主神明"和"五脏藏神"。

Es muss jedoch betont werden, dass die TCM das Gehirn zwar als „Versammlungshalle des ursprünglichen Geistes" ansieht, eine weitaus wichtigere Bedeutung spielen aber die „Kontrolle des Herzens über die geistigen Aktivitäten" und die Annahme, dass der Geist „in allen Fünf Speicherorganen gespeichert wird".

《素问·灵兰秘典论》指出"心者，君主之官也，神明出焉"，明确提出了心主神明的论点。不仅如此，中医学还有"五脏藏神"的观点。

So heißt es im „Suwen: Geheimnisse von Geist und Orchidee": „Das Herz ist der Amtsort des Herrschers. Aus ihm entspringt die geistige Aktivität." An dieser Stelle wird die Annahme vorgebracht, dass das Herz die geistigen Aktivitäten kontrolliert. Darüber hinaus stoßen wir in der TCM auf die Ansicht, dass der Geist in allen Fünf Speicherorganen anzutreffen sei:

《灵枢·本神篇》指出："故生之来谓之精，两精相搏谓之神，随神往来者谓之魂，并精而出入者谓之魄，所以任物者谓之心，心有所忆谓之意，意有所存谓之志，因志而存变谓之思，因思而远慕谓之虑，因虑而处物谓之智。"

Im „Lingshu: Zum Ursprung des Geistes" lesen wir: „Darum bezeichnen wir den Ursprung des Lebens als Essenz. Das aus dem Ringen zweier Essenzen Hervorgebrachte nennen wir Geist. Was sich im Gefolge des Geistes hin- und herbewegt, wird als Geistseele bezeichnet, was hingegen mit der Essenz ein- und austritt, nennen wir Körperseele. Das, was die Kontrolle über die Materie ausübt, nennen wir Herzen, was im Herzen an Erinnerung vorliegt, bezeichnet man als Vorstellungskraft. Was an Vorstellungskraft bewahrt wird, bezeichnet man als Willen, und was auf der Grundlage des Willens bewahrt wird und sich verändert, bezeichnet man als Denken. Wird auf der Grundlage des Denkens langfristig geplant, nennt man dies Reflektion, und bezieht sich diese Reflektion auf materielle Dinge, so bezeichnet man dies als Wissen."

《黄帝内经》在此重点论述了精神思维意识活动的多种形式，具体包括神、魂、魄、意、志、思、虑、智等，实际上包含了多种精神意识情感活动，如感觉功能、情绪控制力、意志力、注意力、记忆力、思维能力、欲望、智慧等。并强调精是神的物质基础，所以只有积精才能全神。

Der „Innere Klassiker des Gelben Kaisers" analysiert in diesem Abschnitt verschiedene Erscheinungsformen des bewussten Denkens, darunter Geist, Geist- und Körperseele, Vorstellungskraft, Wille, Denken, Reflektion sowie Wissen. Diese beinhalten zudem bewusste Gemütsregungen, etwa Empfindungen, emotionale Kontrolle, Willenskraft, Aufmerksamkeit, Erinnerungsvermögen, Denkvermögen, Sehnsüchte oder Weisheit. Darüber hinaus wird betont, dass die Essenz die materielle Grundlage des Geistes ist, womit die Anhäufung von Essenz Voraussetzung für einen vollständigen Geist ist.

《灵枢·本神篇》还指出："五脏者，所以藏精神血气魂魄也，六腑者，所以化水谷而行津液者也……肝藏血，血舍魂……脾藏营，营舍意……心藏脉，脉舍神……肺藏气，气舍魄……肾藏精，精舍志。"

Im „Lingshu: Zum Ursprung des Geistes" heißt es weiterhin: „Die Fünf Speicherorgane speichern Essenz, Geist, Blut, Qi sowie Geist- und Körperseele. Die Sechs Nebenfunktionskreise wandeln Wasser sowie Nahrung um und bewegen die Körpersäfte. Die Leber speichert Blut, welches wiederum die Geistseele beherbergt. Die Milz speichert die aufbauende und nährende Kraft, und diese beherbergt die Vorstellungskraft. Das Herz speichert den Puls, in welchem der Geist haust. Die Lunge speichert das Qi, welches wiederum die Körperseele beherbergt. Die Nieren speichern die Essenz, in welcher der Wille haust."

《黄帝内经》在此提出五脏藏神各有所主，各有其不同的物质基础，这就是所谓"五脏藏神"的观点。一般说来，肝藏血功能正常，则神魂内守，情绪能得到正常控制；脾藏营功能正常，则注意力正常；心主血脉功能正常，则神明有主；肺主气功能正常，则魄定神安，意志力正常；肾藏精功能正常，则记忆力正常。病理情况下，五脏功能失调，各种精神活动的物质基础发生改变，则会发生相应的精神意识活动障碍。所以，精神、意识、情感、思维、记忆等活动的维持，都有赖于五脏藏神功能的正常。

Hier wird betont, dass jedes der Fünf Speicherorgane unterschiedliche Aspekte des Geistes kontrolliert und sich hierbei auf eine andere materielle Grundlage stützt. Ist die Speicherfunktion des Blutes in der Leber normal, so sind Geist und Seele nach innen gerichtet und die Emotionen können kontrolliert werden. Bei normaler Speicherung der aufbauenden Kraft in der Milz ist auch das Konzentrationsvermögen nicht eingeschränkt. Kontrolliert das Herz den Puls ohne Abweichungen, sind auch die geistigen Aktivitäten unter Kontrolle. Bei regulärer Kontrolle des Qi durch die Lunge sind Körperseele und Geist gefestigt und ruhig, woraus Willenskraft resultiert. Ist die Speicherfunktion von Essenz in der Niere nicht beeinträchtigt, so ist auch das Erinnerungsvermögen normal. Geraten aber die Funktionen der Fünf Speicherorgane durch Erkrankungen aus dem Gleichgewicht, verändert sich damit die materielle Grundlage aller mentalen Prozesse und es kommt zu deren Beeinträchtigung. Die Aufrechterhaltung von Geist, Bewusstsein, Emotionen, Denken und Erinnerung hängen daher von der normalen Funktion der Fünf Speicherorgane ab.

## 三、中医学"五脏藏神"理论的临床意义

### Ⅲ. Die klinische Bedeutung der Speicherung des Geistes in den Speicherorganen

中医学"五脏藏神"理论，至今仍在指导临床。深刻理解中医学"五脏藏神"理论，有利于提高对多种"心神"相关疾病的疗效。

Die Theorie, dass der Geist in den Fünf Speicherorganen gespeichert wird, leitet die klinische Praxis der TCM bis heute an. Mit einem tieferen Verständnis dieser Theorie lassen sich daher bei verschiedenen Erkrankungen mit Verbindungen zu Herz und Geist bessere Behandlungserfolge erzielen.

临床观察发现，许多神经衰弱、更年期综合征、高血压病、甲状腺功能亢进症患者，可见性急易怒，夜卧不宁，噩梦纷纭或多语，这种情况就是肝火盛，肝不藏魂，治疗应该清肝火，方剂可用龙胆泻肝汤。也有一些神经衰弱、癔症患者，可见心悸易惊，胆小怕事，失眠多梦，则肝血虚、胆气虚，魂失所养，治疗则应该益气养肝，方

剂可用酸枣仁汤、安神定志丸。

Mithilfe klinischer Beobachtungen lässt sich feststellen, dass viele an Neurasthenie, klimakterischem Syndrom, Bluthochdruck und Schilddrüsenüberfunktion Erkrankte häufig reizbar sind, nachts nicht zur Ruhe kommen und an Alpträumen leiden. Dies lässt sich auf überhandnehmende Glut in der Leber zurückführen, wodurch die Leber nicht mehr die Geistseele speichert. Die Behandlung muss also in einer Kühlung der Glut in der Leber bestehen, wozu Gentiana-Dekokt (d.h. kahle Enzianwurzel) zur Zerstreuung der Leber eingesetzt werden kann. Darüber hinaus sind viele Neurastheniker und Hysteriker schreckhaft, ängstlich und leiden an Schlaflosigkeit und Alpträumen. Dies lässt sich auf eine energetische Schwäche des Blutes in der Leber und des Qi in der Galle zurückführen, wodurch die Geistseele nicht mehr genährt wird. zur Behandlung muss entsprechend das Qi gemehrt und die Leber genährt werden. Hierzu kann ein Dekokt aus Stacheljujubensamen und Pillen zur Beruhigung des Geistes und Festigung des Willens (Anshen Dingzhi Wan) eingesetzt werden.

许多小儿多动症、抽动症患者，常见神疲乏力，忧思，失眠多梦，注意力不集中，学习困难等，中医辨证多为脾虚失于健运，或内生痰火、湿热，治疗应该健脾和胃，或兼以化痰火，或兼以清湿热，方剂可用健脾丸、保和丸、黄连温胆汤、芩连平胃散等。而思虑伤脾、心脾两虚、心神失养、心神不宁者，更常见心悸失眠、注意力不集中、健忘、食少，多见于神经衰弱、心脏病、贫血等患者，治疗应该补益心脾，方剂可用归脾汤等。

Gerade bei hyperaktiven Kindern und Tourette-Erkrankten lassen sich häufig geistige und körperliche Mattigkeit, schwere Gedanken, Schlafmangel bei häufigen Träumen sowie Konzentrations- und Lernschwächen beobachten. Die TCM führt dies darauf zurück, dass ein energetischer Mangel in der Milz herrscht und die Umsetzung in der Milz unzureichend ist. Dies kann aus Schleimglut und Feuchtigkeits-Hitze resultieren. Die Behandlung sollte Milz und Magen stärken, wobei entweder die Schleimglut abgeleitet oder die Feuchtigkeitshitze gekühlt wird. Es können die Milz kräftigende Pillen, die Harmonie schützende Pille, Goldfadenwurzelstock-Dekokt zur Gallenwärmung oder Helmkraut- und Coptispulver zur Beruhigung des Magens verabreicht werden. Schließlich weisen Personen, die zum Grübeln neigen, an energetischer Schwäche in Herz und Milz leiden, deren Herz und Geist nicht ausreichend genährt sind und die nicht zur Ruhe kommen, häufig Angstzustände und Schlaflosigkeit, Konzentrationsschwächen, Vergesslichkeit und Appetitlosigkeit auf. Dies trifft insbesondere auf Neurastheniker, Herzkranke und Personen mit Blutarmut zu. Zur Behandlung sollten Herz und Milz gestützt werden, als Medikament kann in die Milz einfließendes Dekokt verwendet werden.

许多神经衰弱、精神病、癔症等患者，常表现为心烦失眠，或烦躁发狂，或喜笑不休，多是因为心火扰心，心神不宁，治疗应该清心安神，方剂可用朱砂安神丸、牛黄清心丸、凉膈散等。某些神经衰弱、心脏病、贫血等患者，可见心悸气短，失眠多梦，胸闷乏力，多为心气不足或心血两虚，心神失养，治疗应当益气补血，养心安神，方剂可用生脉散、归脾汤等。

Viele Fälle von Neurasthenie, psychischen Erkrankungen und Hysterie drücken sich häufig in Nervosität und Schlafmangel aus, teilweise mit Reizbarkeit, manischem Verhalten und übermäßiger Freude. Diese Symptome rühren aus der Glut im Herzen, welche Herz und Geist nicht zur Ruhe kommen lässt. Zur Behandlung müssen das Herz gekühlt und der Geist beruhigt werden. Es können den Geist beruhigende Cinnabaris-Pillen, Pillen mit Bovis calculus (Rindergallensteine) zur Kühlung des Herzen oder Pulver zur Kühlung des Zwerchfells verabreicht werden. Wiederum andere Fälle von Neurasthenie, Herzerkrankungen und Anämie weisen heftiges Herzklopfen und Kurzatmigkeit, Schlafprobleme bei häufigen Träumen, Brustschmerzen und Kraftlosigkeit auf. Meist ist dies einem Mangel an Qi im Herzen oder einer energetischen Schwäche in Blut und Herzen geschuldet, wodurch Herz und Geist nicht ausreichend genährt werden. Die Behandlung muss auf das Stützen von Blut und Qi abzielen und so das Herz nähren und den Geist beruhigen. Zur Einnahme empfehlen sich Pulver zum Hervorbringen des Pulses und in die Milz einfließendes Dekokt.

许多小儿多动症、抽动症、咽炎、扁桃体炎、哮喘等病患者，最易表现为多动，办事学习不能持之以恒，或有咽痒干咳，喉中呃呃有声，中医辨证多属于肺热，热扰魄乱，所以治疗应该以清肺热为主，方剂可用桑菊饮、桔梗甘草汤、清肺抑火丸等。也有一些患儿，临床表现为生性脆弱，情绪波动较大，汗出易感，则是肺气不足，魄不得养，治当益肺气，方剂可用玉屏风散、麦味地黄丸等加减。

Bei Hyperaktivität, Tourette-Syndrom, Entzündungen der Rachenschleimhaut und der Mandeln sowie Asthma neigen viele Erkrankte zu übermäßigen Bewegungen und geben bei Arbeit und im Studium frühzeitig auf. Teilweise kommen Halskratzen, trockener Husten und Geräusche in der Kehle hinzu. Die TCM diagnostiziert dies zumeist als Hitze in der Lunge, welche Unordnung der Körperseele verursacht. Die Behandlung muss entsprechend vor allem auf die Kühlung der Lunge abzielen. Es empfehlen sich Tränke mit Maulbeeren und Chrysanthemen, Dekokt aus Ballonblumenwurzel und Süßholz oder Pillen zur Kühlung der Lunge und Unterdrückung der Glut. Manche Patienten sind von Natur aus empfindlich und weisen starke Gemütsschwankungen auf. Dies ist auf einen Mangel an Qi in der Lunge zurückzuführen, wodurch die Körperseele nicht ausreichend genährt wird. Es gilt, das Lungen-Qi zu stützen. Die Einnahme von Jadepulver gegen den Wind, Rehmannia-Pillen mit Ophiopogon sowie anderer Modifikationen ist empfehlenswert.

许多神经衰弱、更年期综合征、性功能障碍等患者，临床表现为心烦，失眠健忘，男子梦遗，女子梦交，中医辨证多为阴虚火旺，心神不宁，治疗当滋阴清火，方剂可用黄连阿胶汤、知柏地黄丸加减。而很多老年痴呆、神经衰弱、更年期综合征、性功能障碍等患者，最常表现为神疲嗜卧，健忘，呆钝，中医辨证为髓海空虚，肾阳不足，精气不固，所以治疗应该补肾填精、温肾益气，方剂可用肾气丸、右归丸、地黄饮子等。这种通过补肾填精，健脑益髓的思路，体现了脑主神明与五脏藏神的辩证统一。

In anderen Fällen von Neurasthenie, klimakterischem Syndrom und sexuellen Dysfunktionen werden Reizbarkeit, Schlafmangel und Vergesslichkeit, bei Männern nächtliche Samenergüsse und bei Frauen Träume von Geschlechtsverkehr beobachtet. Die TCM diagnostiziert in diesen Fällen eine energetische Schwäche des Yins und ein Emporschlagen der Glut, wodurch Herz und Geist nicht zur Ruhe kommen. Zur Behandlung muss das Yin befeuchtet und die Glut gekühlt werden, die Vergabe von Dekokt mit Coptis und Gelatinum oder Pillen aus Anemarrhena, Phellodendron und Rehmannia ist angeraten. Darüber hinaus weisen Patienten mit Demenz, Neurasthenie, klimakterischen Syndrom und sexuellen Dysfunktionen sehr häufig Erschöpfung, Schläfrigkeit, Vergesslichkeit und Erstarrung auf. In diesen Fällen stellt die chinesische Medizin eine Leere des Rückenmarkes, ein Defizit des Yang in den Nieren sowie eine Instabilität der Essenz und des Qi fest. Die Behandlung muss also die Nieren auffüllen und die Essenz ergänzen, zudem müssen die Nieren gewärmt und das Qi gestützt werden. Zur Einnahme bieten sich Pillen für das Qi in den Nieren, nach rechts gehende Pillen oder Rehmannia-Trank an. Im Ansatz, Gehirn und Rückenmark durch das Ergänzen der Essenz und ein Stützen der Nieren zu stärken, kommt die dialektische Einheit von der Speicherung des Geistes in den Speicherorganen und der Kontrolle des Herzen über die geistigen Aktivitäten zum Ausdruck.

所以，我们今天既应该重视大脑功能，同时对中医学心主神明以及五脏藏神的理论，也应该采取一种包容的态度。实践证明：中医学"五脏藏神"理论，至今具有重要的临床价值。

Aus diesem Grund müssen wir daher den Gehirnfunktionen Aufmerksamkeit schenken und zugleich die Theorien von der Kontrolle der geistigen Aktivitäten durch das Herz sowie von der Speicherung des Geistes in den Speicherorganen einbeziehen. Die Praxis beweist, dass die Theorie des Geistes in den Fünf Speicherorganen bis heute einen großen Wert in der klinischen Anwendung haben.

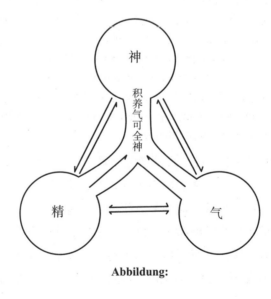

**Abbildung:**

神：Geist    精：Essenz    气：Qi

积养气可全神：Durch Nähren von Qi kann der Geist vervollkommnet werden

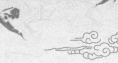

# 第十章 阴阳失衡——疾病的发生

## Kapitel 10 Verlust des Gleichgewichtes zwischen Yin und Yang – das Auftreten von Krankheiten

中华传统文化强调"中庸和合",中医学非常重视"平衡",强调人体自身的生理功能状态和谐及其与外在环境之间相互关系的和谐。此所谓"平衡",实际上包含有两层意思:一是指机体自身脏腑经络各部分间的正常生理功能的动态平衡;二是指机体脏腑经络与自然界物质功能交换过程的相对平衡。保持协调平衡是维持人体身心健康的重要基础。

Die traditionelle chinesische Kultur betont „das goldene Mittelmaß und die Harmonie", und auch die Traditionelle Chinesische Medizin misst dem „Gleichgewicht" große Bedeutung bei und legt großen Wert auf die Harmonie der körpereigenen physiologischen Funktionen sowie die Harmonie zwischen dem menschlichen Körper und seiner äußeren Umgebung. Dieser Begriff des „Gleichgewichtes" umfasst eigentlich zwei Bedeutungen. Erstens bezieht er sich auf das dynamische Gleichgewicht zwischen den physiologischen Funktionen der unterschiedlichen Funktionskreise und Leitbahnen des menschlichen Körpers. Zweitens bezeichnet er das relative Gleichgewicht des materiellen Austauschs zwischen den unterschiedlichen Funktionskreisen und Leitbahnen des menschlichen Körpers einerseits und der natürlichen Umgebung andererseits. Die Aufrechterhaltung des Gleichgewichts in diesen beiden Bedeutungen stellt eine wichtige Grundlage für die körperliche und geistige Gesundheit des menschlichen Körpers dar.

## 一、阴阳失衡是导致疾病的重要机制

## Ⅰ. Der Verlust des Gleichgewichtes zwischen Yin und Yang als wichtige Krankheitsursache

大家都知道,阴阳学说在中医学理论体系中居于重要地位。中华传统哲学阴阳学说认为:阴阳是大自然的规律,存在于宇宙间万事万物及其发生发展的过程当中,阳阳对立统一、相互依存、互相制约的关系,是万事万物运动变化的内在动因,是一切事物发展的原始动力。中医学则认为阴阳是互生互制的关系,阴阳相对平衡,直接关系着人的健康。阴阳不仅不能分开,而且必须保持协调平衡。

Die Theorie von Yin und Yang nimmt eine wichtige Position im theoretischen System der chinesischen Medizin ein. Sie geht davon aus, dass Yin und Yang Naturgesetze sind und in jedem Phänomen sowie seinen Entwicklungsprozessen existieren. Die sowohl gegensätzlichen als auch einheitlichen, sowohl einander bedingenden als auch sich gegenseitig einschränkenden Beziehungen zwischen Yin und Yang sind die innere Ursache für die Bewegung und Veränderung aller Dinge sowie die ursprüngliche treibende Kraft für die Entwicklung aller Phänomene. Der Theorie der TCM zufolge nähren und beschränken sich Yin und Yang gegenseitig. Da das relative Gleichgewicht von Yin und Yang direkt mit der Gesundheit zusammenhängt, können Yin und Yang nicht nur nicht getrennt werden, sie müssen auch ausgeglichen sein.

生命运动的过程本来就是一个新陈代谢的过程。在这个新陈代谢过程中，人体内多种多样的生命活动，都需要通过阴阳协调来实现。诸如人的吸收与排泄、同化与异化、酶的生成与灭活、酸碱平衡的维持，等等，都需要在人体对立统一的运动中保持相对协调平衡，并贯穿整个生命过程的始终，从而维持体温、血糖、血脂、血中pH值等内环境相对稳定，保持人体阴阳动态平衡。

Alle vitalen Prozesse sind in erster Linie Stoffwechselprozesse. In diesen Stoffwechselprozessen müssen verschiedene Lebensaktivitäten im menschlichen Körper durch die Koordination von Yin und Yang realisiert werden. Viele Abläufe wie Absorption und Ausscheidung, Anabolismus und Metabolismus, Enzymproduktion und -inaktivierung sowie die Aufrechterhaltung des Säure-Basen-Gleichgewichts zielen darauf ab, ein abgestimmtes und koordiniertes Gleichgewicht aufrechtzuerhalten. Diese Abläufe dauern ein ganzes Leben lang an und stellen eine relativ stabile innere Umgebung des menschlichen Körpers sicher, zu denen Parameter wie Körpertemperatur, Blut- und Blutfett oder auch der pH-Wert des Blutes gehören. Sie tragen überdies zu einem dynamischen Geleichgewicht von Yin und Yang bei.

同时，人体还需要通过阴阳消长和自然界进行物质交换，摄取周围环境的物质，诸如水、空气、食物等，供应机体需要，并把机体所产生的废物及时排出体外，以维持人与自然界的协调平衡。这个过程也同样离不开阴阳协调平衡。可以说，人体本来就是一个阴阳运动协调平衡的统一整体，人的生命运动本来就是一个阴阳运动协调平衡的过程。

Gleichzeitig steht der menschliche Körper durch Wandel und Abnahme von Yin und Yang im materiellen Austausch mit seiner Umwelt. Menschen nehmen Substanzen wie Wasser, Luft und Nahrung auf, um Bedürfnisse des Körpers zu befriedigen, und schneiden darüber hinaus die vom Körper erzeugten Abfallstoffe rechtzeitig aus. Dieser Prozess ist untrennbar mit dem Gleichgewicht von Yin und Yang verbunden. Der menschliche Körper kann also als ursprüngliche Einheit betrachtet werden, in der sich Yin und Yang koordinieren und ausgleichen, während das menschliche Leben ein Prozess der Bewegung und Koordination von Yin und Yang ist.

《素问·阴阳应象大论》指出："阴平阳秘，精神乃治；阴阳离决，精气乃绝。"意思是说人体内阴阳平衡，而且各守其位，不越位外泄，才可以维持人体健康。体内阴阳某一方面偏胜，阴阳失去平衡，或阴阳不能各守其位，或阴液外泄，或阳气外泄，则会导致疾病。阴偏盛则阳虚生寒，可表现为畏寒肢冷等，阳偏盛则阴虚生热，可表现为烦热尿黄等。阴阳失去平衡，就会导致各种疾病。如果阴阳严重失衡，阴阳格拒，或阴竭阳脱，则提示精气将绝，是危急重症，可以致人死命。

Im Klassiker „Schlichte Fragen" heißt es im Kapitel *Große Abhandlung über die mit Yin und Yang korrespondierenden Phänomene* (Suwen-Yin Yang Ying Xiang Da Lun) : „Nur wenn das Yin ausgewogen und das Yang verdichtet ist, werden auch die Essenz und die konstellierende Kraft reguliert. Wenn Yin und Yang sich voneinander trennen, dann versiegt [der Fluss] des essentiellen Qi." Nur wenn Yin und Yang ausgewogen sind und ihre jeweiligen Kompetenzen nicht überschreiten, kann die Gesundheit des Menschen aufrechterhalten werden. Wenn eine der beiden Seiten die Oberhand gewinnt und das Gleichgewicht zwischen Yin und Yang verloren geht oder wenn die Yin-Säfte oder das Yang-Qi ausströmen, können Krankheiten die Folge sein. Ist das Yin zu stark, führt die energetische Schwäche des Yang zu „Kälte", die sich in Symptomen wie Kälteempfindlichkeit und kalten Gliedermaßen ausdrücken kann. Sollte das Yang aber zu stark werden, führt die energetische Schwäche des Yin zu „Hitze", die sich in Symptomen wie Unruhe, Hitzeempfindlichkeit und gelbem Urin manifestieren kann. Sollte das Ungleichgewicht zwischen Yin und Yang extrem stark sein, beispielsweise wenn das Yin versiegt und das Yang entweicht oder umgekehrt, ist dies ein Zeichen dafür, dass die Essenz und das essentielle Qi aufgebraucht werden – was bis zum Tod des Betroffenen führen kann.

当然，中医学强调的阴阳协调平衡，应该是相对的稳定和协调。绝对的平衡，实际上是不现实的。其实，正因为阴阳始终处于相对不平衡的状态，彼此消长，才维持了人体"阴平阳秘"的正常生理状态。

Natürlich bezieht sich das in der traditionellen chinesischen Medizin betonte Gleichgewicht zwischen Yin und Yang auf eine relative Stabilität und Koordination, ein absolutes Gleichgewicht kann es nicht geben. Gerade weil Yin und Yang sich immer in einem relativ unausgeglichenen Zustand befinden und ein Gleichgewicht zwischen Wandel und Abnahme von Yin und Yang herrscht, kann im menschlichen Körper ein normaler physiologischer Zustand des „ausgewogenen Yin und verdichteten Yang" aufrechterhalten werden.

## 二、平衡阴阳是中医治病与养生的重要原则

## II. Das Gleichgewicht zwischen Yin und Yang: Ein zentrales Prinzip bei der Behandlung von Krankheiten und der Gesundheitsvorsorge

中医学自古就强调应把保持人体阴阳的协调平衡作为治疗疾病与养生保健的重要法则。临床治疗疾病与养生保健实践证明，无论精神、饮食、起居的调摄，还是使用药物以及针灸推拿等手段，都离不开通过调和阴阳，以恢复人体阴阳平衡的局面。

Bereits im frühen Altertum betonte die chinesische Medizin, dass die Aufrechterhaltung des harmonischen Gleichgewichts von Yin und Yang im menschlichen Körper eine wichtige Regel bei der Behandlung von Krankheiten und bei der Gesundheitsvorsorge sein sollte. Die Praxis sowohl der klinischen Behandlung von Krankheiten als auch der Gesundheitspflege haben ebenfalls gezeigt, dass alle Ansätze, sei es eine Anpassung des psychologischen Zustands, der Ernährung und der Lebensgewohnheiten oder die Behandlung durch Arzneien, Akupunktur und Tuina-Massage, untrennbar mit dem Harmonisieren von Yin und Yang verbunden sind. Das Ziel ist stets, das Gleichgewicht von Yin und Yang im menschlichen Körper wiederherzustellen.

《素问·至真要大论》指出："谨察阴阳所在而调之，以平为期，正者正治，反者反治。"实际上，就是在强调治病应该以平衡阴阳为基本法则。

Im Kapitel „*Abhandlung über entscheidende Prinzipien*" des „Schlichte Fragen" (*Suwen-Zhi Zhen Yao Da Lun*) erfahren wir, dass die Harmonie von Yin und Yang das Ziel aller Behandlungsmaßnahmen sei. Hierbei gelte, dass „normale Erkrankungen mit normalen Methoden behandelt und gegenläufige Erkrankungen gegenläufig behandelt werden." Insgesamt wird hier bekräftigt, dass das Gleichgewicht zwischen Yin und Yang das Grundprinzip jeder Behandlung sein sollte.

《素问·阴阳应象大论》指出："阴阳者天地之道也……治病必求于本。"这个"治病求本"，也是强调"本于阴阳"。《黄帝内经》在此明确提出中医诊治疾病，首先应理解阴阳失衡的具体情况，治疗的关键在于找到人体不平衡之所在，使人体恢复到相对平衡的状态。

Weiter heißt es im „Schlichte Fragen" im Kapitel „*Große Abhandlung über die mit Yin und Yang korrespondierenden Phänomene*" (*Suwen-Yin Yang Ying Xiang Da Lun*), dass Yin und Yang das Dao des Himmels und der Erde seien. Bei der Behandlung einer Erkrankung müsse man nach ihrer Wurzel suchen, die im Yin und Yang liege. Der „Innere Klassiker des Gelben Kaisers" (*Huangdi Neijing*) fordert bei der Behandlung von Krankheiten also an erster Stelle eine genaue Beobachtung des jeweiligen Zustandes von Yin und Yang. Der Schlüssel zur Behandlung bestehe darin, das Ungleichgewicht im menschlichen Körper zu identifizieren und in einen relativ ausgeglichenen Zustand zu überführen.

其中，所谓"正者正治"，适用于阴阳平衡失调反映出的寒热虚实证候比较单纯的病证，"寒者热之""热者寒之""虚则补之""实则泻之"，寒病用热药，热病用寒药，实证用泻药，虚证用补药，这是一般治病的思路，被称为"正面求衡"，主要是针对疾病的常态。

Der als „Behandlung normaler Erkrankungen mit normalen Methoden" bezeichnete Ansatz eignet sich für die Behandlung von Erkrankungen aufgrund eines Ungleichgewichts von Yin und Yang, deren Symptomkonfigurationen relativ klar und einfach festzustellen sind, sei es eine Symptomatik der Kälte, der Hitze oder der energetischen Schwäche beziehungsweise der Überladung. Diesem Ansatz zufolge ist Kälte mit heißen Mitteln, energetische Schwäche durch Stützen und energetische Überladung durch Ausleiten zu behandeln. Dementsprechend sollte man bei einer Kälte-Symptomatik wärmende Arzneien und bei einer Hitze-Symptomatik kühlende Arzneimittel einsetzen, während bei einer Symptomatik mit energetischer

Schwäche nährende Kräuter und bei einer Symptomatik mit energetischer Überladung ausleitende Arzneien verwendet werden sollten. Dies ist die grundlegende Idee der Behandlung von Krankheiten, die als „Wiederherstellung des Gleichgewichts durch eine geradlinige Behandlung" bezeichnet wird.

所谓"反者反治",是特殊的治疗思路,被称为"反面求衡",适用于阴阳平衡失调反映出的假热、假寒、假虚、假实等比较复杂的病证,具体有"寒因寒用""热因热用""塞因塞用""通因通用"等。这种治法从表面看起来与"正者正治"的治疗原则相矛盾,但在深层次是统一的。

Der Ansatz einer Behandlung gegenläufiger Erkrankungen durch gegenläufige Methoden stellt eine spezielle Form der Behandlung dar, die auch als „Wiederherstellung des Gleichgewichts durch eine umgekehrte Behandlung" bezeichnet wird. Sie ist hauptsächlich für die Behandlung von Erkrankungen aufgrund eines Ungleichgewichts von Yin und Yang mit relativ komplizierten Symptomkonfigurationen geeignet, sei es eine Symptomatik der „falschen Hitze", der „falschen Kälte, der „falschen Schwäche" oder der „falschen Überladung". Im Kern besagt diese Behandlungsweise, dass Hitze mit heißen Mitteln, Kälte mit kalten Mitteln, Durchgängigkeit mit durchgängigmachenden Mitteln und mangelnde Durchgängigkeit mit stützenden Mitteln zu behandeln sind. Auf den ersten Blick scheint diese Behandlungsmethode dem Behandlungsprinzip der geradlinigen Behandlung diametral entgegengesetzt zu sein, tatsächlich gehören jedoch beide Ansätze auf einer tieferen Ebene zum gleichen System.

如本来是寒证,却表现为面红如妆、烦躁不宁的假热象,治疗时须应用温热药物。此即热因热用。

Wenn sich beispielsweise eine „Kälte"-Symptomatik in irreführender Weise in typischen Hitze-Symptomen wie rotem Teint und Unruhe äußert, sollten bei der Behandlung wärmeerzeugende Arzneien verwendet werden. In diesem Fall wird also Hitze mit heißen Mitteln behandelt.

如本来是热证,却表现为四肢厥冷等假的寒象,治疗时须应用寒凉的药物。此即寒因寒用。

Kälte mit kalten Mitteln zu behandeln bedeutet, dass bei Vorliegen einer Hitze- Symptomatik mit Kälte-Symptomen wie kalten Gliedmaßen kalte Arzneien zur Anwendung gebracht werden.

如本是气虚便秘,大便次数少,排便无力,治疗时须应用补益之药,而不能用泻药。此即塞因塞用。

Liegt eine Verstopfung aufgrund einer Qi-Schwäche vor, die sich in seltenem und kraftlosem Stuhlgang äußert, sollte bei der entsprechenden Behandlung auf nährende statt abführende Arzneimittel zurückgriffen werden. In diesem Beispiel handelt es sich um eine Behandlung einer Verstopfung durch Verstopfendes.

如本来是湿热痢疾,大便次数多而排出不爽,里急后重,治疗时须应用泻下湿热邪毒、行气活血的药物。此即"通因通用"。

Übermäßige Durchgängigkeit mit durchgängigmachenden Mitteln zu behandeln wiederum bedeutet, dass einer Dysenterie aufgrund von Feuchtigkeits-Hitze, die sich in einer von unangenehmer Entleerung und krampfartigen Schmerzen im Abdomen charakterisierten Diarrhoe äußert, mit Feuchtigkeit und Hitze ausleitenden sowie das Qi bewegenden und Blut treibenden Arzneien begegnet wird.

所有这些治疗思路，无论是"正治"，一般治法，还是"反治"，特殊治法，目的都在于恢复阴阳平衡。这种利用药物性味功用的阴阳偏胜，纠偏救弊，最终实现阴阳协调平衡的精神，是中医诊疗疾病和养生保健的核心思想，决定了中医治病重视状态调整的特色，可以说与中国传统文化儒学所主张的"中庸和合"理念，是完全一致的。

Die dargestellten allgemeinen und speziellen Behandlungsansätze zielen allesamt darauf ab, das Gleichgewicht zwischen Yin und Yang wiederherzustellen. Dass man unterschiedliche Yin- und Yang-Eigenschaften von Arzneimitteln nutzt, um Abweichungen zu korrigieren, Nachteile zu beseitigen und letztendlich das Gleichgewicht zwischen Yin und Yang wiederherzustellen, stellt den Kern der Traditionellen Chinesischen Medizin sowohl bei der Diagnose und Behandlung von Krankheiten als auch in der Gesundheitsfürsorge dar. Sie veranschaulichen das charakteristische Merkmal der TCM, bei der Behandlung der Regulierung von Zuständen im Körper große Aufmerksamkeit zu schenken. Es lässt sich darüber hinaus sagen, dass dieser Ansatz im Einklang mit den traditionellen kulturellen Konzepten des Mittelmaßes und der Harmonie steht, wie sie insbesondere vom Konfuzianismus vertreten wurden.

至于中医养生保健，也是要求运用阴阳平衡规律，通过饮食、运动、心理调护等，使脏腑经络阴阳保持相对平衡，以防止发病。

Auch die Gesundheitsvorsorge in der Traditionellen Chinesischen Medizin erfordert ein Gleichgewicht zwischen Yin und Yang. Hier soll durch Ernährung, Bewegung und psychologische Betreuung ein relatives Gleichgewicht zwischen Yin und Yang in den Funktionskreisen und Leitbahnen aufrechterhalten und damit Krankheiten vorgebeugt werden.

比如，平时胃中阳气偏盛者，容易导致胃火或胃肠结热，而导致大便干、牙龈肿痛、口腔溃疡等，平素饮食就应该保持清淡饮食，少吃辛辣、煎炸烧烤等容易伤阴助火的食物，多摄入苦瓜、芹菜、白木耳、藕、绿茶等性偏凉的，可以养阴清热的饮食。

Menschen, bei denen das Yang-Qi im Funktionskreis Magen zum Überhandnehmen tendiert, leiden schnell an Symptomen wie trockenem Stuhlgang, geschwollenem Zahnfleisch und Geschwüren im Mund, die auf „Glut" im Magen und die sich in Magen und Darm zusammenballende Hitze zurückzuführen sind. Diese Personengruppe sollte bei der täglichen Ernährung möglichst auf scharfes, frittiertes und gegrilltes Essen verzichten, weil diese das Yin beschädigen und Hitze begünstigen könnten. Empfehlenswert sind hingegen Lebensmittel wie Bittermelone, Sellerie, Silberohr, Lotuswurzel und grüner Tee, die dabei helfen, das Yin zu nähren und Hitze auszutreiben.

反之，如果平时脾阳偏虚者，容易发生脾胃虚寒，表现为腹部冷痛，或腹胀腹泻等，平素饮食就应该进食富有营养且容易消化的食物，适当多吃山药、莲子、生姜、红茶等性偏温热的饮食。如果脾阳偏虚的人大量进食生冷饮食，如冰水、凉啤酒、西瓜等，就很可能会诱发腹痛、腹泻，导致一系列疾病。

Bei Menschen mit einer Schwäche im Funktionskreis Milz wiederum treten häufig Symptome wie Kältegefühl und Schmerzen im Bauchbereich oder Blähungen und Durchfälle auf, die mit Schwäche und Kälte in den Funktionskreisen Milz und Magen im Zusammenhang stehen. In der täglichen Ernährung sollten diese Personen darauf achten, nahrhafte und leicht verdauliche Lebensmittel zu sich zu nehmen. Lebensmittel mit wärmenden Eigenschaften wie Yams, Lotussamen, Ingwer und schwarzer Tee sind ebenfalls empfehlenswert. Wenn Menschen mit einer Milz-Yang-Schwäche übermäßig rohes oder kaltes Essen, eisgekühltes Wasser und Bier oder kalte Wassermelone zu sich nehmen, kann dies zu einer Reihe von Krankheiten führen, die sich in Symptomen wie Bauchschmerzen und Durchfall ausdrücken.

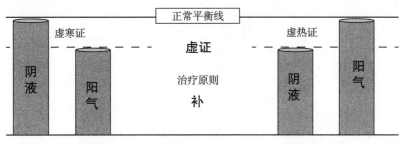

**Abbildung:**

正常平衡线：Gleichgewichtslinie

虚证：Symptomkonfiguration energetische Schwäche

治疗原则：Behandlungsprinzip

补：Stützen

虚寒证：Symptomkonfiguration Kälte aufgrund energetischer Schwäche

阴液：Yin-Säfte

阳气：Yang-Qi

虚热证：Symptomkonfiguration Hitze aufgrund energetischer Schwäche

阳虚则寒：Energetische Schwäche des Yang führt zu Kälte

阴虚则热：Energetische Schwäche des Yin führt zu Hitze

阴阳失调：Ungleichgewicht zwischen Yin und Yang

阴阳偏衰：Yin oder Yang tendiert zur Erschöpfung

低于平衡线以下由正气不足导致的病证属于虚证：
Krankheiten, die sich unterhalb der Gleichgewichtslinie befinden und von einem Mangel an geradläufigem Qi verursacht werden, gehören zur Symptomkonfiguration energetische Schwäche

# 第十一章 四诊合参——中医的诊断方法

## Kapitel 11　Die Diagnose in der TCM: Kombination aller diagnostischen Verfahren

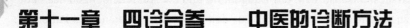

准确的诊断是获得良好疗效的前提。那么中医是用哪些方法进行诊断的呢？那就是望、闻、问、切，我们称它为"四诊"。这四种中医了解疾病的诊断方法，各有其独特的作用，不能相互取代。四诊之间又是互相联系、不可分割的。临床中，必须将四者结合起来细致分析，这就是"四诊合参"。只有这样，才能全面系统地了解病情，做出正确的诊断。否则，就得不到患者全面、详细的资料，辨证诊断就欠准确，甚至发生错误。以下分别对望、闻、问、切四诊进行介绍。

Eine erfolgreiche Therapie basiert auf der richtigen Diagnose. Welcher Methoden bedient sich die Traditionelle Chinesische Medizin zur Diagnostik? Konkret werden vier Verfahren genutzt, und zwar Betrachtung, Beriechen, Befragen und Pulsfühlen bzw. Palpieren. Die vier Methoden haben jeweils ihre eigenen Vorteile und können einander nicht ersetzen. Gleichzeitig hängen sie aber auch voneinander ab und sind daher untrennbar miteinander verbunden. In der Praxis müssen also alle vier Methoden gemeinsam zur Anwendung gebracht und die dadurch gewonnenen Erkenntnisse einheitlich analysiert werden. Dies wird als „die umfassende Analyse der vier Diagnoseverfahren" bezeichnet. Nur so kann das Krankheitsbild umfassend und systematisch umrissen und eine korrekte Diagnose gestellt werden. Sollten die Informationen zum Zustand des Patienten nicht vollständig sein, würde dies zu einer unvollständigen, einseitigen oder sogar falschen Diagnose führen. Im Folgenden sollen die vier Diagnosemethoden des Betrachtens, Beriechens, Befragens und des Pulsfühlens einzeln vorgestellt werden.

## 一、望诊

### Ⅰ. Diagnose durch Betrachten

望诊居四诊之首，古人非常重视，数千年来积累了丰富和宝贵的经验。望诊就是运用医生的视觉，去观察患者的神色形态、舌象、排出物等，来测知健康状况，了解病情。

Der Diagnosemethode des Betrachtens kommt unter allen vier Methoden die größte Bedeu-

161

tung zu. Sie wird seit Jahrtausenden geschätzt und es wurden viele wertvolle Erfahrungen in diesem Bereich gesammelt. Die Methode des Betrachtens besteht in erster Linie darin, die Gesichtsfarbe sowie den Gesichtsausdruck, das Zungenbild und die Ausscheidungen des Patienten in Augenschein zu nehmen und auf dieser Basis den Gesundheitszustand des Patienten zu beurteilen.

（一）望神色形态

### (A) Inspektion des Gesichts

**1. 望神**

**1. Inspektion der konstellierenden Kraft**

望神是望诊中的一个重要部分，也是诊断的第一步。就是说医生通过对眼睛、面色、神志、动作、肌肉、反应等的观察，就能对其做出"有神""少神""失神"等的判别。

如果患者眼睛明亮，面色荣润，神志清晰，反应灵敏，肌肉丰满，动作敏捷，说明他精气充盛，身体健康，这种情况就是有神，也叫得神。

如果目光比较呆滞，精神不振，面色暗淡，少光泽，比如熬夜疲惫时的状态。或肌肉比较松弛无力，动作略显迟钝、缓慢，不似健康有神的那种表现，说明精气不足、机能活动减退。如果有什么病的话，多半是虚弱类的证候，或者是病情虽然好转了，但正气还没有完全恢复。这种情况称为少神，也叫神气不足。

有的人因久病、重病，逐渐精气亏虚，神气衰伤，出现目光浮露，眼睛转动不灵活或不能转动，思维不太清晰；有的人患急性重病，神志昏迷，胡言乱语，肢体躁动不宁，或者是突然昏倒，两拳紧握，牙关紧闭，比如突发中风的患者，虽然病的时间不太长，整个体质状况比急性重病者好一些，但是邪气太盛。这些情况就是失神，或者叫无神。

有的患者在病情很危急、危重的情况下，反而精神振作，好像神志清楚，实际上是病情很严重了。有很多人死之前，神志清楚，本来不想吃饭，但现在想吃饭，或者突然想念亲人，或者讲话滔滔不绝，或者想要起来活动，面色由苍白变成颧红如妆，这是脏腑的精气衰竭，正气将脱，阴不敛阳，虚阳浮越，阴阳即将离决的一种表现，是临终的一种征象，要引起高度重视。这种情况就是假神。

有的患者神志错乱，神志不正常，主要见于各种精神方面的疾病，比如说癫、狂、痫、痴、脏躁等，这些都是神乱。

Der Geist bzw. die konstellierende Kraft stellt einen wichtigen Bestandteil des Gesichtsausdrucks des Patienten beim Diagnoseverfahren des Betrachtens dar. Zudem ist er das Objekt des ersten Schritts der Diagnose, bei dem anhand der Augen, der Gesichtsfarbe, der geistigen Verfassung, den Bewegungen, der Muskulatur und den Reaktionen des Patienten beurteilt wird, ob der Patient über ausreichend, oder zu wenig konstellierende Kraft verfügt oder ob ein andauernder Verlust dieser Kraft vorliegt.

Sollte der Patient klare Augen haben, rotwangig und muskulös sein, einen gutem Geisteszustand aufweisen sowie geistig und körperlich schnell reagieren können, so ist er voller Energie und gesund. Man geht daher davon aus, dass der Patient über ausreichend konstellierende Kraft verfügt.

Sollte der Patient hingegen glanzlose Augen und Haut sowie wenig Energie haben, wie es zum Beispiel nach einer Nachtschicht beobachtet werden kann, oder sollte die Muskulatur kraftlos, die Bewegungen ungeschickt und langsam sein und der Patient wenig Energie erkennen lassen, liegt eine Unterfunktion des Geistes und mangelhafte Essenz vor. Es handelt sich also um ein Mangelsyndrom. Alternativ könnte es auch sein, dass im Anschluss an eine Erkrankung die pathogenen Faktoren zwar schon beseitigt worden sind, die Abwehrkraft des Körpers aber noch nicht vollständig wiederhergestellt werden konnte. In beiden Fällen wird konstatiert, dass der Patient über wenig konstellierende Kraft verfügt.

Patienten, die über einen langen Zeitraum krank sind oder an schweren Erkrankungen leiden, verlieren allmählich ihre Vitalität und zeigen einen unbelebten Gesichtsausdruck, starre, schwerfällige Augen sowie unklares Denken. Bei einigen schweren akuten Erkrankungen fallen die Betroffenen in ein Koma oder in ein Delirium und verlieren die Kontrolle über ihre Gliedmaßen. Bei wiederum anderen Patienten mit vergleichsweise guter körperlicher Verfassung liegt zwar keine langandauernde Erkrankung vor, aber ein Übermaß pathogener Faktoren führt zu extremen Reaktionen. Beispielsweise fallen sie bei einem Schlaganfall unerwartet um, ballen ihre Hände plötzlich zu Fäusten oder haben eine Kiefersperre, All diese Fälle werden einem Verlust der konstellierenden Kraft zugeordnet.

Es gibt Fälle von Patienten im kritischen Zustand, die vorübergehend einen angeregten Geisteszustand und einen klaren Gedankengang aufweisen. Dies kann ein sehr gefährliches Signal sein. Viele dieser Patienten haben kurz vor ihrem Tod kurzfristig einen klaren Kopf und großen Hunger, oder sie vermissen plötzlich ihre Familienangehörigen sehr, werden mitteilungsbedürftig und wollen sich bewegen. Manche haben statt einer blassen Gesichtsfarbe wieder gerötete Wangen, als wären sie geschminkt worden. All dies sind Anzeichen dafür, dass sich die Essenz der inneren Organe und die vitale Energie rapide erschöpft. Yin vermag nicht mehr, Yang instand zu halten, und Yang richtet sich im Mangelzustand aufwärts. Yin und Yang trennen sich, was ein Anzeichen für das nahende Ende des Lebens ist. Man spricht vom Phänomen der „falschen konstellierenden Kraft" (*jia shen*). Derartige Signale müssen daher sehr ernst genommen werden.

Bei Patienten mit Psychosen, Depression, Manien, Epilepsie und Hysterie geht die TCM-Theorie von einer Störung der konstellierenden Kraft des Geistes aus.

## 2. 望色

## 2. Inspektion der Farbe

望色，即色诊，就是望皮肤、体表黏膜、分泌物、排泄物的颜色和光泽，凡是能望到的，凡是有颜色反映的，都属于望色的范畴，其中最主要的是望面部，因为面部暴露在外，容易观察，所以就成为色诊的重点。

由于面部经脉比较多，三阴三阳经都上到头面部，血液非常丰富，容易表露出来，能够反映脏腑气血。除了它本身的结构这种情况以外，由于它的位置高，没有遮盖，所以"青、赤、黄、白、黑"这五脏之色（青——肝，赤——心，黄——脾，白——肺，黑——肾）都显现于皮肤之中，当脏腑出现病变的时候，面部就会出现异常的颜色。

除了望颜色以外，更重要的一点就是要看光泽。

光泽，即色的饱和度、明亮度。光泽可以分为两种，一种是明润，一种是枯槁，光泽是脏腑精气盛衰的重要体现，能据此判断病情的轻重和预后。见到患者时，不仅要望面部颜色，还要注意面部有无光泽，是明润还是晦暗枯槁，对光泽明度的考察，应该比颜色更重要。皮肤的光泽是脏腑精气的外显，如果是明润含蓄（含蓄，即好像隐藏在皮肤之内）的，就表明脏腑精气未衰，没有病，即使有病，也是病轻；如果是晦暗枯槁、暴露的，就表明脏腑精气已衰，病情危重。

Der Begriff der „Farbe" bezieht sich an dieser Stelle auf Farbe und Glanz der Haut, die Beschaffenheit der Körperoberfläche sowie die körperlichen Absonderungen und Ausscheidungen. Kurzum, alles, was sich mit dem Gesichtssinn untersuchen lässt und eine Farbe aufweist, wird in dieser Kategorie beobachtet. Das Gesicht bildet hierbei den wichtigsten Untersuchungsgegenstand, weil es üblicherweise unbedeckt ist und ausführlich beobachtet werden kann.

Auf Kopf und Gesicht verlaufen drei Yin-Meridiane und drei Yang-Meridiane, zudem ist die Blutversorgung dieses Bereiches sehr gut. Aus diesem Grund spiegelt sich die Verfassung der Qi- und Blutkreisläufe der Speicher- und Durchgangsfunktionskreise besonders deutlich wider. Darüber hinaus befindet sich der Kopf oben am Körper, ist zumeist unbedeckt und zeigt bei Befall oder Erkrankung eines Organs eine anormale Verfärbung. Generell werden die Farben wie folgt zugeordnet: blau für die Leber, rot für das Herz, gelb für die Milz, weiß für die Lunge und schwarz für die Nieren.

Im Vergleich zur Hautfarbe ist der Glanz der Haut ein wichtigerer Aspekt. Unter Glanz versteht man in der chinesischen Medizin die Farbsättigung und Helligkeit. So wird etwa zwischen glänzender und welker Haut unterschieden. Der Glanz der Haut reflektiert den Zustand der Organessenz. Anhand des Glanzes kann festgestellt und prognostiziert werden, wie ernsthaft die Krankheit ist und ob von einer Heilbarkeit ausgegangen werden kann. Bei der Aufnahme eines Patienten sollte daher nicht nur dessen Hautfarbe, sondern vor allem auch der Glanz seiner Haut beobachtet werden. Liegt eine glänzende Haut vor, so zeigt sich hieran die Vitalität der Organe. In diesem Fall ist der Patient gesund beziehungsweise nur leicht erkrankt. Bei welker Haut hingegen schwindet die Vitalität der Organe und der Arzt muss von einem schweren Krankheitsverlauf ausgehen.

望色的时候还要注意常色和病色。

常色就是健康人皮肤的色泽,健康人的皮肤光明润泽、含蓄,说明有神气,精气充沛,气血津液运行正常,脏腑功能正常。

常色又分为主色、客色。

主色也叫正色,中国人属黄种人,一般人的肤色都微黄,所以古人以黄为正色。但是有些人稍白,有些人稍黑,这都属于个体的特征,是终生不变的。因此,凡是正常黄色或偏于某种颜色的,都称为主色。

客色是指随着年龄、季节、职业、昼夜、阴晴、气候、环境、情绪等变化,肤色发生相应的变化,都属于正常的生理现象,都不是病色,诊断时必须注意。

病色就是患者在病中所出现的皮肤色泽,又分为善色、恶色,以明润含蓄为善色,以枯槁暴露为恶色。如果出现善色,就说明脏腑虽病,但胃气未伤,脏腑也没有受到大的损伤,预后多良好。如果出现恶色,多是因为已无胃气或五脏中有一脏败坏,预后多凶险。由恶色转为善色,说明病情向好的方向发展,反之,由善色转为恶色,说明病情转向危重。

Bei der Beobachtung der Farbe muss darauf geachtet werden, normalen Teint von krankhaften Verfärbungen zu unterscheiden.

Unter normalem Teint werden die reguläre Farbe und der übliche Glanz der Haut eines gesunden Menschen verstanden. Eine gesunde Haut glänzt, wobei sich dieser Glanz unter der Haut verbirgt und mild statt aggressiv wirkt. Dies reflektiert eine Fülle an Vitalität und Essenz, einen geregelten Kreislauf von Qi, Blut und den Körperflüssigkeiten sowie die ungestörte Funktion der Speicher- und Durchgangsfunktionskreise.

Zum normalen Teint gehören einerseits die individuelle Hautfarbe und andererseits der durch äußere Faktoren vorübergehend veränderliche Teint.

Die Haut vieler Chinesen neigt zumeist zu einem gelblichen Farbton. Im Altertum wurde dieser Farbton daher als der normale Teint wahrgenommen. Je nach Person liegen hierbei hellere oder dunklere Ausprägungen dieses Farbtons vor, die sich im Verlauf des Lebens nicht ändern. Sowohl hellere als auch dunklere Gelbtöne können in diesem Fall also der normale Teint sein.

Der vorübergehende Teint wiederum ist eine veränderliche Hautfarbe, die durch Faktoren wie Alter, Jahreszeit, Beruf, Uhrzeit, Wetter, Klima, Umwelt und Emotionen beeinflusst wird. Diese Veränderungen fallen hierbei nicht in die Kategorie eines krankhaften Teints, sondern stellen eine normale biologische Erscheinung dar. Dies muss bei der Diagnose berücksichtigt werden.

Im Fall einer Erkrankung werden Farbe und Glanz der Haut in günstig und ungünstig unterschieden. Ein voller, unter der Haut gehaltener Glanz wird zum günstigen Teint gezählt. Verwelkte Haut mit wenig Glanz, der vorrangig oberhalb der Haut lokalisiert wird, fällt in die Kategorie des ungünstigen Teints. Bei einem günstigen Teint liegen zwar eine Erkrankung und ein aus dem Gleichgewicht geratenes Verhältnis zwischen den Funktionskreisen vor, aber das Qi des Magens ist noch nicht gestört. In diesem Fall handelt es sich um kleinere Probleme der Funktionskreise, die heilbar sind. Sollte sich hingegen ein ungünstiger Teint präsentieren, liegt ein zerstörtes Magen-Qi oder eine Dysfunktion von mindestens einem der fünf Speicherfunktionskreise vor. In diesem Fall gestaltet sich eine Heilung sehr schwierig. Sollte sich der ungünstige in einen günstigen Teint verwandeln, zeigt sich daran eine positive Entwicklung der Krankheit. Eine umgekehrte Entwicklung hingegen deutet auf einen schweren Krankheitsverlauf hin.

### 3. 望形态
### 3. Inspektion der Gestalt und der Bewegungen des Patienten

形是形体，态是姿态，望形态就是观察患者的强弱胖瘦和动静姿态，是望诊的重要内容。

Die Betrachtung der körperlichen Gestalt und der Haltung des Patienten stellen ebenfalls einen wichtigen Bestandteil der Diagnose dar. In erster Linie wird die Gestalt des Patienten nach den Kriterien stark, schwach, dick und dünn bewertet und die körperliche Haltung des Patienten im Ruhe- und Bewegungszustand begutachtet.

（1）望形体

1) Inspektion der Gestalt

人的外形与五脏相应（肺应皮毛，脾应肌肉，心应血脉，肝应筋，肾应骨），五脏强壮的人，外形一般也强健。比如骨骼粗大，胸廓宽厚，肌肉充实，皮肤润泽等，都是强壮的表现；反之，骨骼细小，胸廓狭窄，肌肉瘦削，皮肤干枯等，则是衰弱的表现。在诊断上来说，形体的强弱，与疾病的预后有密切关系，但这也不是绝对的，还要看各种条件而定。

Die Gestalt des menschlichen Körpers steht im Zusammenhang mit den fünf Speicherfunktionskreisen. Der Funktionskreis Lunge ist mit Haut und Behaarung verbunden, der Funktionskreis Milz mit dem Muskelfleisch. Der Funktionskreis Herz ist mit den Blutbahnen verbunden, während der Funktionskreis Leber mit den Sehnen des Körpers und der Funktionskreis Niere mit den Knochen korreliert. Menschen mit kraftvollen Speicherfunktionskreisen verfügen in der Regel über eine kräftige Erscheinung. Dazu gehören starke Knochen, ein breiter Brustkorb, eine ausgeprägte Muskulatur und straffe Haut. Im Gegensatz dazu sind dünne Knochen, ein enger Brustkorb, wenig Muskeln und glanzlose Haut Zeichen einer Schwäche. Bei der Diagnose steht die Stärke der Gestalt im engen Zusammenhang mit den Heilungsaussichten. Allerdings ist sie hierbei nicht der einzige Faktor, bei der Prognose sind auch weitere Elemente einzubeziehen.

（2）望姿态

2) Inspektion der Haltung

患者的动静姿态和疾病有密切关系，不同的疾病会表现出不同的病态。患者在卧位时脸常朝外，身体轻盈，可以自如地翻动身体，多属于阳证、热证、实证；如果脸常朝里，身体沉重，难以翻动身体，多属于阴证、寒证、虚证。如果患者在卧位时身体蜷缩成团，多属于阳虚证或剧痛难忍；仰面舒展，多属于阳证热盛。患者在卧位时想要多盖衣被，那么不是里寒就是表寒；常常掀去衣被，不是里热就是表热。

Die Haltung eines Patienten im Ruhe- und Bewegungszustand ist wie ein Schaufenster des Gesundheitszustandes. Unterschiedliche Erkrankungen zeigen sich an verschiedenen Körperhaltungen. Eine Vorliebe für das Liegen mit dem Rücken zur Wand und die Fähigkeit, sich mühelos umdrehen zu können, sind meist Zeichen einer Yang- oder Hitze-Symptomatik oder einer energetischen Überladung. Die Vorliebe für eine Liegeposition mit dem Gesicht zur Wand und Probleme beim Umdrehen hingegen deuten auf eine Yin- und Kälte-Symptomatik oder eine energetische Schwäche hin. Rollen sich Patienten im Liegen zusammen, wird dies oft auf eine energetische Schwäche des Yang oder extrem starke Schmerzen zurückgeführt. Ein ausgestreckter Körper in Rückenlage verweist häufig auf einen Überschuss der Hitze und auf eine Yang-Symptomatik. Patienten, die sich im Legen stets zudecken wollen, leiden an Kälte auf der Oberfläche oder im Inneren des Körpers. Sollte man umgekehrt beim Liegen immer wieder die Decke entfernen wollen, liegt auf der Körperoberfläche oder im Körperinneren eine Hitze vor.

如果患者在坐位时喜向后仰，多为肺实证；喜向前倾，多为肺虚证。只能坐不能卧，卧位则气逆，多为咳嗽肺胀；只能卧不能坐，坐位就头晕，多为气血大虚。坐卧不宁，则是烦躁的表现。

Neigen sich Patienten im Sitzen gerne nach hinten, ist oftmals eine energische Überladung des Funktionskreises Lunge festzustellen. Sollten sie sich hingegen gerne nach vorne neigen, liegt zumeist eine energetische Schwäche des Funktionskreises Lunge vor. Andere Patienten, die immer wieder die Sitzposition einnehmen und sich nicht hinlegen können, weisen im Liegen ein gegenläufiges Qi auf und leiden häufig an Husten und Lungendistension. Sollte man im Gegensatz dazu statt sitzen nur liegen können und im Sitzen Schwindel empfinden, ist oft ein starker Qi- und Blut-Mangel ursächlich. Unruhe sowohl im Sitzen als auch im Liegen ist Ausdruck einer gesteigerten Nervosität.

患者的眼睑、面部、口唇、手指或足趾不时地颤动，在热性病是发痉的预兆；在虚损病多为血虚阴亏，筋脉失养。四肢全体震颤，多见于风病，比如痫病、破伤风、小儿急慢惊风，等等。战栗则见于疟疾发作，或者是病邪留连，正气集中抵抗而将出现战汗的预兆。外科疾病见到战栗发作，应该注意是否为破伤风，或者为脓毒内攻。循衣摸床、撮空理线，是病情危重的表现。头部前倾不能昂起，是精神衰败的表现。背部弯曲、两肩下垂，是胸中有病。腰脊无法转摇，是腰部有病。双足不能屈伸，起行时要俯身，是筋有病。无法久站，行走时身体震动不定，是骨有病。

Gelegentliche Zuckungen an Augenlidern, Gesicht, Mund und Lippen sowie an den Fingern und Zehen sind Zeichen eines Krampfanfalls im Zusammenhang mit einer „Hitze"-Symptomatik, einer Symptomkonfiguration der energetischen Schwäche sowohl des Qi als auch des Blutes sowie einer Unterernährung der Sehnen und Muskeln. Zuckungen der Gliedmaßen kommen bei einer Wind-Symptomatik vor, wie sie bei Epilepsie, Tetanus und Kinderkrämpfen festgestellt wird. Zittern ist oft ein Symptom der Malaria oder des Vorliegens pathogener Faktoren. Das geradläufige Qi stellt sich den pathogenen Faktoren konzentriert entgegen, was im Anschluss an das Zittern zu Schweißausbrüchen und Schüttelfrost führt. Bei chirurgischen Behandlungen ist bei Zittern zuerst auf Tetanus oder eine Sepsis im Körperinneren zu prüfen. Bewegungen wie „Flockenlesen" (Karphologie) und das unwillkürliche Ziehen von Linien in der Luft sind Anzeichen einer schweren Erkrankung. Ein ständig nach vorne geneigter Kopf ist ein Zeichen des psychischen Verfalls. Ein gebogener Rücken und hängende Schultern weisen auf Erkrankungen im Brustkorb hin. Lässt sich die Lendenwirbelsäule eines Patienten nicht drehen, liegen möglicherweise Probleme im Lendenbereich vor. Können Patienten ihre Füße nicht strecken und müssen sie sich beim Aufstehen vornüber beugen, so schließt der Arzt auf Erkrankungen an den Sehnen und Muskeln. Erkrankungen an den Knochen zeigen sich wiederum daran, dass Patienten nicht lange stehen bleiben können und sich ihr Körper beim Laufen stark schüttelt.

(二) 舌诊法

### (B) Zungendiagnose

舌诊是望诊中的重要部分，也可以说是诊断学中重要组成部分之一，是中医诊断学的特色。

Die Zungendiagnose ist ein weiterer wichtiger Bestandteil der Diagnose durch Betrachtung und kann auch als einer ihrer wichtigsten Bestandteile betrachtet werden. Es handelt sich zudem um eine Besonderheit der TCM.

舌为心之苗，脾之外候，舌苔由胃气所生。脏腑通过经络与舌相联，所以如果脏腑有病变，可从舌反映出来。舌诊主要通过诊察舌质和舌苔，以此判断疾病的性质、病势的浅深、气血的盛衰、津液的盈亏以及脏腑的虚实等。

Im Zungenbild manifestieren sich die Funktionskreise Herz und Milz. Der Zungenbelag etwa wird durch das Magen-Qi hervorgebracht. Da außerdem alle Funktionskreise durch die Leitbahnen mit der Zunge verbunden sind, zeigen sich alle Erkrankungen der Funktionskreise auch auf der Zunge. Bei der Zungendiagnose werden vor allem die Beschaffenheit und der Belag der Zunge inspiziert. Auf Basis dieser Betrachtung können Erkrankungen diagnostiziert und ihre Schwere beurteilt werden. Darüber hinaus erlaubt die Zungendiagnose Rückschlüsse darauf, wie stark der Qi- und Blutkreislauf ist, ob ein Mangel an Flüssigkeiten besteht und ob eine energetische Überladung oder Schwäche der Funktionskreise vorliegt.

舌诊首先应注意几个问题：

①光线影响：光线的强弱与色调，对颜色的影响极大。望舌应以白天充足而柔和的自然光线为佳，如在夜间或暗处，用日光灯为好，光线要直接照射到舌面，避免面

对有色的门窗。

②饮食或药物影响：饮食及药物可使舌象发生变化，过冷过热的饮食、刺激性食物及有色食物可使舌色发生改变。过食肥甘之品及服用大量镇静剂，可使舌苔厚腻。

③口腔对舌象的影响：牙齿残缺，可造成同侧舌苔偏厚，镶牙可以使舌边留有齿痕，睡觉时张口呼吸，可以使舌苔增厚等。

对这些问题，临床上应仔细辨别，以免误诊。

Folgende Faktoren sollten bei der Zungendiagnose berücksichtigt werden:

i. Licht: Stärke und Farbton des Lichts haben einen großen Einfluss auf die Wahrnehmung einer Farbe. Die Inspektion der Zunge sollte möglichst bei Tageslicht erfolgen. Am Abend oder in dunklen Räumen ist der Einsatz von Tageslichtlampen ratsam, wobei eine direkte Lichteinstrahlung auf die Oberfläche der Zunge gewährleistet werden sollte. Zu vermeiden ist hingegen, dass sich der Patient gegenüber einer Tür oder in der Nähe eines kolorierten Fensters befindet.

ii. Ernährung und Medikamente: Nahrung und Medikamente können das Zungenbild verändern. Zum Beispiel können sehr kalte, heiße oder reizende Speisen sowie färbende Lebensmittel die Zungenfarbe beeinflussen. Zuviel deftiges und süßes Essen sowie größere Mengen Beruhigungsmittel machen den Zungenbelag dick und klebrig.

iii. Zähne: Fehlende oder beschädigte Zähne verursachen einen dickeren Belag an derselben Zungenseite, Zahnprothesen führen zu Zahneindrücken am Zungenrand. Mit offenem Mund zu schlafen verursacht ebenfalls einen verdickten Belag.

Diese Punkte sollten in der klinischen Praxis berücksichtigt werden, um Fehldiagnosen zu vermeiden.

## 1. 舌质诊法

### 1. Diagnose der Zungenbeschaffenheit

望舌质，主要是注意舌的神、色、形、态的变化。舌神的表现主要在舌质的荣枯；舌色主要有淡红、淡白、红绛、青紫等几种；舌形主要取决于舌的老嫩、胖瘦、芒刺、裂纹、齿痕；舌态主要有痿软、强硬、歪斜、颤动、吐弄、短缩等区别。

Bei der Zungenbeschaffenheit stehen vorrangig Veränderungen der konstellierenden Kraft des Geistes sowie Farbe, Form, Haltung und Bewegung der Zunge im Mittelpunkt der Untersuchung. Der Zustand der konstellierenden Kraft zeigt sich vorrangig in einer gedeihenden oder welkenden Zunge. Gewöhnliche Zungenfarben sind blassrot, blass, tiefrot und purpur-blau. Bei der Beobachtung der Zungenform ist zu berücksichtigen, ob diese derb oder zart, vergrößert oder mager, stachelig oder rissig oder mit Zahneindrücken erscheint. Hinsichtlich der Haltung und Bewegung der Zunge wird beobachtet, ob die Zunge weich, steif, zur Seite fallend, zitternd, vorgestreckt oder zurückgezogen ist.

（1）舌神

1) Die konstellierende Kraft der Zunge

舌神的有无，表现在舌质的荣枯。"荣"是有生气，有光彩，这就是有神；"枯"是失去光泽，无生气，这就是无神。

Ob die Zunge über konstellierende Kraft verfügt oder nicht zeigt sich an der Beschaffenheit der Zunge. Eine gedeihende Zunge repräsentiert Vitalität, in ihr manifestiert sich die konstellierende Kraft des Geistes. Eine welkende Zunge hingegen verliert jeden Glanz und jede Vitalität, es mangelt an konstellierender Kraft.

（2）舌色

2) Die Farbe der Zunge

①淡红舌：舌质淡红润泽，提示气血调和，心气充足，胃气旺盛，见于正常人或外感病初起。

i. Blassrot: Eine blassrote Zunge verweist auf einen harmonischen Qi- und Blutkreislauf und reichlich vorhandenes Herz-Qi und Magen-Qi. Diese Farbe stellt das normale Zungenbild dar und kann auch noch zu Beginn einer Affektion durch äußere Schrägläufigkeiten beobachtet werden.

②淡白舌：舌色比正常浅淡，白多红少，主虚证、寒证，提示气血不足，脉络不充，或阳虚寒盛，血失温运，经脉收引，血行减少。

ii. Blass: Die Zungenfarbe erscheint blasser als sonst, der weiße Anteil überwiegt. In dieser Erscheinung drückt sich eine Symptomatik der energetischen Schwäche oder eine Kälte-Symptomatik aus. Sie verweist zudem auf ein Defizit an Qi und Blut in den Leitbahnen oder auf die Symptomkonfiguration energetische Schwäche des Yang und überhandnehmende Kälte. Wegen des gestörten Blutkreislaufes ziehen sich die Leitbahnen zusammen, was zu einer Einschränkung der Durchblutung führt.

③红绛舌：舌色鲜红为红舌，深红色暗者为绛舌。多主热证，热则血行加速，脉道扩张，脉络充盈，色越深，热势越盛。

iii. Rot/ Tiefrot: Die rote Zunge unterscheidet sich von der tiefroten, aber beide Farbtöne verweisen auf eine Symptomkonfiguration der Hitze. Die Hitze beschleunigt den Kreislauf des Blutes und erweitert und sättigt die Leitbahnen. Je stärker die Hitze ist, desto dunkler wird die Zungenfarbe.

④青紫舌：舌色淡青紫、紫红、绛紫，或有瘀斑、瘀点等，主气血运行不畅。阴寒内盛，阳气郁闭不得宣发，可见舌青紫或瘀斑点；热炽营阴，气血壅滞，可见舌绛紫；肺失宣降，肝失疏泄，气机不畅，或气虚不能行血，可见舌青紫或瘀斑。其他如外伤、中毒以及先天性心脏病等，也可见舌青紫。

iv. Blau-purpur: Die Zungenfarbe reicht von blassblau und purpurrot bis zu tiefpurpur, eventuell mit Flecken. Grund dafür ist eine Störung des Kreislaufes von Qi und Blut. Sollte das Yang durch überhandnehmendes Yin und Kälte im Inneren blockiert werden und sich nicht verbreiten können, zeigt sich dies an einer blau-purpurnen Zunge, häufig auch mit Flecken. Sollte überhandnehmende Hitze die aufbauende und nährende Kraft und das Yin stören und der Kreislauf von Qi und Blut stagnieren, färbt sich die Zunge tiefpurpur. Sollte sich das Qi des Funktionskreises Lunge weder verbreiten noch absenken, kann sich das Leber-Qi nicht lösen und frei fließen, was zu einem gestörten Qi-Mechanismus oder einem gestörten Blutkreislauf durch energetisch geschwächtes Qi führt. In diesem Fall zeigt sich eine blau-purpurne Zungenfarbe, eventuell mit Flecken. Auch bei Traumata, Vergiftungen oder angeborenen Herzkrankheiten kann eine blau-purpurne Verfärbung der Zunge beobachtet werden.

（3）舌形

3) Die Form der Zunge

①老嫩：舌体苍老，纹理粗糙或皱缩，色较暗者为老舌；舌体浮胖娇嫩，纹理细腻，舌色浅淡者为嫩舌。可据此判断疾病的虚实，老舌提示实证，嫩舌提示虚证。

i. Hart oder zart: Mit „hart" bezeichnet man einen harten Zungenkörper mit rauer Textur oder Falten und einer dunkleren Farbe. Der Begriff „zart" bezieht sich auf einen gedunsenen und geschwollenen Zungenkörper mit feiner Textur und einer blassen Farbe. Anhand dieser Aspekte kann unterschieden werden, ob eine Symptomatik der energetischen Schwäche oder der Überladung vorliegt. Während eine derbe Zunge auf eine Symptomatik mit energetischer Überladung hinweist, zeigt ein zarter Zungenkörper eine Symptomatik mit energetischer Schwäche an.

②胖瘦：舌体瘦小而薄，为瘦薄舌。舌体胖大又分两种情况：较正常大而且厚，伸舌满口，常伴有齿痕的，为胖大舌；舌体肿大，色鲜红或青紫，甚至不能缩回口腔的，为肿胀舌。瘦薄舌多为舌失充养所致。如果舌淡瘦薄，多为久病气血两虚；舌红绛瘦薄，少苔无苔，多为阴虚火旺。胖大舌多提示体内水液停滞。如果舌淡嫩而胖大，多为气虚阳虚；舌红胖大则多为里热。肿胀舌多提示气血壅滞，多见红绛而肿胀，如果是酒毒或其他中毒所致，多见青紫晦暗。

ii. Vergrößert oder mager: Neben einem mageren und dünnen Zungenkörper unterscheidet man zwischen zwei Formen eines aufgedunsenen Zungenkörpers: Ist der Zungenkörper größer und dicker als normal und füllt die Zunge beim Herausstrecken den Mund voll aus, so ist der Zungenkörper vergrößert. Ist der Zungenkörper hingegen dicker, von roter oder blau-purpurner Farbe und kann er im schlimmsten Fall nicht vollständig in den Mund zurückgezogen werden, ist der Zungenkörper geschwollen. Eine magere und dünne Zunge lässt sich auf eine unterernährte Zunge zurückführen. Zeigt sich die Zunge zudem von blasser Farbe, verweist dies auf eine Symptomkonfiguration der energetischen Schwäche sowohl des Qi als auch des Blutes nach langzeitiger Erkrankung. Bei einer rot gefärbten mageren und dünnen Zunge mit wenig oder gar keinem Belag schließt man auf die Symptomkonfiguration einer energetischen

Schwäche des Yin und emporschlagende „Glut". Ein aufgedunsener Zungenkörper zeigt zumeist die Stagnation der Zirkulation der Körperflüssigkeiten an. Eine blasse und vergrößerte Zunge lässt sich häufig auf eine energetische Schwäche von Qi und Yang zurückführen, während eine rote und vergrößerte Zunge oft Hitze im Inneren anzeigt. Erscheint die Zunge rot oder tiefrot und geschwollen, weist dies auf eine Blockade und Stagnation des Kreislaufes von Qi und Blut hin. Bei einer Vergiftung, etwa bei Alkoholvergiftungen, erscheint der Zungenkörper zumeist blaupurpur und dunkel.

③芒刺：如果芒刺高起，是热邪内结的现象，热邪越重，芒刺越大越多。根据芒刺所生的部位，可以辨别五脏中哪一脏更热，如果舌尖生芒刺为心热，舌中部生芒刺为脾胃有热。

iii. Stachelig und körnig: Eine stachelige und körnige Zunge verweist auf eine „Hitze"-Schrägläufigkeit. Je ausgeprägter dieses Symptom ist, desto stärker ist auch der pathogene Faktor Hitze. Je nach Lokalisation der Stacheln kann identifiziert werden, in welchem der fünf Speicherfunktionskreise sich die Hitze sammelt. Während eine stachelige oder körnige Zungenspitze auf Hitze im Funktionskreis Herz hinweist, deuten Stacheln im mittleren Teil des Zungenkörpers auf eine Hitze in den Funktionskreisen Milz und Magen hin.

④裂纹：舌面出现各种形状、深浅不一、多少不等的裂纹裂沟。舌有裂纹常提示邪热炽盛，或者是血虚而阴不足。

iv. Rissig: Auf der Zunge sind Risse verschiedener Form, Tiefe und Anzahl zu beobachten. Dieses Phänomen weist oft eine Überhandnahme von Hitze oder eine energetische Schwäche von Blut und Yin hin.

⑤齿痕：舌体边缘可见牙齿的痕迹，就是齿痕舌或齿印舌，多提示脾虚湿盛。

v. Zahnabdrücke: Zahnabdrücke am Rand der Zunge sind ein Zeichen für eine energetische Schwäche im Funktionskreis Milz und die Überhandnahme von Feuchtigkeit.

（4）舌态

4) Haltung und Bewegung der Zunge

①痿软舌：舌体软弱无力，不能随意伸缩回旋。多提示伤阴或气血两虚。

i. Weiche und kraftlose Zunge: Die Zunge ist weich und kraftlos und kann weder willkürlich herausgestreckt, zurückgezogen oder nach hinten gerollt werden. Es handelt sich oft um Anzeichen für ein geschädigtes Yin oder eine energetische Schwäche sowohl des Qi als auch des Blutes.

②强硬舌：舌体板硬强直，不能转动，或失其柔和，卷伸不利，多同时有言语不利的表现。提示热入心包，高热伤津，风痰阻络。

ii. Steife Zunge: Die Zunge ist steif und gerade und kann weder gedreht noch gerollt werden. Oft geht dies mit Einschränkungen bei der Aussprache einher. Hieran zeigt sich, dass Hitze in den Herzbeutel eindringt und die aktiven Säfte schädigt, während Wind und Schleim die Leitbahnen blockieren.

③歪斜舌：伸舌时舌体偏于一侧。见于中风或中风先兆、面瘫等。

iii. Schiefe Zunge: Beim Herausstrecken fällt die Zunge auf eine Seite. Dies kann zumeist bei Schlaganfällen und Gesichtslähmung beobachtet werden und ist ein Warnsignal für einen drohenden Schlaganfall.

④颤动舌：舌体颤抖，动摇不宁，是动风的征兆。

iv. Zitternde Zunge: Eine bebende und zitternde Zunge weist auf eine Mobilisation von „Wind" hin.

⑤吐弄舌：舌伸长而迟缓为吐舌；舌微微伸出口外，立即收回口内，或反复舔舐口周，掉动不宁为弄舌。多提示心脾有热，是严重的病候。

v. Herausgestreckte und agitierte Zunge: Die Zunge ist überdehnt und wird häufig herausgestreckt, aber sofort wieder in den Mundraum zurückgezogen. Alternativ kann beobachtet werden, dass der Patient häufig seine Lippen ableckt. In jedem Fall ist die Zunge unruhig und stets in Bewegung. Dieses Verhalten weist auf Hitze in Herz und Milz hin und ist ein Anzeichen einer schweren Erkrankung.

⑥短缩舌：舌体收紧而不能伸长为短缩舌，多见于危重症。

vi. Verkürzte Zunge: Der Zungenkörper ist angespannt und kann nicht gestreckt werden. Dies deutet zumeist auf kritische Erkrankungen hin.

## 2. 舌苔诊法
## 2. Diagnostik des Zungenbelags

舌苔，是指覆于舌面上的一层苔状物，由胃气所生，而五脏六腑皆禀气于胃，因此，舌苔的变化可以反映脏腑的寒、热、虚、实，病邪的性质和病位的深浅。舌苔的望诊包括望苔质、望苔色两部分。

Mit dem Zungenbelag wird die moosähnliche Schicht auf der Zungenoberfläche bezeichnet. Diese wird vom Magen-Qi hervorgebracht. Da der Funktionskreis Magen die Quelle von Qi und Blut der Fünf Speicherfunktionskreise und der Sechs Durchgangsfunktionskreise ist, spiegeln sich im Zungenbelag pathogene Faktoren wie Kälte, Hitze, Schwäche und Überladung in den Funktionskreisen sowie ihr Charakter und der Ort einer Erkrankung wider.

（1）苔质

1) Beschaffenheit des Zungenbelags

①厚薄：主要反映邪正的盛衰和邪气的深浅。疾病初起，病情轻浅，胃气未伤，可见到薄苔。舌苔厚或舌中根部尤其明显的，多提示外感病邪已入里，或胃肠内有宿食，或痰浊停滞，病情较重。舌苔由薄变厚，提示邪气渐盛，病情加重；舌苔由厚变薄，提示正气胜邪，病情减轻。

i. Dick oder dünn: An der Dicke des Zungenbelags lassen sich Zu- und Abnahme von Schrägläufigkeiten und Geradläufigkeiten sowie die Tiefe eines schrägläufigen Qi ablesen. Anfangs sind Erkrankungen leicht und an der Oberfläche verortet, wo das Magen-Qi nicht geschädigt wird. In der Folge zeigt sich ein dünner Zungenbelag. Ein dicker Belag insbesondere im mittleren und hinteren Teil der Zunge bedeutet, dass die äußere Schrägläufigkeit bereits in das Innere des Körpers hineinwirkt. Es kann sich hierbei um Verdauungsstörungen oder eine Blockade der Leitbahnen durch Schleim und Trübung handeln, wobei die Erkrankung bereits ausgeprägt ist. Sollte der Belag dicker werden, verweist dies auf eine stärker werdende Schrägläufigkeit. Umgekehrt zeigt ein dünner werdender Zungenbelag, dass die Geradläufigkeit die Schrägläufigkeit verdrängt und der Krankheitsverlauf eine positive Tendenz aufweist.

②润燥：主要反映体内津液的盈亏和输布情况。滑苔提示水湿之邪内聚。燥苔提示体内津液已伤，高热、大汗、吐泻后，导致体内津液不足，可见燥苔。糙苔可由燥苔进一步发展而成，多提示热盛伤津之重证。

ii. Feucht oder trocken: In diesem Aspekt spiegeln sich Menge und Verteilung der Säfte im Körper wider. Ein feuchter, schlüpfriger Belag zeigt an, dass sich Wasser und Feuchtigkeit im Inneren sammeln. Ein trockener Belag hingegen verweist auf eine Schädigung der Säfte, zum Beispiel durch Fieber, übermäßiges Schwitzen, Erbrechen oder Durchfall. Bei voranschreitender Erkrankung kann sich trockener Belag zu einem aufgerauten Zungenbelag weiterentwickeln, was ein Anzeichen für ein kritisches Maß der Überhandnahme von Hitze und der Schädigung der Säfte ist.

③腐腻：腻苔的特点为苔质颗粒细腻致密，紧贴舌面，不能揩去，提示体内有湿浊、痰饮、食积。腐苔的特点为苔质疏松，颗粒粗大明显，根底松浮，就像豆腐渣堆积在舌面上，可以揩去，提示胃气衰败，湿浊上泛。

iii. Locker oder klebrig: Bei einem klebrigen Belag handelt es sich um eine feine und dichte Schicht, die fest auf der Zungenoberfläche haftet und nicht abgewischt werden kann. Hieran zeigen sich Feuchtigkeit, Trübung, Schleim und Verdauungsblockaden im Inneren des Körpers. Ein lockerer Belag besteht aus losen und leicht abwischbaren frischkäseähnlichen Partikeln. Dies ist ein Hinweis darauf, dass das Magen-Qi erschöpft ist und Schleim und Trübes aufsteigen.

④剥落苔：舌苔全部或部分剥落，剥落处光滑无苔，称剥苔，其部位、大小、范围均有所不同（如前剥、中剥、根剥、花剥、光剥等）。如果舌苔剥落处舌面不光滑，有新苔长出，则称类剥苔。剥苔提示胃气匮乏，胃阴枯涸，或气血两虚，或全身虚弱。

iv. Sich ablösender Zungenbelag: Der Zungenbelag löst sich vollständig oder teilweise ab. Wo er sich ablöst, ist die Zunge glatt und frei von Belag. Verortung und Ausmaß der Ablösung können variieren (am vorderen, mittleren oder hinteren Teil der Zunge, vereinzelte oder vollständige Ablösung). Sollte sich umgehend neuer Belag bilden, wird dies als abblätternder Zungenbelag bezeichnet. In diesem Fall wird die Symptomkonfiguration energetische Schwäche des Qi und des Yin des Funktionskreises Magen, die Symptomkonfiguration energetische Schwäche sowohl des Qi als auch des Blutes oder sogar eine Schwächung des ganzen Körpers diagnostiziert.

⑤真、假苔：舌苔紧贴舌面，难以刮去，刮后仍有苔迹，不露舌质，舌苔好像从舌质中长出的，为真苔，也叫有根苔。舌苔不紧贴舌面，好像涂在舌面上，容易脱落，脱后无垢，舌质光洁的，为假苔，也叫无根苔。病的初期、中期，舌见真苔且厚，为胃气壅实，病较深重；久病见真苔，说明胃气尚存。新病出现假苔，为邪浊渐聚，病情较轻；久病出现假苔，是胃气匮乏，病情危重。

v. Echter oder falscher Zungenbelag: Von „echtem" Zungenbelag spricht man, wenn dieser eng auf der Zungenoberfläche anliegt und nicht weggekratzt werden kann, wenn also nach dem Kratzen auf der Zunge noch immer Spuren des Belags zu erkennen sind. Dies wird auch als „verwurzelter Zungenbelag" bezeichnet. Im umgekehrten Fall kann der Belag einfach weggekratzt werden. Er verschwindet hierbei spurlos, als wäre er nur auf der Zunge aufgemalt. Man spricht von falschem oder wurzellosem Zungenbelag. An einem dicken echten Belag im Anfangs- und Mittelstadium einer Erkrankung zeigt sich eine energetische Überladung des Magen-Qi, ein relativ schwerer pathologischer Faktor. Sollte auch nach langer Erkrankung noch ein echter Belag zu sehen sein, liegt noch immer Magen-Qi vor. Falscher Belag bei Patienten im Anfangsstadium einer Erkrankung zeigt an, dass sich Schrägläufigkeiten und Trübes langsam sammeln. Es handelt sich in diesem Moment also noch um eine leichte Erkrankung. Sollte nach langer Erkrankung noch ein falscher Belag zu sehen sein, so besteht eine energetische Schwäche des Magens-Qi, was als Warnsignal für eine schwere Erkrankung verstanden werden sollte.

（2）苔色

2) Farbe des Zungenbelags

①白苔：可为正常舌苔，病中多提示表证、寒证、湿证，也可见于热证。

i. Weißer Zungenbelag: In den meisten Fällen ist weiß die normale Farbe des Zungenbelags. Weißer Belag bei Erkrankten verweist zumeist auf eine Oberflächen-Symptomatik, Symptomkonfigurationen der Kälte oder Feuchtigkeit und in einigen Fällen auch auf die Symptomkonfiguration Hitze.

②黄苔：提示热证、里证。苔色越黄，说明热邪越甚。舌尖苔黄，为热在上焦；舌中苔黄，为热在胃肠；舌根苔黄，为热在下焦；舌边苔黄，为肝胆有热。

ii. Gelber Zungenbelag: Ein gelber Zungenbelag ist ein Hinweis auf die Symptomkonfiguration Hitze. Je gelber der Belag ist, desto stärker ist auch die „Hitze"-Schrägläufigkeit. Gelber Belag auf der Zungenspitze deutet darauf hin, dass sich die Hitze im Oberen Wärmebereich befindet, ein gelber Belag auf dem mittleren Teil der Zunge hingegen lokalisiert die Hitze im Magen und Darm. Gelber Belag an der Zungenwurzel wiederum verweist darauf, dass sich die Hitze im Unteren Wärmebereich befindet. Zeigt sich gelblicher Belag an den Rändern der Zunge, ist die Hitze in Leber und Galle zu verorten.

③灰黑苔：提示阴寒内盛，或里热炽盛等。灰黑苔可见于热性病中，也可见于寒湿病中，但无论寒热均属重证，黑色越深，病情越重。

iii. Grauer und schwarzer Zungenbelag: Eine graue oder schwarze Färbung ist ein Hinweis auf eine energetische Überladung von Yin und Kälte oder auf eine Symptomkonfiguration der überhandnehmenden Hitze im Inneren. Grauer und schwarzer Zungenbelag kommen oft bei „Hitze"-Syndromen vor, teilweise aber auch bei Kälte- und Feuchtigkeitssyndrom. In beiden Fällen handelt es sich um eine schwere Erkrankung. Je dunkler die Farbe ist, desto schwerer ist die Erkrankung.

（三）望排出物

## (C) Inspektion von Körperausscheidungen

望排出物是观察患者的分泌物和排泄物，如痰涎、呕吐物、二便、涕唾、汗、泪、带下等。这里重点介绍二便、痰涎、呕吐物的望诊，审察其色、质、形、量等变化，以了解有关脏腑的病变及邪气性质。一般排出物色泽清白，质地稀，多为寒证、虚证；色泽黄赤，质地黏稠，形态秽浊不洁，多属热证、实证；如色泽发黑，夹有块物者，多为瘀证。

Bei den Ausscheidungen des Körpers handelt es sich um Sekrete und Exkrete wie Schleim, Stuhlgang, Urin, Nasensekret, Speichel, Schweiß, Tränenflüssigkeit und Ausfluss. An dieser Stelle soll schwerpunktmäßig die Inspektion von Stuhlgang, Urin, Erbrochenem, Schleim und Speichel vorgestellt werden. Anhand von Farbe, Konsistenz, Form und Menge der Ausscheidungen lassen sich Rückschlüsse auf Probleme in den Funktionskreisen und Schrägläufigkeit ziehen. Bei klar-weißen und verflüssigten Ausscheidungen etwa handelt es sich zumeist um eine Symptomkonfiguration der Kälte oder um eine energetische Schwäche. Gelbe und rote, zähe und trübe Ausscheidungen weisen zumeist auf die Symptomkonfiguration Hitze oder energetische Überladungen hin. Sollten die Ausscheidungen dunkel und klumpig sein, wird oft eine Blutstase festgestellt.

### 1. 大便

### 1. Stuhlgang

望大便，主要是观察大便的颜色及便质、便量。大便色黄，呈条状，干湿适中，便后感觉舒适，是正常大便。大便清稀，夹有未消化尽的食物，多属寒泻。大便色黄如糜有恶臭，属热泻。大便色白，多属脾虚或黄疸。大便燥结者，多属实热证。大便干结如羊屎，排出困难，或多日不排便而不觉特别痛苦者，多为阴血亏虚。大便如黏冻，夹有脓血且腹痛、里急后重者，是痢疾。便黑如柏油，是胃络出血。小儿便绿，多为消化不良的征象。大便带血，有两种情况，如先血后便，血色鲜红的，多见于痔疮出血；若先便后血，血色褐暗的，多见于胃肠病。

Bei der Inspektion des Stuhlgangs werden vor allem Farbe, Konsistenz und Menge beobachtet. Als normaler Stuhlgang wird geschmeidiger hellbrauner Kot angesehen, nach dessen Ausscheidung sich der Patient wohlfühlt. Wässriger Stuhl mit unverdauter Nahrung zeigt einen kältebedingten Durchfall an. Übelriechender hellbrauner Stuhl ist Zeichen für einen hitzebedingten Durchfall. Weißer Stuhl wird zumeist von einer energetischen Schwäche der Milz oder von einer Gelbsucht verursacht. Trockener und harter Stuhl signalisiert das Vorliegen einer Symptomkonfiguration Hitze aufgrund energetischer Überladung. Sowohl schwieriger Stuhlgang mit einzelnen harten Klumpen als auch mehrtägige Verstopfungen ohne Unwohlsein werden öfter von einer energetischen Schwäche von Yin und Blut ausgelöst. Schleimiger Stuhl mit Blut, der mit Bauchschmerzen und Stuhlzwang einhergeht, weist auf eine Dysenterie hin. Teerstuhl lässt sich auf Magenblutungen zurückführen. Grünlicher Stuhl bei Kindern wird häufig von Verdauungsproblemen hervorgerufen. Bei Blut im Stuhl wird zwischen zwei Situationen unterschieden: Bei hellrotem Blut zu Beginn des Stuhlgangs sind zumeist Ursachen wie Hämorrhoiden verantwortlich. Sollte hingegen dunkles Blut nach dem Stuhlgang ausgeschieden werden, geht man von Verletzungen im Magen-Darm-Trakt aus.

## 2. 小便
## 2. Urin

观察小便要注意颜色、尿质和尿量的变化。正常小便颜色淡黄，清净不混浊，尿后有舒适感。如果小便清长量多，伴有形寒肢冷，多属寒证。小便短赤量少，尿时灼热疼痛，多属热证。尿混如膏脂或有滑腻之物，为膏淋。尿有砂石，小便困难而痛，为石淋。尿中带血，为尿血，多属下焦热盛，热伤血络。尿血且伴有排尿困难而灼热刺痛者，为血淋。尿混浊如米泔水，形体日渐消瘦，多为脾肾虚损。

Bei der Inspektion des Urins werden ebenfalls dessen Farbe, Konsistenz und Menge beobachtet. Normaler Urin ist leicht gelblich und klar. Nach dem Wasserlassen stellt sich ein angenehmes Gefühl ein. Bei vermehrtem klaren Urin und Kältegefühlen zieht man oft das Vorliegen einer Symptomkonfiguration Kälte in Betracht. Mit verringertem rötlichen Urin und Brennschmerz beim Wasserlassen assoziiert man die Symptomkonfiguration Hitze. Eine cremige Färbung des Harns oder das Vorliegen weicher Objekte ist ein Anzeichen für eine „fettige Lin-Miktionsstörung". Sollten kleine Steinchen im Harn vorhanden sein und das Wasserlassen Probleme und Schmerzen bereiten, spricht man von einer „Lin-Miktionsstörung mit Steinbildung". Blut im Urin wird oft als ein Anzeichen für überhandnehmende Hitze im Unteren Wärmebereich und eine Schädigung des Blutes und der Leitbahnen durch Hitze gewertet. Schwierigkeiten beim Wasserlassen sowie brennende und stechende Schmerzen bei gleichzeitigem Blut im Urin sind Zeichen einer „Blut-bedingten Lin-Miktionsstörung". Trüber Urin und ein Gewichtsverlust weisen auf eine energetische Schwäche und Erschöpfung der Funktionskreise Milz und Niere hin.

## 3. 痰涎
## 3. Schleim

痰涎是机体水液代谢障碍的病理产物，其形成主要与脾肺两脏功能失常关系密切，所以古人说："脾为生痰之源，肺为贮痰之器。"但是痰涎与其他脏也有关系。临床上将痰涎分为有形之痰与无形之痰两类，这里所指的是咳唾而出的有形之痰涎。痰黄黏稠，属热痰。痰白而清稀或有灰黑点者，属寒痰。痰白滑而量多，易咯出者，属湿痰。痰少而黏，难于咯出者，属燥痰。痰中带血，或咯吐鲜血者，为热伤肺络。口常流稀涎者，多为脾胃阳虚证。口常流黏涎者，多属脾蕴湿热。

Schleim ist das pathologische Produkt einer Störung des Flüssigkeitsstoffwechsels, seine Entstehung ist vor allem mit der Disharmonie zwischen den Funktionskreisen Milz und Lunge verbunden. Laut der Lehren des chinesischen Altertums ist der Funktionskreis Milz die Quelle des Schleims, der Funktionskreis Lunge hingegen ist das Gefäß, in dem Schleim gespeichert wird. Allerdings steht der Schleim auch im Zusammenhang mit anderen Funktionskreisen. Klinisch wird zwischen sichtbarem und unsichtbarem Schleim unterschieden. An dieser Stelle soll nur der sichtbare Schleim besprochen werden, der sich ausspucken lässt. Sollte der Schleim gelb und klebrig sein, wird er von Hitze verursacht, ist der Schleim weiß und wässerig oder von grauen oder schwarzen Punkten durchzogen, so handelt es sich um kalten Schleim. Schleim mit Blut oder blutiger Auswurf zeigen an, dass die Hitze die Lungenleitbahnen angegriffen hat. Bei unkontrolliertem Speichelfluss sind zumeist Nässe und Hitze im Funktionskreis Milz festzustellen.

### 4. 呕吐物
### 4. Erbrechen

胃中之物上逆自口而出为呕吐物。由于导致呕吐的原因不同，所以呕吐物的性状及伴随症状也不相同。若呕吐物清稀无臭，多是寒呕，多由脾胃虚寒或寒邪犯胃所致。呕吐物酸臭秽浊，多为热呕，因邪热犯胃，胃有实热所致。呕叶痰涎清水且量多，多是痰饮内阻于胃。呕吐未消化的食物，腐酸味臭，多属食积。若呕吐频发频止，呕吐不化食物而少有酸腐，为肝气犯胃所致。若呕吐黄绿苦水，因肝胆郁热或肝胆湿热所致。呕吐鲜血或紫暗有块，夹杂食物残渣，多因胃有积热或肝火犯胃，或素有瘀血所致。

Beim Erbrechen werden Mageninhalte durch den Mund ausgestoßen. Da die Ursachen des Erbrechens unterschiedlich sein können, variieren auch die Eigenschaften des Erbrochenen sowie eventuelle Begleiterscheinungen. Bei wässrig-klarem Erbrochenen ohne unangenehmen Geruch liegt zumeist kaltes Erbrechen vor, das zum Großteil durch eine energetische Schwäche und Kälte in Milz und Magen oder durch eine kalte Schrägläufigkeit im Magen hervorgerufen wird. Trübes und übelriechendes Erbrochenes wird zum hitzebedingten Erbrochenen gezählt. Zu den Ursachen zählen eine Affektion des Magens durch Hitze und Schrägläufigkeit sowie Hitze aufgrund energetischer Überladung des Funktionskreises Magen. Werden große Mengen schleimig-wässrigen Mageninhaltes erbrochen, so stagnieren Schleim und wässriger Schleim im Magen. Bei unverdauten Nahrungsmitteln und einem unangenehmen, säuerlich-verdorbenem Geruch ist meist eine Verdauungsblockade die Ursache des

Erbrechens. Müssen sich Patienten in regelmäßigen Intervallen übergeben, wobei sich in dem leicht säuerlich-verdorben riechenden Erbrochenen auch unverdaute Nahrungsmittel finden, liegt eine Affizierung des Magens durch Leber-Qi zugrunde. Wird gelblich-grüne bittere Magenflüssigkeit erbrochen, so lässt sich dies auf Einstauungen von Hitze oder feuchter Hitze in Leber und Galle zurückführen. Bei blutigem oder purpurfarbenem Erbrochenen mit vereinzelten teilverdauten Nahrungsmitteln kann häufig eine Ansammlung von Hitze im Magen oder eine Affizierung des Magens durch Leber-Feuer festgestellt werden. Teilweise ist auch eingestautes Blut die Ursache.

## 二、闻诊
## Ⅱ. Diagnose durch Gehör und Geruch

闻诊是通过听声音和嗅气味来诊断疾病的方法。因为声音和气味都是在脏腑生理活动和病理变化中产生的，所以通过声音和气味的异常变化便可以诊察病情。

Bei dieser Diagnosemethode werden vom Körper verursachte Geräusche sowie Gerüche zur Untersuchung eingesetzt. Da die Speicher- und Durchgangsfunktionskreise durch ihre vitalen Aktivitäten sowie bei krankhaften Veränderungen verschiedene Geräusche und Gerüche erzeugen, ermöglichen diese eine Bestimmung des Krankheitsbildes.

### （一）听声音
### (A) Gehör

听声音包括听语声、呼吸声、咳嗽声、呕吐声、呃逆声、嗳气声等。

Zum Untersuchungsgegenstand zählen unter anderem Geräusche, die beim Sprechen, Atmen, Husten, Erbrechen sowie bei Schluckauf und Aufstoßen entstehen.

#### 1. 语声
#### 1. Aussprache

一般来说，语声高亢洪亮有力，声音连续，多属阳证、热证、实证，是阳盛气实，机能亢奋的表现。语声低微细弱，懒言，声音断续，或前重后轻，多属阴证、寒证、虚证，多为禀赋不足，气血虚损所致。

Normalerweise verweist eine laute, klare, kraftvolle und lautlich zusammenhängende Aussprache auf eine Yang-, Hitze- oder Überladungs-Symptomatik. Sie ist ein Zeichen für überhandnehmendes Yang, energetische Überladung und überreizte Körperfunktionen. Eine sehr leise und schwache Stimme, Sprechfaulheit sowie abgehackte Aussprache oder eine abfallende Lautstärke verweisen auf eine Yin-Symptomatik, Kälte oder energetische Schwäche. In den meisten Fällen kann sie auf eine schwache körperliche Verfassung oder eine energetische Schwäche von Qi und Blut zurückgeführt werden.

## 2. 呼吸声
## 2. Atemgeräusche

呼吸加快，声音较粗，发病急，多属实证、热证，可见于肺脏热盛。呼吸微弱，声低气短，发病缓，多属虚证、寒证，可见于肺肾气虚。

Bei beschleunigter Atmung und rauen Atemgeräuschen liegt eine akute Erkrankung vor, zumeist aufgrund einer Symptomatik der energetischen Überladung oder einer Hitze-Symptomatik. Dies ist häufig bei überhandnehmender Hitze in der Lunge der Fall. Eine schwache Atmung bei Kurzatmigkeit und leiser Stimme zeigt eine langsam voranschreitende Erkrankung an, die häufig auf eine energetische Schwäche oder eine Kälte-Symptomatik verweist. Dies kann etwa bei einer energetischen Schwäche des Qi in Lunge und Nieren der Fall sein.

## 3. 咳嗽声
## 3. Husten

咳声重浊有力，多属实证；咳声低微无力，多属虚证。咳嗽痰声漉漉，痰稀易吐，为湿痰蕴肺；咳嗽干裂声短，痰少干结，为燥邪伤肺。咳嗽连声不断，咳停吸气带吼声，为顿咳（百日咳）。咳声嘶哑，呼吸困难，是喉风，属危急证候。

Bei tiefem und kräftigem Husten ist von einer energetischen Überladung auszugehen, schwaches und dünnes Husten hingegen verweist auf energetische Schwäche. Feuchter Husten mit Schleim, der sich leicht ausspucken lässt, kann auf feuchten Schleim und Feuchtigkeitshitze in der Lunge zurückgeführt werden. Bei trockenem und kurzem Husten mit wenig trockenem Schleim wird die Symptomkonfiguration Affektion der Lunge durch eine „Trockenheits"-Schrägläufigkeit diagnostiziert. Unablässiges Husten bei lauter Einatmung deutet auf eine anfallartige Hustenerkrankung wie Keuchhusten hin. Heiseres Husten, das von Atemnot begleitet wird, ist ein Zeichen für Wind in der Kehle, einer kritischen Symptomkonfiguration.

## 4. 呕吐声
## 4. Erbrechen

呕吐徐缓，声低无力，是虚寒证。呕吐势猛，声高有力，为实热证。

Bei leichtem Erbrechen, das von schwachen und leisen Geräuschen begleitet wird, ist von einer Symptomatik der energetischen Schwäche und Kälte auszugehen. Intensives und lautstarkes Erbrechen verweist auf eine energetische Überladung und eine Hitze-Symptomatik.

## 5. 呃逆声
## 5. Schluckauf

呃逆，俗称打嗝。日常呃逆，声音不高不低，无其他不适，多因咽食急促而致，不属病态。呃声高亢，短促有力，多属实热证；呃声低沉，气弱无力，多属虚寒证。久病出现呃逆不止，是胃气衰败的危重之象。

Tritt Schluckauf ohne Unwohlsein und einer weder lauten noch niedrigen Lautstärke auf, wird er zumeist durch eine zu hastige Nahrungsaufnahme verursacht und zählt nicht zu den krankhaften Veränderungen. Sind hingegen laute und kräftige Geräusche festzustellen, handelt es sich um das Symptom einer energetischen Überladung und Hitze, bei leisem und schwachem Schluckauf geht man von einer Symptomatik der energetischen Schwächung und Kälte aus. Bei langwierigen Erkrankungen verweist ein unablässiger Schluckauf auf eine Erschöpfung des Magen-Qi und eine kritische Entwicklung der Krankheit.

**6. 嗳气声**

**6. Aufstoßen**

嗳气，古称噫气。若是饱食之后，因食滞肠胃不化而导致的，可有酸腐味，声音较响。若是胃气不和或胃气虚弱引起的，则无酸腐味，声音低沉。若是情志变化而导致的，则声音响亮，频频发作，嗳气后脘腹舒适，属肝气犯胃，常随情志变化而嗳气减轻或加重。

Sehr lautes Aufstoßen direkt nach den Mahlzeiten wird durch eine Stagnation der Lebensmittel in Magen und Darm hervorgerufen und wird von einem säuerlichen Geruch begleitet. Durch disharmonisches Magen-Qi oder eine energetische Schwächung des Magens verursachtes Aufstoßen ist frei von Geruch und relativ leise. Eine Gemütsveränderung kann ebenfalls zu Aufstoßen führen. In diesem Fall ist das Aufstoßen laut und regelmäßig, im Bauchraum stellt sich nach dem Aufstoßen ein angenehmes Gefühl ein. Ursache hierfür ist eine Affektion des Magens durch das Qi der Leber, die zumeist auf eine Veränderung des Gemütszustandes folgt.

**（二）嗅气味**

**(B) Geruch**

嗅气味，分为病体的气味和病室的气味两种，都是指和疾病有关的气味而言。病室的气味，是由病体本身或其排泄物所发出，气味从病体发展到病室，说明病情沉重。

Hinsichtlich des Geruches wird zwischen dem Körpergeruch und dem Raumgeruch unterschieden, wobei beide im Zusammenhang mit Erkrankungen interpretiert werden. Der Raumgeruch entwickelt sich vom Körper des Erkrankten beziehungsweise dessen Ausscheidungen ausgehend. Mit anderen Worten greift der Geruch vom Körper eines Patienten auf den ihn umgebenden Raum über, was eine Verschlechterung des Krankheitsbildes bedeutet.

**1. 病体的气味**

**1. Körpergeruch**

（1）口气

1) Mundgeruch

正常人谈话时不会发出臭气，如有口臭，多属消化不良，或有龋齿，或口腔不洁。口出酸臭气的，是胃有宿食。口出臭秽气的，是胃热。口出腐臭气的，多是内有溃腐疮疡。

Im Normalfall verströmen Menschen beim Sprechakt keinen Mundgeruch. Sollte dennoch Mundgeruch vorliegen, kann dieser zumeist mit Verdauungsproblemen, unzureichender Mundhygiene oder Zahnfäule erklärt werden. Ein säuerlicher Mundgeruch deutet auf unverdaute Mageninhalte hin. Unangenehmer Mundgeruch resultiert aus Hitze im Magen. Ist ein Geruch von Verdorbenem zu beobachten, sind zumeist aufbrechende Geschwüre verantwortlich.

（2）汗气

2) Schweißgeruch

患者身有汗气，可知其曾出汗。汗有腥膻气，是风湿热邪久蕴皮肤，津液受到熏蒸所致。

Schweißgeruch am Körper eines Patienten lässt zunächst den Schluss zu, dass der Patient geschwitzt hat. Bei sehr starkem fischähnlichen Geruch liegt eine lang andauernde Affektion der Haut durch Wind-Feuchtigkeit und Hitze-Schräglaufigkeit vor, die in einer Erhitzung der Körpersäfte resultiert.

（3）痰、涕之气

3) Gerüche des Schleims und der Absonderungen

正常状态下，人体排出少量痰和涕，无异常气味。如咳吐浊痰脓血，有腥臭气的为肺痈。咳痰黄稠味腥，为肺热壅盛所致。咳吐痰涎清稀味咸，无特异气味，属寒证。鼻流浊涕腥秽如鱼脑，为鼻渊。鼻流清涕无气味，为外感风寒。

Unter normalen Umständen weist der vom Körper ausgeschiedene Schleim keinen besonderen Geruch auf. Wird beim Husten blutig-eitriger Schleim mit starkem Geruch ausgestoßen, weist dies auf einen Lungenabszess hin. Gelblich-klebriger Auswurf mit starkem Geruch wird durch überhandnehmende Einstauungen von Hitze in der Lunge hervorgerufen. Wird beim Husten klarer Schleim mit salzigem Geschmack und ohne besonderen Geruch ausgeworfen, so liegt eine Kälte-Symptomatik vor. Klebriger Nasenschleim mit starkem Geruch verweist auf eine Blockade der Nasenhöhle, während klarer und geruchloser Nasenschleim eine Wind-Kälte-Symptomatik durch äußere Schrägläufigkeiten nahelegt.

## 2. 病室的气味
## 2. Geruch des Patientenzimmers

病室臭气触人，多为瘟疫病。病室有血腥臭，患者多患失血证。病室有腐臭或尸臭气味的，是脏腑败坏，病属严重。

Bei epidemischen Krankheiten breitet sich im Krankenzimmer ein alles bedeckender Gestank aus. Ein durchdringender Blutgeruch lässt sich zumeist auf eine Symptomatik des Blutmangels zurückführen. Findet der Arzt im Zimmer des Patienten einen Verwesungs- oder gar Leichengeruch vor, befinden sich die Speicher- und Durchgangsfunktionskreise im Stadium des

Zerfalls und die Erkrankung hat ein sehr schweres Stadium erreicht.

## 三、问诊
## Ⅲ. Diagnose durch Befragung

问诊是医生通过对患者或陪诊者进行有目的的询问，从而了解疾病的起始、发展及治疗经过，现在症状和其他与疾病有关的情况，以诊察疾病的方法。问诊的内容包括一般情况、主诉、现病史、既往史、个人生活史、家族史等，特别是要详细询问现在症状。询问之时，应根据就诊对象，如初诊或复诊、门诊或住院等实际情况，有针对性地进行询问。

Bei der Diagnose durch Befragung stellt der Arzt dem Patienten oder seiner Begleitung gezielte Fragen, um Ursprung und Entwicklung einer Erkrankung, den Behandlungsverlauf, die aktuelle Konstitution des Patienten sowie weitere im Zusammenhang mit der Erkrankung stehende Punkte zu erörtern. Gegenstand der Befragung sind neben grundlegenden Angaben zur Person und den Beschwerden auch Krankheitsgeschichte, generelle Anamnese, Lebensgewohnheiten sowie Erkrankungen in der Familie. Besonders detailliert wird auf die aktuelle körperliche Verfassung eingegangen. Darüber hinaus wird die Befragung entsprechend der Umstände und des Kontextes angepasst. Beispielsweise wird bei einer Erstuntersuchung anders vorgegangen als bei einer Wiederholungsuntersuchung, ebenso ist dies für stationäre oder ambulante Behandlungen der Fall.

### （一）一般情况
### (A) Generelle Angaben zur Person

包括姓名、性别、年龄、婚否、民族、职业、籍贯、工作单位、现住址等。

Grundlegende Angaben sind etwa Name und Vorname, Geschlecht, Alter, Familienstand, Beruf, Herkunftsort, Arbeitgeber sowie der Wohnort.

### （二）主诉
### (B) Beschwerden

主诉是患者就诊时最主要的症状、体征及持续时间。例如：四肢关节游走性疼痛2个月。发热、咳嗽2天。反复腹泻1年，加重1天。反复水肿5年余，加重伴心悸1周。

Schwerpunkt dieser Befragung sind die wichtigsten Symptome, ihre körperlichen Manifestationen sowie ihre Dauer. Beispiele für diese Art der Angaben wären: Wandernder Schmerz in den Gelenken aller vier Gliedmaßen seit zwei Monaten. Fieber mit Husten seit zwei Tagen. Seit einem Jahr wiederholt auftretender Durchfall, seit einem Tag Intensivierung. Ödeme seit über fünf Jahren, seit einer Woche sich erschwerende Symptome, begleitet von heftigem

Herzklopfen.

### （三）现病史

### (C) Krankheitsgeschichte

现病史是指围绕主诉从起病到此次就诊时疾病的发生、发展和变化，以及治疗经过。内容包括起病情况、病情演变、诊治经过和现在症状。

Fragen zur Krankheitsgeschichte setzen sich mit Ausbruch, Entwicklung, Veränderung und Behandlung der Erkrankung von deren Beginn bis zur aktuellen Befragung auseinander. Dies beinhaltet auch Fragen zum Kontext des Krankheitsbeginns, die konkreten Entwicklungsstufen der Erkrankung, vorangegangene Diagnosen und Behandlungsversuche sowie die aktuellen Symptome.

### （四）既往史

### (D) Generelle Anamnese

既往史又称过去病史，主要包括患者平素身体健康状况，以及过去曾患病的情况。

Bei diesem Punkt stehen vergangene Erkrankungen sowie die generelle körperliche Verfassung des Patienten im Mittelpunkt.

### （五）个人生活史

### (E) Lebensgewohnheiten

主要包括出生地、居住地及经历地，工作性质，生活起居，性情，饮食习惯，婚姻生育史等。

Mit Fragen zu den Lebensgewohnheiten informiert sich der Arzt über das Lebensumfeld, den Charakter der ausgeübten Arbeit, das Alltagsleben, die emotionale Verfassung, Ess- und Trinkgewohnheiten sowie das Familienleben des Patienten.

### （六）家族史

### (F) Erkrankungen in der Familie

询问患者直系亲属的健康和患病情况。

Erfragt werden die gesundheitliche Verfassung sowie Erkrankungen der nahen Familienmitglieder.

### （七）现在症状

### (G) Aktuelle körperliche Verfassung

现在症状，是问诊中的要点，是辨证的主要依据之一。

Die aktuelle körperliche Verfassung stellt das Kernstück der Befragung dar und bietet die Grundlage für die Diagnose.

1. 问寒热

**1. Fragen zu Hitze und Kälte**

问寒热是指询问患者有无怕冷或发热的感觉，寒与热是疾病常见症状之一，是辨别病邪性质和机体阴阳盛衰的重要依据，是问诊的重点内容。

Der Patient wird zum Vorliegen von Kälteempfindlichkeit oder erhöhten Temperaturen befragt. Da Kälte und Hitze zu den häufigen Symptomen von Erkrankungen zählen, sind sie ein wichtiger Anhaltspunkt, um die Natur von Schrägläufigkeiten und eine Überhandnahme oder Schwächung des Organismus sowie von Yin und Yang zu bestimmen.

（1）恶寒发热

1) Kälteaversion mit Fieber

恶寒发热是指患者恶寒与发热同时并见，多见于外感表证。

Von Kälteversion mit Fieber spricht man, wenn der Patient gleichzeitig zu einem Fieber kälteempfindlich reagiert. Dies ist zumeist bei einer durch äußere Schrägläufigkeiten hervorgerufene Oberflächensymptomatik der Fall.

（2）但寒不热

2) Schüttelfrost ohne Fieber

但寒不热是指患者只怕冷而不觉发热，根据发病缓急、病程长短，可分为两种类型。

Bei Schüttelfrost ohne Fieber klagt der Patient zwar über Kälteempfindlichkeit, ist aber fieberfrei. Je nach Intensität und Dauer der Erkrankung wird zwischen zwei Formen unterschieden:

①新病恶寒：多因寒邪直中脏腑，损伤阳气所致。患者突然恶寒，四肢不温或腹部冷痛，或咳喘痰鸣，为里实寒证。

i. Kürzlich aufgetretene Kälteempfindlichkeit: Die Speicher- und Durchgangsfunktionskreise sind von einer Kälte-Schrägläufigkeit direkt betroffen, das Yang-Qi ist verletzt. Der Patient leidet sehr plötzlich an Kälteempfindlichkeit, die Gliedmaßen sind unterkühlt oder es liegt ein schmerzhaftes Kältegefühl im Bauch vor. Teilweise wird dies von Husten, Atemnot und hörbarer Schleimbildung begleitet. Es handelt sich um eine Symptomatik der Kälte aufgrund energetischer Überladung im Inneren.

②久病畏寒：多因阳气虚衰，形体失于温煦所致。患者经常畏寒肢冷，得温可缓，舌淡嫩，脉沉迟无力，为里虚寒证。

ii. Seit langem bestehende Kälteempfindlichkeit: Häufig liegt eine energetische Schwäche und Erschöpfung des Yang-Qi zugrunde, der Körper hat die Fähigkeit zum Erwärmen verloren. Der Patient klagt häufig über Kälteempfindlichkeit und kalte Gliedmaßen, die durch äußere Wärme gelindert werden können. Seine Zunge ist zart, der Puls untergetaucht, verlangsamt und kraftlos. Es handelt sich um eine Symptomatik der Kälte aufgrund energetischer Schwäche im Inneren.

（3）但热不寒

3) Fieber ohne Schüttelfrost

但热不寒是指患者只发热而不觉寒冷，多属阳盛阴虚的里热证。

In diesem Fall leidet der Patient zwar an Fieber, empfindet aber keine unangenehme Kälte. Zumeist liegt diesem Umstand eine Symptomatik der Hitze im Inneren aufgrund einer energetischen Schwächung durch Yin und eine Überhandnahme des Yang zugrunde.

（4）寒热往来

4) Wechselnde Kälte- und Hitzeempfindungen

寒热往来是指恶寒与发热交替发作，是邪正相争，互为进退的病理表现，为半表半里证的特征，可见于少阳病和疟疾。此外，气郁化火，也可出现寒热往来，似疟非疟，但多伴有眩晕、吞酸、嘈杂、胸胁胀痛等症。

Der Patient klagt über einen nahtlosen Wechsel zwischen Kälteempfindlichkeit und Fieber. Dies ist Ausdruck eines Konfliktes zwischen Gerad- und Schrägläufigkeiten, die Erkrankung bewegt sich zwischen einer positiven und negativen Entwicklungstendenz. Es handelt sich um eine Besonderheit einer Symptomkonfiguration, bei der zur Hälfte die Oberfläche und zur Hälfte das Innere betroffen ist. Dies ist bei einigen wenigen Yang-Erkrankungen und bei Wechselfieber der Fall. Darüber hinaus können abwechselnde Hitze- und Kälteempfindungen Ausdruck einer zu Glut gewandelten Einstauung des Qi sein. Diese ähnelt in Teilen einem Wechselfieber, wird aber häufig zusätzlich von Schwindel, aufsteigender Magensäure, Geräuschen im oberen Bauchbereich sowie schmerzhaften Spannungsgefühlen in der Brust und an den Seiten begleitet.

## 2. 问汗

### 2. Fragen bezüglich des Schwitzens

汗是由阳气蒸化津液从毛窍达于体表而成。正常汗出有调和营卫、滋润皮肤等作用，是"生理性汗出"。病理性汗出，应注意询问汗出有无，汗出时间、多少、部位及其主要兼症等。

Schweiß wird gebildet, wenn Yang-Qi die Körpersäfte verdunsten lässt und diese durch die Poren an die Oberfläche des Körpers gelangen. Im Normalfall reguliert die Schweißabsonderung die aufbauende und nährende Kraft, harmonisiert diese mit der Wehrenergie und befeuchtet die Haut. Man spricht in diesem Fall von vitalem Schwitzen. Bei pathologischem Schwitzen hingegen muss erfragt werden, ob und wann es zur Schweißabsonderung kommt, welche Mengen abgesondert werden, welche Körperteile betroffen sind und ob gleichzeitig auftretende Begleitsymptome vorliegen.

（1）汗出有无

1) Vorliegen von Schweißabsonderung

①表证有汗，多属中风表虚证或表热证。②表证无汗，多属伤寒表实证。③里证汗出，多属里热证，症见汗多，伴发热、口渴等症。④里证无汗，多属阳虚或津亏证。

i. Schweiß bei einer Oberflächen-Symptomatik liegt zumeist bei einer Symptomatik der energetischen Schwäche der Oberfläche mit Windschlag oder bei einer Wärme-Symptomatik auf der Oberfläche vor.

ii. Das Fehlen von Schweiß bei einer Oberflächen-Symptomatik deutet in den meisten Fällen auf eine Symptomatik der energetischen Überladung in der Oberfläche aufgrund schädigender Kälte hin.

iii. Schweißabsonderung bei Vorliegen einer Symptomatik des Inneren kann häufig auf eine Hitze-Symptomatik im Inneren zurückgeführt werden. Zu den Symptomen zählen starkes Schwitzen bei gleichzeitigem Fieber und großem Durst.

iv. Das Fehlen von Schweiß bei einer Symptomatik des Inneren deutet in den meisten Fällen auf die Symptomkonfiguration energetische Schwäche des Yang oder eine Erschöpfung der aktiven Säfte hin.

（2）汗出时间

2) Zeitpunkt des Schwitzens

①自汗：经常日间汗出不止，活动后更甚，称为自汗，多属阳虚、气虚证。

i. spontanes Schwitzen: Vor allem im Tagesverlauf schwitzt der Patient sehr stark und ohne Unterlass, die Schweißabsonderung verstärkt sich zusätzlich im Anschluss an Bewegung. Häufig tritt dies als Konsequenz einer energetischen Schwäche des Yang oder des Qi auf.

②盗汗：入睡之后汗出，醒后则汗止，称为盗汗，多属阴虚内热证或气阴两虚证。

ii. Schwitzen im Schlaf: Die Schweißabsonderung setzt mit dem Schlaf ein und endet mit dem Aufwachen. Zumeist lässt sich dies mit einer energetischen Schwäche des Yin und Hitze im Inneren oder einer Symptomatik der energetischen Schwächung von Qi und Yin erklären.

③绝汗：是指病情危重的情况下，出现大汗不止，又称为脱汗，常见于亡阴亡阳证。

iii. intermittierendes Schwitzen: Patienten in einem kritischen Krankheitsstadium schwitzen sehr stark und ohne Unterlass. Man spricht auch von „entweichendem Schweiß". Häufig ist dies bei einer Symptomkonfiguration des Verlustes von Yin und Yang zu beobachten.

④战汗：在病势深重之时，先见全身战栗抖动，而后汗出的，称为战汗。战汗是邪正相争，病变发展的转折点，应注意病情变化。

iv. Schüttelfrost mit anschließendem Schwitzen: Kommt es bei einer Verschlechterung des Krankheitsbildes erst zu Schüttelanfällen am ganzen Körper und anschließend zu Schweißabsonderungen, spricht man von Schüttelfrost mit anschließendem Schwitzen. Dies ist Ausdruck einer Auseinandersetzung zwischen Geradläufigkeiten und Schrägläufigkeiten und signalisiert einen Wendepunkt in der Entwicklung der Erkrankung. Eine genaue Beobachtung des Krankheitsbildes und seiner Veränderungen ist angezeigt.

（3）汗出部位

3) Lokalisierung der Schweißabsonderung

①但头汗出：仅见头部或头颈部汗出较多者，称为头汗，或称但头汗出。多属上焦热盛、中焦湿热、虚阳上越、进食之时、阳气过旺所致。

i. ausschließliches Schwitzen am Kopf: Die Schweißabsonderung ist nur am Kopf oder im Nacken festzustellen. Dies wird zumeist durch überhandnehmende Hitze im Oberen Wärmebereich, Feuchtigkeitshitze im Mittleren Wärmebereich, ein Überspringen einer energetischen Schwäche des Yang, eine Nahrungsaufnahme oder durch übermäßiges Yang-Qi verursacht.

②半身汗出：是指身体一半出汗，另一半无汗，或见于左侧，或见于右侧，或见于上半身，或见于下半身。无汗的半身是病变的部位，多因风痰、痰瘀、风湿阻滞经络，气血不调所致。半身汗出多见于中风、痿证及截瘫患者。

ii. halbseitiges Schwitzen: Beim halbseitigen Schwitzen tritt nur auf einer Körperhälfte eine Schweißabsonderung auf, wobei dies auf der linken oder rechten Hälfte beziehungsweise auf dem Ober- oder Unterkörper sein kann. Ist auf der Körperhälfte, auf dem sich der erkrankte Körperteil befindet, keine Schweißabsonderung zu beobachten, liegen zumeist Wind-Schleim, Schleim-Stagnation, eine Blockade der Leitbahnen durch Windfeuchtigkeit oder aus dem Einklang geratenes Qi und Blut zugrunde. Halbseitiges Schwitzen ist häufig bei Patienten mit Schlaganfällen, Atrophien und halbseitigen Lähmungen zu beobachten.

③手足心汗：量少者为生理现象，量多者多属阴虚内热，阳明热盛或中焦湿热。

iii. Schwitzen an Handtellern und Fußsohlen: Im Fall geringer Schweißabsonderung an Händen und Füßen handelt es sich um eine normale körperliche Erscheinung, bei größeren Schweißmengen ist häufig innere Hitze bei energetischer Schwächung des Yin, eine Überstrahlung des Yang und überhandnehmende Hitze oder Feuchtigkeitshitze im Mittleren Wärmebereich festzustellen.

④心胸汗：是指心胸部易汗出或汗出过多，多见于虚证。

iv. Schweiß auf der Brust: Übermäßiges Schwitzen im Brustbereich kann häufig auf eine Symptomatik der energetischen Schwäche zurückgeführt werden.

⑤阴汗：是指外阴部及其周围汗出过多，属下焦湿热。

v. Schweiß im Genitalbereich: Tritt an den Geschlechtsorganen sowie in deren Umfeld übermäßiges Schwitzen auf, ist dies meist Symptom einer Feuchtigkeitshitze im Unteren Wärmebereich.

3. 问疼痛

**3. Fragen zu Schmerzen**

疼痛是临床上最常见的一种自觉症状，机体各个部位都可发生疼痛，并且导致的原因很多，比如感受外邪、气滞血瘀、痰浊凝滞、食滞、虫积等，阻滞脏腑经络，闭塞气机，使气血运行不畅，"不通则痛"，属因实而致痛；若因气血不足，阴精亏损，使脏腑经络失养，"不荣则痛"，属因虚而致痛。

Schmerzhafte Empfindungen sind im Klinikalltag das häufigste, für den Patienten subjektiv wahrnehmbare Phänomen. Schmerzen können an allen Körperstellen auftreten und durch sehr verschiedene Ursachen hervorgerufen werden. So führen äußere Schrägläufigkeiten, eine Stagnation von Qi und Blutstasen, sich verfestigender trüber Schleim, eine Stagnation von Nahrungsmitteln oder Ansammlungen von Würmern zu einer Blockade in den Funktionskreisen und Leitbahnen. Diese resultiert in einer Einschränkung der Qi-Mechanismen. Qi und Blut können nicht mehr ungehindert zirkulieren, was zu Schmerzempfindungen aufgrund energetischer Überladung führt. Bei einem Mangel an Qi und Blut und einer Erschöpfung von Yin und Essenz werden die Funktionskreise und Leitbahnen nicht mehr ausreichend genährt, was Schmerzen durch energetische Schwäche zur Folge hat.

（1）问疼痛部位

**1) Lokalisierung der Schmerzen**

因为机体的各个部位与一定的脏腑经络相联系，所以通过询问疼痛的部位，可了解病变所在的脏腑经络，对诊断有重要意义。

Da jeder Bestandteil des Körpers in Verbindung mit den Funktionskreisen und Leitbahnen steht, lassen sich mithilfe von Fragen zur Lokalisierung der Schmerzen Rückschlüsse auf krankhafte Veränderungen in den Funktionskreisen ziehen. Rückfragen dieser Art spielen für die Diagnose daher eine wichtige Rolle.

①头痛：痛时连及项背，属太阳经头痛；痛在两侧或太阳穴附近为甚，属少阳经头痛；痛在前额或眉棱骨处，属阳明经头痛；痛在巅顶，属厥阴经头痛。

i. Kopfschmerzen: Strahlen Kopfschmerzen auf Nacken und Rücken aus, gehen sie von der Leitbahn des Größten Yang aus. Sind die Schmerzen an den Seiten des Kopfes oder im Umkreis des Punktes Sonne besonders stark, gehen sie von der Leitbahn des Geringen Yang aus. Konzentrieren sich Schmerzen im Stirnbereich oder an den Augenbrauenwulsten, so liegt die Ursache in der Leitbahn Überstrahlung des Yang. Schmerzen am Scheitel verweisen auf die Leitbahn des Zurückweichenden Yin.

②胸痛：指胸部正中或偏侧疼痛。由于胸居上焦，内藏心肺，所以胸痛多为心肺病变。

ii. Brustschmerzen: Da sich im Brustraum sowohl der Obere Wärmebereich als auch die Funktionskreise Herz und Lunge befinden, verweisen Schmerzen im Brustbereich hauptsächlich auf krankhafte Veränderungen an Herz und Lunge.

③胁痛：指胁的一侧或两侧疼痛。两胁为足厥阴肝经、足少阳胆经循行所过的部位，肝胆又位居胁部，所以胁痛多与肝胆病变有密切关系。

iii. Seitenschmerzen: Diese können sowohl an einer als auch an beiden Körperseiten vorliegen. An den Seiten laufen die Hauptleitbahn der Leber Weichendes Yin des Fußes sowie Hauptleitbahn des Funktionskreises Gallenblase Kleines Yang des Fußes entlang. Darüber hinaus sind Leber und Gallenblase hier verortet. Seitenschmerzen stehen daher in den meisten Fällen in enger Verbindung zu krankhaften Veränderungen in Leber und Gallenblase.

④脘痛：指胃脘部疼痛。一般进食后疼痛加剧者，多属实证；进食后疼痛缓解者，多属虚证。喜按为虚，拒按为实。

iv. Schmerzen in der Bauchhöhle: Treten unmittelbar nach der Nahrungsaufnahme stärkere Schmerzen auf, liegt häufig eine energetische Überladung zugrunde. Lindern sich die Schmerzen hingegen nach dem Essen, sind diese auf eine energetische Schwächung zurückführen. Wird Druck als angenehm empfunden, deutet dies auf eine energetische Schwäche hin, während Druckempfindlichkeit auf eine Überladung hinweist.

⑤腹痛：包括大腹、小腹、少腹部疼痛。大腹（脐以上）痛多提示脾胃病变；小腹（脐以下）痛多与肾、膀胱、大小肠、胞宫病变有密切关系；少腹（小腹两侧）痛多提示足厥阴肝经病变。喜按为虚证，拒按为实证，喜冷为热证，喜热为寒证。

v. Schmerzen im Bauchraum: Schmerzen im oberen Bauchbereich (oberhalb des Bauchnabels) weisen auf eine Erkrankung in Milz und Magen hin. Schmerzen im unteren Bauchbereich (unterhalb des Bauchnabels) stehen häufig im Zusammenhang mit krankhaften Veränderungen in den Nieren, der Harnblase, Dick- und Dünndarm oder der Gebärmutter. Tritt der Schmerz an den beiden Seiten des unteren Bauchbereiches auf, ist die Hauptleitbahn der Leber Weichendes Yin des Fußes betroffen. Auch in diesem Körperbereich deutet die Wahrnehmung von Druck als angenehm auf eine energetische Schwäche hin, während Druckempfindlichkeit auf eine Überladung hinweist. Empfindet der Patient Kälte als angenehm, liegt eine Hitze-Symptomatik vor, sucht er hingegen die Wärme, handelt es sich um eine Kälte-Symptomatik.

⑥背痛：指背脊、肩背部疼痛。根据经络的循行部位，背不可俯仰者，为督脉损伤所致；背痛连及项部，为风寒客于太阳经脉而致；肩背作痛，多为风湿阻滞，经气不利所致。

vi. Rückenschmerzen: Rückenschmerzen treten insbesondere an der Wirbelsäule und an den Schultern auf. Kann sich der Patient weder nach vorne noch nach hinten lehnen, liegt eine Schädigung der Leitbahn der Steuerung vor. Erstreckt sich der Schmerz vom Rücken bis in den Nackenbereich, wird er durch Windkälte hervorgerufen, die sich in der Leitbahn Größtes Yang festgesetzt hat. Schmerzen im Schulterbereich lassen sich häufig mit Stagnationen aufgrund von Windfeuchtigkeit und mangelnder Zirkulation des Qi in den Leitbahnen erklären.

⑦腰痛：指腰脊正中或腰部两侧疼痛。腰脊或腰骶部疼痛，多属寒湿痹病，或为瘀血阻络，或由肾虚所致；腰痛以两侧为主者，多属肾虚。

vii. Hüftschmerzen: Schmerzen an der Hüftwirbelsäule oder im Lendenbereich deuten auf eine Bi-Erkrankung durch Kältefeuchtigkeit, Blutstasen und Blockaden der Netzleitbahnen oder eine energetische Schwäche der Nieren hin. Konzentrieren sich die Schmerzen auf beiden Seiten der Hüfte, liegt zumeist eine energetische Schwächung der Nieren vor.

⑧四肢痛：多因风寒湿侵袭或湿热蕴结，气血运行受阻所致。亦有脾胃虚损，水谷精微不达四肢而作痛。若仅见足跟或胫膝酸痛，多属肾虚，多见于年老体衰之人。

xiii. Schmerzen an den Gliedmaßen: Häufig werden Schmerzen an den Gliedmaßen durch den Einfall von Kältefeuchtigkeit oder eine Ansammlung von Feuchtigkeitshitze hervorgerufen, die eine Blockade der Zirkulation von Qi und Blut verursachen. Eine Schwächung und Erschöpfung von Milz und Magen, in deren Konsequenz die Gliedmaßen nicht ausreichend mit Essenz versorgt werden, zieht ebenfalls Schmerzen nach sich. Ziehender Schmerz an Ferse, Schienbein und Knie ist oft Folge einer energetischen Schwäche der Nieren, die insbesondere bei altersbedingter Körperschwäche auftritt.

⑨周身痛：一般新病周身痛，属实证，以感受风寒湿邪居多；若久病卧床不起而周身作痛，则属虚证，为气血亏虚，失其荣养所致。

ix. Schmerzen am ganzen Körper: Üblicherweise treten Schmerzen am gesamten Körper in der Frühphase einer Erkrankung auf. Es handelt sich um ein Symptom energetischer Überladung, die häufig auf eine sich festsetzende Feuchtigkeit und Windkälte zurückgeführt werden kann. Bei langer Bettlägerigkeit werden Schmerzen am ganzen Körper durch eine energetische Schwäche verursacht, die eine Erschöpfung von Qi und Blut sowie einen Mangel an nährender Kraft mit sich bringt.

（2）问疼痛性质

2) Beschaffenheit der Schmerzen

①胀痛：指痛而且胀的感觉，是气滞作痛的特点。

i. Spannungsschmerz: Der Schmerz wird von einem Spannungsgefühl begleitet. Es handelt sich um eine Besonderheit von Schmerzen, die durch eine Qi-Stagnation hervorgerufen werden.

②刺痛：痛如针刺，为瘀血之证。

ii. stechender Schmerz: Der Schmerz ähnelt einem Nadelstich. Es handelt sich um ein Symptom einer Blutstase.

③冷痛：痛有冷感而喜暖，多因寒邪阻络或阳气亏虚所致。

iii. Kältegefühl mit Schmerzen: Tritt parallel zum Schmerz ein Gefühl der Kälte auf und wird Wärme als angenehm empfunden, lässt sich dies zumeist auf eine Blockade der Netzleitbahnen durch eine Kälte-Schrägläufigkeit oder eine energetische Schwäche des Yang-Qi zurückführen.

④灼痛：痛有灼热感而喜凉，多因火邪窜络，或阴虚火旺所致。

iv. brennender Schmerz: Schmerz, der einer Verbrennung ähnelt und von angenehmen Gefühlen bei einer Kühlung begleitet wird, ist häufig mit einer die Netzleitbahnen durchwandernden Feuer-Schrägläufigkeit oder einer emporschlagenden Glut durch energetische Yin-Schwäche zu erklären.

⑤绞痛：多因实邪阻闭气机或寒邪凝滞气机所致。

v. Koliken: Koliken werden meist durch eine Blockade der Qi-Mechanismen aufgrund einer Überladung oder durch eine Stagnation der Qi-Mechanismen durch die Verfestigung einer Kälte-Schrägläufigkeit hervorgerufen.

⑥隐痛：痛势不剧，但绵绵不休，多因精血亏损，阳气不足失于温养所致。

vi. latenter Schmerz: Der Schmerz ist nicht akut, liegt aber ununterbrochen vor. In den meisten Fällen ist eine Erschöpfung von Essenz und Blut die Ursache: Mangelndes Yang-Qi resultiert hierbei in unzureichender Nährung und Wärme.

⑦重痛：痛而有沉重感，多因湿邪困阻气机所致。

vii. Schweregefühl mit Schmerzen: Werden Schmerzen von einem Gefühl der Schwere begleitet, ist zumeist von einer Bedrängung und Blockade der Qi-Mechanismen aufgrund einer schrägläufigen Feuchtigkeit auszugehen.

⑧掣痛：痛而抽掣牵扯，连及他处，多因经脉失养或阻滞不通所致。

viii. ziehender Schmerz: Eine Kombination aus Schmerz und Ziehen, die auf verschiedene Körperregionen übergreift, wird in den meisten Fällen durch einen Verlust der Nährung in den Leitbahnen oder eingeschränkte Durchgängigkeit durch Stasen hervorgerufen.

⑨空痛：痛有空虚之感，多因气血、精髓亏虚失养所致。

ix. Leeregefühl mit Schmerzen: Eine energetische Erschöpfung von Knochenmark, Blut und Qi kann zu Schmerzen führen, die von einem Gefühl der Leere begleitet werden.

⑩走窜痛：痛处游走不定，多见于气滞之证，风湿痹病。

x. wandernder Schmerz: Treten Schmerzen konstant an verschiedenen Körperstellen auf, ist dies oft ein Symptom für eine Qi-Stagnation und eine Bi-Erkrankung durch Wind-Feuchtigkeit.

⑪固定痛：痛处固定不移，多见于血瘀之证，寒湿痹病。总之，凡新病，病势较剧而拒按者，多属"不通则痛"的实证；凡久病，病势较缓而喜按者，多属"不荣则痛"的虚证。

xi. ortsfester Schmerz: Der Schmerz ist ortsgebunden und wandert nicht. Im Großteil der Fälle ist eine Blutstase und eine Bi-Erkrankung durch Kälte-Feuchtigkeit Ursache dieser Schmerzen. Allgemein gilt: Bei kürzlich aufgetretenen Erkrankungen deuten ein akutes

Krankheitsbild und Druckempfindlichkeit auf eine energetische Überladung hin, die Schmerzen rühren von einer eingeschränkten Durchlässigkeit der Leitbahnen her. Was seit längerem vorliegende Erkrankungen betrifft, kann bei moderatem Krankheitsbild und als angenehm empfundenem Druck auf eine Erschöpfung der nährenden Kraft und einen energetischen Mangel geschlossen werden.

4. 问头身胸腹不适

**4. Fragen zu Unwohlsein**

这是指询问头身胸腹除疼痛以外的其他不适，如头晕、心悸、胸闷、胁胀、腹胀、身重、麻木等症状之有无，及其程度、特点等。但需特别注意的是，这些不适只是疾病的单个症状，导致疾病的原因很多，因此必须结合其兼症综合分析，才能确定病证。

Gegenstand dieser Fragen ist jegliche Form von Unwohlsein an Kopf, Brust und Bauch, die sich nicht als Schmerzen einordnen lassen. Hierzu zählen etwa Schwindel, beschleunigter Herzschlag, Enge in der Brust, ein Schweregefühl am ganzen Körper oder Taubheit. Neben der Art des Unwohlseins sind dessen Grad und Besonderheiten zu erfragen. Es muss jedoch immer berücksichtigt werden, dass diese Formen des Unwohlseins nur ein vereinzeltes Symptom einer Erkrankung darstellen, denen verschiedene Ursachen zugrunde liegen können. Für eine korrekte Diagnose müssen sie daher stets im Zusammenhang mit allen anderen Anhaltspunkten analysiert werden.

5. 问耳目

**5. Fragen zu Ohren und Augen**

耳是肾之窍，为少阳经脉所过，又是宗脉所聚之处。目是肝之窍，五脏六腑的精气皆上注于目。问耳目，可知肝肾及其他各脏腑的病况。

Die Ohren sind die Körperöffnung der Niere und werden von der Leitbahn Kleines Yang durchlaufen. Darüber hinaus laufen die ursprünglichen Leitbahnen am Ohr zusammen. Die Augen stellen die Körperöffnung der Leber dar, zudem fließen Essenz und Qi aller Speicher- und Durchgangsfunktionskreise hier ein. Fragen zum Zustand von Ohren und Augen lassen daher Rückschlüsse auf Erkrankungen von Leber und Nieren sowie der übrigen Organe zu.

（1）问耳

1) Fragen zu den Ohren

①耳鸣：患者自觉耳内鸣响，如闻蝉鸣，或如潮声，妨碍听觉的，称为耳鸣。一般来说，耳鸣突发声大，用手按耳鸣声不减，多属实证；渐觉耳鸣而声细，用手按耳鸣声减轻或停止，多属虚证。

i. Tinnitus: Der Patient nimmt Geräusche im Ohr wahr, die dem Zirpen von Heuschrecken oder dem Wellengang ähneln und das Hörvermögen einschränken. Treten Tinnitusgeräusche plötzlich in großer Lautstärke auf und lassen diese sich durch Druck auf die Ohren nicht verringern, ist in den meisten Fällen von einer energetischen Überladung auszugehen. Stellt sich

Tinnitus allmählich mit geringer Lautstärke ein und können die Störgeräusche durch Druck auf die Ohren gemindert oder unterbrochen werden, liegt eine energetische Schwächung vor.

②耳聋：暴聋者，多属实证，常由肝胆火逆，上壅于耳所致；渐聋者，多属虚证，多因精气虚衰，失其充养所致。此外，年老耳渐聋者，通常属生理现象，为经衰气虚之故。

ii. Taubheit: Plötzlich einsetzende Taubheit kann meist auf energetische Überladungen zurückgeführt werden. Häufig wird sie durch gegenläufige Glut aus Leber und Gallenblase verursacht, die sich in den Ohren einstaut. Eine schrittweise Ertaubung ist zumeist Ausdruck einer Symptomatik der Schwäche. In den meisten Fällen sind Mangel und Erschöpfung von Essenz und Qi die Ursache für eine unzureichende Nährung der Ohren. Altersbedingte Taubheit hingegen stellt ein reguläres physisches Problem dar und lässt sich mit einem Versagen der Hauptleitbahnen und einer Schwächung des Qi erklären.

③重听：患者听力减退，听音不清，称为重听。日久渐致重听，多属肾精虚衰，耳窍失荣之虚证；若新病骤发者，多属痰浊风邪蒙扰耳窍之实证。

iii. Schwerhörigkeit: Das Gehör des Patienten verschlechtert sich und wird ungenau. Entwickelt sich Schwerhörigkeit schrittweise und über einen langen Zeitraum, liegt meistenteils Erschöpfung und Mangel der Nierenessenz vor. Die Körperöffnung der Ohren kann sich hierbei nur noch eingeschränkt entfalten. Bei neu Erkrankten ist eine plötzlich einsetzende Schwerhörigkeit auf eine Überladungs-Symptomatik zurückzuführen, bei der Schleim, Trübheit und eine Wind-Schrägläufigkeit die Körperöffnung der Ohren beeinträchtigen.

（2）问目

2) Fragen zu den Augen

①目痒：一般目痒甚者，多属实证；若目微痒而势缓者，多属血虚、目失濡养所致。

i. Juckreiz: Juckende Augen liegen meist bei einer energetischen Überladung vor. Leichter Juckreiz ist meist Zeichen eines energetischen Mangels des Blutes und wird durch mangelnde Befeuchtung der Augen hervorgerufen.

②目痛：一般痛剧者，多属肝火上炎，风热上扰之实证；微痛者，多属阴虚火旺之虚证。

ii. Augenschmerzen: Starke Schmerzen in den Augen werden häufig durch emporschlagende Glut in der Leber hervorgerufen und sind Teil einer Überladungs-Symptomatik, bei der Wind-Hitze aufsteigt und die Augen beeinträchtigt. Leichte Augenschmerzen deuten auf eine Mangel-Symptomatik mit überhandnehmendem Feuer und einer Schwächung des Yin hin.

③目眩：或称"眼花"，指视物旋转动荡，如在舟车之上，或眼前如有蚊蝇飞动之感。实者多因风火上扰，痰浊上蒙所致，多兼有面赤、头胀、头痛、头重等邪壅于上的征象；虚者多因中气下陷，清阳不升，或肝肾不足，精亏血虚，以致目窍失于充

养所致，常伴有神疲、气短、头晕、耳鸣等虚性征象，多见于年老体弱，或久病体衰之人。

iii. flimmernde Sicht: Der Patient hat den Eindruck, dass sein Blick wie auf einem Boot hin und her schwankt oder dass vor seinen Augen große Mengen an Insekten hin und her fliegen. Bei Patienten mit einer Überladungs-Symptomatik ist dies auf eine Störung der Augen durch aufsteigendes Wind-Feuer und Schleim-Trübheit zurückzuführen. Häufig sind in diesem Zusammenhang außerdem eine gerötete Gesichtsfarbe sowie Spannung, Schmerzen und Schweregefühle am Kopf zu beobachten. Es handelt sich um Anzeichen für eine Einstauung von Schrägläufigkeiten im oberen Körperbereich. Bei Vorliegen einer energetischen Schwächung wird flimmernde Sicht durch ein Absinken des Qi der Mitte hervorgerufen, bei der klares Yang nicht mehr aufsteigt. Ebenso kann ein Mangel in Leber und Nieren mit resultierender Erschöpfung von Blut und Essenz die Ursache für eine unzureichende Nährung der Augen sein. Zu den häufigen Begleiterscheinungen zählen Symptome energetischer Schwäche wie geistige Abgeschlagenheit, Kurzatmigkeit, Schwindel und Tinnitus. Insbesondere ist dies bei Personen der Fall, die durch Alter oder lange Erkrankung körperlich geschwächt sind.

④目昏、雀盲、歧视：目昏指视物昏暗，模糊不清。雀盲指白昼视力正常，每至黄昏视物不清，如雀之盲，故称雀盲，又称"雀目""鸡盲""夜盲"。歧视指视一物成二物而不清。三者均有不同程度的视力下降，多由肝肾亏虚，精血不足，目失充养所致，常见于久病或年老体弱之人。

iv. verschwommene Sicht, Spatzen-Blindheit und Doppelsehen: Bei verschwommener Sicht können Betroffene Gegenstände nicht klar erkennen. Von „Spatzen-Blindheit" wird gesprochen, wenn Patienten bei Tageslicht über eine uneingeschränkte Sehkraft verfügen, mit einsetzender Dämmerung aber über unklare Sicht klagen. Sehen Patienten doppelt, so werden einzelne Objekte mehrfach und unklar wahrgenommen. Bei allen drei dieser Symptome kann ein unterschiedlicher Grad der Sehminderung vorliegen. Zumeist werden sie durch eine Erschöpfung von Leber und Nieren und einen Mangel an Essenz und Blut hervorgerufen und treten häufig bei altersgeschwächten und lange erkrankten Menschen auf.

### 6. 问睡眠

### 6. Fragen zu Schlaf und Schlafstörungen

询问睡眠的长短，入睡难易，有无多梦等，便可知道机体阴阳气血的盛衰，心肾等脏腑功能的强弱。临床常见的睡眠失常有失眠、嗜睡两个方面。

Fragen zur Dauer des Schlafes, Einschlafschwierigkeiten sowie dem Vorliegen oder Fehlen von Träumen lassen Rückschlüsse auf einen Mangel oder ein Übermaß von Yin, Yang, Qi und Blut im Körper zu. Auch die Funktionen von Herz, Niere und weiteren Organen lassen sich hierdurch einschätzen. Im Klinikalltag sind insbesondere Schlafstörungen und Somnolenz häufig anzutreffende Symptome.

（1）失眠

1) Schlafstörungen

失眠又称"不寐"或"不得眠"，以经常不易入睡，或睡而易醒不能再睡，或睡而不酣，时易惊醒，甚至彻夜不眠为特征，且常并见多梦。失眠是因为阳不入阴，神不守舍，多由精亏失养或邪气干扰所致。

Von Schlafstörungen wird gesprochen, wenn Patienten das Einschlafen regelmäßig schwerfällt, sie häufig aufwachen und nicht wieder einschlafen können, sie mehrmals aus dem Schlaf auffahren oder gar die gesamte Nacht über wach bleiben. Häufig ist auch vermehrtes Träumen zu beobachten. Yang kann hierbei nicht in Yin übergehen und die konstellierende Kraft des Geistes findet keine Ruhe. In den meisten Fällen wird dies durch einen Verlust der Essenznährung oder durch Störungen eines schrägläufigen Qi hervorgerufen.

（2）嗜睡

2) Somnolenz

嗜睡是指患者不论昼夜，睡意很浓，经常不自主地入睡，或称"多寐"。多由痰湿内阻，阳虚阴盛所致。

Der Patient hat ungeachtet der Tageszeit ein starkes Schlafbedürfnis und schläft häufig ein. Ursache ist oft eine Blockade im Inneren durch Schleim und Feuchtigkeit und eine energetische Schwäche des Yang bei Überhandnahme von Yin.

### 7. 问饮食与口味

### 7. Fragen zu Geschmackssinn und Ernährungsgewohnheiten

饮食是后天水谷精气之源，是维持人体生命活动所必需的物质。临床很多疾病都能导致饮食口味发生异常改变，故通过询问饮食口味的情况，可了解体内津液的盈亏及脏腑功能的盛衰。

Die Aufnahme von Lebensmitteln stellt die Grundlage für essentielles Qi dar und ist für die Aufrechterhaltung der vitalen Prozesse des menschlichen Körpers unerlässlich. Viele Erkrankungen können eine anormale Veränderung von Geschmackssinn und Ernährungsgewohnheiten hervorrufen. Rückfragen zu diesen Aspekten lassen daher eine Analyse der Körpersäfte sowie der Funktionen der Speicher- und Durchgangsfunktionskreise zu.

（1）问口渴与饮水

1) Fragen zu Durstgefühl und Trinkgewohnheiten

①口不渴，不欲饮，提示津液未伤，多属寒证、湿证。

i. Das Fehlen von Durst oder Verlangen nach Getränken zeigt an, dass die Körpersäfte noch nicht geschädigt sind. Zumeist liegt eine Kälte- oder Feuchtigkeits-Symptomatik vor.

②口渴欲饮水，是津液损伤的表现，多见于燥证、热证。

ii. Durst und das Verlangen nach Getränken ist ein Zeichen für eine Schädigung der Körpersäfte, die häufig bei einer Hitze- oder Trockenheits-Symptomatik auftritt.

（2）问食欲与食量

2) Fragen zu Appetit und Umfang der Mahlzeiten

①食欲减退：为常见病理现象，多因脾胃虚弱，脾胃湿热，湿盛困脾，食积停滞所致。

i. Rückgang von Appetit: Ein sehr häufiges Symptom, dass vor allem durch eine Schwächung von Milz und Magen, Feuchtigkeits-Hitze in Milz und Magen, eine Bedrohung der Milz durch Überhandnahme von Feuchtigkeit oder eine Verdauungsblockade durch Stagnation hervorgerufen wird.

②厌食：是指厌恶食物，恶闻食味，多属饮食停滞，或脾胃湿热，或肝胆湿热。

ii. Appetitmangel: Patienten lehnen Nahrungsmittel ab und empfinden deren Geruch als unangenehm. Häufig liegt eine Stagnation von Nahrungsmitteln oder eine Feuchtigkeits-Hitze in Milz und Magen beziehungsweise in Leber und Gallenblase zugrunde.

③饥不欲食：虽感饥饿，但不欲食，或进食不多，多因胃阴不足，虚火内扰所致。

iii. Hunger ohne Verlangen nach Nahrung: Der Patient ist zwar hungrig, hat aber keinen Appetit oder kann nur sehr wenig Nahrung zu sich nehmen. Zumeist wird dies durch einen Mangel des Yin im Magen hervorgerufen, die in Störungen im Inneren durch Glut aufgrund energetischer Schwäche resultiert.

④孕妇有厌食反应：妊娠后冲脉之气上逆，影响胃之和降，一般属正常生理现象。但严重者为妊娠恶阻，是妊娠期常见的疾病。

iv. Appetitlosigkeit bei Schwangeren: Während der Schwangerschaft steigt das Qi der Breiten Trossstraße gegenläufig empor und beeinflusst Harmonisierung und Absenkung im Magen. Es handelt sich normalerweise um ein reguläres körperliches Phänomen. In seiner schwersten Form führt dies zu Schwangerschaftserbrechen, einer häufigen krankhaften Erscheinung während der Schwangerschaft.

⑤消谷善饥：食欲过于旺盛，食后不久即感饥饿，进食量多，或称多食易饥，乃胃火炽盛，腐熟太过所致。

v. Schnelle Verdauung mit rasch einsetzendem Hunger: Übermäßiger Appetit und schnell zunehmender Hunger bei Einnahme großer Mengen von Nahrung deuten auf eine Überhandnahme von Glut im Magen hin, die eine beschleunigte Zersetzung von Nahrung mit sich bringt.

⑥饥不欲食：指虽有饥饿感，但不欲食，或进食不多，多因胃阴不足，虚火内扰所致。

vi. Hunger ohne Verlangen nach Nahrung: Der Patient ist zwar hungrig, hat aber keinen Appetit oder kann nur sehr wenig Nahrung zu sich nehmen. Zumeist wird dies durch einen Mangel des Yin im Magen hervorgerufen, die in Störungen im Inneren durch Glut aufgrund energetischer Schwäche resultiert.

⑦偏嗜食物：小儿偏嗜生米、泥土等，多属虫病。妇女妊娠期间，偏嗜辛辣，不属病态。

vii. Wunsch nach ungewöhnlichen Lebensmitteln: Verlangen nach ungekochtem Reis oder Erde weist bei Kindern auf Wurmerkrankungen hin. Das Verlangen nach scharfen Lebensmitteln während der Schwangerschaft zählt nicht zu den Symptomen einer Erkrankung.

（3）问口味

3) Fragen zum Geschmackssinn

①口淡无味：多为脾胃气虚或寒证。

i. Fader Geschmackssinn: Zumeist liegt eine energetische Schwäche des Qi von Milz und Magen oder eine Kältesymptomatik vor.

②口中苦味：多为肝胆火旺，胆气上逆所致。

ii. Bitterer Geschmack: Häufig wird bitterer Geschmack im Mund durch emporschlagende Glut in Leber und Galle hervorgerufen, da das Qi der Gallenblase gegenläufig aufsteigt.

③口中甜味：多为脾胃湿热，或脾虚所致。

iii. Süßer Geschmack: In vielen Fällen verursachen Feuchtigkeitshitze in Milz und Magen oder ein energetischer Mangel der Milz süßen Geschmack im Mund.

④口中酸味：多属食积不化或肝胃不和。

iv. Saurer Geschmack: Zumeist Ausdruck einer Verdauungsblockade oder einer Disharmonie von Leber und Magen.

⑤口中涩味：多为燥热伤津或脏腑热盛，气火上逆所致。

v. Herber Geschmack: Häufig liegt bei herbem Geschmack im Mundraum eine Verletzung der Säfte durch trockene Hitze oder eine Überhandnahme von Hitze in den Organen vor, in deren Folge Qi und Glut gegenläufig emporsteigen.

⑥口中咸味：多属肾虚寒水上犯。

vi. Salziger Geschmack: Bei salzigem Geschmack kann zumeist eine Affektion durch Kälte und energetische Schwäche der Niere festgestellt werden.

⑦口中黏腻：多属湿浊停滞，痰饮食积或肝胆湿热。

vii. Klebriges Gefühl im Mund: Dieses Symptom zeigt sich meistenteils bei einer Stagnation durch Feuchtigkeit und Trübheit, Verdauungsblockaden durch Schleim oder Feuchtigkeitshitze in Leber und Gallenblase.

## 8. 问大便

## 8. Fragen zum Stuhlgang

健康人一般每日大便一次，成形不燥，干湿适中，排便通畅，呈黄色，便内无脓血、黏液及未消化的食物。问大便主要应注意便次、便质及排便感的异常。

Gesunde Menschen weisen normalerweise einen Stuhlgang pro Tag auf, der nicht übermäßig trocken oder feucht ist und dessen Ausscheidung problemlos vonstattengeht. Der Stuhl weist eine gelbliche Färbung auf und es sind weder Eiter oder Blut noch Schleim und unverdaute Nahrung zu erkennen. Im Fokus der Befragung zum Stuhlgang stehen anormale Erscheinungen hinsichtlich der Zahl der Toilettengänge, der Beschaffenheit der Ausscheidungen sowie der Empfindungen während des Stuhlgangs.

（1）便次异常

1) abnormale Häufigkeit des Stuhlgangs

①便秘：指大便秘结不通，次数减少，质地坚硬，排便时间延长，或欲便而艰涩不畅。因肠道实热，或肠中寒积，或气虚传送无力、阴血亏虚失润、阳虚寒凝滞塞所致。

i. Verstopfung: Der Stuhlgang ist sehr hart und schwer auszuscheiden, die Zahl der Stuhlgänge reduziert sich bei gleichzeitig längerem Aufenthalt auf der Toilette. Teilweise kann trotz Verlangen nach Erleichterung kein Stuhl ausgeschieden werden. Ursachen können eine energetische Überladung mit Hitze in den Darmwegen, eine Ansammlung von Kälte im Darm oder eine energetische Schwächung des Qi sein. Weiterhin können ein Mangel an Yin und Blut zu einer Schwächung der Feuchtigkeit oder ein Yang-Mangel zu einer kältebedingten Stagnation und Verstopfung führen.

②泄泻：泄泻急迫，质呈黄糜，肛门灼热，多为肠道湿热所致。腹痛作泄，粪少水多，苔白滑腻，多为湿邪困脾所致。酸腐臭秽，腹胀肠鸣，泻后痛减，多为伤食积滞所致。腹痛欲泻，泻后痛减，与情绪有关，属肝气犯胃。久泻神疲，腹胀隐痛，食少气短，多为肠胃气虚所致。五更作泻，质稀清冷，形寒腰酸，多因肾虚命门火衰。

ii. Durchfall: Akuter Durchfall mit gelblicher Färbung und brennendem After wird häufig durch Feuchtigkeitshitze in den Darmwegen hervorgerufen. Geht sehr wässriger Durchfall mit Bauchschmerzen und ölig-weißem Zungenbelag einher, liegt zumeist eine Bedrohung der Milz durch schräg läufige Feuchtigkeit vor. Säuerlich und übel riechende bis hin zu fauligen Ausscheidungen bei gleichzeitigem Vorliegen von Geräuschen im Darm und Spannungsschmerz im Bauchraum, der nach erfolgtem Stuhlgang nachlässt, werden größtenteils durch nahrungsmittelbedingte Verdauungsblockaden verursacht. Bauchschmerzen, die nach sehr wässrigem Stuhlgang nachlassen, können durch die Gemütslage beeinflusst sein. Hierbei liegt eine Affektion des Magens durch Leber-Qi vor. Ein Qi-Mangel von Darm und Magen kann sich häufig in lang anhaltendem Durchfall, geistiger Abgeschlagenheit, Spannungsgefühlen im Bauchraum, latenten Schmerzen und Kurzatmigkeit bei geringen Essmengen ausdrücken. Frühmorgendlicher wässrig-klarer Durchfall bei Kälteempfindungen und ziehenden Schmerzen in der Hüfte kann größtenteils mit einer Erschöpfung des Feuers des „Tors des Lebensloses" durch energetischen Mangel der Nieren erklärt werden.

（2）便质异常

2) abnormale Beschaffenheit des Stuhlgangs

①完谷不化：指大便中含有未消化的食物，多因脾胃虚寒或肾虚命门火衰所致。

i. unverdaute Nahrung im Stuhl: Findet sich unverdaute Nahrung im Stuhl, liegt häufig eine energetische Schwächung und Kälte in Milz und Magen oder eine Erschöpfung des Feuers des „Tors des Lebensloses" durch energetischen Mangel der Nieren vor.

②溏结不调：指大便时干时稀，多因肝郁脾虚，肝脾不调所致。

ii. Wechsel von dünnflüssigem und hartem Stuhl: Klagt der Patient über abwechselnd harten und flüssigen Stuhl, ist zumeist eine Einstauung des Qi in der Leber und eine energetische Schwäche der Milz verantwortlich, in deren Konsequenz Leber und Milz aus dem Einklang geraten.

③脓血便：指大便中夹有脓血黏液，多属湿热痢疾。

iii. Eiter und Blut: Finden sich im Stuhl Blut und Eiterflüssigkeit, wird dies in den meisten Fällen durch eine Dysenterie aufgrund von Feuchtigkeitshitze hervorgerufen.

（3）排便感异常

3) abnormale Empfindungen während des Stuhlgangs

①肛门灼热：多属大肠湿热下注。

i. Brennen am After: Häufig Ausdruck einer Ausleitung von Feuchtigkeitshitze aus dem Dickdarm.

②里急后重：多见于湿热内阻、肠道气滞所致之痢疾。

ii. Stuhlzwang: Dieses Symptom zeigt sich häufig bei Dysenterie aufgrund innerer Blockaden durch Feuchtigkeitshitze und Stagnationen des Qi in den Darmwegen.

③排便不爽：多因肠道湿热、气机不畅，或肝气犯脾、肠道气滞，或伤食积滞、气机不畅所致。

iii. unangenehme Entleerung: Oftmals kann ein unangenehmes Gefühl bei der Entleerung mit Feuchtigkeitshitze in den Darmwegen, gestörten Qi-Mechanismen oder einer Affektion der Milz durch Leber-Qi, einer Stagnation von Qi in den Darmwegen oder mit einer nahrungsmittelbedingten Verdauungsblockade und Störungen der Qi-Mechanismen erklärt werden.

④滑泻失禁：多因脾肾虚衰，肛门失约所致。

iv. Stuhlinkontinenz mit Durchfall: Größtenteils wird dieses Symptom durch Erschöpfung und Mangel von Milz und Nieren mit einem Kontrollverlust über den After hervorgerufen.

⑤肛门气坠：多因脾虚中气下陷所致。

v. Absinkendes Qi im Anus: In den meisten Fällen wird diese Erscheinung durch Absinken des Qi der Mitte bei energetischer Schwäche der Milz verursacht.

9. 问小便

**9. Fragen zum Urin**

小便为津液所化，通过了解小便有无异常变化，可诊察体内津液的盈亏及脏腑的气化功能是否正常。主要应注意询问尿量的多少、排尿的次数及排尿的异常感觉。

Urin stellt eine Transformation der Säfte dar. Durch Beobachtungen abnormaler Veränderungen des Urins kann daher festgestellt werden, ob im Körper ausreichend oder übermäßige Mengen der Säfte vorliegen und inwiefern die Qi-Transformationen in den Organen regulär vonstatten gehen. Besondere Aufmerksamkeit kommt hierbei der Menge des ausgeschiedenen Urins, der Zahl der Toilettengänge und ungewöhnlichen Empfindungen beim Wasserlassen zu.

（1）尿量异常

**1) Urinmenge**

①尿量增多：小便清长量多，且喜暖者，多属虚寒证。多饮，口渴，消瘦者，多是消渴病。

i. Zunahme des Urins: Patienten mit großen Mengen klaren Urins, die Wärme als angenehm empfinden, weisen zumeist eine Symptomatik der Kälte aufgrund energetischer Schwäche auf. Patienten, die trotz Flüssigkeitsaufnahme durstig sind und ausgezehrt erscheinen, leiden zumeist an „konsumierendem Durst", sprich: Diabetes.

②尿量减少：口渴，小便短赤者，多为热盛伤津，或汗下伤津所致。面浮、肢肿者，多属水肿病和各种热病。

ii. Abnahme des Urins: Anhaltender Durst bei geringen Mengen rötlichen Urins weist auf eine Schädigung der Säfte durch überhandnehmende Hitze oder durch absinkenden Schweiß hin. Ein aufgedunsenes Gesicht und geschwollene Gliedmaßen lassen sich meist auf Ödeme oder unterschiedliche Wärme-Erkrankungen zurückführen.

（2）尿次异常

**2) Zahl der Toilettengänge**

①尿频：新病小便频数，短赤而急迫者，多属下焦膀胱湿热。久病小便频数，量多色清夜甚者，多属下焦膀胱虚寒。

i. häufiges Wasserlassen: Bei zeitlich relativ jungen Erkrankungen deutet häufiges Wasserlassen bei geringen Mengen rötlichen Urins und starkem Harndrang größtenteils auf Feuchtigkeitshitze im unteren Wärmebereich und in der Harnblase hin. Bei lange vorliegenden Erkrankungen kann häufiges nächtliches Wasserlassen mit großen Mengen klaren Urins mit einer energetischen Schwäche durch Kälte im unteren Wärmebereich und in der Harnblase erklärt werden.

②癃闭：小便不畅，点滴而出为癃；小便不通，点滴不出为闭。癃闭有虚实之分，虚证多因肾阳亏虚，气化无力所致；实证多因湿热下注，瘀血结石阻塞所致。

ii. Harnverhalt: Tröpfchenweises und unregelmäßiges Wasserlassen bedeutet eine mangelnde Durchlässigkeit des Urins, bei völligem Ausbleiben des Urins liegt ein Harnverhalt vor. Harnverhalt wird je nach dem zugrundeliegenden energetischen Mangel oder einer Überladung unterschieden: Im Fall einer Mangelsymptomatik ist zumeist das Nieren-Yang geschwächt, wodurch die Qi-Transformationen an Kraft verlieren. Bei einer Überladung hingegen sinkt oft Feuchtigkeitshitze nach unten ab, wobei Blutstasen und Steinbildung die Folge sind.

（3）排尿感觉异常

3) abnormale Empfindungen beim Wasserlassen

①小便涩痛：多因湿热下注所致，见于淋证。

i. Schmerzhaftes Wasserlassen: Zumeist werden Schmerzen beim Wasserlassen durch absinkende Feuchtigkeitshitze hervorgerufen. Dies ist etwa bei einer Lin-Miktionsstörung zu beobachten.

②余沥不尽：指小便后点滴不尽，多因肾气虚弱，肾关不固所致。

ii. Nachtröpfeln: Scheidet der Patient auch nach dem Wasserlassen Tröpfchen von Urin aus, ist dies meist durch eine energetische Schwächung des Nieren-Qi zu erklären, die eine Instabilität des Nierenpasses mit sich bringt.

③小便失禁：小便不能随意控制而自遗，多因肾气不足，下元不固，以及下焦虚寒，膀胱失约所致。

iii. Harninkontinenz: Unkontrolliertes Wasserlassen wird häufig durch unzureichendes Nieren-Qi, fehlende Festigkeit des Unteren Ursprungs sowie eine Kälte-Symptomatik im unteren Wärmebereich und einen Kontrollverlust der Harnblase hervorgerufen.

④遗尿：指睡眠中小便自行排出，俗称"尿床"，多属肾气不足，膀胱失约。

iv. Enuresis: Unkontrollierte Ausscheidung von Urin während des Schlafs, auch als „Bettnässen" bezeichnet, wird in den meisten Fällen durch unzureichendes Nieren-Qi und einen Kontrollverlust der Harnblase verursacht.

## 10. 妇科问诊

## 10. Gynäkologische Befragung

由于妇女有月经、带下、妊娠、产育等生理病理特点，所以对妇女的问诊，除上述内容外，还应注意月经、带下、妊娠、产育的情况。

Zusätzlich zu den oben angeführten Inhalten sind bei der Diagnose von weiblichen Patienten die Punkte Menstruation, vaginaler Ausfluss, Schwangerschaft und Geburt sowie Stillen einzubeziehen.

## 11. 儿科问诊

## 11. Pädiatrische Befragung

儿科古称"哑科"，进行问诊不仅有困难，而且也不一定准确。但小儿身体稚弱，误诊最为危险。为了掌握更多的诊断资料，必须重视问诊，可间接问其家属。除部分自觉症状小儿不会叙述，家属也不能代述外，上述各种问诊还是适应的。此外，对于患儿出生以前的情况以及父母兄弟的健康情况、预防接种情况、传染病史、是否断乳、学行学语的迟早、起病情况、有没有受过惊吓等，均要详细询问清楚。

Im chinesischen Altertum wurde die Pädiatrie auch als „stumme Heilkunde" bezeichnet, da die Befragung von Kinder nicht nur schwierig, sondern auch von Ungenauigkeit gekennzeichnet ist. Aufgrund der relativen Schwäche des kindlichen Körpers sind Fehldiagnosen allerdings besonders gefährlich. Um ausreichend belastbare Informationen für eine Diagnose zu erhalten, können daher indirekt auch Familienmitglieder befragt werden. Abgesehen von einigen Symptomen, die von Kindern nicht umschrieben werden können und zu denen Familienmitgliedern keine Angaben machen, sind die oben angeführten Fragen auch in der Pädiatrie sinnvoll. Darüber hinaus sollten Nachfragen zu pränatalen Besonderheiten, dem gesundheitlichen Zustand von Eltern und Geschwistern, Impfungen, früheren Infektionskrankheiten, dem Zeitpunkt des Abstillens sowie des Erlernens von Laufen und Sprechen, ersten sichtbaren Symptomen und bezüglich von Schrecksituationen gestellt werden.

## 四、切诊
## Ⅳ. Diagnose durch Betasten

切诊是医生用手对患者体表进行触摸按压，从而获得重要辨证资料的一种诊断方法，切诊分脉诊和按诊两部分。这里着重介绍脉诊。

Bei der Tastdiagnose untersucht der Arzt die Körperoberfläche des Patienten und erhält auf diesem Weg wichtige Informationen für seine Diagnose. Hierbei wird zwischen der Pulsdiagnose und Tasten unterschieden. Im Folgenden soll vor allem die Pulsdiagnose vorgestellt werden.

### （一）脉诊
### (A) Pulsdiagnose

脉诊是医生用手指切按患者的脉搏，感知脉动应指的形象，以了解病情、辨别病证的诊察方法。脉诊古有遍诊法、三部诊法和寸口诊法三种，后世则以寸口诊法为主，遍诊法和三部诊法已较少采用，以下仅对寸口诊法进行介绍。

Bei der Pulsdiagnose erfühlt der Arzt die Erscheinung des Pulsschlags. Im Altertum wurde die Pulsdiagnose am ganzen Körper, an drei fixen Punkten sowie am Pollikarpulspunkt an der Hand durchgeführt. In neuerer Zeit wurden die beiden erstgenannten Pulsdiagnosen weitgehend aufgegeben. Im Folgenden wenden wir uns daher ausschließlich dem Pollikarpuls zu.

1. 诊脉的部位与配合脏腑

**1. Ort der Pulsdiagnose**

寸口又称气口或脉口，其位置在腕后高骨（桡骨茎突）内侧桡动脉所在部位。每侧寸口又分寸关尺三部，两手合而为六部脉。左寸候心，左关候肝，左尺候肾，右寸候肺，右关候脾，右尺候肾。

Der Pollikarpuls, auch als Handgelenkpuls bezeichnet, wird an der Innenseite des Handgelenks auf Höhe der hervorstehenden Knöchel erfühlt. An beiden Händen wird zwischen Pollikarpuls, Clusalpuls und Pedalpuls unterschieden, wodurch sich insgesamt sechs beobachtbare Pulse ergeben. An der linken Hand wird am Pollikarpuls das Herz ertastet, am Clusalpuls die Leber und am Pedalpuls die Niere. An der rechten Hand wird am Pollikarpuls die Lunge ertastet, am Clusalpuls die Milz und am Pedalpuls die Niere.

2. 诊脉的方法和注意事项

**2. Methodik und zu berücksichtigende Besonderheiten**

（1）时间

**1) Zeitpunkt**

早晨病体内外环境都比较安静，诊脉选择这个时间是最好的，但并不是说其他时间就不能诊脉。进行脉诊时，应让患者先休息一下，使气血平静，医生也要平心静气，然后开始诊脉，这样可得比较准确的脉象。

Da am Morgen im Körperinneren und in der Umgebung relative Ruhe herrscht, stellt diese Tageszeit die beste Wahl für eine Pulsdiagnose dar. Dies bedeutet jedoch nicht, dass eine Diagnose zu anderen Tageszeiten unmöglich ist. Vor der Pulsdiagnose sollte der Patient sich zunächst kurz ausruhen, um Qi und Blut zur Ruhe kommen zu lassen. Der Arzt seinerseits sollte sich ebenfalls sammeln und beruhigen, bevor mit der Untersuchung begonnen wird. Auf diese Art lässt sich eine relativ verlässliche Diagnose des Pulsbildes erzielen.

（2）体位

**2) Körperposition**

患者取坐位或仰卧位，手臂放平，与心脏处于同一水平，直腕，手心向上，并在腕关节背部垫上脉枕，以便于切脉。

Der Patient sollte sitzen oder auf dem Rücken liegen. Der Arm liegt flach auf einer Höhe mit dem Herzen, das Handgelenk ist gestreckt, die Handinnenfläche weist nach oben. Das Handgelenk sollte zudem auf einem hierfür geeigneten Kissen ruhen, um die Pulsdiagnose zu erleichtern.

（3）指法

**3) Fingertechnik**

医生面对患者，一般来说，以左手切按患者的右手，以右手切按患者的左手。

Unter normalen Umständen sitzt der Arzt dem Patienten gegenüber und ertastet mit seiner linken Hand den Puls an der rechten Hand des Patienten und mit der rechten Hand den Puls an der linken Hand des Patienten.

①定位：首先用中指定关，即医生用中指按在患者掌后高骨内侧关脉部位，接着用食指按关前的寸脉部位，无名指按关后的尺脉部位。

i. Bestimmen des Pulses: Zunächst ertastet der Arzt mithilfe seines Mittelfingers die Position des Closalpulses an der Innenseite des Handgelenks des Patienten. Im Folgenden wird mittels des Zeigefingers der Pollikarpuls und mit dem Ringfinger der Pedalpuls ertastet.

②布指：三指呈弓形，指端平齐，以指尖与指腹交界处的指目按触脉体，因指目感觉较灵敏。布指疏密合适，要和患者的身长相适应，身高臂长者，布指宜疏，身矮臂短者，布指宜密。

ii. Positionierung der Finger: Die drei tastenden Finger sind bogenförmig angewinkelt, die Fingerspitzen sind parallel zueinander. Der Mittelpunkt der Fingerkuppe aller drei Finger liegt auf dem jeweiligen Puls, da dieser Teil der Fingerkuppe besonders sensibel ist. Die Entfernung zwischen den Fingern ist der Körpergröße des Patienten anzupassen: Bei hochgewachsenen Patienten mit langen Armen sollten die Finger etwas weiter auseinander liegen, bei kleineren Patienten mit kurzen Armen hingegen eng beieinander.

③单按与总按：三指平布，同时用力按脉，称为总按，目的是总体体会三部九候脉象。分别用一指单按其中一部脉象，重点体会某一部脉象特征，称为单按。临床上总按、单按常配合使用。

iii. Pulstasten mit einem oder allen Fingern: Wird mit allen drei Fingern gleichzeitig aufgedrückt und der Puls ertastet, wird dies als Pulstasten mit allen Fingern bezeichnet. Das Ziel dieser Vorgehensweise besteht darin, den Puls aller drei Körperbereiche und aller neun Pulstastungen gleichzeitig zu bestimmen. Wird hingegen jeder Finger einzeln aufgelegt, liegt der Schwerpunkt auf den Besonderheiten der jeweiligen Pulsbilder. In der Klinik kommen häufig beide Techniken in Kombination zur Anwendung.

④举按寻：这是诊脉时运用指力的轻重和挪移手指，以探索、辨别脉象的指法。用指轻按在皮肤上称举，又称浮取或轻取。用指重按在筋骨间称按，又称沉取或重取。指力从轻到重，从重到轻，左右前后推寻，以寻找脉动最明显的特征，称为寻。诊脉时应细心体会举、按、寻之间的脉象变化。

iv. heben, drücken und suchen: Mit diesen drei Begriffen werden Techniken bezeichnet, mit deren Hilfe während der Pulsdiagnose Kraft mit dem Finger ausgeübt und die Position des Fingers verändert wird. Ziel ist das Auffinden und Bestimmen der verschiedenen Pulsbilder. Wird mit dem Finger sanft auf der Hautoberfläche aufgedrückt, wird dies als Heben bezeichnet. Von Drücken wird gesprochen, wenn der Finger kräftig auf den Bereich zwischen Knochen und Sehnen drückt. Ein Wechsel der aufgewendeten Kraft von leicht zu stark und stark zu leicht bei Bewegung des Fingers in alle Richtungen wird als Suchen bezeichnet. Diese Bewegung dient der Identifikation der Besonderheiten eines Pulses. Während der Pulsdiagnose sollte der Veränderung des Pulses beim Heben, Drücken und Suchen große Aufmerksamkeit zukommen.

## 3. 正常脉象
## 3. Normales Pulsbild

正常脉象即是平脉，其形象为：三部有脉，脉位不浮不沉，速率不快不慢（60～90次/分钟），强度和缓从容，形态不大不小，节律一致。平脉一定有胃，有神，有根。有胃指的是脉来从容、和缓、流利，有神指的是脉来应指有力、节律整齐，有根指的是尺脉沉取有力，按之不绝。

脉象和人体内外环境的关系非常密切，由于气候环境的影响或饮食七情等各种原因，有时候，人虽然没有患病，脉象也可发生变化。这些脉象的变化，并不属病脉，仍是平脉。

Ein normales Pulsbild ist ein ausgewogener Puls. Dieser zeichnet sich durch folgende Besonderheiten aus: An allen drei Positionen ist ein weder oberflächlicher noch untergetauchter Puls ertastbar. Der Puls ist weder beschleunigt noch verlangsamt (zwischen 60 und 90 Schlägen pro Minute), er ist kräftig und doch harmonisch, weder zu klein noch zu groß und von einheitlichem Rhythmus gekennzeichnet. Ein ausgewogener Puls verfügt über „Magen, Geist und Wurzel". Mit „Magen" wird hier auf einen ruhigen, sanften und flüssigen Puls verwiesen, der „Geist" eines Pulses ist dessen Kraft und regelhafter Rhythmus. Von einem Puls mit „Wurzel" spricht man, wenn der Pedalpuls tief und kräftig ist und unter dem Druck des Fingers nicht nachlässt.

Das Pulsbild steht in sehr engem Zusammenhang mit dem Körperinneren und der Umgebung des Patienten. Es kann daher etwa aufgrund klimatischer Veränderungen, der Ernährung oder der Gemütslage zu einem Wandel des Pulses kommen, ohne dass eine Erkrankung vorliegen würde. In diesen Fällen wird daher von einem ausgewogenen Puls gesprochen, da keine krankhafte Veränderung vorliegt.

## 4. 常见脉象及临床意义
## 4. Häufige Pulsbilder und ihre klinische Bedeutung

（1）浮脉

### 1) oberflächlicher Puls

轻取即得，重按稍减。主表证。

Der Puls wird bei leichtem Druck sofort spürbar, bei stärkerem Aufdrücken des Fingers verringert er sich. Hauptsächlich bei einer Oberflächen-Symptomatik zu beobachten.

（2）沉脉

### 2) untergetauchter Puls

轻取不应，重按始得。主里证，有力为里实证，无力为里虚证。

Der Puls wird erst bei starkem Druck spürbar. Zumeist liegt dies bei einer Symptomatik des Inneren vor. Bei kräftigem untergetauchten Puls handelt es sich um eine energetische Überladung im Inneren, ein kraftloser Puls deutet auf eine energetische Schwäche im Inneren hin.

（3）迟脉

3) verlangsamter Puls

脉来缓慢，一息（一呼一吸，叫作一息）不足四至。主寒证，有力为实寒证，无力为虚寒证。

Der Puls ist sehr behäbig und beschränkt sich auf weniger als vier Schläge pro Atemzug. Dies steht größtenteils mit einer Kälte-Symptomatik im Zusammenhang. Bei einem kräftigen verlangsamten Puls handelt es sich um eine Kälte-Symptomatik aufgrund energetischer Überladung, bei kraftlosem Puls liegt eine Kälte-Symptomatik aufgrund energetischer Schwäche vor.

（4）数脉

4) beschleunigter Puls

脉来急促，一息六至。主热证，有力为实热证，无力为虚热证。

Der Puls ist mit mindestens sechs Schlägen pro Atemzug sehr schnell. Dies ist vor allem bei einer Hitze-Symptomatik der Fall. Ein kraftvoller beschleunigter Puls verweist auf eine Hitze-Symptomatik aufgrund einer energetischen Überladung, bei kraftlosem Puls liegt eine Hitze-Symptomatik aufgrund energetischer Schwäche vor.

（5）洪脉

5) überflutender Puls

脉大有力，状若波涛汹涌，来盛去衰。主热盛证。

Der Puls ist kräftig und ausgeprägt wie eine Flutwelle, mit kraftvollem Anbranden und ersterbendem Abflauen. Dies kann hauptsächlich bei einer Symptomatik der überhandnehmenden Hitze beobachtet werden.

（6）细脉

6) zarter Puls

脉细如线，应指明显。主气血两虚，诸虚劳损，或湿气下注。

Der Puls ist sehr fein, kann aber leicht ertastet werden. Häufig ist dies bei einer energetischen Schwächung von Qi und Blut, einer generellen Schwächung und Ermüdung oder einem Abfließen des Feuchtigkeits-Qi nach unten zu beobachten.

（7）虚脉

7) erschöpfter Puls

三部脉举按皆无力。主虚证。

Der Puls erweist sich in allen drei Körberbereichen sowohl beim Heben als auch beim Drücken als kraftlos. Dies ist vor allem bei einer Symptomatik der energetischen Schwäche der Fall.

（8）实脉

8) angefüllter Puls

三部脉举按皆有力。主实证。

Der Puls erweist sich in allen drei Körberbereichen sowohl beim Heben als auch beim Drücken als kraftvoll. Dies ist vor allem beim Vorliegen einer Symptomatik der energetischen Überladung zu beobachten.

（9）滑脉

9) schlüpfriger Puls

脉往来流利，如珠走盘，应指圆滑。主痰饮、食滞、实热。

Der Puls präsentiert sich fließend und gibt bei Druck durch die Finger nach. In den meisten Fällen liegt Schleim und wässriger Schleim, eine Stagnation von Lebensmitteln oder Hitze aufgrund energetischer Überladung vor.

（10）涩脉

10) rauer Puls

脉往来不畅，如轻刀刮竹。主气滞、血瘀、精伤、血少。

Der Puls ist nicht durchgängig, sondern „stottert" wie ein Messer, dass über Bambus schabt. Zum größten Teil können eine Qi-Stagnation, Blut-Stasis, eine Schädigung der Essenz oder eine Blutarmut festgestellt werden.

（11）弦脉

11) saitenförmiger Puls

脉来端直以长，如按琴弦。主肝胆病、痛症、痰饮。

Der Puls ist durchgängig langgestreckt wie eine Saite. Hauptsächlich ist dies bei Erkrankungen von Leber und Gallenblase, schmerzhaften Erkrankungen sowie bei Vorliegen von Schleim und wässrigem Schleim der Fall.

（12）紧脉

12) gespannter Puls

脉来绷急，状如牵绳转索。主寒、痛、宿食。

Der Puls ist gespannt und hastig, er ähnelt einem verdrehten Seil. Dies ist vor allem bei Kälte, Schmerzen und verweilender Nahrung festzustellen.

（13）结脉

13) hängender Puls

脉来缓慢，时而一止，止无定数。主阴盛气结。

Der Puls ist verlangsamt und wird teilweise unterbrochen, wobei die Zahl der Unterbrechungen unregelmäßig ist. Hauptsächlich ist dies bei Überhandnahme des Yin und einer Zusammenballung des Qi der Fall.

（14）促脉

14) jagender Puls

脉来急数，时而一止，止无定数。主阳盛实热，邪实阻滞。

Der Puls ist hastig, beschleunigt und teilweise unterbrochen, wobei die Zahl der Unterbrechungen unregelmäßig ist. Dies kann etwa bei energetischer Überladung und Hitze aufgrund einer Überhandnahme des Yang oder einer Blockade durch Schrägläufigen und energetische Überladungen festgestellt werden.

（15）代脉

15) intermittierender Puls

脉来动而中止，不能自还，良久复动，止有定数。主脏气衰微。

Der Puls setzt immer wieder aus und erst nach längerer Pause wieder ein. Die Unterbrechungen des Pulses sind regelmäßig. Ein intermittierender Puls ist hauptsächlich bei Schwächung und Erschöpfung des Qi in den Funktionskreisen zu beobachten.

## （二）按诊
## (B) Diagnose durch Tasten

按诊是对患者的肌肤、手足、脘腹及腧穴进行触、摸、按、叩，以了解局部冷热、润燥、软硬，以及有否压痛、肿块或其他异常变化，从而推断疾病部位、性质和病情轻重。

Bei der Tastdiagnose werden durch berühren, betasten, drücken und klopfen auf Haut, Muskeln, Füße, Hände, Bauch und Akupunkturpunkte Informationen zu Hitze und Kälte, Trockenheit und Feuchtigkeit sowie Verhärtungen in den einzelnen Körperregionen gesammelt. Darüber hinaus können Druckempfindlichkeiten, Schwellungen und weitere abnorme Veränderungen festgestellt werden. Auf Basis der gesammelten Informationen lassen sich Rückschlüsse auf die Verortung, Beschaffenheit und Schwere der vorliegenden Erkrankung ziehen.

# 第十二章 调动恢复自身功能——中医治病的方法

## Kapitel 12 Mobilisierung von Selbstheilungskräften: Behandlungsmethoden der TCM

中医学深受中国文化及哲学思想的影响，是古代中国崇尚自然，与自然配合、和谐中庸价值观的集中体现。中医治疗的目的，是使人体达到一种相对平衡的状态，包括阴阳的平衡、气血的平衡、脏腑的平衡等，即达致中和。"医易同源"，而"中庸""中和"是中国古哲学思想的精髓，"中"字两边对称，即代表着阴阳的平衡，致中和是中医治疗的目标，所以有"阴平阳秘，精神乃治"的健康观。致中和的观点既是最古老的，目前看也是最先进的。

Die chinesische Medizin wurde weitreichend durch die Kultur und Philosophie Chinas beeinflusst und spiegelt die Wertschätzung der Natur sowie das Streben nach Einklang mit der Natur und die Werte der Harmonie und des Mittelmaßes wider. Das Ziel einer TCM-Behandlung besteht darin, ein relatives Gleichgewicht im menschlichen Körper und damit einen harmonischen Normalzustand herzustellen. Dieses Gleichgewicht bezieht sich etwa auf das Verhältnis zwischen Yin und Yang, aber auch zwischen Qi und Blut oder zwischen den Speicher- und Durchgangsfunktionskreisen. Im chinesischen Altertum ging man von einem gemeinsamen Ursprung der Medizin und der Orakelbefragungstechniken aus dem „Buch der Wandlungen" (*Yijing*) aus. Darüber hinaus spielten die Begriffe des Mittelmaßes und der harmonischen Mitte eine zentrale Rolle in der chinesischen Philosophie. Betrachtet man das Schriftzeichen für „Mitte" ( 中 *Zhong*), so stellt man fest, dass es symmetrisch ist. Das Zeichen selbst deutet also bereits auf ein Gleichgewicht zwischen Yin und Yang und damit auf das höchste Ziel einer TCM-Behandlung hin. Das Konzept der Gesundheit in der TCM besteht darin, dass Essenz und Geist nur unter der Voraussetzung eines ausgewogenen Yin und eines verdichteten Yang reguliert werden können. Das Streben nach einem harmonischen Normalzustand ist damit einer der ältesten Aspekte der TCM, der aus heutiger Sicht auch als überaus modern erscheint.

中医把人看作一个开放的整体，人与自然和谐统一，外界自然的变化，影响着人的生理、病理变化，即"天人相应"。人体内部五脏，相生相克，相互滋养，相互制约，构成一个不断推陈出新的循环的小系统。

Die chinesische Medizin betrachtet den Menschen als eine nach außen offene Einheit. Der Mensch steht hierbei im Einklang mit der Natur, Veränderungen in der Umwelt beeinflussen entsprechend die Lebensprozesse und den Wandel von Erkrankungen im menschlichen Körper. Diese Vorstellung wird als Korrespondenz zwischen Himmel und Mensch bezeichnet. Im menschlichen Körper selbst bilden die fünf Speicherfunktionskreise, die Prozesse der gegenseitigen Hervorbringung und Überwindung, des Nährens und Befeuchtens sowie der gegenseitigen Kontrolle und Beschränkung ein System der unablässigen Erneuerung.

中医是一种"司外揣内"的思维模式，这种揣测、推理建筑在临床观察、经验总结、理论抽象乃至哲学思辨的基础之上。如果把人比喻为一台极其精密、复杂的机器，那么任何一点的变化，都可能打破这种平衡，所以这是一种动态的平衡，是不断变化的平衡。

Die Traditionelle Chinesische Medizin vertritt eine Einschätzung des Inneren anhand des Äußeren. Diese Einschätzungen und Rückschlüsse basieren auf einem Fundament aus klinischen Beobachtungen, Erfahrungen, theoretischen Abstraktionen und philosophischen Denkansätzen. Versteht man den Menschen als äußerst präzisen und komplexen Apparat, so kann jede Veränderung das bestehende Gleichgewicht innerhalb dieser Maschinerie stören. Es handelt sich also um ein dynamisches, ständigen Wandlungen unterworfenes Gleichgewicht.

中医通过独特的理论指导，如平衡观、整体观、动态观等，加之有效的医疗技术，如中药、针灸、推拿、气功等，使阴阳趋于平衡，气血调达，气机的升降出入正常，以达到祛病治疗的目的。需要强调的是三观：平衡观、整体观、动态观，这是认识与理解中医的基石，离开了这三观，中医就成了无源之水、无本之木，没有了生命。

Die TCM bedient sich theoretischer Anleitungen wie den Konzepten des Gleichgewichts, der ganzheitlichen Sicht auf den Menschen und der Vorstellung eines Dynamismus und kombiniert sie mit wirkungsvollen Behandlungstechniken wie Arzneimitteln, Akupunktur, Moxibustion, Tuina-Manualtherapie oder Qigong. Ziel ist es, Yin und Yang in ein Gleichgewicht zu überführen, die Verteilung von Qi und Blut zu regulieren und die Abläufe der Qi-Mechanismen zu normalisieren, um so Erkrankungen auszuräumen. Die eingangs erwähnten drei Konzepte des Gleichgewichts, der ganzheitlichen Sicht und des Dynamismus sollten in diesem Zusammenhang besonders betont werden. Sie stellen die Grundlage für das Verständnis der TCM dar. Verliert man diese Konzepte aus den Augen, so ist die chinesische Medizin wie ein Fluss ohne Quell oder ein Baum ohne Wurzeln, sie verliert ihre Vitalität.

中医治疗学以辨证论治为基础与核心，在此基础上注重辨证与辨病相结合；分清轻重缓急，急则治其标，缓则治其本；因人、因地、因时治宜。常用的治疗方法有汗、吐、下、和、温、清、补、消八法。

Die Lehre von der TCM-Behandlung stützt sich im Kern auf die Differenzierung der Symptomkonfiguration. Auf dieser Grundlage werden die Bestimmungen der Symptome sowie der Erkrankungen zusammengeführt. Es gilt zudem, den Schweregrad und die Natur der Erkrankung als moderat oder akut zu beurteilen. Bei akuten Erkrankungen müssen zunächst die Verzweigungen, also die akuten Symptome, behandelt werden, bei moderaten Krankheitsverläu-

中医——古老的生命健康智慧
Traditionelle chinesische Medizin - Alte Gesundheitsweisheit

fen ist deren Wurzel in den Fokus zu stellen. Darüber hinaus richtet sich die Behandlung nach den Besonderheiten von Person, Ort und Zeit. Häufig kommen bei der Behandlung die acht therapeutischen Verfahren zur Anwendung: Anregung der Schweißabsonderung, Förderung von Erbrechen, abführen, harmonisieren, erwärmen, kühlen, stützen und auflösen.

## 一、辨证论治
### I. Behandlung gemäß der Differenzierung der Symptomkonfiguration

辨证论治是中医治疗的基础与核心。

Die Bestimmung einer Behandlung gemäß der Symptomkonfiguration ist die Grundlage und der Kern einer jeden TCM-Behandlung.

中医以辨证论治为基础的整体调节观，是中医治疗学的基础与核心。即使在现代治疗一些疑难杂病中，中医同样能显示出很好疗效，说明其具有独特的学术价值与优势。

Mit ihrem Konzept der ganzheitlichen Regulierung und der ihr zugrundeliegenden Symptomkonfiguration ist die TCM in der Lage, auch bei Erkrankungen, denen mit den Mitteln der modernen Medizin nur sehr schwer beizukommen ist, sehr gute Behandlungsergebnisse zu erzielen. Hieran werden ihr einzigartiger wissenschaftlicher Wert und ihre Vorzüge erkennbar.

影响人体平衡的因素很多，分析之后加以概括，就形成了中医不同的"证"。中医的"证"，是对机体在疾病发展过程中的某一阶段的病理概括，它包括了病变的部位、原因、性质以及邪正关系等，是对同一病机引起的一组相关症状的概括，所以中医强调"谨察病机"的重要。中医的"证"，也是西医"症"与"征"的综合。中医治疗是围绕"证"进行的，所以辨证准确尤为重要，是治疗的前提。

Es existieren zahlreiche verschiedene Faktoren, die das Gleichgewicht im menschlichen Körper beeinflussen können. Aus der Analyse dieser Faktoren und ihrer Zusammenfassung wird eine Symptomkonfiguration bestimmt. Die Symptomkonfigurationen der TCM stellen Resümees eines bestimmten pathologischen Musters dar, die jeweils an einem Punkt im Verlauf einer Erkrankung auftreten. Sie berücksichtigen unter anderem den Ort einer krankhaften Veränderung, deren Ursache und Wesen sowie das Verhältnis von Schräg- und Geradläufigkeiten. Sie sind in diesem Sinne das Sammelbild einer Gruppe von miteinander verknüpften Symptomen, die durch ein und dieselbe Erkrankung hervorgerufen werden. Vor diesem Hintergrund wird klar, warum die TCM der Beobachtung von Krankheitsmechanismen eine solche Bedeutung beimisst. Vom Standpunkt der westlichen Schulmedizin aus betrachtet kann die Symptomkonfiguration der chinesischen Medizin als Zusammenführung der Konzepte von „Symptom" und „Syndrom" verstanden werden. Da die Behandlungen der TCM immer von den Symptomkonfigurationen ausgehen, ist deren korrekte Bestimmung von größter

Wichtigkeit.

"司外揣内"是中医辨证的主要思维模式。这种思维模式的基础在于，中医把人看作一个以五脏为中心的有机整体，外在的形体诸窍、四肢百骸、精神情志等与五脏密切相关，生理上互相协调，病理上互相影响，外在症状是内在失衡的表现。比如双目干涩的症状，中医认为肝开窍于目，目干涩是肝阴虚的表现，通过滋补肝阴，可以改善目干涩的症状。

Bei der Bestimmung der Symptomkonfiguration kommt der Einschätzung des Inneren anhand des Äußeren eine zentrale Rolle zu. Grundlage dieser Denkweise ist die Vorstellung der TCM vom Menschen als organische Einheit mit den fünf Speicherfunktionskreisen als Kern. Die äußerlich sichtbaren Formen der Körperöffnungen, der Gliedmaßen, des Skelettes sowie die Emotionen und die geistige Verfassung stehen in engem Zusammenhang mit den fünf Speicherfunktionskreisen. Im Normalzustand regulieren und unterstützen sie sich gegenseitig, während sie sich im Fall einer Erkrankung untereinander beeinflussen. Daher sind äußerliche Symptome stets Ausdruck eines Gleichgewichtsverlustes im Inneren. Ziehen wir das Symptom trockener Augen als Beispiel heran: Die TCM geht davon aus, dass sich die Leber in den Augen öffnet und dass trockene Augen Anzeichen einer Yin-Schwäche der Leber sind. In der Konsequenz kann durch Befeuchten und Stützen des Leber-Yin eine Linderung des Symptoms der trockenen Augen erreicht werden.

中医是一种黑箱理论，由外在的表象，运用类比法、归纳法、演绎法、反证法等逻辑思维，揣测内在的病变机制，得出证型，施以治疗，从而改善外在的症状。这种思维模式是建立在中医整体观基础之上的。所以中医思维有着现代系统论、全息论的内核。

Die chinesische Medizin stellt insofern eine Form der Black Box-Theorie dar, als dass sie von äußerlichen Manifestationen ausgeht und mithilfe von logischen Vorgehensweisen wie Analogien, induktiven Methoden, Subsumierungen und Gegenbeweisen auf krankhafte Veränderungen im Körperinneren schließt, um den Typus der Symptomkonfiguration zu bestimmen und eine entsprechende Behandlung sowie eine Linderung der Symptome einzuleiten. Diese Denkweise stützt sich auf die ganzheitliche Sicht der TCM. Insofern verfügt die Traditionelle Chinesische Medizin in ihrem Kern über eine moderne Systemtheorie.

这种思维、推演的过程，需要对中医的脏腑功能、五行生克、经络循行、气血关系、病因学说、病机演变等知识进行整合，梳理清相互之间的影响关系，以得出相对正确的结论。比如肝郁脾虚证：多由情志抑郁不遂而发，渐至肝气郁结；肝属木，主疏泄，主藏血，与胆互为表里；肝郁久则化热，肝木旺则克脾土，渐至脾虚；脾主运化，主升清气，与胃互为表里等。故肝郁脾虚证患者可见情绪郁郁寡欢，易生闷气，两胁胀满，口苦咽干，纳呆腹胀，大便不调，时有头晕目眩，等等；在此基础上给予中医疏肝健脾的治疗，可以减轻或者解除患者的痛苦。

Bei dieser Form der diagnostischen Vorgehensweise ist es notwendig, das Verständnis der TCM von den Funktionen der Speicherfunktionskreise, die Prozesse der Hervorbringung und Überwindung der fünf Wandlungsphasen, die Kreisläufe in den Haupt- und Netzleitbahnen, das Verhältnis zwischen Qi und Blut, die Lehre der pathologischen Faktoren und der krankhaften Veränderungen zusammenzuführen und im Anschluss bestehende Zusammenhänge zu klären. Nur so können weitgehend korrekte Schlussfolgerungen gezogen werden. Nehmen wir als Beispiel die Symptomkonfiguration Einstauungen des Qi der Leber und energetische Schwäche der Milz: Diese wird häufig durch depressive Stimmungen hervorgerufen, die über einen gewissen Zeitraum zur Einstauung von Qi in der Leber führen. Die Leber wird der Wandlungsphase Holz zugeordnet, sie dominiert das Lösen sowie den freien Fluss des Qi und speichert Blut. Sie steht mit der Gallenblase in einer Oberflächen-Inneres-Beziehung. Bei langer Dauer der Einstauungen in der Leber wandeln diese sich in Hitze um. Folglich überwindet das überhandnehmende Holz der Leber die der Wandlungsphase Erde zugeordnete Milz und es kommt zu einer voranschreitenden energetischen Schwächung der Milz. Der Funktionskreis Milz wiederum dominiert den Transport und die Umwandlung sowie das Emporheben von Klarem und steht mit dem Magen in einer Oberflächen-Inneres-Beziehung. Patienten, die an einer Symptomkonfiguration Einstauungen des Qi der Leber und energetische Schwäche der Milz leiden, weisen daher häufig depressive Verstimmungen mit seltener Freude auf und sind leicht reizbar. Zudem klagen sie über Völle und Spannungsschmerzen an den Seiten, einen bitteren Geschmack im Mund, eine trockene Kehle, Appetitlosigkeit bei Völlegefühl, unregelmäßigen Stuhlgang und gelegentlichen Schwindel bei verschwimmender Sicht. Mit einer Lösung der Leber und Kräftigung der Milz kann hier eine Linderung oder gar eine Heilung der Symptome erreicht werden.

（一）中医常用辨证方法

中医辨证的途径、方法很多，有八纲辨证、病因辨证、脏腑辨证、经络辨证、气血辨证、三焦辨证、卫气营血辨证等。

### (A) Häufige Methoden zur Bestimmung der Symptomkonfiguration

Es existieren zahlreiche Wege und Methoden zur Bestimmung der Symptomkonfiguration, die sich auf verschiedene Aspekte des Körpers stützen. Im Folgenden solle die Bestimmung der Symptomkonfiguration nach den acht Leitkriterien, den krankheitsauslösenden Agenzien, den Funktionskreisen, den Leitbahnen, Qi und Blut, den drei Wärmebereichen sowie nach Wehrenergie, nährender Kraft und Blut vorgestellt werden.

**1. 八纲辨证**

**1. Bestimmung der Symptomkonfiguration nach den acht Leitkriterien**

八纲辨证是对疾病的表、里、寒、热、虚、实、阴、阳八类证候属性的辨识，得出关于病位、病性、正邪盛衰和病证类别的总体印象，是中医辨证的基本方法之一。

Mithilfe der Bestimmung nach den acht Leitkriterien werden anhand einer Diagnose von

Oberfläche und Innerem, Kälte, Hitze, Mangel, Überladung sowie Yin und Yang Ort, Charakter und Art der Erkrankung bestimmt sowie die Überhandnahme oder der Verlust von Gerad- und Schrägläufigkeiten eingeschätzt. Sie zählt zu den grundlegendsten Methoden der chinesischen Medizin.

具体方法：根据四诊取得的资料，进行综合分析，总结出疾病属于阴证还是阳证，病变的深浅（在表还是在里），阴阳的偏颇（阳盛或阴虚则为热证，阳虚或阴盛则为寒证），正邪的力量对比（邪气盛为实证，正气衰为虚证）。因此，八纲辨证就是把错综复杂的疾病，按照表与里、寒与热、虚与实、阴与阳这种朴素的两点论来加以分析，起到执简驭繁，提纲挈领的作用。疾病的表现尽管极其复杂，但基本都可以归纳于八纲之中。

Konkrete Vorgehensweise: Auf Basis der Erkenntnisse der vier diagnostischen Methoden wird eine zusammenfassende Analyse durchgeführt. Hierbei wird festgestellt, ob die Erkrankung zu den Yin- oder Yang-Symptomatiken zählt, in welcher Tiefe sie lokalisiert ist (d.h. an der Oberfläche oder im Inneren), welche Tendenz von Yin und Yang vorliegt (bei einer Überhandnahme des Yang oder einer Schwäche des Yin liegt eine Hitze-Symptomatik vor, bei Schwäche des Yang oder Überhandnahme des Yin handelt es sich um eine Kälte-Symptomatik) und wie sich das Verhältnis zwischen Gerad- und Schrägläufigkeiten gestaltet (bei einer Überhandnahme von schrägläufigem Qi liegt eine energetische Überladung vor, bei Verlust des geradläufigen Qi handelt es sich um eine Symptomatik der energetischen Schwäche). Die Bestimmung der Symptomkonfiguration nach den acht Leitkriterien ist daher in der Lage, komplexe und weitverzweigte Erkrankungen anhand einfacher Kriterien zusammenzufassen und zu analysieren. Ihr kommt dabei die Funktion zu, komplizierte Zusammenhänge mit einfachen Mitteln darzustellen und das Wesentliche in den Fokus zu rücken. Denn wie komplex die Manifestationen einer Erkrankung auch sein mögen, sie lassen sich praktisch alle in die acht Leitkriterien einordnen.

### 2. 脏腑辨证
### 2. Bestimmung der Symptomkonfiguration nach den Funktionskreisen

脏腑辨证是治疗内伤杂病最常用的辨证方法，是以脏腑功能特点为依据，探讨疾病发生演变过程中其病理变化规律，据以确定脏腑证型，从而指导治疗用药的一种辨证方法。中医把人看作一个以五脏为中心的有机整体，外在的形体诸窍、四肢百骸、精神情志等与五脏密切相关，生理上互相协调，病理上互相影响。脏腑辨证较之其他辨证方法，内容更系统，更完整，更明确具体，便于中医辨证思维的应用与拓展。

Die Diagnose anhand der Funktionskreise wird besonders häufig bei der Behandlung verschiedener Erkrankungen und inneren Schädigungen angewendet. Sie bedient sich hierbei der Besonderheiten der Abläufe in den Funktionskreisen, um die Entwicklung einer Erkrankung sowie deren regelhaften Wandel zu ermitteln, den Typus der Symptomkonfiguration zu bestätigen und die korrekte Behandlungsmethode zu bestimmen. Wie bereits erwähnt, betrachtet die chinesische Medizin den Menschen als organische Einheit mit den fünf Speicherfunktionskreisen als Kern, wobei die von außen beobachtbaren Formen der Körperöffnungen, der Gliedmaßen, des Skelettes sowie die Emotionen und die geistige Verfassung in engem Zusammenhang mit den fünf Speicherfunktionskreisen stehen. Im Normalzustand regulieren und unterstützen sich diese Funktionskreise gegenseitig, während sie sich bei einer Erkrankung untereinander beeinflussen. Im Vergleich zu den übrigen Methoden ist die Bestimmung der Symptomkonfiguration anhand der Funktionskreise systematischer, umfassender und konkreter. Sie ist daher besonders für die praktische Anwendung von theoretischen Ansätzen der TCM und deren Erweiterung geeignet.

（1）心与小肠病辨证

1) Symptomkonfigurationen der Erkrankungen von Herz und Dünndarm

心居胸中，与小肠互为表里，心在体为脉，开窍于舌，其经脉下络小肠。心主血脉，主神明。小肠主泌清浊。故心系病在临床上以血脉运行障碍和情志思维异常为主，多见心脏问题及精神问题。病证主要有心悸、胸痹、胸闷气短、失眠、健忘、癫狂、遗精、舌疮、淋证等。

Das im Brustraum befindliche Herz steht mit dem Dünndarm in einer Oberfläche-Inneres-Beziehung. Im Körper drückt sich das Herz durch den Puls und in den Leitbahnen aus, es öffnet sich in der Zunge. Zudem läuft seine Hauptleitbahn über den Dünndarm. Das Herz dominiert die Blutbahnen sowie die geistigen Aktivitäten. Der Dünndarm hingegen dominiert die Trennung von Klarem und Trüben. Aus diesem Grund zeigen sich bei vielen Erkrankungen des Herzens Störungen des Blutkreislaufes und anormale Entwicklungen der Gefühle und des Denkens. Zu den häufigsten Symptomen zählen Palpitationen, Bi-Syndrome in der Brust, Atemnot und Schwere in der Brust, Schlafstörungen, Vergesslichkeit, krankhafte Agitation, unwillkürlicher Samenverlust während des Schlafes, Zungengeschwüre und Lin-Miktionsstörungen.

其病机在于先天禀赋不足或后天失养，劳倦、思虑过度，导致心阴受损，心气不足，临床可见心阴虚证、心血虚证、心气虚证、心阳虚证。或因情致不遂，思虑太过，致气血瘀滞，而见心血瘀阻证；或因情志不遂，气郁痰凝，痰郁化热，而见痰热上扰证；或因情致不遂，气郁化火，火性上炎，而见口舌生疮，如果心传热于小肠，可见淋证等。

Den Mechanismen der Erkrankungen liegen zumeist angeborene körperliche Schwächen oder eine mangelhafte Ernährung zugrunde, aber auch Übermüdung und übermäßiges Grübeln können zu einer Schädigung des Yin des Herzens führen und einen Mangel an Herz-Qi verursachen. Im klinischen Alltag zeigt sich dies in den Symptomkonfigurationen energetische Schwäche des Yin des Herzens, energetische Schwäche des Herz-Blutes, energetisches Schwäche des Qi des Herzens oder energetische Schwäche des Herz-Yang. In weiteren Fällen kann Enttäuschung bei unerfüllten Hoffnungen und übermäßiges Grübeln eine Stagnation von Blut und Qi hervorrufen, was etwa der Symptomkonfiguration Blockade durch Blut- und Qi-Stasen der Fall ist. Ebenso können schwere Enttäuschungen Einstauungen von Qi, verfestigten Schleim und in der Konsequenz überhandnehmende Hitze verursachen. Hierbei ist von einer Symptomkonfiguration der Störung der oberen Körperhälfte durch Schleim-Hitze auszugehen. Wandelt sich eine Einstauung des Qi aufgrund enttäuschter Hoffnungen in emporschlagende Glut um, zeigt sich dies in Geschwüren im Mundraum und auf der Zunge. Greift die Glut aus dem Herz zudem auf den Dünndarm über, kommt es zu einer Symptomkonfiguration der Lin-Miktionsstörung.

（2）肝与胆病辨证

2) Symptomkonfigurationen der Erkrankungen von Leber und Gallenblase

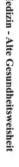

肝在胁下，胆附其中，肝胆互为表里。肝在体为筋，开窍于目，其经脉连于目，至巅顶。肝主藏血，主血液的贮藏和血量的调节；肝主疏泄，包括调畅气机、调畅情志、调节胆汁分泌以助消化等。胆为"中清之腑"，主决断。故肝系病在临床上多见情志失调、筋脉失养、月经不调、消化不良等。病证包括胁痛、黄疸、积聚、郁证、不寐、眩晕、头痛、中风、目涩、麻木、震颤、痉证，等等。

Die Leber befindet sich unterhalb der Flanken und grenzt an die Gallenblase, mit der sie in einer Oberflächen-Inneres-Beziehung steht. Sie drückt sich in den Sehnen aus und öffnet sich in den Augen, mit denen sie zudem über ihre Hauptleitbahn verbunden ist. Die Leber dominiert die Blutspeicherung sowie die Regulation der Blutmenge. Darüber hinaus dominiert sie die Lösung und den freien Fluss des Qi, wozu unter anderem die Gewährleistung der reibungslosen Abläufe der Qi-Mechanismen und der Emotionen sowie der Ausstoß von Gallenflüssigkeit zur Unterstützung der Verdauung zählen. Die Gallenblase wiederum ist der „Durchgangsfunktionskreis des mittleren Klaren" und dominiert die Entschlusskraft. Erkrankungen des Lebersystems manifestieren sich daher häufig in einem irregulären Wandel der Emotionen, einer eingeschränkten Versorgung der Sehnen und Leitbahnen, unregelmäßiger Menstruation und Verdauungsstörungen. Zu den typischen Symptomen zählen unter anderem Flankenschmerzen, Gelbsucht, tastbare Verhärtungen, depressive Verstimmungen, Schlaflosigkeit, Schwindel, Kopfschmerzen, Schlaganfälle, trockene Augen, Taubheitsgefühle sowie unwillkürliches Schütteln und Krämpfe.

其病机在于肝主藏血，体阴而用阳，阳过用则损肝阴，故临床常见肝阴虚证、肝血虚证。情致不遂，肝失疏泄，则见肝郁气滞证。郁而化热，气火上逆，而见肝火炽盛证。阴伤于下，水不涵木，则见肝阳上亢证。临床还可见肝风内动证，部分为肝阳亢、肝火旺引起的实证，部分为肝阴虚、肝血虚引起的虚风内动。外寒侵袭肝经，凝滞气血，则可引起寒滞肝脉证。肝胆疏泄失常，湿热蕴结，则见肝胆湿热证，或痰热内扰证。

Grundlage der Mechanismen dieser Erkrankungen ist die Dominanz der Leber über den Blutspeicher und ihre Verkörperung von Yin bei Nutzung des Yang. Bei übermäßiger Nutzung des

Yang kommt es zu einer Schädigung des Yin der Leber, die in einer Symptomkonfiguration der energetischen Schwäche der Leber oder des Leber-Blutes resultiert. Auf schwere Enttäuschungen und eine Einschränkung der Lösung und des freien Flusses des Qi kann eine Symptomkonfiguration Einstauungen des Qi der Leber und Qi-Stagnationen folgen. Wandeln sich Einstauungen in Hitze um und steigt die Glut des Qi gegenläufig empor, ist eine Symptomkonfiguration der überhandnehmenden Glut im Funktionskreis Leber die Folge. Wird das Yin in der unteren Körperhälfte geschädigt und befeuchtet die Wandlungsphase Wasser das Holz nicht mehr, so stellt sich eine Symptomkonfiguration Emporschlagen des Yang der Leber ein. In der Klinik sind außerdem häufig Symptomkonfigurationen der Mobilisation des Windes in der Leber anzutreffen, die teilweise eine Symptomatik der Überladung aufgrund eines emporschlagendem Yang der Leber und überhandnehmender Glut in der Leber oder aber eine Mobilisation von Wind durch energetische Schwäche darstellen. Letztere lässt sich auf eine energetische Schwäche des Yin oder des Blutes der Leber zurückführen. Bei einem Angriff äußerer Kälte auf die Leitbahn der Leber kommt es zu einer Stagnation von Qi und Blut. In diesem Fall wird eine Symptomkonfiguration Kältestagnation in der Hauptleitbahn der Leber festgestellt. Sind Leber und Gallenblase nicht in der Lage, das Qi zu lösen und seinen freien Fluss zu gewährleisten, sammelt sich Feuchtigkeitshitze, was als Symptomkonfiguration Feuchtigkeitshitze in den Funktionskreisen Leber und Gallenblase oder Belastung im Inneren durch Schleimhitze bezeichnet wird.

（3）脾与胃病辨证

3) Symptomkonfigurationen der Erkrankungen von Milz und Magen

脾胃同居中焦，经脉互为络属，为表里关系。脾在体为肉，开窍于口。脾主运化，输布水谷精微至四肢百骸，主统血，主升清，喜燥恶湿，"为后天之本"。胃为水谷之海，主受纳，腐熟水谷，主降浊，喜湿恶燥。故脾病以消化系统病证为主，临床常见的脾胃病证有泄泻、霍乱、胃脘痛、呕吐、呃逆、水肿、臌胀、吐血、便血、崩漏等。

Milz und Magen befinden sich gleichermaßen im mittleren Wärmebereich, ihre Leitbahnen sind miteinander verknüpft und sie stehen in einer Oberflächen-Inneres-Beziehung zueinander. Die Milz verkörpert sich im Muskelfleisch und öffnet sich im Mund. Sie dominiert Transport und Umwandlung und verteilt die Nahrungsessenz bis in die vier Gliedmaßen und alle Teile des Skeletts. Darüber hinaus hält sie das Blut zusammen und dominiert das Emporheben des Klaren. Von Natur aus ist die Milz der Trockenheit zugeneigt und lehnt Feuchtigkeit ab. In der TCM gilt sie als „Wurzel der erworbenen Körperkonstitution". Der Magen hingegen ist das Meer der Nahrung und dominiert die Assimilation und Zersetzung von Lebensmitteln. Darüber hinaus dominiert er das Absenken von Trübem. Im Gegensatz zur Milz ist der Magen der Feuchtigkeit zugeneigt und vermeidet wenn möglich Trockenheit. Erkrankungen der Milz hängen daher üblicherweise mit dem Verdauungssystem zusammen. In der Klinik zeigen sich etwa Symptome wie Durchfall, plötzliche Unordnung, Schmerzen im Magenbereich, Erbrechen, Schluckauf, Ödeme, Schwellungen, Blut im Erbrochenen und im Stuhlgang sowie massive Gebärmutterblutungen.

其病机在于饮食不规律或暴饮暴食，损伤脾胃；或情志抑郁，木克脾土；思虑劳倦所伤，脾失运化；以上均可致脾气虚弱，水谷精微不化，百骸失养，清阳不升，而见脾气虚证，甚则脾虚气陷证、脾阳虚证、脾不统血证等虚证。久居寒湿之地或食肥甘生冷过多，寒湿内生，脾阳受困，可见寒湿困脾证；若感受湿热之邪，或嗜食肥甘酒酪，逐渐酿湿生热而成湿热蕴脾证。胃喜湿恶燥，饮食辛辣或情志因素，郁而化热，热伤胃阴，渐成胃阴虚证；饮食不节，暴饮暴食，胃失和降，则见胃气壅滞证、食滞胃脘证；过食生冷，寒邪犯胃，胃气凝滞，而见寒凝胃脘证；过食辛辣肥甘，内热化火，或情志不遂，肝郁化火犯胃，致胃火炽盛证等。

Grundlage der Mechanismen dieser Erkrankungen sind eine Schädigung von Milz und Magen durch unregelmäßige Nahrungsaufnahme oder übermäßiges Essen und Trinken. Weitere Ursachen können depressive Verstimmungen sein, die eine Überwindung der Milz (Wandlungsphase Erde) durch die Wandlungsphase Holz mit sich bringt. Auch Übermüdung durch exzessives Nachdenken wirkt schädigend auf die Milz und beeinträchtigt Transformation und Umwandlung im Körper. Die angeführten Ursachen führen gleichermaßen zu einer energetischen Schwäche des Qi der Milz, in deren Folge die Umwandlung von Essenz aus den Nahrungsmitteln unterbrochen wird. Der Körper verliert seine Nahrungsgrundlage und das klare Yang steigt nicht mehr auf. In diesem Fall liegt eine Symptomkonfiguration energetische Schwächung des Qi der Milz vor. Bei schweren Verläufen kann es zu den Symptomkonfigurationen energetische Schwäche des Funktionskreises Milz und Absinken des Qi, energetische Schwäche des Yang der Milz oder mangelndes Zusammenhalten des Blutes durch die Milz kommen. Bei langer Aufenthaltsdauer in feucht-kalten Gebieten oder übermäßigem Genuss von fettigen, süßen, rohen und kalten Speisen bildet sich im Inneren Kälte-Feuchtigkeit, die das Yang der Milz bedrängt. Dies kann beispielsweise bei der Symptomkonfiguration Kälte-Feuchtigkeit bedrängt die Milz beobachtet werden. Liegt eine warm-feuchte Schrägläufigkeit vor oder genießt der Patient zu viel Alkohol und fette, süße sowie vergorene Lebensmittel, so bildet sich aus der Feuchtigkeit Hitze, die schlussendlich in eine Symptomkonfiguration Ansammlung von Feuchtigkeits-Hitze im Funktionskreis Milz mündet. Da der Magen Feuchtigkeit bevorzugt und eine Aversion gegen Trockenheit aufweist, können scharfe Lebensmittel sowie emotionale Faktoren die Entstehung von Hitze aus Einstauungen begünstigen. Die Hitze schädigt das Yin des Magens und es kommt schrittweise zu einer Symptomkonfiguration energetische Schwäche des Magen-Yin. Fehlendes Maß beim Essen und Trinken, insbesondere exzessive Nahrungsaufnahme, führen zu einem Verlust der Kontrolle des Magens über das Absenken und Harmonisieren, wie es bei den Symptomkonfigurationen Blockade und Stagnation des Magen-Qi oder stagnierende Nahrung im Magenbereich der Fall ist. Übermäßiger Verzehr von kalten Lebensmitteln zieht eine Affektion des Magens durch Kälte-Schrägläufigkeiten nach sich. Die resultierende Stagnation des Magen-Qi ist typisch für die Symptomkonfiguration einer sich verfestigenden Kälte im Magenbereich. Nimmt der Patient zu viele scharfe, fette und süße Speisen zu sich, wandelt sich innere Hitze in Glut um oder kommt es zu schweren Enttäuschungen von Hoffnungen, so entwickelt sich aus Einstauungen in der Leber eine Hitze-Affektion des Magens, die sich im schlimmsten Fall zu einer Symptomkonfiguration überhandnehmende Hitze im Funktionskreis Magen ausweiten kann.

（4）肺与大肠病辨证

4) Symptomkonfigurationen der Erkrankungen von Lunge und Dickdarm

肺居胸中，大肠位于下焦，互为表里。肺在体为皮毛，开窍于鼻。肺主气，司呼吸，为气机升降之枢；肺朝百脉，主宣发肃降，助心主治节，通调水道。大肠为传导之官，排泄糟粕。临床常见的肺、大肠病证有咳嗽、感冒、哮喘、肺痨、肺痈、喑哑、便秘、腹泻、腹胀、痔疮等。

Die im Brustkorb verortete Lunge und der im unteren Wärmebereich angesiedelte Dickdarm stehen in einer Oberflächen-Inneres-Beziehung. Die Lunge verkörpert sich in Haut und Haaren und öffnet sich in der Nase, sie dominiert das Qi und kontrolliert die Atmung. Sie ist der Angelpunkt der Qi-Mechanismen des Emporhebens und Absenkens und steht mit allen Leitbahnen in Verbindung. Zudem dominiert sie das Verbreiten, das Klären und Absenken sowie die Regulierung der Wege des Wassers und unterstützt das Herz bei dessen Dominanz über Kontrolle und Regulation. Der Dickdarm ist ein Organ der Fortleitung und scheidet Abfallprodukte aus. Symptomkonfigurationen der Lunge und des Dickdarms zeigen sich häufig in Husten, Erkältung, Keuchen, Verbrauch der Lunge, Lungenabszessen, Räuspern, Verstopfung, Durchfall, Schwellungen des Bauchraums und Geschwüren bzw. Hämorrhoiden.

其病机在于肺为娇脏，为华盖，外感六淫之邪首先犯肺，故而临床上常见风热犯肺证、风寒束肺证、燥邪伤肺证。肺失宣降，肺津不布，炼液为痰，而见痰湿壅肺证。咳嗽日久或反复外感，渐至肺气虚弱，肺阴损伤，则见肺阴虚证、肺气虚证。大肠传导失司，或饮食不节，湿浊内蕴，或外感暑湿之邪，可致大肠湿热证；或因热邪炽盛，津液耗伤，燥屎内结，而见肠热腑实证；老年人，阴血减亏，常见肠燥津亏证；或阳气虚衰，而见大肠虚寒证。

Grundlage der Mechanismen dieser Erkrankungen ist die zarte Beschaffenheit der Lungen. Bei einer Affektion des Körpers durch die Schrägläufigkeiten der sechs äußeren Agenzien wirken diese als Erstes auf die Lunge ein. Daher sind in der Klinik häufig Symptomkonfigurationen wie die Affektion des Funktionskreises Lunge durch Wind-Hitze, Einschnürung der Lunge durch Wind-Kälte oder Schädigung der Lunge durch Schrägläufigkeiten der Trockenheit zu beobachten. Verliert die Lunge ihre Kontrolle über das Verbreitung und Absenken, verteilen sich die Flüssigkeiten der Lunge nicht mehr und die Säfte verdichten sich zu Schleim. In der Folge zeigt sich eine Symptomkonfiguration Blockade der Lunge durch Schleim-Feuchtigkeit. Lang anhaltender Husten oder wiederholt auftretende Affektionen durch äußere Schrägläufigkeiten können schrittweise zu einer Schwächung des Lungen-Qi und einer Schädigung des Lungen-Yin führen. Dies resultiert in einer Symptomkonfiguration energetische Schwäche des Yin oder des Qi des Funktionskreises Lunge. Verliert der Dickdarm die Kontrolle über die Fortleitung oder nimmt der Patient sehr unregelmäßig Nahrung zu sich, staut sich Feuchtigkeit und Trübes im Inneren ein. Auch eine Affektion durch eine Schrägläufigkeit der Sommerhitze-Feuchtigkeit kann die Folge sein. In beiden Fällen kann sich eine Symptomkonfiguration Feuchtigkeits-Hitze im Dickdarm entwickeln. Nimmt hingegen eine Hitze-Schrägläufigkeit überhand, werden die Körpersäfte verbraucht und trockener Stuhlgang verhärtet sich im Inneren des Körpers. Dies ist etwa bei der Symptomkonfiguration Hitze in den Funktionskreisen Dick- und Dünndarm bei energetischer Überladung der Durchgangsfunktionskreise der Fall. Da ältere Menschen über weniger Yin und Blut verfügen, ist bei ihnen häufig die Symptomkonfiguration Trockenheit in Dick- und Dünndarm bei Erschöpfung der aktiven Säfte anzutreffen. Bei Erschöpfung und Schwäche des Yang-Qi hingegen kann die Symptomkonfiguration Kälte aufgrund energetischer Schwäche des Dickdarms auftreten.

（5）肾与膀胱病辨证

5) Symptomkonfigurationen der Erkrankungen von Niere und Harnblase

肾居腰部，命门附于其上，膀胱位于小腹，肾经与膀胱经相互络属，互为表里。肾在体为骨，开窍于耳。肾主藏精，主生殖、生长和发育，为"先天之本"，主骨生髓，主水，主纳气。膀胱有贮存和排泄尿液的功能。其病证包括腰痛、耳鸣耳聋、早衰、阳痿遗精、闭经、月经量少、不孕、水肿、虚喘、癃闭，等等。

Auf den in der Hüfte befindlichen Nieren ist die Lebenspforte lokalisiert. Die Leitbahnen der Nieren und der Harnblase sind miteinander verknüpft, beide Funktionskreise stehen in einer Oberflächen-Inneres-Beziehung zueinander. Im Körper manifestieren sich die Nieren in den Knochen, die ihr zugehörigen Körperöffnungen sind die Ohren. Der Funktionskreis Niere dominiert die Speicherung der Essenz, die Genitalien sowie das Wachstum und die Fortpflanzung. Die Niere wird in der TCM daher als „Wurzel der angeborenen Konstitution" betrachtet. Sie dominiert zudem das Mark, das Wasser sowie die Absorption des Qi. Die Harnblase hingegen hat die Funktion der Lagerung und Ausscheidung von Urin. Erkrankungen dieser Funktionskreise umfassen Hüftschmerzen, Tinnitus und Taubheit, morgendliche Erschöpfung, unwillkürlicher Samenverlust, Amenorrhoe, geringe Monatsblutung, Unfruchtbarkeit, Ödeme, erschwerte Atmung aufgrund energetischer Schwäche und Harnverhalt.

其病机在于先天不足、房事过度、过于劳倦或大病之后，渐至肾气亏虚，肾精损耗，而见肾精不足证、肾阴虚证、肾气虚证、肾阳虚证、肾虚水犯证、肾不纳气证。若感受湿热之邪或饮食不节，湿热内生，下注膀胱，则见膀胱湿热证，等等。

Grundlage der Mechanismen dieser Erkrankungen sind eine angeborene körperliche Schwäche, exzessives Sexualleben, Übermüdung sowie allgemeine Schwäche im Anschluss an schwere Erkrankungen. Unter den genannten Voraussetzungen kommt es zu einer voranschreitenden Erschöpfung und Schwächung des Nieren-Qi und einem Verlust der Nieren-Essenz. Typisch ist dies etwa für die Symptomkonfigurationen unzureichende Nieren-Essenz, energetische Schwäche des Yin bzw. des Yang der Niere, energetische Schwäche der Niere aufgrund einer Affektion durch Wasser oder eine fehlende Aufnahme von Qi in der Niere.

Aus einer Affektion durch Feuchtigkeits-Hitze-Schrägläufigkeit oder unregelmäßiger Ernährung kann Feuchtigkeits-Hitze im Inneren resultieren. Sinkt diese bis in die Harnblase ab, zeigt sich die Symptomkonfiguration Feuchtigkeits-Hitze in der Harnblase.

**3. 气血辨证**

**3. Bestimmung der Symptomkonfiguration nach Qi und Blut**

气血是构成人体生命活动的基本物质，是人体的动力和源泉。气是不断运动的精微物质，无形而有质，具有推动、温煦等作用，属于阳；血为液态物质，具有濡养、滋润作用，属于阴。气血既是脏腑功能的反映，又是脏腑活动的产物，人体病理变化无不涉及气血。

Qi und Blut zählen zu den grundlegenden Substanzen menschlichen Lebens. Das Qi als stets im Wandel begriffene, formlose und doch greifbare Agentie erfüllt eine vorantreibende und wärmende Funktion und wird dem Yang zugeordnet; das Blut wiederum übernimmt die Befeuchtung sowie Nährung und wird dem Yin zugeordnet. Sowohl Qi als auch Blut spiegeln die Abläufe in den Funktionskreisen wider und sind zugleich deren Produkt. Praktisch alle krankhaften Veränderungen des menschlichen Körpers betreffen daher auch Qi und Blut.

气行脉外，周而复始，既有元气，也有各脏腑之气，气行受阻，则见气郁证或气滞证；气机应降反升或升发太过，则见气逆证；气不足则温煦、推动、提升、卫外功能下降，临床可见气虚证、气陷证、气虚不固证，严重时可见气脱证。

Das Qi fließt außerhalb der Leitbahnen und in Kreisläufen. Prinzipiell wird zwischen essentiellem Qi und dem Qi der jeweiligen Funktionskreise unterschieden. Wird der Fluss des Qi behindert, so kommt es zu den Symptomkonfigurationen Qi-Einstauung oder Qi-Stagnation. Kehren sich absenkende Qi-Mechanismen in emporhebende um oder ist das emporhebende Element übermäßig vertreten, stellt sich eine Symptomkonfiguration des gegenläufigen Qi ein. Bei unzureichendem Qi reduziert sich dessen wärmende, vorantreibende, emporhebende und verteidigende Wirkung. In der klinischen TCM zeigt sich dies in den Symptomkonfigurationen energetische Schwäche des Qi, absinkendes Qi und energetische Schwäche des Qi und Instabilität. In schwerwiegenden Fällen kann dies bis zu einer Symptomkonfiguration Entweichen des Qi führen.

血行脉内，疾病或劳倦致血液内耗，或脾病生化乏源，则见脏腑组织失养的血虚证；各种原因所致的血行不畅、血溢脉外停于体内，而致血瘀证；外感火热之邪入血分，或内生之邪，如肝火过旺、食积化热等，可引起出血证。

Das Blut wiederum fließt innerhalb der Leitbahnen und wird durch Erkrankungen oder Ermüdungserscheinungen erschöpft. Im Fall einer Milz-Erkrankung mangelt es an Grundlagen für das Hervorbringen und Umwandeln von Blut. In der Folge gehen die Funktionskreise ihrer Nahrungsgrundlage verlustig, man spricht von der Symptomkonfiguration energetische Schwäche des Blutes. Kommt es aufgrund unterschiedlicher Faktoren zu einer Behinderung des Blutflusses oder gelangt Blutflüssigkeit in das Gewebe außerhalb der Gefäße, ruft dies eine Symptomkonfiguration der Blut-Stasis hervor. Wird das Blut durch äußere Hitze- und Glut-Schrägläufigkeiten befallen oder breitet sich eine innere Schrägläufigkeit aus, wie dies etwa bei emporschlagender Glut der Leber oder bei sich zu Hitze wandelnden Verdauungsblockaden vorliegt, kann dies in einer Symptomkonfiguration der Blutung resultieren.

### 4. 六经辨证
### 4. Bestimmung der Symptomkonfiguration nach den sechs Leitbahnen

六经辨证主要用于外感病的辨证，且以外感伤寒为主。根据外感伤寒病由表及里的传变规律，分为太阳病、阳明病、少阳病、太阴病、少阴病、厥阴病的不同。

Die Bestimmung der Symptomkonfiguration gemäß der sechs Leitbahnen kommt insbesondere bei Erkrankungen zum Einsatz, die durch äußerliche Einflüsse hervorgerufen werden, wobei die Affektion durch schädigende Kälte im Mittelpunkt steht. Gemäß der regelhaften Veränderungen der schädigenden Kälte im Verlauf des Übergangs von der Oberfläche ins Innere werden Erkrankungen des äußersten Yang, der Überstrahlung des Yang, des kleinen Yang, des äußersten Yin, des kleinen Yang und des weichenden Yang unterschieden.

### 5. 卫气营血辨证
### 5. Bestimmung der Symptomkonfiguration nach Wehrenergie, Qi, aufbauender und nährender Kraft und Blut

卫气营血辨证主要用于外感温热病的辨证。按温热病由外向里、由轻到重的传变机制分为病在卫分、病在气分、病在营分、病在血分，从而进行辨证论治。

Nach Wehrenergie, Qi, aufbauender und nährender Kraft sowie Blut werden vor allem Symptomkonfigurationen bestimmt, die durch den Einfluss äußerer Wärme und Hitze hervorgerufen werden. Anhand des Übergangs dieser Krankheiten von außen nach innen sowie von leichten zu schweren Erkrankungen wird zunächst festgestellt, ob die Erkrankung im Bereich der Wehrenergie, im Bereich des Qi oder in der aufbauenden und nährenden Kraft beziehungsweise im Blut vorliegt, bevor die Symptomkonfiguration und die Behandlung bestimmt werden.

卫分证：指病在肺卫肌表，治疗以辛散解表为主，使邪从表走。

Symptomkonfiguration im Bereich der Wehrenergie: Die Erkrankung ist in der Oberfläche des Muskelfleisches und in der Wehrenergie der Lunge verortet, die Behandlung besteht hauptsächlich in der Zerstreuung und Lösung von Oberflächen durch Scharfes, um Schrägläufigkeiten aus der Oberfläche zu entfernen.

气分证：温邪未从表解，而是由表入里（脏腑）化热，病变部位在肺、胃、肠、胆、胸膈等，其中以阳明热盛为常见，多以清热生津或清热泻腑为治疗原则。

Symptomkonfiguration im Bereich des Qi: Wird eine Wärme-Schrägläufigkeit nicht bereits in der Oberfläche ausgelöst, dringt sie in das Körperinnere und in die Funktionskreise ein und wandelt sich zu Hitze. Krankhafte Veränderungen in Lunge, Magen, Darm, Gallenblase,

Lunge und Zwerchfell sind die Folge. Die häufigste Form ist eine Überhandnahme der Hitze in der Überstrahlung des Yang. In den meisten Fällen besteht das Behandlungsprinzip in einer Kühlung der Hitze und verstärkter Bildung von Säften beziehungsweise in einer Ausleitung von Glut aus den Funktionskreisen.

营分证：可由卫分、气分传变而来，也可因温邪较乖戾，直中营分，临床可见神志及动风方面的症状，治疗以清营泄热、清心开窍、清热息风为主。

Symptomkonfiguration im Bereich der aufbauenden und nährenden Kraft: Diese Symptomkonfiguration kann sich aus Erkrankungen im Bereich der Wehrenergie oder des Qi heraus entwickeln oder durch ein unausgewogenes Verhältnis aufgrund einer Wärme-Schräggläufigkeit hervorgerufen werden. Häufige Formen sind Erkrankungen des Geistes und der Mobilisierung von Winden. Die Behandlung besteht hauptsächlich im Kühlen der aufbauenden und nährenden Kraft bei Ausleitung von Hitze, im Kühlen des Herzens und Freimachen der Sinnesöffnungen sowie im Kühlen von Hitze und Beruhigung des Windes.

血分证：多由营分发展而来，是温热病的危重阶段，临床见出血症状，治疗以清热凉血解毒为主，配合开窍醒神、息风镇痉等。

Symptomkonfiguration im Bereich des Blutes: Aus einer Erkrankung im Bereich der nährenden und aufbauenden Kraft kann eine Symptomkonfiguration des Blutes resultieren. Es handelt sich um eine kritische Phase von Wärme- und Hitzeerkrankungen. Im Klinikalltag zeigen sich hierbei vorrangig Blutungen. Die Behandlung erfolgt durch Kühlen von Hitze und Blut sowie das Herauslösen von Toxischem, wobei begleitend Sinnesöffnungen freigemacht, Winde beruhigt und Zuckungen gelöst werden sollten.

### 6. 三焦辨证
### 6. Bestimmung der Symptomkonfiguration nach den drei Wärmebereichen

三焦辨证目前主要用于湿热病的辨证治疗。湿热病的发生，可以外感，也可内生而得。关于三焦有不同的分类方法，目前临床上常用的分类：上焦辨证指胸部以上，包括肺与心包，常见的有湿热蕴肺证，偶见重症湿热蒙蔽心包证。中焦辨证指脾与胃，常见湿热中阻证。下焦辨证原指肝肾，但目前对于肝胆湿热的辨证多以脏腑辨证为主，所以下焦湿热多指膀胱湿热、大肠湿热，或湿热下注下肢皮肤、疮疡病变等。

Diese Vorgehensweise wird in erster Linie bei Erkrankungen aufgrund von Feuchtigkeitshitze eingesetzt, die sowohl durch äußere Affektionen als auch durch Faktoren im Körperinneren hervorgerufen werden können. Aktuell werden die drei Wärmebereiche wie folgt unterschieden: Der obere Wärmebereich bezieht sich auf die Brust und alle darüber befindlichen Bereiche und umfasst unter anderem Lunge und Herzbeutel. Häufig zu beobachtende Symptomkonfigurationen sind die Einstauung von Feuchtigkeitshitze in der Lunge, in seltenen Fällen liegt eine schwere Symptomkonfiguration der Trübung des Herzbeutels durch Feuchtigkeitshitze vor. Der mittlere Wärmebereich verweist auf Milz und Magen, eine häufige Symptomkonfiguration ist die Blockade der Mitte durch Feuchtigkeitshitze. Die Bestimmung einer

Symptomkonfiguration nach dem unteren Wärmebereich orientiert sich vorrangig an Leber und Nieren, allerdings lassen sich Feuchtigkeitshitze-Erkrankungen in Leber und Gallenblase ebenso gut anhand der Funktionskreise bestimmen. Insofern werden anhand des unteren Wärmebereiches vor allem Symptomkonfigurationen wie Feuchtigkeitshitze in der Harnblase und im Dickdarm, Absinken von Feuchtigkeitshitze in die unteren Gliedmaßen und in die Haut sowie krankhafte Geschwüre ermittelt.

三焦湿热病变，可由上而下传变，或湿热弥漫三焦而同病。另外，对于湿热辨证，应注意分辨湿重于热，还是热重于湿的问题。在治疗上，若湿邪缠绵难愈，则以燥湿为主，兼以清热，湿祛则热无所依。用药"治上焦如羽，非轻不举"，对上焦用药要以轻清发散、芳香化浊为主；中焦用药以辛散燥湿、健脾利湿为主；下焦用药宜苦寒燥湿，同时利尿通腑，给邪以出路。

Erkrankungen aufgrund von Feuchtigkeitshitze in den drei Wärmebereichen können sich von der oberen in die untere Körperhälfte ausbreiten und hierbei verändern, darüber hinaus kann auch ein vollständiges Eindringen von Feuchtigkeitshitze in die drei Wärmebereiche ursächlich sein. In Hinblick auf Feuchtigkeitshitze-Erkrankungen ist zu beachten, dass diese nach dem Überwiegen von Feuchtigkeit oder Hitze unterschieden werden können. Hat sich eine schrägläufige Feuchtigkeit festgesetzt und kann diese nur schwer kuriert werden, sollte das Trocknen im Mittelpunkt der Behandlung stehen. Hierbei wird gleichzeitig Hitze gekühlt, da mit der Beseitigung der Feuchtigkeit die Hitze ihre Grundlage verliert. Bei der Verwendung von Arzneien ist zu berücksichtigen, dass der obere Wärmebereich „sanft wie Federn" zu behandeln ist, von starken Rezepturen ist also abzusehen. In erster Linie sollten zur Behandlung des oberen Wärmebereiches leichte kühlende, zerstreuende und lösende Mittel sowie aromatische Arzneien zur Umwandlung von Trübem zum Einsatz kommen. Im Vordergrund einer Behandlung des mittleren Wärmebereiches stehen die Lösung und Trocknung von Feuchtigkeit durch Scharfes sowie die Kräftigung der Milz bei Ausleitung von Feuchtigkeit. Der untere Wärmebereich wird mit dem Ziel der Trocknung von Feuchtigkeit mit Bitterem und Kaltem behandelt, wobei Urin ausgeleitet und die Durchgangsfunktionskreise frei gemacht werden, um den Schrägläufigkeiten einen Weg aus dem Körper zu eröffnen.

（二）辨证注意事项

(B) Wichtige Hinweise zur Symptomkonfiguration

中医虽以辨"证"为核心，但临床上要想取得好的疗效，还需要注意以下几点。

Die Traditionelle Chinesische Medizin stellt zwar die Symptomkonfiguration mit ihren jeweiligen Besonderheiten ins Zentrum, für eine erfolgreiche Behandlung sollten jedoch auch folgende Punkte berücksichtigt werden.

1. 辨证应与辨病结合

**1. Integration der Diagnosen von Symptomkonfiguration und Krankheit**

一般情况下辨病在先，以病限证，辨证与辨病相结合。这是因为每种疾病都有其基本病机及传变规律，充分认识疾病自身的规律特点，有助于辨证的准确性。

Im Allgemeinen wird bei der Diagnose zunächst die Krankheit bestimmt, um auf diesem Weg die Symptomkonfiguration einzugrenzen. Die Bestimmung der vorliegenden Erkrankung sowie der Symptomkonfiguration wird also kombiniert. Dies ist notwendig, da jede Erkrankung ihre eigenen Mechanismen und regelhaften Veränderungen aufweist. Ein tieferes Verständnis der vorliegenden Erkrankung und ihrer Besonderheiten ist für die korrekte Bestimmung der Symptomkonfiguration sehr hilfreich.

中医对"病"的命名有几种方式：以主要症状命名者，临床比较多见，如咳嗽、不寐、汗证、心悸、便秘、呕吐等。以病因命名，如感冒、郁证等。以病位命名，如气瘿、胁痛、头痛等。以病机命名，如噎膈、虚痨、痿病等。

In der TCM existieren verschiedene Methoden zur Benennung einer Erkrankung: Häufig ist etwa die Bezeichnung einer Krankheit nach den wesentlichen Symptomen, beispielsweise Husten, Schlaflosigkeit, Schweiß-Erkrankungen, Palpitationen, Verstopfung oder Erbrechen. Eine Benennung nach dem Auslöser der Erkrankung ist ebenfalls möglich, etwa bei der Erkältung oder Einstauungen. Weiterhin kann auch der Ort der Erkrankung namensgebend sein, etwa bei Qi-Kröpfen, Flanken- oder Kopfschmerzen. Schließlich können Krankheitsmechanismen als Grundlage der Benennung dienen, etwa bei Speiseröhrenkrebs (im Chinesischen „Schluckstörung und Aufstoßen") , Erschöpfung aufgrund energetischer Schwäche oder atrophischen Erkrankungen.

辨病是对全局和整体的把握，辨证是对某个阶段的认识。以常见的不寐病为例：不寐主要是因为阳不入于阴引起，而引起阳不入阴的因素，一方面是阴、血亏虚，另一方面是实火、痰热阳盛所致。一般在早期，年轻人以实证为主，时间久了，老年人以虚为主或虚实并见。临床辨证中要先分虚实，再根据其他症状及兼症辨具体证型。如老年患者，长期不寐，伴神疲，时而心悸健忘，多由血虚、心神失养所致，治当养血安神；如更年期女性，不寐而五心烦热，头晕耳鸣，多由肝肾阴虚、虚热上扰所致，治当滋阴清热安神；如年轻人工作繁忙，生活无规律，暴饮暴食，不寐而嗳气、口苦、大便燥结，多由痰热上扰所致，治疗时应当清化痰热，通腑安神，等等。

Die Diagnose einer Erkrankung stellt die Zusammenfassung eines Gesamtbildes dar, während die Symptomkonfiguration das Verständnis eines bestimmten Abschnittes im Verlauf einer Erkrankung ist. Ziehen wir als Beispiel die häufig anzutreffende Schlaflosigkeit heran: Die Ursache von Schlaflosigkeit besteht vor allem darin, dass das Yang nicht in Yin übergehen kann. Dies wird einerseits durch eine energetische Schwäche von Yin und Blut und andererseits durch eine Hitze-Überladung und überhandnehmendes Yang durch Schleim-Hitze hervorgerufen. Im frühen Stadium einer Schlaflosigkeit liegt bei jüngeren Menschen zumeist eine Symptomkonfiguration der energetischen Überladung vor, über einen längeren Zeitraum und bei älteren Menschen überwiegt hingegen eine energetische Schwächung, es können aber auch sowohl Überladungen als auch Schwächungen gleichzeitig vorliegen. Bei der Bestimmung der Symptomkonfiguration müssen zunächst Überladungen von Schwächungen unterschieden werden, bevor anhand weiterer Symptome und Begleiterscheinungen der konkrete Typ der Symptomkonfiguration ermittelt werden kann. Ist bei älteren Patienten mit langjähriger Schlaflosigkeit eine geistige Ermüdung mit Vergesslichkeit und vereinzeltem Herzrasen zu beobachten, liegt meist eine energetische Schwächung des Blutes und ein Verlust der Nährung der konstellierenden Kraft des Herzen vor. Die Behandlung besteht dementsprechend in einer Nährung des Blutes und einer Beruhigung des Geistes. Geht bei Frauen in den Wechseljahren Schlaflosigkeit mit Hitzegefühlen an den Fußsohlen, in den Handflächen und im Brustbereich sowie mit Schwindel und Tinnitus einher, wird das Krankheitsbild häufig durch eine energetische Schwächung des Yin von Leber und Nieren und eine aufsteigende Hitze aufgrund energetischer Schwäche hervorgerufen. In diesem Fall muss mit der Behandlung das Yin befeuchtet, bestehende Hitze gekühlt und der Geist beruhigt werden. Junge Menschen, die durch ihre Arbeit vereinnahmt werden, keinen regelmäßigen Lebenswandel verfolgen und übermäßig essen und trinken, können neben ihrer Schlaflosigkeit an Aufstoßen, bitterem Geschmack im Mund und trockenem Kot leiden. In den meisten Fällen ist dies darauf zurückzuführen, dass eine durch Schleim hervorgerufene Hitze aufsteigt. Hier ist eine Kühlung zur Umwandlung der Schleim-Hitze geboten, außerdem müssen die Durchgangsfunktionskreise freigemacht und der Geist beruhigt werden.

## 2. 分清主证、次证及证间的转换
## 2. Differenzierung von Haupt- sowie Nebensymptomen und Wandel der Symptome

在复杂病情中，除了辨明起主导作用的主要证型外，常有一些次证、兼证，也需要辨别出来。而且主要证型并非一成不变，在治疗、用药、情志、饮食、调护等影响下，会发生转化，尤其是主要症状变化后，一般证型也随之变化。要注意随证而变治。
Bei komplexeren Erkrankungen müssen neben den zugrundeliegenden Typen der Symptomkonfiguration häufig auch Nebensymptome und Begleiterscheinungen identifiziert werden. Dabei ist zu bedenken, dass selbst die zentrale Symptomkonfiguration keineswegs unverändert fortbesteht, sondern unter dem Einfluss von Behandlungen, Arzneien, Gefühlslage, Ernährung und medizinischer Fürsorge Veränderungen durchläuft. Auf einen Wandel der wesentlichen Symptome eines Patienten folgt daher üblicherweise auch eine Veränderung der Symptomkonfiguration, auf die mit einer Anpassung der Behandlung reagiert werden muss.

## 3. 分清标本缓急
## 3. Differenzierung von Verzweigungen und Wurzeln sowie milden und schweren Erkrankungen

中医治病原则之一是"治病求本"，这里的"本"指导致本病的根本原因。"本"与"标"是相对而言的，就正与邪而言，正气是本，邪气是标；就疾病先后而言，旧疾、原发病是本，新病、继发病是标。针对急症，可先治其标，待急症缓解后再治其本。

Eines der Behandlungsprinzipien der Traditionellen Chinesischen Medizin ist die Suche nach der Wurzel einer Erkrankung, also die ihr zugrundeliegende Ursache. Wurzeln und Verzweigungen werden hierbei im Zusammenhang gesehen. So ist beispielsweise das geradläufige Qi eine Wurzel und schrägläufiges Qi dessen Verzweigung. Bei andauernden Erkrankungen sind länger vorliegende Krankheiten und ursächliche Erkrankungen die Wurzel, während zeitlich weniger weit zurückreichende Krankheiten und Folgeerkrankungen die Verzweigungen darstellen. Bei akuten Erkrankungen empfiehlt es sich, zunächst die Verzweigungen zu behandeln, bis eine Milderung der schweren Symptome erreicht wird. Erst dann erfolgt eine Behandlung der Krankheitsursache.

**4. 注意对证候真假的识别**

**4. Echte und falsche Symptomkonfigurationen**

临床上对单一或统一的证候，辨证并不困难，但对不典型证候或相互矛盾的症状，则辨证比较困难。比如一患者长期干咳无痰，从症辨为肺燥，但患者舌胖苔厚腻，其实是脾虚湿阻，津不上承而导致的干咳，这就是舍症从舌脉的辨证经验，治疗则应该以健脾化湿为主，这里就体现了治病求本的原则。在有些情况下，病情甚至会出现假象，如寒热错杂、真寒假热、真热假寒、"大实有羸状（极度的实证反倒表现为虚弱）"、"至虚有盛候（极度的虚证反倒表现为强盛）"等。这时要仔细鉴别，综合分析，症与舌脉互参，尤其注意辨脉象以定虚实。

Die Bestimmung der Symptomkonfiguration ist normalerweise weder bei vereinzelten noch systemischen Konfigurationen problematisch, allerdings können atypische oder miteinander im Konflikt stehende Symptome die Diagnose erschweren. Als Beispiel mag ein Patient sein, der über einen langen Zeitraum an trockenem Husten ohne Schleim leidet. Die Symptome weisen auf eine trockene Lunge hin, allerdings präsentiert der Patient eine geschwollene Zunge mit dickem, öligem Belag. Tatsächlich liegt eine Feuchtigkeits-Blockade aufgrund einer energetischen Schwäche der Milz vor, in deren Folge die Säfte nicht aufsteigen können und so Husten entsteht. In diesem Fall werden die offensichtlichsten Symptome des Patienten also zurückgestellt und die Diagnose anhand der Zunge gestellt. Die Behandlung sollte sich auf die Kräftigung der Milz zur Umwandlung von Feuchtigkeit konzentrieren. An diesem Beispiel wird das Prinzip der Suche nach der Wurzel einer Erkrankung deutlich. In einigen Fällen kann es bei einer Erkrankung zu falschen Manifestationen kommen, etwa bei den Symptomkonfigurationen Vermischung von Kälte und Hitze, echte Kälte bei falscher Hitze, echte Hitze bei falscher Kälte, einer „Auszehrung bei energetischer Überladung" (eine extreme Form der Überladung, die sich als Schwächung manifestiert) oder einer „energetischer Redundanz bei ausgeprägter Schwäche" (eine extreme Form der energetischen Schwäche, die sich als starke energetische Überhandnahme manifestiert). In diesem Kontext muss eine gewissenhafte Differenzierung vorgenommen werden. Es gilt, eine umfassende Analyse anzustellen und neben den Symptomen auch weitere Anhaltspunkte wie Zunge und Puls zu berücksichtigen. Insbesondere sollte das Pulsbild zur Bestimmung von energetischen Schwächen und Überladungen herangezogen werden.

**5. 要借鉴一些经验思维**

**5. Erfahrungswerte heranziehen**

中医是一种经验医学，建立在几千年的临床实践基础之上，有些东西不是"技法的"，而是"感觉的"，比如对脉象的把握，我们至今没有一台公认的所谓"标准的"脉象仪，因为影响脉象的因素太多，比如疾病、性别、年龄、体力、季节、胖瘦、情绪，等等，诸多因素加在一起，加之医者的经验，才能得出一种"某种脉"的"感觉"，但同为一种脉，比如"弦脉"，是弦5分，还是弦7分，也是"仁者见仁，智者见智"，所以中医强调"悟"、强调"跟师"学的重要。古代是以"个体化"为特征的，中医是个体化的医疗；而现代则强调"标准化"，这虽然有利于知识的传播与推广，却也限制了我们的思维，从中医的标准判别，人是很难"标准化"的，各有各的偏差，个体难以代表群体。

Die TCM kann sich auf die Grundlage tausendjähriger Erfahrungen stützen. Diese beinhalten eine Reihe von Aspekten, die sich nicht immer aus einer rein technischen Perspektive betrachten lassen, sondern menschliches Ermessen voraussetzen. Dies ist beispielsweise bei den Pulsbildern der Fall – bis heute gibt es keinen anerkannten Apparat für die Bestimmung von Pulsbildern, da zu viele verschiedene Faktoren den Puls eines Menschen beeinflussen, darunter Erkrankungen, Geschlecht, Alter, körperliche Beschaffenheit, Jahreszeit, Körperform oder Gefühle, um nur einige Beispiele zu nennen. Erst unter Berücksichtigung dieser Faktoren und unter Einbeziehung der Erfahrungen des Arztes lässt sich ein bestimmtes Pulsbild „erfühlen". Ein Pulsbild wiederum kann unterschiedlich wahrgenommen werden, etwa hinsichtlich der Intensität eines saitenförmigen Pulses. Die konkrete Einschätzung liegt im Auge des Betrachters. Aus diesem Grund betont die chinesische Medizin die Rolle des sich bewusst Werdens und des Lernprozesses mit einem Meister. Das Altertum war von einer „Individualisierung" der Phänomene im Sinne ihrer Einzigartigkeit geprägt, und die Traditionelle Chinesische Medizin als System beruht ebenfalls auf diesem Ansatz. Die Moderne wiederum betont die „Standardisierung", was zwar von großem Nutzen für die Verbreitung von Wissen ist, allerdings auch eine Einschränkung des Denkens bedeutet. Aus der Perspektive der TCM betrachtet ist der Mensch nur sehr schwer zu „standardisieren", da zwischen allen Menschen Unterschiede bestehen und ein Individuum nur sehr schwer eine Gruppe repräsentieren kann.

我们要借鉴现代科学的药效学、病理学知识，但就中药而言，目前很多研究结果表明，有药效不一定有疗效，没药效也不一定没疗效，这是事实。比如：一些中药经实验研究有抗肿瘤作用，但在临床观察，并没有看到效果；而有些药并没有降血脂作用，但通过合理配伍，就起到了良好的降脂效果。所以就目前而言，中药的四气五味、升降浮沉、归经属性等，仍是临床用药的依据。对行之有效的临床经验，我们要积极继承，学习其丰富的辨证经验，抓主症，用心体会其用药配伍经验，等等。

Zwar sollten wir uns die Erfahrungen der modernen Pharmakodynamik und der Pathologie zunutze machen. Es gilt aber auch zu bedenken, dass zahlreiche aktuelle Studien zu dem Schluss kommen, dass eine pharmakologische Wirksamkeit nicht mit einer wirksamen Behandlung gleichzusetzen ist und eine fehlende nachweisbare Wirksamkeit einer Arznei nicht automatisch eine Behandlung wirkungslos macht. So erwiesen sich zwar einige TCM-Arzneimittel in Tests als wirksam gegen Geschwulste, in der klinischen Anwendung hingegen ließ sich keine Wirksamkeit beobachten. Für andere Arzneimittel lässt sich wiederum keine Wirksamkeit zur Senkung der Blutfettwerte feststellen, obwohl die besagten Mittel in angemessener Kombination effektiv zur Fettreduzierung beitragen können. Bis auf weiteres stützt sich die klinische Verwendung von TCM-Arzneien daher auf die Kriterien der vier Temperaturverhalten und fünf Geschmacksrichtungen, der Wirkung einer Arznei als emporhebend, absenkend, an der Oberfläche oder in der Tiefe wirkend und des Leitbahnbezuges. Wir tun gut daran, aus dem Reichtum der praxiserprobten klinischen Erfahrungen der TCM zu schöpfen und diese auch weiterhin fortzusetzen, wenn es darum geht, Symptome zu identifizieren und Arzneien zu kombinieren.

总之，学习过中医的人，对虚实、寒热、痰瘀、脏腑等主证的辨识，能基本掌握。但由于中医的整体观，脏腑之间是一个相互联系的整体，存在着脏与腑的表里关系，五脏间的生克乘侮等，所以在疾病演变过程中，随着疾病本身的转归、治疗的影响、环境、情绪甚至饮食等变化，证型会发生量上甚至是质的改变。而遣方用药与病机丝丝入扣，"法随证立"，"方证对应"，方药配伍与方证病机的相关程度，决定着疗效的好坏。所以辨证的准确尤为关键。

Zusammenfassend lässt sich feststellen, dass Personen mit einer TCM-Ausbildung über ein Verständnis der wichtigsten Symptomkonfigurationen der energetischen Schwäche oder Überladung, der Hitze und Kälte, Schleim und Stasen und der einzelnen Funktionskreise verfügen. Gemäß der ganzheitlichen Sicht der chinesischen Medizin bilden die Funktionskreise jedoch ein großes Ganzes, innerhalb dessen alles miteinander verknüpft ist. So stehen die Speicher- und Durchgangsfunktionskreise in einer Oberflächen- und Inneres-Beziehung zueinander und die fünf Speicherfunktionskreise ihrerseits bilden unterschiedlichen Konstellationen des Hervorbringens und des Überwindens. Aus diesem Grund kann sich das Muster einer Erkrankung in deren Verlauf sowie unter dem Einfluss von medizinischen Behandlungen, der Umwelt, der Gefühlslage oder der Ernährung verändern. Die Wirksamkeit einer Behandlung hängt daher von der sorgfältigen Abstimmung einer Rezeptur auf die Mechanismen einer Erkrankung und der Festlegung der Behandlungsmethode entsprechend der Symptomkonfiguration ab. Vor diesem Hintergrund wird klar, dass die korrekte Differenzierung der Symptomkonfiguration von entscheidender Bedeutung ist.

## 二、同病异治与异病同治

## II. Die unterschiedliche Behandlungen identischer Erkrankungen und die identische Behandlung unterschiedlicher Erkrankungen

**1. 同病异治**

**1. Unterschiedliche Behandlungen identischer Erkrankungen**

同病异治的机理在于，由于发病原因、季节地域、患者体质、机体反应性、疾病发展阶段等的不同，使同一种疾病，所表现的证候不一，因而治法也不一样。

Hinter diesem Konzept steht die Tatsache, dass sich ein und dieselbe Erkrankung aufgrund der ihr zugrundeliegenden Ursachen, durch den Einfluss von Klima und Umwelt, der körperlichen Konstitution des Patienten und der körperlichen Reaktion auf die Krankheit oder der jeweiligen Entwicklungsphase der Erkrankung in unterschiedlichen Symptomen ausdrückt und daher verschiedene Behandlungen nötig macht.

比如咳嗽一病，引起咳嗽病的原因诸多，总体可分为外感、内伤两大类。外感咳嗽类，又分为风寒袭肺、风热犯肺、风燥伤肺等不同原因。内伤咳嗽，中医有"五脏六腑皆令人咳，非独肺也"一说，如肺失宣降，肺气上逆而咳；肝火旺，"木火刑金"，则随情绪波动而咳；心气不足，则胸闷、心悸动而咳；脾气虚，则言多稍劳即咳；肾气虚，则咳而溺出；等等。

Als Beispiel kann ein Husten dienen, der durch eine große Zahl von Ursachen hervorgerufen werden kann. Grob werden die zwei Kategorien des äußerlich indizierten und des durch innere Schädigungen hervorgerufenen Hustens unterschieden. In der Gruppe des äußerlich indizierten Hustens werden etwa das Eindringen von Wind-Kälte in die Lunge, eine Affektion der Lunge durch Wind-Hitze oder eine Schädigung der Lunge durch Wind-Trockenheit eingeordnet. In Hinblick auf die inneren Schädigungen gilt in der TCM der Lehrsatz, dass nicht nur die Lunge, sondern alle Speicher- und Durchgangsfunktionskreise einen Husten verursachen können. Verliert die Lunge etwa ihre Funktion des Verteilens und Absenkens, steigt das Qi der Lunge gegenläufig auf und ruft Husten hervor. Bei übermäßiger Glut in der Leber bedrängt die Glut der Wandlungsphase Holz jene des Metalls. Dies ist bei Husten aufgrund starker Gefühlswallungen der Fall. Ist das Qi des Herzens unzureichend, stellen sich Enge in der Brust, Herzrasen und schließlich Husten ein. Eine energetische Schwäche des Milz-Qi kann bei Überarbeitung und übermäßigem Sprechen ebenfalls zu Husten führen, während eine energetische Schwäche des Nieren-Qi Husten mit unwillkürlichem Wasserlassen hervorruft.

其次，疾病发生之后要发生传变，其传变也因时、因地、因人的体质偏向而不同，在不同的时候就诊，其所处病理阶段不同，证候也就各异，因而治法不一。比如感冒一病：同是外感风寒，若患者素体偏湿热，则其病一开始就可能寒包火，并迅速入里化热，表现为痰热壅肺证；若患者素体偏虚寒，比如老年体虚者，则其发病就可能直中少阴，心肾阳虚，并随时有阳脱之危，因此，虽病同但其辨证施治区别很大。

Darüber hinaus verändert sich eine Erkrankung nach ihrem Ausbruch, wobei der Wandel von Zeit, Ort und der jeweiligen körperlichen Beschaffenheit des Patienten abhängt. Je nach Zeitpunkt der Diagnose wird damit ein anderer Abschnitt der Erkrankung mit abweichenden Symptomen beobachtet, woraus unterschiedliche Behandlungsansätze resultieren. Als Beispiel soll eine Erkältung aufgrund einer äußeren Affektion durch Wind-Kälte dienen: Bei Patienten mit Neigung zur Feuchtigkeits-Hitze wird von Beginn der Erkrankung an Glut durch Kälte umhüllt, die sich sehr schnell nach innen ausdehnt und Hitze verursacht. Dieses Krankheitsbild manifestiert sich in einer Symptomkonfiguration der Blockade der Lunge durch Schleim-Hitze. Neigt der Patient von Haus aus eher zu Kälte aufgrund energetischer Schwäche, wie dies etwa bei älteren Menschen der Fall ist, befällt die Erkrankung direkt die Leitbahn des kleineren Yin. Es kommt zu einer energetischen Schwäche des Yangs von Herz und Nieren, wobei jederzeit ein Entweichen des Yang droht. Obwohl in beiden Fällen die gleiche Erkrankung vorliegt, bestehen doch sehr große Unterschiede zwischen den Symptomkonfigurationen und der jeweiligen Behandlung.

又如心悸一病，因痰湿、血瘀、血虚、心气虚、脾气虚、肝郁等体质的不同，而表现为不同的证型，而治疗方法各采用化痰安神、活血通络安神、养血安神、养心安神、健脾益气安神等。

Ein weiteres Beispiel wären Palpitationen, die sich aufgrund des Vorliegens von Schleim-Feuchtigkeit, Blutstasen, einer energetischen Schwäche des Blutes oder des Qi von Herz und Milz sowie von Einstauungen in der Leber unterschiedlich manifestieren können. Entsprechend werden Palpitationen gemäß ihrer Ursache behandelt, indem Schleim gelöst und der Geist beruhigt wird, das Blut dynamisiert und die Netzleitbahnen freigemacht werden, das Blut oder das Herz genährt werden oder indem die Milz gestärkt, das Qi gemehrt und der Geist beruhigt werden.

## 2. 异病同治
## 2. Identische Behandlung unterschiedlicher Erkrankungen

异病同治指病虽异而证相同，则治疗用药亦相同。不同的病，在疾病发展过程中可以有相同的病机变化，而出现相似的证候特征，证同则治也同。

Bei diesem Konzept drücken sich unterschiedliche Erkrankungen in den gleichen Symptomkonfigurationen aus und werden daher mit ein und derselben Therapie behandelt. Verschiedene Erkrankungen können im Verlauf ihrer Entwicklung ähnliche oder identische Mechanismen und Veränderungen aufweisen und sich in vergleichbaren Symptomkonfigurationen manifestieren. Grundsätzlich gilt hierbei, dass bei gleicher Symptomatik der gleiche Behandlungsansatz gewählt werden kann.

比如眩晕、腹泻、崩漏，皆可由脾气虚证引起，皆可用补中益气汤治疗。因而临床上常以方名领证，比如小柴胡汤证，本方为少阳和解之剂，治病在足少阳胆经，半表半里之间，以寒热往来为主症，比如感冒而见寒热往来者；黄疸、胁痛而见寒热往来者；更年期而见寒热往来者等，皆可用小柴胡汤治疗。

So können etwa Drehschwindel, Durchfall und Gebärmutterblutungen gleichermaßen durch die Symptomkonfiguration energetische Schwäche des Milz-Qi hervorgerufen werden und in gleicher Weise mit dem „Dekokt, das die Energien der Mitte ergänzt und das Qi vermehrt" behandelt werden. Daher werden in der Klinik teilweise Namen pharmazeutischer Rezepturen zur Bezeichnung von Symptomkonfigurationen verwendet. Ein Beispiel sind die Symptomkonfigurationen Kleines Bupleurum-Dekokt – die entsprechende Arznei wird zur Harmonisierung und Lösung des Kleinen Yang eingesetzt, um Erkrankungen am Kleinen Yang des Fußes auf der Hauptleitbahn des Funktionskreises der Gallenblase zu heilen. Die jeweiligen Symptomkonfigurationen sind jeweils zur Hälfte in der Oberfläche und im Inneren verortet und zeichnen sich durch wechselnde Kälte- und Hitzeempfindungen aus. Dies ist etwa der Fall, wenn Erkältungen, Gelbsucht, Flankenschmerzen oder Beschwerden der Wechseljahre mit variierenden Kälte- und Hitzeempfindungen einhergehen. Jede dieser Erkrankungen kann mit dem kleinen Bupleurum-Dektokt behandelt werden.

## 三、因人、因时、因地制宜
### III. Behandlung nach Individuen, Zeitpunkt und Ort

中医认为"天人相应"，自然界的变化规律，影响着人的生理、病理变化。不同季节，易患不同疾病；同一疾病，不同季节，治疗有所侧重，即治疗应考虑"天时"的因素。

Die chinesische Medizin geht davon aus, dass zwischen Himmel und Mensch eine Korrespondenz besteht und dass die regelhaften Veränderungen der Natur einen Einfluss auf den Wandel der vitalen Aktivitäten sowie der Erkrankungen im menschlichen Körper ausüben. Zu verschiedenen Jahreszeiten leiden Menschen an verschiedenen Erkrankungen, deren Behandlung zu unterschiedlichen Jahreszeiten wechselnde Schwerpunkte hat. Jede Behandlung muss also auch das Element der Zeit berücksichtigen.

比如春季，为生发季节，万物复苏，草长莺飞，由风所主，故春季易患风症，如过敏性皮炎、过敏性鼻炎、哮喘、痹证游走性疼痛、眩晕等；从预防角度来讲，外风多从口鼻、肌肤而入，应注意口鼻及肌肤的保护，内风则多由肝风内动而成；春季在用药上要适当兼顾疏散风邪及养护肝脏。

Im Frühling etwa, der Jahreszeit des Wachstums und des Lebens, dominiert der Wind, weshalb Erkrankungen mit Bezug zu Winden häufig sind. Beispiele sind allergisch bedingte Haut- und Nasenentzündungen, Keuchen und Atemnot, wandernde Schmerzen durch Bi-Syndrom und Drehschwindel. Da äußerer Wind hauptsächlich durch Mund, Nase und die Haut in den Körper eindringt, sollte im Sinne der Krankheitsprophylaxe auf angemessenen Schutz dieser Körperteile geachtet werden. Innerer Wind geht vorrangig auf Mobilisation von Wind im Funktionskreis Leber zurück. Bei der Verwendung von Arzneien während des Frühlings sollten stets auch

Wind-Schrägläufigkeiten zerstreut und die Leber gestärkt und geschützt werden.

夏季为湿气所主，外感常为暑湿为患，皮肤湿疹易反复，湿热下注则泄泻等，故夏季用药，要兼顾燥湿、化湿、利湿等。

Der Sommer hingegen wird von Feuchtigkeit dominiert. Äußerlich indizierte Erkrankungen lassen sich häufig auf Sommerhitze-Feuchtigkeit zurückführen, wie es etwa bei wiederkehrenden Hautekzemen der Fall ist oder bei durch absinkende Feuchtigkeits-Hitze verursachten Durchfall. Aus diesem Grund sollten im Sommer Arzneien zum Einsatz kommen, die zusätzlich Feuchtigkeit trocknen, umwandeln oder ausleiten können.

秋季为燥邪所主，用药上应注意滋润，如秋季咳嗽，常干咳无痰或少痰，治疗以润肺止咳为主。

Im Herbst überwiegen Trockenheits-Schrägläufigkeiten, weshalb bei der Verabreichung von Arzneien auf ausreichende Befeuchtung geachtet werden sollte. Beispielsweise muss bei saisonalem Husten, der sich häufig durch trockenen Husten mit wenig oder gar keinem Schleim auszeichnet, die Befeuchtung der Lunge im Mittelpunkt der Behandlung stehen.

冬季为寒邪所主，寒性主凝，故冬季用药应该少用苦寒，适当温通。

Der Winter schließlich wird von Kälte-Schrägläufigkeiten dominiert. Da Kälte Verfestigungen verursacht, sollten im Winter möglichst keine Arzneien mit den Eigenschaften bitter und kalt verwendet und auf ausreichendes Wärmen und gesteigerte Durchgängigkeit geachtet werden.

同一疾病，不同季节，则治疗也有别，如同为外感风寒，夏季毛孔开放，发散发汗之药，就要适量减少；冬季毛孔闭塞，要想邪从表走，解表发汗之药就要用量稍大。

Die gleiche Erkrankung wird also je nach Jahreszeit unterschiedlich behandelt. Ziehen wir als weiteres Beispiel eine äußere Affektion durch Wind-Kälte heran: Im Sommer sind die Poren der Haut geöffnet, weshalb zerstreuende und schweißtreibende Arzneien in geringeren Mengen verabreicht werden. Im Winter hingegen sind die Hautporen verschlossen. Sollen Schrägläufigkeiten aus der Oberfläche entfernt werden, so müssen Arzneien mit zerstreuender und schweißtreibender Wirkung in größeren Dosen verschrieben werden.

一方水土养一方人，不同的地理位置，对人的生理、病理也有不同的影响。如中国的西北高原地区，降雨少，冬季寒冷，则多寒病、燥病；而东南沿海地区，夏季气温高，阴雨绵绵，则多湿病、温病。不同的地域，人的饮食、生活习惯亦不同。总体来讲，南方多潮湿，在饮食上南方人嗜辛辣，而北方多干燥，北方人对辛辣的耐受性较差，药性亦然，如对附子的耐受性南方人较北方人略胜。

Die körperliche Beschaffenheit der Menschen unterscheidet sich je nach Umgebung, insofern hat auch die geographische Position einen Einfluss auf die Prozesse und Erkrankungen im menschlichen Körper. Im Nordwesten Chinas etwa, der von Hochplateaus, geringen Niederschlägen und einem kalten Winter geprägt ist, dominieren Kälte- und Trockenheits-Erkrankungen. In den Küstengebieten des Südostens hingegen herrschen im Sommer hohe Lufttemperaturen mit viel Regen vor, weshalb Wärme- und Feuchtigkeits-Erkrankungen häufig sind.

Auch die Lebens- und Ernährungsgewohnheiten unterscheiden sich je nach Region. Allgemein lässt sich beispielsweise festhalten, dass im Süden Chinas mit seiner hohen Luftfeuchtigkeit scharfe Speisen bevorzugt werden. Die Bewohner des eher trockenen Nordens sind derartige Schärfte zumeist nicht gewöhnt. Dies lässt sich auch auf die Verträglichkeit von Arzneimitteln übertragen: So vertragen Patienten im Süden etwa präparierte Nebenwurzeln der Eisenhutwurzel *(fuzi)* deutlich besser als die Bewohner Nordchinas.

更主要的是，每个人有体质上的差异，不同的体质则用药治疗不同。体质与遗传有一定关系，也受后天饮食、情绪、工作生活环境影响。体质是人体表现出来的相对稳定的固有特征，具有一定的稳定性，但在一些因素影响下，也有一定的可调性、可变性。根据人体在形态结构、心理特征、功能活动方面的不同，目前一般分为9种体质，即平和质、气虚质、阳虚质、阴虚质、痰湿质、湿热质、瘀血质、气郁质、特禀质。

Deutlich wichtiger ist aber, dass sich jeder Mensch hinsichtlich seiner körperlichen Beschaffenheit unterscheidet. Diese wird zu einem gewissen Anteil durch Vererbung bestimmt, aber auch Ernährung, Gefühle und das Lebens- und Arbeitsumfeld üben einen wichtigen Einfluss aus. Die Konstitution des menschlichen Körpers ist die Gesamtheit seiner Besonderheiten, sie ist zwar von einer gewissen Stabilität gekennzeichnet, kann aber unter bestimmten Umständen reguliert werden oder sich wandeln. Derzeit werden anhand verschiedener physischer Strukturen, psychologischer Besonderheiten und den funktionalen Prozessen neun verschiedene Typen der Konstitution unterschieden: Ausgeglichenheit, energetische Qi-Schwäche, energetische Yang-Schwäche, energetische Yin-Schwäche, Schleim-Feuchtigkeit, Feuchtigkeits-Hitze, Blut-Stasen, Qi-Einstauungen sowie besondere Anlagen.

平和质：体型匀称；性格随和，情绪稳定；面色红润有光泽，精力充沛，舌淡红，苔薄白，脉和缓有力；健康，患病少；对外界环境适应性强。

Konstitution der Ausgeglichenheit: gleichmäßig-symmetrische körperliche Erscheinung; tendenziell harmonisches Gemüt und stabile Gefühlswelt; rötliche und glänzende Gesichtshaut, kraftvoll, sanft-rote Zunge mit dünnem weißen Zungenbelag, harmonischer aber kraftvoller Puls; überwiegend gesund mit seltenen Erkrankungen; starke Anpassungsfähigkeit gegenüber der Umwelt.

气虚质：肌肉松弛；性格内向，胆小，情绪不稳定；面色无华，少气懒言，不耐劳作，舌淡红而胖，有齿痕，脉弱；易患外感、内脏下垂、虚痨等病，且病后易迁延难愈；对外界环境中寒邪、风邪、暑邪适应能力差。

Konstitution der energetischen Qi-Schwäche: schlaffes Muskelfleisch; introvertierter Charakter, ängstlich, instabile Gemütslage; verhaltene Gesichtsfarbe, sprechfaul, geringe Belastbarkeit bei der Arbeit, sanft-rote geschwollene Zunge mit Zahnabdrücken, schwacher Puls; äußerlich indizierte Erkrankungen, herabhängende Organe sowie Erschöpfung aufgrund energetischer Schwäche sind häufig, wobei Folgeerscheinungen nicht unüblich und schwer zu behandeln sind; eingeschränkte Anpassungsfähigkeit insbesondere bei Schrägläufigkeiten der

Kälte, des Windes und der Sommerhitze.

阳虚质：多形体白胖，肌肉松弛；性格内向，沉静；畏寒，手足不温，面色㿠白，精神不振，舌淡红而胖嫩、有齿痕，苔润，脉沉迟；发病后易从寒化，易患痰饮、泄泻、肿胀、阳痿等病；对外界环境中寒邪、湿邪适应能力差。

Konstitution der energetischen Yang-Schwäche: zumeist fahle und aufgedunsene Erscheinung, schlaffe Muskeln; introvertiert und sehr ruhig; Aversion gegen Kälte, kühle Hände und Füße, weiß-fahle Gesichtsfarbe, schwache Geistesregungen, sanft-rote und geschwollene Zunge mit Zahnabdrücken und feuchtem Belag, untergetauchter und verlangsamter Puls; Erkrankungen nehmen häufig eine Tendenz zur Kälte, erkrankt leicht an wässrigem Schleim, Durchfall, Abszessen und Yang-Atrophien; eingeschränkte Anpassungsfähigkeit insbesondere bei Schrägläufigkeiten der Kälte und der Feuchtigkeit.

阴虚质：多形体瘦长；性格急躁，外向好动；手足心热，易口渴咽干，便干溲短，舌红，少苔少津，脉细弦或数；发病后易伤阴化热，易患阴亏燥热病变；对外界环境中热邪、燥邪不耐受。

Konstitution der energetischen Yin-Schwäche: zumeist magere Erscheinung; auffahrender Charakter, extrovertiert und ruhelos; heiße Hände und Füße, schnell auftretender Durst und trockene Kehle, trockener Stuhl und wenig Urin, rote Zunge mit geringem Belag und wenig Speichel, zarter und saitenförmiger oder beschleunigter Puls; bei Erkrankungen kommt es häufig zu Hitze aufgrund einer Verletzung des Yin, erkrankt leicht an durch Erschöpfung des Yin hervorgerufenen Trockenheits-Hitze-Erkrankungen; kaum Widerstandskraft gegen Schrägläufigkeiten der Hitze und Trockenheit.

痰湿质：多形体肥胖，腹部尤其肥满；性格温和，善于忍耐；面部油脂多，多汗且黏，易胸闷痰多，易困倦嗜卧，舌胖大，苔白腻，脉滑；易患消渴、中风、胸痹等病；对潮湿环境适应能力差。

Konstitution der Schleim-Feuchtigkeit: zumeist fettleibige Erscheinung, insbesondere der Bauchbereich ist aufgebläht; charakterlich sehr friedliebend und geduldig; das Gesicht ist stark ölig, Schweiß tritt verstärkt auf und ist klebrig, Beklemmungen in der Brust sind häufig, viel Schleim, ist oft übermüdet und hat Probleme mit dem Aufstehen, geschwollene Zunge mit weißlich-öligem Belag, schlüpfriger Puls; erkrankt leicht an Diabetes, Schlaganfällen und Bi-Blockaden in der Brust; eingeschränkte Anpassungsfähigkeit in feuchten Umgebungen.

湿热质：形体偏胖；性格急躁，易怒；面部油腻，常有痤疮，口干口苦，大便干燥或黏腻，舌红，苔黄腻，脉滑数；易患疔痈、疮疡、黄疸、火热等病；不耐外界环境中湿热之邪。

Konstitution der Feuchtigkeits-Hitze: Tendenz zur Fettleibigkeit; auffahrend und leicht reizbar; ölig-fettiges Gesicht, leidet häufig an Akne, trockenem Mund mit bitteren Geschmack, trockener oder klebrig-öliger Stuhlgang, rote Zunge mit gelblich-öligem Belag, schlüpfrig-beschleunigter Puls; erkrankt häufig an Furunkeln, Geschwüren, Gelbsucht und Glut-Hitze; kaum Widerstandsfähigkeit gegen Schrägläufigkeiten der Feuchtigkeitshitze.

瘀血质：多形体偏瘦；性格抑郁而烦躁；面色晦暗，易有色素沉着，易患疼痛，舌质暗，有瘀斑，舌下静脉曲张，脉细涩或结代；易患胸痹、崩漏、癥瘕、中风等病；对外界环境中寒邪、风邪适应能力差。

Konstitution der Blut-Stasen: Tendenz zur mageren Erscheinung; depressiv oder aufbrausend; dunkle Gesichtsfärbung, häufige Pigmentstörungen und Schmerzen, dunkel gefärbte Zunge mit Hämatomen, gewundene und lange Venen unter der Zunge, feiner und rauer oder hängender, immer wieder aussetzender Puls; erkrankt leicht an Bi-Blockaden in der Brust, Gebärmutterblutungen und Schlaganfällen; eingeschränkte Anpassungsfähigkeit gegen Schrägläufigkeiten der Kälte und des Windes.

气郁质：形体偏瘦；性格内向不稳定，敏感多疑；忧郁貌，易胸胁胀满，喜叹息、呃逆，咽部有异物感，舌淡红，苔薄白，脉弦细；易患郁证、脏躁、不寐、梅核气、惊恐、百合病等；对精神刺激敏感，不喜阴雨天。

Konstitution der Qi-Einstauung: Tendenz zur mageren Erscheinung; introvertierter und instabiler Charakter, sensibel und von Zweifeln geplagt; melancholischer Eindruck, klagt häufig über Spannungen in der Brust und an den Flanken, seufzt selbst bei freudigen Anlässen, leidet an Schluckauf und dem Gefühl eines Fremdkörpers in der Kehle, zarte rötliche Zunge mit feinem weißen Belag, zarter saitenförmiger Puls; erkrankt leicht an Symptomkonfigurationen der Einstauung, Unruhe in den Funktionskreisen, Schlaflosigkeit, „Qi eines Pflaumenkerns", Angstzuständen und Lilienkrankheit; sensibel gegenüber starken nervlichen Reizen, Aversion gegen dunkle und verregnete Tage.

特禀质：多与遗传有一定关系，因禀质不同而表现各异，如过敏体质、血友病、先天愚型，等等。

Konstitution besonderer Anlagen: häufig vererbte Anlagen, die sich unterschiedlich manifestieren, beispielsweise in Allergien, Hämophilie oder angeborener Geistesschwäche.

不同的体质，对方药的反应及耐受不同。不同的人，对中药的耐受也不同，打个比方，就如同每个人对酒的耐受不同一样。所以中药的用药，尤其是剂量须因人而异。

Unterschiedliche körperliche Konstitutionen gehen mit verschiedenen Reaktionen auf Arzneien und Verträglichkeiten einher. Prinzipiell reagieren alle Menschen unterschiedlich auf TCM-Arzneien, ebenso wie jeder Mensch anders auf Alkohol reagiert. Bei der Vergabe von Arzneien und insbesondere bei der Bemessung der Mengen ist daher stets die individuelle Konstitution zu berücksichtigen.

## 四、八法的运用
## Ⅳ. Anwendung der Acht therapeutischen Verfahren

中医治疗有"给邪以出路"的指导思想，避免"闭门留寇"，损有余而补不足，以平为期，治疗要适度，过犹不及等。具体常用治疗方法有汗、吐、下、和、温、清、补、消等八法。

Die chinesische Medizin wird vom Gedanken geleitet, Schrägläufigkeiten einen Weg aus dem Körper heraus zu eröffnen, anstatt den Körper „abzuriegeln" und die Eindringlinge im Inneren zurückzuhalten. Das Übermaß soll verringert und ein Mangel aufgefüllt werden, um ein dauerhaftes Gleichgewicht zu erreichen. Die Behandlung muss hierbei im entsprechenden Maß erfolgen, da ein Zuviel als ebenso schädlich erachtet wird wie ein Zuwenig. Konkret kommen besonders häufig die Acht therapeutischen Verfahren zur Anwendung: Anregen der Schweißabsonderung, Fördern des Erbrechens, Abführen, Harmonisieren, Erwärmen, Kühlen, Stützen und Auflösen.

## 1. 汗法
### 1. Anregen der Schweißabsonderung

汗法是开泄腠理，使邪从表走的一种治疗方法，适用于一般外感初期表实之证，斑疹外出不透、皮下水肿等。须注意的是，凡剧烈吐、下之后，淋家、疮家、亡血家等，原则上禁用汗法。发汗应以表邪祛为度，不宜过量，过则伤阳、伤津。

Das Anregen der Schweißabsonderung ist eine Methode, bei der Poren und Interstitien geöffnet und Schweiß ausgeleitet werden, um Schrägläufigkeiten aus der Oberfläche zu entfernen. Sie kommt normalerweise bei Symptomkonfigurationen der energetischen Überladung in der Oberfläche im frühen Stadium von äußerlich indizierten Erkrankungen, makulösen Exanthemen oder subkutanen Ödemen zum Einsatz. Es gilt zu beachten, dass diese Methode bei heftigem Erbrechen, nach abführenden Behandlungen sowie bei Patienten mit Strangurie, Geschwüren und Blutverlust prinzipiell nicht zur Anwendung zu bringen sind. Eine Behandlung mittels Schweißabsonderung muss auf die zu beseitigende Schrägläufigkeiten abgestimmt sein, da übermäßiges Schwitzen das Yang und die Säfte schädigen kann.

## 2. 吐法
### 2. Fördern des Erbrechens

吐法是引导病邪或有毒物质从口中涌吐而出的一种治疗方法，适用于痰涎壅盛或食积胃脘，恶心欲呕者，或误食毒物尚留胃中者。须注意的是，凡病情危重，年老体弱者，失血者，妊娠者、产后、喘息不安者等，原则上禁用吐法。吐法一般用一次即可，不宜反复使用，过则败胃。

Bei der Förderung des Erbrechens wird die Ausleitung von Schrägläufigkeiten oder Toxischem herbeigeführt. Diese Methode wird bei Schleimblockaden, Verdauungsblockaden im Magenraum, Übelkeit oder bei Verbleib von versehentlich aufgenommenen Giftstoffen im Magen angewendet. Hierbei muss berücksichtigt werden, dass bei kritischem Gesundheitszustand, altersbedingter körperlicher Schwäche, Blutverlust und Atemnot sowie bei Schwangeren und Wöchnerinnen von der Verwendung dieser Methode abzusehen ist. Üblicherweise wird Erbrechen nur ein Mal herbeigeführt, da mehrmaliges Übergeben den Magen schädigen kann.

## 3. 下法
### 3. Abführen

下法是攻逐体内积滞，通泄大便的一种治疗方法，适用于邪在胃肠，燥屎内结者，或有水结、蓄血、痰滞、虫积等病证者。须注意的是，阳明病未腹实者不可下；年高津枯便秘或体弱阳气衰微而便难者，不可峻下；妊娠或经期，慎用下法，以免滑胎或经量过大。下法不宜过量，过则伤正气，须中病即止。

Beim Abführen werden Stagnationen im Körper ausgetrieben und über den Stuhl ausgeleitet. Diese Behandlungsmethode kommt bei Schrägläufigkeiten in Magen und Darm, trockenem Stuhl, Aversionen vor Trinkwasser, Blutakkumulationen, phlegmatischen Stagnationen oder bei der Symptomkonfiguration Ansammlung von Würmern zum Einsatz. Es ist zu beachten, dass bei Patienten, deren Unterleib nach einer Symptomkonfiguration der Überstrahlung des Yang noch nicht wieder ausreichend rehabilitiert ist, keine Abführung eingeleitet wird. Ältere Patienten mit trockenen Säften und Verstopfungen oder geschwächte Personen mit einer Erschöpfung des Yang-Qi und Schwierigkeiten beim Stuhlgang können nicht mit heftigem Abführen behandelt werden. Bei Frauen in der Schwangerschaft und während ihrer Periode ist die Methode des Abführens mit Vorsicht einzusetzen, um Fehlgeburten oder übermäßige Menstruationsblutungen zu vermeiden. Allgemein gilt, dass nicht übermäßig abgeführt werden sollte, da andernfalls geradläufiges Qi geschädigt wird. Die Behandlung sollte entsprechend eingestellt werden, sobald die Erkrankung weitgehend geheilt ist.

## 4. 和法
### 4. Harmonisieren

和法是扶正与祛邪同时进行，以达到祛邪而不伤正的一种治疗方法。本法适用面很广，临床常用，如少阳证、太阳少阳及少阳阳明合病所致之外感；肝胃不和致食积呃逆；脾肺不足、痰湿阻肺而致咳嗽痰多；肝阴不足、虚阳上亢而致眩晕；等等。须注意的是，邪在表或邪已入里之外感，均忌用和法；注重正邪的量化区分。

Die Methode des Harmonisierens besteht in einer gleichzeitigen Stützung von Geradläufigkeiten und einer Beseitigung von Schrägläufigkeiten. Ziel ist es, bestehende Schrägläufigkeiten auszuräumen, ohne Geradläufiges zu schädigen. Die Einsatzmöglichkeiten dieser Methode sind sehr breit gestreut. In der Klinik wird sie unter anderem bei Affektionen durch äußere Schrägläufigkeiten eingesetzt, die durch eine gleichzeitig vorliegende Symptomkonfiguration des Kleinen Yang, eine Erkrankung des Größten und Kleinsten Yang sowie eine Überstrahlung des Yang über das Kleine Yang hervorgerufen wird. Auch bei Schluckauf durch Verdauungsblocken aufgrund einer Disharmonie von Leber und Magen findet sie Anwendung. Weitere Anwendungsbereiche sind durch Defizite in Milz und Lunge sowie eine Blockade der Lunge durch Schleim und Feuchtigkeit ausgelöster schleimiger Husten oder auch Schwindel, der durch unzureichendes Leber-Yin und in der Folge emporschlagendes Yang ausgelöst wird. Affektionen, bei denen Schrägläufigkeiten bereits in die Oberfläche oder das Innere vorgedrungen sind, sind generell von der Behandlung per Harmonisierung ausgenommen.

Darüber hinaus gilt es, die vorliegenden Gerad- und Schrägläufigkeiten genauestens zu quantifizieren und zu differenzieren.

## 5. 温法
## 5. Erwärmen

温法是祛除寒邪、补益阳气的一种治疗方法，适用于寒邪留滞的一类病证。须注意的是，凡热伏于里，真热假寒者禁用；内热致吐血、衄血、溺血、便血者禁用；素体阴虚者慎用。

Das Erwärmen dient der Ausleitung von Kälte-Schrägläufigkeiten sowi dem Stützen des Yang-Qi und kommt bei einer Reihe von Symptomkonfigurationen zum Einsatz, die durch das Verweilen von Kälte-Schrägläufigkeiten gekennzeichnet sind. Bei latenter Hitze im Inneren liegt echte Hitze bei falscher Kälte vor. In diesem Fall ist Erwärmen nicht zulässig. Gleiches gilt für durch innere Hitze verursachten blutigen Auswurf, Nasenbluten und Blut in Urin oder Stuhl. Bei Patienten mit schwacher Konstitution ist das Verfahren mit Vorsicht einzusetzen.

## 6. 清法
## 6. Kühlen

清法是针对热证的一种治疗方法，适用于一切热证，无论热在气分或是营血，热在脏腑或三焦，外感或内伤，只要里热炽盛，皆可用之。须注意的是，对外感表邪未解，阳气被郁而发热者禁用；阴盛格阳证中的真寒假热者禁用；命门火衰导致虚阳上浮者禁用；气虚、血虚或阴虚所引起的虚热者慎用。

Das therapeutische Verfahren des Kühlens richtet sich explizit gegen jede Form der Hitze-Symptomatik. Hierbei ist es nachrangig, ob die Hitze im Bereich des Qi, im nährenden Blut, in den Funktionskreisen oder in den Wärmebereichen verortet ist und ob sie durch innere Schädigung oder äußere Affektionen herbeigeführt wurde – solange überhandnehmende Hitze im Körperinneren vorliegt, kann die Methode des Kühlens angewendet werden. Es gilt jedoch zu beachten, dass Patienten mit Fieber aufgrund noch nicht ausgelöster Schrägläufigkeiten in der Oberfläche und einer Blockade des Yang-Qi ebenso ausgenommen sind wie jene mit einer Symptomkonfiguration des überhandnehmenden Yin, welches das Yang zurückhält und echte Kälte bei falsche Hitze hervorruft. Führt eine Erschöpfung des Feuers im „Tor des Lebensloses" zu aufsteigendem Yang, darf dies ebenfalls nicht durch Kühlung behandelt werden. Darüber hinaus sollte das Verfahren bei Patienten mit innerer Hitze aufgrund eines energetischen Mangels des Qi, des Blutes oder des Yin nur mit Vorsicht angewendet werden.

## 7. 补法
## 7. Stützen

补法是补益人体气、血、津、精、阴、阳之不足，或补益某一脏器之虚损的一种治疗方法，适用于一切虚证，如气虚、血虚、阴虚、阳虚、津亏等，或正气虚弱而无力祛邪外出者。须注意的是，对真实假虚者禁用；运用补法时，须防太过滋腻或"虚不受补"，可稍加消导和理气药；要注重补脾补肾，两脏为先、后天之本。

Beim Stützen werden bestehende Defizite von Qi, Blut, Säften, Essenz, Yin oder Yang behoben oder Mängel und Schäden bestimmter Funktionskreisen behandelt. Das Verfahren eignet sich für sämtliche Formen der energetischen Schwäche, etwa bei energetischem Mangel des Qi, des Blutes, des Yin, des Yang oder der Säfte, aber auch bei energetisch geschwächtem geradläufigen Qi, das nicht mehr in der Lage ist, Schräglaüfigkeiten auszuräumen. Ausgenommen von der Behandlung durch Stützen sind Patienten, die an echter Überladung bei falschem Mangel leiden. Bei der Anwendung ist eine übermäßige Befeuchtung oder die zu starke Behandlung physisch geschwächter Personen zu vermeiden. Eine Kombination mit geringen Mengen von Arzneien mit verdauungsfördernder, Blockaden ausleitender oder das Qi regulierender Wirkung ist ratsam. Im Fokus sollte das Stützen von Milz und Nieren stehen, da diese beiden Funktionskreise die Wurzeln der erworbenen Konstitution darstellen.

### 8. 消法
### 8. Auflösen

消法是针对积滞及癥瘕积聚、包块、结节的一种治疗方法，适用于气滞、血瘀、痰凝、食积等形成的积聚凝滞等疾病。须注意的是，体质太虚者，应与扶正相结合；对"大积大聚，其可犯也，衰其大半而止"，过用则弊大于利。

Das Auflösen richtet sich gegen Verhärtungen und Knoten, die durch Qi-Stagnationen, Blut-Stasen, Schleimverfestigungen oder Verdauungsblockaden hervorgerufen werden. Bei Patienten mit sehr schwacher körperlicher Konstitution ist es wichtig, begleitend zum Auflösen Geradläufigkeiten zu stützen. Im Fall ausgeprägter Ansammlungen und Blockaden besteht die Gefahr, dass eine übermäßige Behandlung mehr Schaden als Nutzen mit sich bringt.

以上八法，临床上常根据病情联合应用，且随证变化。

Die oben angeführten acht therapeutischen Verfahren werden häufig je nach Krankheitsbild kombiniert und im Zuge sich verändernder Symptome angepasst.

传统的中医就应该是精巧的，是四两拨千斤的，是在调理人体的一种平衡……通过调理，启动人体自组织自适应、自稳态、自修复的功能，达到和谐平衡趋于健康的状态。

Die Traditionelle Chinesische Medizin zeichnet sich durch große Raffinesse aus und kann mit geringstmöglichem Aufwand den größtmöglichen Nutzen erreichen, indem das im menschlichen Körper herrschende Gleichgewicht reguliert wird. Mittels dieser Regulierung werden Reaktionen des menschlichen Körpers zur eigenständigen Stabilisierung und Selbstheilung initiiert und so Harmonie und Balance herbeigeführt, die den Weg zur Gesundheit öffnen.

# 第十三章 大自然的赐予——中药

## Kapitel 13　Gaben der Natur - chinesische Arzneimittel

中华民族的祖先很早就认识到大自然与人类生活和生命进程息息相关，赐予了人类赖以生存的环境与条件，中药就是其中之一。

In China wurde schon sehr früh erkannt, dass Leben und Schicksal der Menschen eng mit der Natur verknüpft sind. Sie ist es, die Umfeld und Bedingungen schafft, von denen menschliches Lebens abhängt. Chinesische Arzneimittel sind eine der Gaben der Natur.

在中国，"神农尝百草"的故事可谓家喻户晓。神农在中国历史上又被称为"炎帝"，与燧人、伏羲并称为"三皇"。传说他出生在烈山的一个石洞里，天生异相，牛头人身，全身通透，脏腑清晰可见，看到的人都说他是天神下凡。远古时代的人们，分不清五谷，辨不出药物。饿了只能靠捡草籽、采野果、猎鸟兽充饥；病了也无法应对，无药可医！且常常因为误食而中毒，甚至死亡。为解除民众疾苦，神农氏不畏险阻，历尽艰辛，攀山越岭，苦苦搜寻，亲自品尝。终于找到了充饥的五谷、医病的百草，古籍中"神农尝百草……一日而遇七十毒"的记载就是对此形象描述。

Die Geschichte Shennongs, der alle Heilpflanzen und Kräuter kostete, ist in China nahezu universell bekannt. In der chinesischen Geschichte wurde Shennong auch als Yandi bezeichnet. Gemeinsam mit Suiren und Fuxi gehört er zu den mythischen Urkaisern, den „drei Erhabenen". Der Legende nach wurde er in einer Höhle im Lieshan-Gebirge in der heutigen Provinz Anhui geboren. Es heißt, er habe einen menschlichen Körper mit dem Kopf eines Rindes gehabt. Sein Körper soll durchsichtig gewesen sein, sodass seine Organe klar zu erkennen waren. Jeder, der ihn traf, sah in ihm ein übernatürliches Wesen, das in die Welt der Sterblichen hinabgestiegen war. In jener fernen Urzeit war Getreide noch unbekannt und niemand verstand sich auf medizinische Kräuter. Die Menschen mussten ihren Hunger daher mit dem Sammeln von Körnern und wilden Früchten sowie dem Jagen von Vögeln und Wildtieren stillen. Krankheiten war man ausgeliefert, da es keine Medizin gab. Fehler bei der Wahl von Nahrung führte häufig zu Vergiftungen, teilweise auch mit Todesfolgen. Um das Leid der Menschen zu lindern, scheute Shennong vor nichts zurück, er nahm alle Strapazen auf sich, durchquerte ganze Gebirge und kostete alle Pflanzen. So kam es, dass die fünf Getreidearten und die hundert medizinischen Pflanzen entdeckt wurden. Die Schilderung der Geschichte Shennongs, in deren Verlauf er 100 Pflanzen verkostet und innerhalb eines Tages 70 verschiedene Giftstoffe schluckt, ist in alten Schriften bis heute überliefert.

就是这样，人们通过采食、捕猎和在生活过程中的不断尝试和观察，发现了越来越多的对人体机能有调节或有毒性作用的物类，将这些大自然的赐予用于增强民众体能和治疗疾病。并逐步总结记录，形成了独具中国特色的药物学。

Auf diese Weise entdeckten die Menschen durch Sammeln, Jagd und unentwegtes Probieren und Beobachten immer mehr Substanzen, die im menschlichen Körper regulierende oder toxische Wirkungen entfalten konnten. Sie begannen zudem, diese Gaben der Natur einzusetzen, um sich zu stärken und Krankheiten zu heilen. Mit dem Beginn einer systematischen Überlieferung dieses Wissens bildete sich eine einzigartige chinesische Arzneimittelkunde heraus.

## 一、中药的定义

### Ⅰ. Definition chinesischer Arzneimittel

有人会问，到底什么是中药呢？

如上所述，中药是中华民族的先民们在长期生活实践中，从大自然当中探寻积累，发现和发明的。古时人们以农耕生活为主，所以其中以植物类居多。因而中国第一部字典《说文解字》将"药"定义为"治病草"，后世也将中药称为"本草"。中药从采集、加工到配伍应用都有着自身独特的系统理论，它以中医理论为指导，用于养生保健和疾病的预防与治疗。

Wie in der vorangegangenen Darstellung beschrieben, wurden chinesische Arzneimittel über einen langen Zeitraum hinweg von den Menschen entdeckt und erfunden, wobei sie sich hierbei in der Natur bedienten. Im Altertum war die agrarische Lebensweise die weitaus häufigste, daher nehmen Pflanzen die Hauptrolle in der chinesischen Pharmakologie ein. Aus diesem Grund finden wir im ersten Lexikon der chinesischen Sprache, dem „Shuowen Jiezi", unter dem Eintrag der Arzneimittel die Definition „Heilkräuter", und auch der spätere Begriff der materia medica zielt hauptsächlich auf pflanzliche Bestandteile ab. Von der Ernte über die Weiterverarbeitung bis zur Zusammenstellung und Verabreichung folgt die chinesische Pharmakologie eigenen Denksystemen. Angeleitet von der Theorie der chinesischen Medizin wird sie zur Lebens- und Gesundheitspflege sowie zur Vorbeugung und Behandlung von Krankheiten eingesetzt.

中国疆土广阔，高山大川，江河湖海，平原丘壑造就了复杂多样的自然地理环境。各地水土气候不同，生物分布各异，使得源于自然的中药由于产地、品种、质量的差别而具有地域性特征，也就是我们常说的"道地药材"。比如宁夏的枸杞，内蒙的黄芪，东北的人参，河南的地黄、牛膝、山药、菊花，四川的黄连、川芎、乌头，山东的阿胶，浙江的贝母，云南的三七、茯苓，江苏的薄荷、苍术，青海的大黄，广东的陈皮、砂仁，等等，具有历史悠久、产地适宜、品种优良、产量宏丰、炮制考究、疗效突出的特点。

Die schiere Größe Chinas mit seinen Gebirgen, Gewässern, Meeren, Ebenen und Tälern bringt eine komplexe und vielfältige Umwelt mit sich. Abweichungen in Klima und der natürlichen Umgebung sowie die uneinheitliche Verbreitung von Lebewesen und Pflanzen haben zur Folge, dass sich die der Natur entnommenen Grundsubstanzen der Arzneimittel hinsichtlich Region, Spezies und Qualität unterscheiden. Man spricht daher auch von lokalen Arzneimitteln. Die Liste der Beispiele ist lang: Bocksdorn kommt aus Ningxia, Baikal-Helmkraut aus der Inneren Mongolei und Ginseng aus Nordostchina. Aus der Provinz Henan stammen Rehmannia bzw. Chinafingerhut, Achyranthes bidentata, Yamswurzelknollen und Chrysanthemen, während in Sichuan Goldfadenwurzelstock, Mutterwurz und Eisenhut genutzt wurden. Gelatine aus Shandong und Schachblumenzwiebel aus Zhejiang sind weitere Beispiele, ebenso wie Poria und Notoginseng aus Yunnan oder Ackerminze und Atractylodes aus Jiangsu, Rhabarberwurzelstock aus Qinghai oder Mandarinenschalen und Bastard-Kardamom aus Guangdong. Ihnen allen gemeinsam ist eine historisch weit zurückreichende Nutzung, lokaler Anbau, hohe Qualität bei reicher Ernte, eine ausgeklügelten Weiterverarbeitung sowie hervorragende Behandlungsergebnisse.

在与海外进行经济、文化交流的历史进程中，前人把产于国外的药材如西洋参、乳香、红花等引入中国，使得中药品种更加丰富。

Darüber hinaus fanden im Rahmen des wirtschaftlichen und kulturellen Austausches mit anderen Ländern pharmazeutische Substanzen wie Panaxginseng, Weihrauch und Safran Eingang in die chinesische Medizin und bereicherten diese zusätzlich.

## 二、中药的分类和采收
## Ⅱ. Arten und Anbau chinesischer Arzneien

中药有哪些种类？又该如何采取呢？

药物的质量决定了药物的效果。中医学或以植物中的花草枝叶、根皮种果，或以动物的虫卵巢壳等入药，要想获取质优效佳的中药，就须合理地采摘和收集。为此，实践中人们根据入药部位的不同而选择不同的季节和时间去采集。

Welche Arten von Arzneien existieren und wie werden diese gewonnen?
Die Qualität einer pharmakologischen Substanz entscheidet über ihre medizinische Wirksamkeit. Bei der Verarbeitung medizinischer Grundsubstanzen, seien sie aus Pflanzenbestandteilen, Früchten oder Körnern gewonnen oder tierischen Ursprungs, setzt eine qualitativ hochwertige Arznei immer eine angemessene Ernte und Sammlung. Aus diesem Grund erfolgt die Ernte eines jeden Ausgangsstoffes zum bestimmten Zeitpunkt.

如使用全草为药的，大多在植物枝叶茂盛、花朵初开时采集。依用药部位不同，对于有些药物，仅割取其地上部分，如治疗风寒感冒的药物荆芥、紫苏等；而对于另一些药物，则连根拔起全株，如清热解毒药蒲公英、地丁等。

Soll beispielsweise eine ganze Pflanze verarbeitet werden, so wird diese zumeist zu deren Blütezeit geerntet, wenn Zweige, Äste und Blätter gedeihen. Je nach Pflanze wird teilweise nur der aus der Erde ragende Teil genutzt, etwa bei Katzenminzkraut oder Schwarznessel, die zur Behandlung von Erkältungen bei Wind-Kälte eingesetzt werden. Andere Pflanzen wiederum werden inklusive ihrer Wurzeln verwendet, zum Beispiel das Hitze und Gift lösende mongolische Löwenzahnkraut oder Veilchenkraut.

叶类药物，在其叶片浓绿茂盛，花蕾将放之时，性味、药力最为雄厚，适于采收，如温经散寒的艾叶、清暑利湿的荷叶等。侧柏叶、竹叶等常以鲜生品入药，所以全年均可采摘。一些特定的药物如桑叶等，则需在深秋经霜后采用。

Bei medizinischer Verwendung der Pflanzenblätter sind Geschmack, Eigenschaften und pharmakologische Wirksamkeit besonders stark ausgeprägt, wenn die Blätter saftig-grün sind und die Pflanze ihre Blüten öffnet. Daher empfiehlt sich die Ernte zu diesem Zeitpunkt. Dies trifft etwa auf die Leitbahnen erwärmenden und Kälte zerstreuenden Beifußblätter oder Lotosblätter zur Kühlung von Sommerhitze und Ausleitung von Feuchtigkeit zu. Die Blätter des morgenländischen Lebensbaumes und des Bambus werden frisch verwendet und können das ganze Jahr über geerntet werden. Einige besondere Arzneipflanzen wie Maulbeerblätter können erst nach dem ersten Frost im Spätherbst eingeholt und verwendet werden.

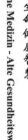

对于花及花粉类药材，为免香味散失、花瓣散落而影响药物质量，所以对于有些药物采用未开放的花蕾，如清热解毒的金银花；对于有些药物采取刚开放的花朵，如降逆止呕的旋覆花等。因为花朵多次第开放，所以应分次及时摘取。以花粉入药者，如止血化瘀的蒲黄之类，则须在花朵盛开时采收。

Werden Blüten oder Pollen einer Pflanze benötigt, ist häufig eine Ernte vor dem Öffnen der Blüten angeraten, da sonst eine Minderung des Duftes und der Verlust von Blüten die Qualität der Arznei beeinflussen könnte. Dies ist etwa bei japanischen Geißblattblüten der Fall, mit deren Hilfe Hitze abgleitet und Gifte ausgelöst werden können. Andere Arzneimittel machen die Ernte frischer, gerade geöffneter Blüten erforderlich, beispielsweise Alantblüten zur Absenkung von Gegenläufigkeit und Linderung des Brechreizes. Da sich nicht alle Blüten einer Pflanze gleichzeitig öffnen, muss die Ernte in Schritten und möglichst zeitnah erfolgen. Soll Blütenpollen verarbeitet werden, wird dieser auf dem Höhepunkt der Blüte gesammelt. Dies ist beispielsweise beim schmalblättrigen Rohrkolbenpollen der Fall, der blutstillende und Stasis umwandelnde Wirkung hat.

果实类药物一般都在果实成熟时采收。如清热化痰的瓜蒌、行气消积的槟榔等。对少数品种则需采收未成熟的果皮或嫩果，如疏肝理气的青皮、益肾固精的覆盆子等。

Früchte werden zur medizinischen Verwendung normalerweise reif geerntet. Beispiele wären die Hitze lösende und Schleim wandelnde chinesische Schlangenhaargurke oder Betelnuss zur Bewegung des Qi und Lösung von Ansammlungen. Einige wenige Früchte werden noch vor der Reifung oder auch überreif geerntet, etwa Leber lösende und Qi regulierende unreife Mandarinenschalen oder die Nieren stützende und Essenz festigende chinesische Wildhimbeeren.

以种子入药的，通常在完全成熟后采集，如益肾固精、健脾止泻的芡实；补肾固精、养肝明目的菟丝子等。对既用全草又用种子入药的，可在种子成熟后割取全草，将种子打下后再分别晒干贮存，如利水通淋的车前子、止咳平喘的紫苏子等。像温胃散寒的小茴香、行气止呕的白豆蔻等，在成熟时种子易脱落或果壳易开裂致种子散失，所以应在果实刚成熟时采集。至于养肝明目的枸杞子、补益肝肾的女贞子等浆果，因容易变质，所以最好在略熟时于清晨或傍晚时分采收。

Kommen die Samen einer Pflanze zum Einsatz, erfolgt die Ernte zumeist nach deren Reife. So etwa bei Makanasternsamen mit ihrer Nieren stützender und Essenz festigender Wirkung oder chinesischen Teufelszwirnsamen zur Ergänzung der Nieren, Festigung der Essenz sowie zur Nährung der Leber und Klärung der Augen. In einigen Fällen werden sowohl die gesamte Pflanze als auch die Samen zur Weiterverarbeitung verwendet. Hierbei wird die Pflanze bei reifen Samen geschnitten und danach Samen und die übrigen Bestandteile getrennt getrocknet und aufbewahrt. Diese Vorgehensweise wird zum Beispiel bei den Samen des asiatischen Wegerichs gewählt, mit dessen Hilfe sich Miktionsstörungen durchgängig machen und Wasser ausleiten lässt, aber auch bei Schwarznesselsamen zur Linderung von Husten. Wiederum andere Samen wie Magen wärmende und Kälte zerstreuende Fenchelsamen oder das Qi bewegende und Brechreiz lindernde Kardamomfrüchte gehen beim Erreichen der Reife verloren, da die Pflanze sie abwirft. Daher muss die Ernte noch während des Reifeprozesses erfolgen. Beeren wie die Leber nährenden und Augen klärenden Bocksdornfrüchte oder auch Ligusterfrüchte zur Nährung und Ergänzung von Leber und Nieren sind leicht verderblich. Die Ernte empfiehlt sich daher während der Abend- oder Morgenstunden und sobald die Früchte reif sind.

对于根及根茎类药物，古人主张在秋末或春初，即农历二月或八月采收为佳，有"春宁宜早，秋宁宜晚"之说，意思是春初新芽未生，秋末枝叶干枯，此时之根及根茎质量好，产量高，如平肝息风之天麻、养阴润燥的玉竹等。但需注意，像燥湿化痰、和胃止呕的半夏，活血行气、温通止痛的延胡索等则属例外，要在夏天采收。

Bei einer Verarbeitung der Wurzeln und Stängel wurde im Altertum die Ernte zum Herbstende oder Frühlingsanfang favorisiert, also während des zweiten und achten Monats des chinesischen Kalenders. Man ging davon aus, dass die Qualität der Wurzeln und Stängel vor dem Hervorbrechen der neuen Keimlinge im Frühling und nach dem Trocknen der Blätter und Zweige besonders gut und die Ernte reich sei. So wird etwa beim Himmelshanfwurzelstock verfahren, der zur Besänftigung der Leber und der Löschung von Winden genutzt wird, aber auch beim das Yin nährende und die Trockenheit befeuchtenden wohlriechenden Salomonssiegel. Anders verhält es sich bei der dreizähligen Pinellie, mit deren Hilfe sich Trockenheit befeuchten, Schleim wandeln, der Magen harmonisieren und Brechreiz lindern lässt, oder auch beim Lärchenspornwurzelstock, der zur Dynamisierung von Blut, Bewegung von Qi und zur Linderung von Schmerz eingesetzt wird: Hier muss die Ernte während des Sommers erfolgen.

树皮类药材通常在植物生长旺盛，体内浆液充沛的春、夏时节（清明至夏至之间）剥取，取其质量佳，药性强，疗效高，易剥离。如清热利湿之黄柏、补肾安胎的杜仲等。例外的是温阳散寒的肉桂，应在十月油多易剥时采收。至于根皮类药材则与根类药材一样，多以秋后采收为宜，如清热凉血的牡丹皮、治疗阴虚发热的地骨皮等。

Pharmazeutisch verwendbare Rinden werden häufig im Frühling und Sommer (insbesondere zwischen April und Juli) geerntet, wenn die entsprechenden Pflanzen in voller Blüte sind und über ausreichend Flüssigkeitsvorräte verfügen. So ist sichergestellt, dass Qualität und Wirksamkeit am höchsten sind und sich die Rinde zudem einfach ablösen lässt. Beispiele hierfür sind die Amur-Korkbaumrinde zur Kühlung von Hitze und Ausleitung von Feuchtigkeit sowie chinesische Guttapercharinde zur Stützung der Nieren und der Beruhigung von Föten. Eine Ausnahme stellt die Yang wärmende und Kälte zerstreuende Cassia-Zimtrinde dar, die im Oktober geerntet werden muss: Zu diesem Zeitpunkt sind die eingelagerten Öle besonders reich und die Rinde löst sich leicht ab. Was den Umgang mit Wurzelrinden betrifft, so werden diese wie die Wurzeln selbst zumeist im Herbst und später geerntet. Dies trifft etwa auf die Hitze und Blut kühlende Rinde der Strauchpäonienwurzel oder den chinesischen Bocksdorn zu, mit dessen Hilfe sich Fieber aufgrund energetischer Schwäche des Yin behandeln lässt.

动物类中药因品种差异导致采收时间有所区别。

Bei Wirkstoffen tierischen Ursprungs unterscheidet sich der Zeitpunkt der Gewinnung je nach Art und Kategorie der Arznei.

对于虫类药材，应视其生长活动的季节等特点去采集，才能保证最佳的药效。像祛风镇痉、通络散结的全蝎；清热息风、通络平喘的地龙及土鳖虫、斑蝥等潜藏于地下的小虫类药材，应在气温高，湿度大，宜于生长的夏末秋初捕捉；补肾固精的桑螵蛸、杀虫祛风的露蜂房等巢、卵类药材宜于秋季卵鞘、蜂巢形成后采集，且要用开水煮烫杀灭虫卵，以免来年春天孵化成虫。

Bei Insekten müssen Wachstumsphasen und ähnliche Besonderheiten berücksichtigt werden, um eine bestmögliche therapeutische Wirksamkeit garantieren zu können. Ein Beispiel für medikamentös wirksame Insekten ist der Skorpion, mit dem sich Wind beseitigen und Krämpfe lösen, aber auch Netzbahnen durchgängig machen und Zusammenballungen auflösen lassen. Kleine unterirdisch lebende Insekten wie Regenwürmer, Kakerlaken und Kantharidae-Weichkäfer mit ihrer Hitze kühlenden, Winde löschenden, Keuchen lindernden und die Netzbahnen freimachenden Wirkung sollten bei hohen Temperaturen und hoher Luftfeuchtigkeit gefangen werden, insbesondere zum Ende des Sommers oder zu Beginn des Herbstes, wenn die Bedingungen für ihr Wachstum ideal sind. Werden Insekteneier oder -nester verwendet, etwa das zur Stützung der Nieren und Stabilisierung der Essenz eingesetzte Eierdepot der Gottesanbeterin oder Wind beseitigende und Parasiten tötende Wespennester, so sollten diese im Herbst gesammelt werden, wenn die Gelege und Nester fertiggestellt sind. Zudem sollten sie anschließend mit kochendem Wasser behandelt werden, um die Eier abzutöten und ein Schlüpfen der Larven zu verhindern.

疏散风热、透疹止痒的蝉蜕适于夏秋季采取。开窍醒神的蟾酥宜在春秋季蟾蜍活动时采收，此时易捕质佳。有平肝潜阳等作用的石决明、牡蛎、珍珠母等海生贝壳类药材，应于夏秋季发育生长旺盛时捕采，此时药效最佳。

Heißen Wind zerstreuende sowie Hautausschlag und Juckreiz lindernde Zikadenpanzer sollten während Sommer und Herbst gesammelt werden. Die Sinnesöffnungen freimachendes und den Geist erfrischendes Krötengift kann insbesondere im Frühling gewonnen werden, wenn Kröten besonders aktiv sind und sich leicht fangen lassen. Die Schalen von Meerestieren wie Abalonen, Austern und Perlmuscheln, mit deren Hilfe sich die Leber besänftigen und Yang zum Untertauchen bringen lässt, sollten am besten im Sommer und Herbst gesammelt werden, wenn die Wachstumsphase abgeschlossen und die pharmazeutische Wirksamkeit auf ihrem Höhepunkt ist.

多数大型动物类药材，虽四季皆可捕捉，但秋季猎取为上，唯壮肾阳、益精血的鹿茸须在清明节前后雄鹿所生幼角尚未骨化时采用质量最好。

Der Großteil von auf größeren Tieren basierenden Arzneien kann das ganze Jahr über gewonnen werden, wobei sich der Herbst besonders für die Jagd eignet. Hirschhornbast zur Stärkung des Nierenyang und zum Stützen von Essenz und Blut weist im April die beste Qualität auf, wenn das neu gebildete Geweih noch nicht verknöchert ist.

矿物药材则全年皆可采收，不拘时间，择优采选即可。

Mineralische Arzneien können das ganze Jahr über gesammelt werden und unterliegen keinen zeitlichen Beschränkungen.

## 三、中药的功效和炮制
## III. Wirkung und Herstellung chinesischer Arzneimittel

中药是如何发挥治疗作用的呢？要弄清这个问题，就需要知道中药有哪些特性和功效？

中医学认为，健康是人体生命现象的常态；疾病是生命现象的异常状态，是生命活动失衡和被破坏的状态。疾病发生与发展的过程就是正邪相争、盛衰与消长和随之而来的阴阳脏腑经络气血虚实变化的过程，就是生命恒动平衡、中正平和被打破的状态。中医治疗的目的就是通过调和阴阳，疏通气血，泻实补虚等方法，治病求本，标本兼顾，使这一状态得以复原。中药在这一过程中发挥着重要的作用。

Um die Frage nach der Entfaltung ihrer therapeutischen Wirkung beantworten zu können, müssen zunächst Wirkung und Besonderheiten chinesischer Arzneien geklärt werden. Die chinesische Medizin geht davon aus, dass die Gesundheit den Normalzustand des menschlichen Körpers darstellt. Erkrankungen hingegen sind eine Abweichung von diesem Normalzustand, bei dem die Prozesse des Lebens aus dem Gleichgewicht geraten sind. Ausbruch und Voranschreiten einer Krankheit stellen eine Konfrontation positiver und negativer Kräfte, Gedeihen und Verderben sowie Wachstum und Rückgang dar. Begleitet wird dies von einem energetischen Wandel zwischen Übermaß und Schwäche in den Organen, Leit- und Netzbahnen sowie Qi und Blut. Kurzum, Gleichgewicht und Harmonie im Körper sind gestört. Das Ziel der TCM besteht nun darin, durch eine Regulierung von Yin und Yang, einer Freimachung von Qi und Blut und durch Ableiten des Übermaßes und Auffüllen der Mängel die Wurzel der Erkrankung ausfindig zu machen und sowohl den Ursprung als auch die Symptome zu behandeln. So soll der Körper wieder in seinen ursprünglichen Zustand zurückfinden. In diesem Prozess kommt chinesischen Arzneimitteln eine wichtige Rolle zu.

广义的中药，既包括中药饮片，又有丸散膏丹，汤饮酒露，等等，在此我们说的主要是中药饮片。中药材种类繁多，每一种都独具特性，医生就是要掌握和利用药物的这些特性，在中医药学理论指导下，针对病情而使用，以充分发挥其治疗作用。如清代名医徐灵胎所说："凡药之用，或取其气，或取其味……各以其所偏胜而即资之疗疾，故能补偏救弊，调和脏腑……"中药的性能主要包括药物的性味、归经、升降浮沉、毒性，等等，这些也是中药学理论的核心内容。

Im weitesten Sinne umfasst der Begriff der chinesischen Arzneien neben Trank- und Tablettenzubereitungen auch Pillen, Pulver, Salben, Dekokte, medizinische Weine und Sirup. An dieser Stelle sollen insbesondere die Trank- und Tablettenzubereitungen besprochen werden. Chinesische Arzneien existieren in zahlreichen Formen, jede von ihnen mit ihren Eigenheiten und Besonderheiten. TCM-Ärzte müssen diese Besonderheiten sowie die medizinischen Wirkungen der einzelnen Wirkstoffe beherrschen und sie gemäß der Theorien der chinesischen Medizin auf die jeweiligen Erkrankungen zuschneiden, um eine heilende Wirkung erzielen zu können. Der Qing-zeitliche Arzt Xu Lingtai sagte hierzu: „Was die Verwendung von Arzneien betrifft, so nutzen manche das Qi, andere den Geschmack […] Jede verfügt aufgrund ihrer Neigung in eine bestimmte Richtung über Wirksamkeit gegen Krankheiten. Daher können sie Abweichungen und Fehler beheben und die Organe regulieren […]." Die Eigenschaften chinesischer Arzneimittel gliedern sich in Beschaffenheit und Geschmack, Leitbahnbezug sowie den Ort ihrer Wirkung (emporhebend, absenkend, an der Oberfläche bzw. in der Tiefe). Diese Aspekte stellen auch Kernelemente der Theorie der chinesischen Pharmakologie dar.

## 1. 中药的功效
## 1. Wirkung chinesischer Arzneimittel

（1）四气

1) Die vier Temperaturverhalten

首先说说药性，中药有"四气"，即寒、热、温、凉，也叫"四性"。

寒凉药物属阴，具有清热泻火、凉血解毒等作用，多用于治疗热性病证。反之温热药物属阳，具有温里散寒、补火救阳、温通经络、回阳救逆等功效，用于寒性病证。"寒者热之，热者寒之"这是治疗中必须遵守的原则，违反则会产生严重的不良后果。对于部分性质平和的药物，称为平性药，其作用和缓，寒性或热性的病证均可配合使用，因而在实际运用中有寒、热、温、凉、平"五气"。

Die vier Temperaturverhalten, auch als vier Eigenschaften bezeichnet, sind: kalt, heiß, warm und kühl.

Kalte und kühle Arzneimittel gehören zu Yin und können zur Kühlung von Hitze und Ableitung von Feuer eingesetzt werden, sie kühlen das Blut, lösen Gifte und werden zur Behandlung von Symptomen wärmebedingter Erkrankungen verabreicht. Warme und heiße Arzneimittel hingegen gehören zu Yang. Mit ihnen kann das Innere gewärmt und Kälte zerstreut, die Leit- und Netzbahnen per Wärmeeinwirkung freigemacht und Yang zurückgeleitet werden. Warme und heiße Arzneimittel werden gegen kältebedingte Erkrankungen eingesetzt. Bei der Behandlung muss der Grundsatz „Kaltes wärmen, Heißes kühlen" stets beachtet werden, ein Zuwiderhandeln kann negative Konsequenzen haben. Eine kleine Gruppe von Arzneimitteln befindet sich zwischen allen Temperaturverhalten, sie werden als neutrale oder milde Arzneien bezeichnet und weisen eine milde Wirkung auf, die bei kälte- und wärmebedingten Erkrankungen gleichermaßen genutzt werden kann. Im Grunde genommen müsste daher von fünf Temperaturverhalten die Rede seien: kalt, heiß, warm, kühl und mild.

（2）五味

2) Die fünf Geschmacksrichtungen

就药味而言，中药有"五味"，就是酸、苦、甘、辛、咸。药味不明显的称为"淡味"药。这里的"味"，不单是指药物的真实滋味，还包括了药物的作用。

Die chinesische Pharmakologie unterscheidet fünf Geschmacksrichtungen: sauer, bitter, süß, scharf und salzig. Arzneimittel mit nicht eindeutig zuzuordnendem Geschmack werden als neutral bezeichnet. Das hier verwendete Konzept der Geschmacksrichtungen enthält nicht nur den wahrnehmbaren Geschmack im eigentlichen Sinne, sondern auch bestimmte pharmakologische Wirkungen.

酸味药能收，能涩，有收敛固涩的作用。如五味子收敛止汗，五倍子涩肠止泻。

苦味药则能泻，能降，能坚，具有通泄、降气、泻热、燥湿等作用。如大黄泻下，杏仁降气，黄连泻火等。

甘味药能缓，能和，能补，具有补益和中，调和药性等功效，如黄芪补气，熟地黄滋阴养血，甘草调和药性。

辛味药多能散，能行，有发散、行气、行血的作用，如生姜散寒，陈皮行气，红花活血等。

咸味药能下，能软，有软坚散结，泻下作用。如芒硝泻下，牡蛎消瘰疬。

淡味药则能渗，能利，多有渗湿利水之效。如茯苓渗湿，通草利尿。

Arzneimittel sauren Geschmacks können adstringieren und aufrauen. Schisandrafrüchte zum Beispiel haben eine adstringierende und Schweiß zurückhaltende Wirkung, während Galla Chinensis Dünn- und Dückdarm adstringieren und Durchfall lindern.

Arzneimittel mit bitterem Geschmack können ableiten, absenken und verhärten. Entsprechend werden sie eingesetzt, um auszuleiten, durchgängig zu machen, Qi abzusenken, Hitze auszuleiten und Feuchtigkeit zu trocknen. Rhabarberwurzel etwa hat eine abführende Wirkung, Aprikosensamen senken Qi ab und Goldfadenwurzelstock leitet Glut aus.

Süße Arzneimittel können wärmen, harmonisieren und ergänzen, sie stützen und harmonisieren die Mitte und regulieren die Eigenschaften von Arzneien. So kann mit Hilfe von Tragantwurzel das Qi gestützt werden, klebriger Chinafingerhut befeuchtet das Yin und nährt das Blut, während Süßholzwurzel Arzneien harmonisiert.

Arzneimittel mit scharfem Geschmack werden zur Zerstreuung und Bewegung von Qi und Blut eingesetzt. Beispielsweise kann Ingwer Kälte zerstreuen, Mandarinenschalen bewegen das Qi und Färberdisteln dynamisieren Blut.

Salzige Arzneien führen ab und machen geschmeidig, sie beseitigen Verhärtungen und zerstreuen Zusammenballungen. Glaubersalz etwa hat eine abführende Wirkung, Austernschalen hingegen lösen Hauttuberkulose.

Arzneien neutralen Geschmacks schließlich können zur Ausleitung von Feuchtigkeit genutzt werden, wie Poria oder harntreibender Reispapierbaum.

"四气"和"五味"仅是从某一不同方面对药物作用的认识，反映的是药物作用的共性和基本特点。临床上不仅性味要结合互参，更要和药物的具体功效结合，方能对药物有全面准确的认识，也才能更好地应用和获得疗效。

Die Temperaturverhalten und Geschmacksrichtungen bewerten die Wirkung von Arzneimitteln und spiegeln ihre fundamentalen Eigenschaften sowie Besonderheiten wider. Bei der klinischen Anwendung dürfen nicht nur die Eigenschaften von Arzneien berücksichtigt werden, sondern auch ihre konkreten Wirkungen und Wirkweisen. Nur so kann man ein umfassendes Verständnis der Arzneimittel erlangen und sie zur wirkungsvollen Behandlung einsetzen.

（3）归经

3) Leitbahnbezug

"归经"是对药物作用部位的认识。它以脏腑经络理论为基础，经络沟通人体表里内外，外邪及肌肤病变可以循经传入脏腑，脏腑病变也可由经络反映到体表。临床用药时，首先要根据外在的证候表现，四诊合参，确定发生病变的脏腑经络，然后再选择相应的药物进行治疗。药物对脏腑经络有明显的选择性治疗作用，所谓"归经"就是指这个药物可以治疗某个或某些脏腑经络的病变。如杏仁归肺与大肠经，既可平喘止咳，又能润肠通便。石膏归肺、胃经，所以既可清肺热，又可祛胃火。

Mit dem Leitbahnbezug wird der Ort der Wirkung eines Arzneimittels bezeichnet. Der Begriff stützt sich auf die Theorien der Speicher- und Durchgangsorgane sowie der Leit- und Netzbahnen. Letztere stellen eine Verbindung zwischen dem Körperinneren und seiner Oberfläche dar. Negative Einflüsse sowie Erkrankungen der Haut können sich über die Leitbahnen bis in die inneren Organe ausbreiten, und umgekehrt finden krankhafte Veränderungen der Organe über die Leit- und Netzbahnen einen äußerlichen Ausdruck. Vor der Verschreibung einer Arznei müssen zunächst die äußerlich sichtbaren Symptome untersucht und unter Einbeziehung aller vier diagnostischer Verfahren bestimmt werden, in welchen Organen und Leitbahnen die Erkrankung vorliegt. Im Anschluss kann eine entsprechende Arznei zur Behandlung ausgewählt werden. Die Arzneimittel der TCM sind in ihrer Wirkung auf die Leitbahnen und Organe sehr selektiv – und genau hierauf zielt der Begriff des Leitbahnbezugs ab: Jedes Arzneimittel kann auf eine bestimmte Veränderung an bestimmten Organen und Leitbahnen einwirken. Aprikosenkerne etwa wirken auf die Lunge und die Hauptleitbahn des Dickdarms und können daher zur Linderung von Keuchen und Husten, aber auch zum Befeuchten von Dick- und Dünndarm für Erleichterungen beim Stuhlgang eingesetzt werden. Mineralischer Gips hingegen wirkt auf die Leitbahnen von Lunge und Magen und kann daher sowohl Hitze in der Lunge kühlen als auch Glut im Magen entfernen.

需要指出的是，中医学的脏腑经络概念与西医解剖学所述脏腑部位是不同的，切勿混淆。归经是指通过实践观察到的，用药后机体发生效应的部位，而非药理学中药物在体内分布的部位。掌握和运用药物的归经理论，可以提高用药的准确性，从而增进疗效。比如治疗头痛时要知道羌活善治太阳经头项强痛；白芷善治阳明经之前额眉棱骨痛；吴茱萸善治厥阴经颠顶痛；等等。从整体观出发，脏腑经络相互关联，相互影响；因此，临床用药时不应仅仅单纯使用某一经的药物，还须考虑到脏腑经络间的相互关系。如肝病常常影响到脾的运化功能，即所谓"木克土"，所以要治疗肝病常常需要兼顾到脾。

An dieser Stelle muss betont werden, dass die Konzepte der Organe und Leitbahnen der chinesischen Medizin nicht mit den Begriffen der Organe und Körperteile der westlichen Medizin übereinstimmen, man sollte diese Begriffe also nicht miteinander vermischen. Der Begriff des Leitbahnbezugs stammt aus der klinischen Beobachtung und verweist auf einen Ort im Körper, an welchem sich nach der Einnahme von Arzneimitteln eine Wirkung einstellt, und nicht auf die Verteilung eines Medikaments im Körper nach dessen Einnahme, wie sie in der modernen Pharmakologie untersucht wird. Durch die Beherrschung der Theorie vom Leitbahnbezug können Arzneimittel akkurater und effizienter eingesetzt werden. Bei der Behandlung von Kopfschmerzen ist zum Beispiel zu beachten, dass Gebirgsangelika besonders zur

Behandlung von Kopfschmerzen und Nackensteife über die Leitbahn des äußersten Yang geeignet ist. Engelwurzwurzel dagegen eigenen sich sehr gut zur Linderung von Schmerzen an der Augenbrauenwulst, sie wirken über die Leitbahn Überstrahlung des Yang. Stink-Eschenfrüchte wiederum wirken auf die Leitbahn weichendes Yin und lindern Schmerzen im oberen Kopfbereich. Von einem holistischen Standpunkt aus betrachtet werden alle Speicher- und Durchgangsorgane durch Leit- und Netzbahnen verbunden und beeinflussen sich gegenseitig. Aus diesem Grund ist bei der Verschreibung von Arzneimitteln nicht nur deren Wirkung auf eine bestimmte Leitbahn zu berücksichtigen, sondern auch die Beziehungen zwischen den Organen und Leitbahnen. Ein Beispiel hierfür ist die Tatsache, dass Erkrankungen der Leber häufig die Umwandlungs- und Transportfunktionen der Milz beeinflussen. Ausgehend vom Grundsatz der fünf Wandlungsphasen „Holz überwindet Erde" muss bei der Behandlung von Lebererkrankungen also auch die Milz einbezogen werden.

（4）升降浮沉

4) Emporhebend, absenkend, an der Oberfläche bzw. in der Tiefe wirkend

升降浮沉是对药物作用趋向的认识。升指上升，降即下降，浮为上行发散，沉是下行泻利。升浮为阳，此类药主上升向外，有升阳、发表、祛风、散寒、开窍、涌吐等作用。沉降为阴，沉降药主下降向内，有潜阳、降逆、重镇、清热、收敛、平喘、渗湿、泻下的作用。

Dieser Aspekt bezeichnet das Verständnis von der Wirkrichtung eines Arzneimittels, d.h. ob dieses nach oben emporhebt oder nach unten absenkt, vertikal zerstreut oder nach unten hin ausleitet. Emporhebende Arzneimittel gehören zu Yang und leiten in ihrer Wirkung nach oben hin aus. Sie werden hauptsächlich eingesetzt, um das Yang anzuheben, Oberflächen zu lösen, Winde zu beseitigen, Kälte zu zerstreuen, die Sinnesöffnungen freizumachen und Erbrechen herbeizuführen. Absenkende Arzneimittel gehören zu Yin und leiten nach unten ins Innere ein. Mit ihrer Hilfe kann Yang zum Untertauchen gebracht und Gegenläufigkeiten abgesenkt werden. Zudem wirken sie beruhigend, kühlen Hitze, adstringieren, lindern Keuchen, scheiden Feuchtigkeit aus und führen ab.

我们知道，气的升降出入——气机是生命活动的体现。比如，脾升胃降、肺呼肾纳、心火下降，肾水上济，等等，都是气运动的结果。恒动平衡的气的运行是保持生命健康的基础，反之则会导致疾病的发生。气运的异常会造成不同的病势趋向：或向上，如呕吐；或向下，如泄泻；或向外，如多汗；或向内，如表邪入里；等等。对此，我们就要针对病势而选择具有升降浮沉作用趋向的药物来治疗，因势利导。病在上、在表的，宜升浮，如外感风寒用麻黄、桂枝之类发散表邪；病在下、在里者，应用沉降药，如里实便秘者用大黄、芒硝通腹泻下。病势逆上者宜降，如肝阳上亢之头晕头痛，以石决明、夏枯草等平肝清热；病势下陷者宜升，如久泻脱肛，用黄芪、升麻益气升阳等。

Wie wir wissen, sind Auf- und Absteigen des Qi und die Qi-Mechanismen allgemein Ausdruck vitaler Prozesse. Die Milz hebt empor, der Magen senkt ab, die Lunge atmet, die Nieren absorbieren, Glut wird im Herzen abgesenkt und in den Nieren steigt Wasser auf, all dies sind Konsequenzen der Bewegungen des Qi. Diese harmonisierten und ausbalancierten Bewegungen des Qi sind die Grundlage für die Aufrechterhaltung der körperlichen Gesundheit, und jede Abweichung führt zu Erkrankungen. Anormale Entwicklungen der Qi-Zirkulation verursachen Krankheiten unterschiedlicher Tendenz: manche ziehen nach oben, etwa bei Brechreiz, andere nach unten wie bei Durchfall. Wieder andere ziehen nach außen, etwa bei übermäßigem Schwitzen, oder nach innen, wenn negative oder schrägläufige Einflüsse von der Oberfläche nach innen eindringen. Entsprechend müssen bei der Behandlung Arzneimittel bestimmter Wirkrichtung gewählt und der Tendenz der Krankheit angepasst werden. Zieht eine Erkrankung auf der Oberfläche nach oben hin, so sind emporhebende und an der Oberfläche wirkende Arzneimittel zu wählen. Beispielsweise werden bei äußerlich induzierter Wind-Kälte Meerträubel und Cassia-Zimtzweige zur Zerstreuung der Schrägläufigkeiten auf der Oberfläche eingesetzt. Entwickelt sich eine Erkrankung hingegen nach unten und innen, so sind absenkende und in der Tiefe wirksame Arzneien zu verabreichen. So nehmen etwa Patienten mit energetischer Überladung und Verstopfung abführenden Rhabarberwurzelstock und Glaubersalz ein. Patienten, deren Leiden gegenläufig emporsteigen, müssen mit absenkenden Arzneimitteln behandelt werden. Verursacht zum Beispiel das Emporschlagen des Leber-Yang Schwindel und Kopfschmerzen, so werden zur Besänftigung der Leber und Kühlung der Hitze Abalonenschalen und Braunellenähren verschrieben. Erkrankungen, die nach unten absinken, sind mit emporhebenden Arzneien zu behandeln. Beispielsweise kommen bei anhaltendem Durchfall und Analprolaps Tragantwurzel und Silberkerzenwurzelstock zum Einsatz, mit deren Hilfe das Qi gemehrt und Yang emporgehoben wird.

　药物的升降浮沉与四气五味、药物质地、炮制加工及配伍等均有密切关系。一般来说，性温热，味辛甘者多主升浮，如麻黄、升麻、黄芪等；气寒凉，味酸苦咸者多主沉降，如黄连、大黄、芒硝之类。花叶及质地轻者多升浮，如辛夷、马勃等。籽实与质重者多沉降，如苏子、枳实等。酒炒者升，姜炒则散，醋炒收敛，盐炒下行。升浮药用于大队沉降药中便随之下降，沉降药配在大队升浮药中也会随而上升。少数药物可发挥引领作用，如桔梗载药上浮，牛膝引药下行等。可见药物的升降浮沉并非一成不变，在一定因素影响下会发生变化。

Zwischen Wirkrichtung einerseits und Temperaturzustand, Geschmacksrichtung, Qualität, Herstellungsprozess sowie der Kombination von Arzneimitteln andererseits besteht ein enger Zusammenhang. Normalerweise wirken warme und heiße Arzneimittel mit scharfem oder süßem Geschmack emporhebend und auf der Oberfläche. Hierzu zählen Meerträubel, Silberkerzenwurzelstock und Tragantwurzel. Kühle und kalte Arzneimittel mit saurem, bitterem und salzigem Geschmack hingegen wirken vor allem absenkend und in der Tiefe, wie dies bei Goldfadenwurzelstock, Rharbarberwurzelstock und Glaubersalz der Fall ist. Blüten, Blätter und leichte Arzneimittel wirken meist emporhebend und an der Oberfläche, beispielsweise

Magnolienblüten und Lasiosphaera-Schwamm. Kerne, Samen und schwere Arzneimittel hingegen wirken absenkend und in der Tiefe, wie Perilla und unreife Pomeranzfrüchte. Mit Wein geröstete Arzneimittel sind emporhebend, während mit Ingwer geröstete zerstreuend wirken. Wird ein Arzneimittel unter Zugabe von Essig geröstet, wirkt es adstringierend, bei Zugabe von Salz hingegen abführend. Werden emporhebende und an der Oberfläche wirkende Arzneimittel im Verbund mit mehreren absenkenden und in der Tiefe wirkenden Arzneien eingesetzt, so passt sich ihre Wirkung entsprechend an, d.h. sie wirken ebenfalls in der Tiefe und absenkend. Umgekehrt trifft dies auch auf absenkende Arzneimittel zu, die in Kombination mit emporhebenden Arzneien verabreicht werden. Einige wenige Arzneimittel können zudem lenkende Wirkungen erzielen, wie dies bei Ballonblumenwurzel und Wurzeln der Achyranthes bidentata der Fall ist: Erstere veranlasst andere Medikamente, an der Oberfläche zu wirken, letztere bewirken eine abführende Wirkung anderer Arzneimittel. Die Wirkrichtung ist daher keine unveränderliche Größe, sondern kann durch bestimmte Faktoren beeinflusst werden.

概而言之，药物性味针对的是病证的属性，归经是针对病位，升降浮沉是针对疾病病势。正是因为中药具有这些特性，所以被用来预防保健和治疗疾病。

Fassen wir zusammen, dass Eigenschaften und Geschmack einer Arznei mit den Eigenschaften einer Krankheit im Zusammenhang stehen, während der Leitbahnbezug auf den Ort der Erkrankung abzielt. Die Wirkrichtung schließlich richtet sich nach der Entwicklungstendenz der Erkrankung. Diese Besonderheiten chinesischer Arzneimittel ermöglichen ihren Einsatz zur Prävention und Behandlung von Erkrankungen sowie zur Gesundheitspflege.

## 2. 中药的炮制
## 2. Herstellung chinesischer Arzneimittel

为了更好地发挥中药疗效，还常常要根据临床需要对中药材进行加工处理——炮制。如用挑、拣、簸、筛、刮、刷等方法，去掉灰屑、杂质及非药用部分，保证药物的清洁纯净。用捣、碾、镑、锉等方法，使药物粉碎，以符合制剂和其他炮制法的要求。用切、锉的方法，把药物切制成一定的规格，便于进行其他炮制，也利于干燥、贮藏和调剂时称量。用水或其他液体辅料处理以清洁和软化药材，便于切制和调整药性。另外还有炒、炙、煅、煨、烘焙、蒸、煮等其他炮制的方法。

Um die Wirkung chinesischer Arzneimittel noch besser entfalten zu können, müssen diese häufig entsprechend der klinischen Anforderungen weiterverarbeitet werden. Hierzu werden sie Prozessen wie Selektion, Worfeln, Sieben, Kratzen oder Bürsten unterzogen. Auf diesem Wege werden Asche, Späne sowie Verunreinigungen und medizinisch nicht notwendige Bestandteile entfernt, um Qualität und Sauberkeit der Arzneimittel zu gewährleisten. Darüber hinaus werden Arzneien zermörsert, zermahlen und gehobelt, um den verschiedenen Anforderungen der jeweiligen Präparate und Weiterverarbeitungen zu entsprechen. Schneiden und häckseln kommen zur Anwendung, um regelmäßige Stücke bestimmter Größe zu erreichen, die Verarbeitung, Trocknung und Aufbewahrung sowie Portionierung erleichtern. Zur Reinigung und zum Einweichen können Arzneistoffe mit Wasser oder anderen Flüssigkeiten bearbeitet werden. Dies vereinfacht das Schneiden und die Veränderung der Eigenschaften des Arzneimittels. Weitere Verarbeitungsmethoden umfassen das trockene und feuchte Rösten, Brennen, die Präparation in heißer Asche, langsames Trocknen, Dämpfen, und Abkochen.

通过炮制可以降低或消除药物的毒副作用，保证用药安全；可以增强药物的作用，提高临床疗效；可以改变药物的性能或功效，改变药物归经，使之更能适应病情的需要。炮制能够改变药物的某些性状，便于贮存和制剂；可以除去杂质和非药用部分，使药材纯净，保证药材品质和用量准确；还能矫臭、矫味，以便于服用。概括地说，中药炮制的根本目的就是减毒增效。

Mittels der Weiterverarbeitung lassen sich auch toxische Nebeneffekte reduzieren oder neutralisieren und so die Sicherheit eines Arzneimittels sicherstellen. Darüber hinaus lässt sich die Wirksamkeit eines Arzneimittels steigern und seine pharmakologischen Eigenschaften, Wirkweisen und sein Leitbahnbezug verändern, um dem pathologischen Befund des Patienten angepasst zu werden. Zudem kann eine Weiterverarbeitung die grundlegenden Eigenschaften von Medikamenten variieren, um Dosierung und Aufbewahrung zu vereinfachen, Verunreinigungen zu entfernen und möglicherweise bestehenden schlechten Geruch zu lindern. Zusammenfassend könnte man sagen, dass die Weiterverarbeitung die Reduktion von negativen und die Maximierung von positiven Effekten zum Ziel hat.

虽然每种中药材都有自己的特性和作用，可以单独使用，但多数情况下还是要依据病情和药性特点，有针对性地选择两种或更多种的药物配合使用，这就是我们常说的——配伍。

Auch wenn alle Arzneimittel ihre eigenen Besonderheiten und Wirkweisen haben und allein verabreicht werden können, so werden doch in den meisten Fällen zwei oder mehr Arzneimittel kombiniert, um gezielt auf die spezifischen Umstände einer Erkrankung einzugehen.

所谓配伍，既可以将性能功效相类似的药物配合应用，以增强疗效，如石膏与知母相配，能增强清热泻火的效果；也可以将性能功效方面有某些共性或性能功效虽然不相同，但是治疗目的一致的药物配合应用，一种药为主，另一种药为辅，以提高主药疗效，如黄芪配茯苓，茯苓能增进黄芪补气利水的效果；还能以一种药物减轻或消除另一种药物的毒性反应或副作用，如生姜就可以减轻或消除生半夏和生天南星的毒性。

Bei dieser Kombination von Arzneimitteln können Substanzen mit ähnlicher oder gleicher Wirkung eingesetzt werden, um die Wirksamkeit zu steigern. Dies ist etwa der Fall, wenn mineralischer Gips gemeinsam mit Muttergedenkenwurzelstock verabreicht wird, um Hitze zu kühlen und Glut auszuleiten. Darüber hinaus ist aber auch die Kombination von Substanzen möglich, deren Eigenschaften und Wirkweisen sich zwar unterscheiden, die aber das gleiche

Behandlungsziel haben. Hierbei spielt die eine Substanz die Hauptrolle und wird von den übrigen Arzneimitteln unterstützt, um den Wirkeffekt zu maximieren. So steigert beispielsweise Poria bei gemeinsamer Einnahme mit Tragantwurzel deren Qi-stützende und Wasser ausleitende Wirkung. Schließlich ist es möglich, medizinische Substanzen zur Neutralisierung von ungewollten und toxischen Nebenwirkungen von Arzneimitteln einzusetzen. Mit rohem Ingwer etwa lässt sich die toxische Wirkung von roher dreizähliger Pinellie oder der Arisaematis-Wurzel reduzieren bzw. neutralisieren.

需要注意的是，两药合用时，一种药物也可能使另一种药物原有功效降低，甚至丧失。如莱菔子能削弱人参的补气作用。更为严重的情况是，两种药物合用，能产生或增强毒性反应或副作用，例如"十八反""十九畏"所概括的若干药物。

Hierbei muss beachtet werden, dass einige Arzneimittel bei gleichzeitiger Anwendung mit anderen Substanzen deren Wirksamkeit reduzieren oder gar aufheben können. Rettichsamen beispielsweise schwächen die Qi-stützende Wirkung von Ginseng. In anderen Fällen ist die Interaktion noch schwerwiegender und es kommt zu toxischen Reaktionen oder Nebenwirkungen. Einige dieser Fälle sind in den Gruppen der 18 Unverträglichkeiten und der 19 Wirkungseinschränkungen zusammengefasst.

可见，如果中药炮制、贮存、剂量、服用时间或配伍不当也会出现副作用，甚至毒性反应，因此必须按法度加工和组合使用。在中药配伍上，要牢记"十九畏"和"十八反"的法则。

Da unangemessene Verarbeitung, Lagerung, Abmessung, Einnahme und Kombination von chinesischen Arzneimittel unerwünschte Nebenwirkungen oder gar toxischen Reaktionen zur Folge haben können, sind bei jedem Verwendungsschritt die jeweiligen Vorgaben einzuhalten. Bei der Kombination von Substanzen müssen stets die 19 Wirkungseinschränkungen und die 18 Unverträglichkeiten berücksichtigt werden.

"十九畏"：硫黄畏朴硝，水银畏砒霜，狼毒畏密陀僧，巴豆畏牵牛，丁香畏郁金，川乌、草乌畏犀角，牙硝畏三棱，官桂畏石脂，人参畏五灵脂。

Die 19 Wirkungseinschränkungen umfassen folgende Paarungen: Schwefel schränkt Glaubersalz ein, Quecksilber schränkt Arsen ein, Euphorbia schränkt Lithargyrum ein, Croton-Samen schränken Pharbitis ein, Kreidenelken schränken Curcumaknollen ein, die Eisenhutwurzeln Chuanwu und Caowu schränken Rhinozeroshorn ein, Natrii Sulfas Equidens schränkt Igelkolbenwurzelstock ein, Zimt schränkt Ton ein und Ginseng schränkt Flughörnchenexkremente ein.

"十八反"：甘草反甘遂、大戟、海藻、芫花；乌头反贝母、瓜蒌、半夏、白蔹、白及；藜芦反人参、沙参、丹参、玄参、细辛、芍药。

Folgende Kombinationen zählen zu den 18 Unverträglichkeiten:
- Süßholzwurzel und Wolfsmilchwurzel, Euphorbia-Wurzel, Meerlinsen und chinesischer Seidelbast

- Eisenhut und Schachblumenzwiebel, Schlangenhaargurke, Pinellia, Scheinrebenwurzel und gestreifte Chinaorchidee
- Schwarzer Germerwurzelstock und Ginseng, Schellenblume, Rotwurzelsalbeiwurzel, Braunwurzwurzel, wilder Ingwer und Päonien

## 四、中药的组方和煎服方法
## Ⅳ. Rezepte, Zubereitung und Einnahme chinesischer Arzneimittel

医生通过望闻问切，四诊合参，辨明证候，确立治法后，会根据病情需要和中药药性，选择配伍，给出药物处方，也就是方剂。

Nachdem der Arzt unter Einbeziehung aller vier diagnostischen Verfahren (betrachten, hören und riechen, befragen und tasten) eine Diagnose gestellt und eine Behandlung bestimmt hat, wird er je nach Stand der Erkrankung und den Eigenschaften der Arzneimittel deren Kombination und Zubereitung wählen – mit anderen Worten, eine Rezeptur.

方剂通常由四部分组成。针对主病或主证、主因起主要治疗作用的药物，叫"主药"。协助主药加强治疗作用的药物或针对重要的兼证起主要治疗作用的药物为"辅药"。用于治疗兼证或次要证候的药物，或用以消除、减弱主、辅药的毒性，或制约其峻烈之性的药物，或用于因病势拒药而加入的与主药性味相反（温热剂中加入少量寒凉药或寒凉剂中加入少量温热药），用以帮助治疗的药物称为"佐药"。能引导方中诸药达到病所的药物为引经药，能调和方中诸药药性的药物为"使药"。方剂中往往主药少而辅佐药多。其中主药是不可或缺的，而辅、佐、使药不一定都具备。

In den meisten Fällen setzt sich eine Rezeptur aus vier Bestandteilen zusammen. Das sogenannte Hauptheilmittel richtet sich in seiner Wirkung gegen die Erkrankung oder ihre zentralen Symptome bzw. deren Ursache. Hinzu kommt ein assistierendes Nebenheilmittel, welches zur Verstärkung der Wirksamkeit des Hauptheilmittels oder zur Behandlung von gleichzeitig auftretenden Symptomen eingesetzt wird. Als unterstützende Heilmittel bezeichnet man jene Arzneien, die eine Behandlung begleiten. Zu ihren Aufgaben zählt es, weitere oder weniger schwere Symptome zu behandeln, die toxischen Effekte des Hauptheilmittels oder des assistierenden Heilmittels aufzuheben oder zu schwächen bzw. die extremen Wirkungen einiger Arzneimittel einzuschränken. Darüber hinaus werden sie bei Medikamentenunverträglichkeiten oder bestimmten Erkrankungen eingesetzt, um Geschmacksrichtung und Eigenschaften des Hauptheilmittels auszubalancieren (etwa, wenn einer warmen oder heißen Rezeptur geringe Mengen eines kühlenden oder kalten Arzneimittels beigefügt werden). Schließlich bezeichnet man jene Arzneimittel, die die übrigen Heilmittel zum Ort der Erkrankung leiten, als Leitheilmittel und jene, die die Eigenschaften der anderen Heilmittel regulieren, als dienende Heilmittel. In vielen Fällen enthalten Rezepturen geringere Mengen Hauptheilmittel als assistierende und begleitende Heilmittel. Dennoch ist das Hauptheilmittel der zentrale Bestandteil einer Rezeptur, während assistierende, begleitende und dienende Heilmittel nicht unbedingt vertreten seien müssen.

有了处方和药物，如何煎药和服用呢？

Wie erfolgt nun die Zubereitung und Einnahme einer Rezeptur?

## （一）中药的煎煮方法
## (A) Kochen von Arzneimitteln

正确的煎煮方法，是保证药物疗效的重要条件之一。特别是用水与火候的掌握，更是煎药的关键。

Das korrekte Vorgehen beim Kochen einer Arznei ist eine der wichtigen Voraussetzungen zur Gewährleistung ihrer Wirksamkeit. Insbesondere Wasser, Hitzegrad und Dauer sind von zentraler Bedeutung.

### 1. 煎药器皿
### 1. Kochgefäße

最常用，也是最佳的器皿是砂锅、砂罐等。其化学性质稳定，不易与药物成分发生化学反应，且导热均匀，保暖性能好。其次可用不锈钢锅。切忌用铁、铜、铝等金属器具煎药。因为金属元素会与药液发生化学反应，致使疗效降低，甚至可能产生毒副作用。

Die am häufigsten eingesetzten und auch geeignetsten Utensilien sind irdene Töpfe. Ihre chemische Beschaffenheit ist stabil und es kommt zu keinen chemischen Reaktionen mit den Bestandteilen der Arzneimittel. Zudem weisen sie eine regelmäßige Wärmeleitung und auf und bleiben lange warm. Darüber hinaus können auch Töpfe aus rostfreiem Edelstahl verwendet werden. Metalle wie Eisen, Kupfer und Aluminium hingegen sind nicht geeignet, da es zu chemischen Reaktionen zwischen diesen Elementen und dem Arzneimittelsud kommt. Diese Reaktionen können die Wirksamkeit des Heilmittels beeinflussen und teilweise toxische Nebenwirkungen hervorrufen.

### 2. 煎药用水
### 2. Wasser

古人煎药多用泉水、井水、长流水等，现在多用自来水。一般来说，生活中所有的饮用水都可用来煎煮中药，但必须保证无异味、洁净澄清，矿物质及杂质含量少。用水多少也是煎好药的重要一环，水量应根据饮片质地疏密、吸水性能及煎煮时间长短来确定。一般用量为将饮片适当加压后，液面淹没过饮片约2厘米为宜。

Im Altertum wurde zur Zubereitung von Arzneien das Wasser aus Quellen, Brunnen oder Fließgewässern verwendet, während heutzutage Leitungswasser zum Einsatz kommt. Normalerweise kann jede Sorte Trinkwasser zum Kochen von Heilmitteln verwendet werden. Es muss jedoch sichergestellt sein, dass dieses geruchslos, sauber, klar und frei von mineralischen Substanzen und Schwebstoffen ist. Die Wassermenge ist ein entscheidender Faktor bei der Zubereitung und wird je nach Textur, Dichte, Wasseraufnahmefähigkeit und Kochzeit der Rezeptur bestimmt. Üblicherweise wird empfohlen, die im Topf leicht angedrückten Zutaten mit etwa zwei Zentimetern Wasser zu bedecken.

质地坚硬、黏稠或需久煎的药物，用水量要比一般药物略多；质地疏松或有效成分易挥发，煎煮时间较短的药物，用水量可比一般药物略少。煎煮前，多数药物应用冷水浸泡，以利于有效成分充分溶出，缩短煎煮时间，避免因煎煮时间过长而使有效成分过多耗损或破坏。一般的药物可浸泡 20～30 分钟，种子、果实为主的药可浸泡 1 小时。夏季天气炎热，浸泡时间不宜过长，否则会腐败变质。

Besonders harte und klebrige Substanzen oder jene mit langer Kochzeit machen die Zugabe von zusätzlichem Wasser erforderlich, weniger dichte Substanzen, deren Wirkstoffe schon nach kurzer Kochzeit ausgelöst werden, benötigen geringere Mengen. Vor dem Kochen sind die meisten Arzneimittel in kaltem Wasser einzuweichen, um das Auslösen der Wirkstoffe zu erleichtern, die eigentliche Kochzeit zu verringern und so einen Verlust an Wirksamkeit durch übermäßig lange Hitzeeinwirkung zu vermeiden. Bei den meisten Arzneimitteln genügen 20 bis 30 Minuten, bei Hauptbestandteilen aus Samen oder Früchten sollte das Einweichen etwa eine Stunde dauern. Im Sommer und bei großer Hitze ist zu langes Einweichen zu vermeiden, da die Arzneien sonst verderben könnten.

### 3. 煎煮火候与时间
### 3. Kochzeit und Hitzegrad

一般来说，煎药时要先武火后文火，即未沸用大火，沸后用小火保持微沸状态，以免药汁溢出或过快熬干。解表药、清热药及芳香类药物，应以武火急煎，以免药性挥发，药效降低或改变。而矿物类、骨角类、贝壳类药及补益药，应在煮沸后，文火久煎，以使药效尽出。对附子、乌头等毒性药，应慢火久煎，以降低毒性。

Üblicherweise werden Arzneimittel zunächst auf großer Flamme erhitzt und zum Kochen gebracht, bevor man sie auf kleiner Flamme köcheln lässt. So werden übermäßiger Flüssigkeitsverlust und Austrocknen vermieden. Die Oberfläche lösende und Hitze kühlende Arzneien sowie aromatische Mittel werden kurz und bei großer Hitze zubereitet, um die vorzeitige Freisetzung des Wirkstoffes und damit einen Verlust an Wirksamkeit zu verhindern. Mineralische Substanzen, Knochen, Horn, Schalen sowie stützende Arzneien lässt man lange auf kleiner Flamme köcheln, um möglichst viele Wirkstoffe auszulösen. Auch Eisenhut und andere potentiell giftige Arzneimittel werden lange auf kleiner Flamme gekocht, um ihre toxische Wirkung zu reduzieren.

### 4. 煎煮次数
### 4. Anzahl der Kochvorgänge

因为煎药时药物有效成分溶出速率、浓度不同，所以通常情况下，一剂药最少应煎煮两次，也可煎三次，使药效充分溶出。汤剂煎成后还应榨渣取汁。因为一般药物煎煮后都会吸附一定药液，如药渣不经压榨取汁就抛弃，会造成药物的浪费及有效成分的损失。最后应将几次煎煮后获取的药液混合，再分次服用。

Da sich beim Kochen von Arzneimitteln Wirkstoffe in unterschiedlicher Geschwindigkeit und Konzentration auslösen, werden Rezepturen häufig mindestens zweimal gekocht, teilweise sind auch drei Kochvorgänge möglich. Anschließend werden die festen Bestandteile ausgepresst, da diese einen Teil des Suds aufsaugen und einem Verlust an Wirksamkeit sowie der Verschwendung von Arzneimitteln vorgebeugt werden soll. Der gewonnene Sud wird abschließend portioniert und eingenommen.

### 5. 特殊药物的煎煮方法
### 5. Zubereitung besonderer Arzneimittel

部分药物因性质、性能及临床用途不同，所需煎煮时间不同，入药方法有异。对要特殊煎煮的药物，需要在处方上注明。

Einige Arzneimittel bedürfen aufgrund ihrer Beschaffenheit, Eigenschaften oder ihrer klinischen Verwendung besonderer Beachtung bei Zubereitung und Einnahme. Diese Substanzen und die jeweiligen Besonderheiten der Zubereitung müssen auf dem Rezept vermerkt werden.

（1）先煎

1) Vorheriges Abkochen

如矿物、介壳类药物，因其质重难煎出味，所以应打碎先煎 20～30 分钟，然后与其他药物同煎，如鳖甲、代赭石等。灶心土、糯稻根等泥沙多的药物要先煎取汁，以药汁代水煎其他药。又如川乌、附子等药，也宜先煎，以降低其毒烈之性，确保用药安全。

Wirkstoffe aus Arzneien mineralischen Ursprungs sowie Gehäuse und Schalen sind nur schwer auszulösen und sollten daher zunächst 20 bis 30 Minuten vorgekocht und pulverisiert werden, bevor sie gemeinsam mit den übrigen Arzneimitteln der Rezeptur gekocht werden. Hierzu zählen etwa der Panzer der chinesischen Schildkröte und Eisenglanz. Gebrannte gelbe Lehmerde, Klebreiswurzel und ähnliche Arzneimittel mit einem hohen Anteil an Schlamm und Sand werden zunächst ausgekocht. Anschließend wird ihr Sud anstelle von Wasser zum Kochen der übrigen Arzneimittel verwendet. Eisenhutwurzelpräparate und -dekokte sollten ebenfalls vorab abgekocht werden, um ihr toxische Wirkung zu verringern und unbedenkliche Arzneimittel garantieren zu können.

（2）后下

2) Verzögerte Zugabe

气味芳香的药物，如薄荷、白豆蔻等效用部分容易挥发或破坏，不耐煎煮，应待他药即将煎好时投入，煎沸几分钟即可，以防有效成分走散。大黄、番泻叶等药甚至可以直接用开水泡服。

Die Wirkung aromatischer Substanzen wie Minze und Kardamomfrucht entfaltet sich schnell und droht daher bei längerem Kochen zu verflüchtigen. Daher ist mit der Zugabe zu warten, bis die übrigen Arzneimittel nahezu abgekocht sind. Es genügt, diese Substanzen für einige Minuten zu kochen, um einen Verlust der Wirkstoffe zu vermeiden. Bei einigen Arzneimitteln wie Rhabarberwurzelstock und Sennes-Blättern genügt bereits ein kurzes Aufgießen mit kochendem Wasser.

（3）包煎

3) Abkochen in einem Tuch

为防止煎后药液混浊、粘锅糊化及减少对咽喉、胃肠的刺激，有些药物煎煮时要先用纱布包好，再放入锅内煎煮，如蒲黄、海金沙、车前子、旋覆花等。

Um eine Trübung oder das Anbrennen des Sudes zu verhindern, aber auch um Reizungen von Rachen, Magen und Darm zu vermeiden, werden einige Arzneimittel in einem Tuch eingewickelt abgekocht. So ist beispielsweise bei schmalblättrigen Rohrkolbenpollen, japanischen Kletterfarnsporen, den Samen des asiatischen Wegerichs und Atlantblüten zu verfahren.

（4）另煎

4) Separates Abkochen

人参等某些贵重药物，应另煎或另炖，以充分保存其效力，避免被其他药物吸附，影响疗效。

Ginseng und andere wertvolle Arzneimittel sollten separat abgekocht werden, um ihre volle Wirksamkeit zu erhalten. Andernfalls könnten diese durch andere Arzneimittel absorbiert und die medizinische Wirkung beeinflusst werden.

（5）烊化

5) Auflösen

胶质多、黏性大而易溶的药物，如阿胶、龟胶、鹿胶等，同煎容易粘锅焦糊，或粘附于他药，影响溶解，宜另行烊化，再与其他药汁兑服，或置于去渣药液中微煮，使之溶解。

Gelatinhaltige, klebrige und leicht lösliche Arzneimittel wie die aus Eselshaut, Schildkrötenpanzer oder Hirschhorn gewonnene Gelatine kleben leicht am Topf fest, brennen an oder verkleben andere Arzneimittel, deren Auflösung so behindert wird. Sie sollten daher gesondert aufgelöst und mit dem übrigen Sud zusammen eingenommen oder kurz im bereits gefilterten Sud aufgekocht werden, um ihre Auflösung zu erleichtern.

（6）泡服

6) Aufgießen

含挥发油，易出味且用量少的药物，如藏红花、肉桂等，可用开水或将煮好的部分药液趁热加盖浸泡。

Flüchtige Öle und geringe Mengen von Arzneimitteln wie Safran und Cassia-Zimtrinde können mit kochendem Wasser oder mit etwas Sud aufgegossen und aufgelöst werden.

（7）冲服

7) Einnahme mit Wasser oder Sud

对一些自然汁、粉末状药物，如芒硝、竹沥、三七粉等药，宜用煎好的其他药液或用开水冲服。

Bei einigen bereits als Flüssigkeit oder Pulver vorliegenden Arzneimitteln wie Glaubersalz, getrockneter Bambusseife oder Sanchwurzelpulver bietet sich die Vermischung mit Wasser oder abgekochtem Sud an.

（二）中药的服用方法

(B) Zur Einnahme von Arzneimitteln

煎好的中药汤剂，如何服用也是有讲究的，服法不当也会影响疗效。

Auch bei der Einnahme der zubereiteten Arzneimittel sind Regeln zu befolgen, deren Missachtung eine verringerte Wirksamkeit zur Folge haben kann.

## 1. 服药时间

**1. Zeitpunkt der Einnahme**

一般中药汤剂，每日早晚二次分服。一般多在餐前服，具体还应根据病情需要及药物特性，选择适当的时间服用。滋补药宜空腹服用。补心脾、安心神的药物等应睡前服。治疗脾胃病的药宜餐间服。病在上焦应食后服，使药力留于上；病在下焦应食前服，使药力速达于下。急病则不拘时间。按照病情需要，也可一天数服；还可煎汤代茶，不拘时服。

Üblicherweise erfolgt die Einnahme von Tinkturen zweimal täglich, morgens und abends. Zumeist ist die Einnahme vor den Mahlzeiten vorgesehen, der exakte Zeitpunkt wird je nach dem konkreten Stand der Erkrankung und den Besonderheiten der jeweiligen Arznei bestimmt. Arzneimittel mit stützender und befeuchtender Wirkung können auch auf leeren Magen eingenommen werden. Herz und Milz stützende sowie beruhigende Arzneien sollten vor dem Schlafen genommen werden. Die Einnahme von Medikamenten zur Behandlung von Erkrankungen an Milz und Magen bietet sich während einer Mahlzeit an. Bei Erkrankungen im oberen Wärmebereich müssen Arzneien nach dem Essen eingenommen werden, um ihre Wirksamkeit auf den oberen Bereich zu konzentrieren, bei Erkrankungen im unteren Wärmebereich hingegen ist eine Einnahme vor der Mahlzeit notwendig, um eine Wirkung ebendort sicherzustellen. Bei akuten Erkrankungen erfolgt die Einnahme ungeachtet des Zeitpunktes. Je nach Krankheitsstand und Bedarf kann die Verabreichung auch mehrmals täglich erfolgen. Auch das Trinken des Suds anstelle von Tee zu einem beliebigen Zeitpunkt ist möglich.

## 2. 服药方法

## 2. Einnahme

一般汤剂，多为每日一剂，分二服或三服。病情急重者，可一次顿服，并根据需要，持续服药，维持药力，利于顿挫病势。发汗及泻下药，因药力峻猛，过则损伤正气，故当适可而止。一般以得汗、得下为度，不必尽剂。呕吐病人服药宜小量频服，减少药物对胃肠的刺激，利于保持药量和药效。

Die meisten Arzneien werden täglich eingenommen, wobei die Tagesdosis auf zwei oder drei Einnahmen verteilt wird. Bei schweren Erkrankungen kann auch die Einnahme in einer Dosis erfolgen. Je nach Bedarf sollten Arzneien langfristig eingenommen werden, um die Wirkung aufrechtzuerhalten und der Erkrankung Einhalt zu gebieten. Aufgrund ihrer starken Wirkung können schweißtreibende und abführende Arzneimittel bei übermäßiger Einnahme leicht Schäden verursachen, daher sollten diese bei einsetzender Linderung der Erkrankung abgesetzt werden. Schweißtreibende und abführende Substanzen müssen daher auch nicht unbedingt aufgebraucht werden. Bei Patienten, die an Erbrechen leiden, ist die mehrfache Einnahme kleinerer Mengen Arzneimittel hilfreich, um Irritationen von Magen und Darm durch das Medikament zu reduzieren. Dies wirkt sich positiv auf die eingenommene Gesamtmenge und die pharmazeutische Wirkung aus.

一般汤剂多温服。辛温发汗解表药，温服后还应温覆取汗。寒证用热药宜热服，热证用寒药应冷服，但当患者不欲冷饮时，则仍以温服为宜。真寒假热者，宜热药凉服；真热假寒者，则凉药热服。服药呕吐者，可先服少许姜汁或嚼少许陈皮，然后服药。对于峻烈或毒性药则应先进小量，视情渐增，有效即止，以免中毒。

Üblicherweise werden die Arzneien warm verabreicht. Nach der Einnahme von scharfen und warmen Mitteln zur Lösung der Oberfläche sollte man sich zudecken und warm halten, um ausreichend zu schwitzen. Arzneimittel der Kategorie heiß zur Behandlung von Kälte-Symptomen sind am besten heiß einzunehmen, während kalte Arzneien zur Behandlung von Hitze-Symptomen kühl eingenommen werden. Sollte die Einnahme dem Patienten kalter Arzneien schwerfallen, können diese auch kurz aufgewärmt werden. Patienten mit Systemkonfiguration „echte Kälte und falsche Hitze" sollten möglichst gekühlte Arzneien mit der Temperatureigenschaft Hitze einnehmen. Jene mit der Systemkonfiguration „echte Hitze und falsche Kälte" hingegen erhalten erhitzte Arzneien der Kategorie kalt. Patienten, die sich bei der Einnahme von Arzneien übergeben müssen, können vor Verabreichung zunächst Ingwersud trinken oder auf etwas Mandarinenschalen kauen. Bei besonders starken oder giftigen Arzneimitteln empfiehlt es sich, zunächst kleinere Mengen zu sich zu nehmen und je nach Befinden die Dosis zu steigern, bis die gewünschte Wirkung erreicht wird, um Vergiftungen zu vermeiden.

总之，治疗中应根据具体病情和药物性能决定服药时间、方法和剂量。

Zusammenfassend lässt sich feststellen, dass Zeitpunkt und Methode der Einnahme sowie die Dosis eines Arzneimittels in Abhängigkeit von dessen Eigenschaften und dem konkreten Krankheitsbild zu bestimmen sind.

**3. 服药禁忌**

**3. Kontraindikationen und Verbote**

某些中药有损害胎元以致堕胎的副作用，所以妇女妊娠期间用药也有禁忌。如巴豆、牵牛、大戟、斑蝥、商陆、麝香、三棱、莪术、水蛭、虻虫等毒性较强或药性猛烈的药物须禁用；如桃仁、红花、大黄、枳实、附子、干姜、肉桂、冬葵子等通经去瘀、行气破滞、滑利辛热的药物，若非必需则应尽量避免使用。

Einige chinesische Arzneimittel können als Nebenwirkung vorgeburtliche Schäden oder Fehlgeburten hervorrufen. Daher sind bei der medikamentösen Behandlung von Schwangeren Kontraindikationen zu beachten. Die Einnahme von Croton-Samen, Pharbitis, Zypressenwolfsmilch, Kantharide, asiatischer Kermesbeerenwurzel, Moschus, Igelkolbenwurzelstock, Zitwerwurzelstock, Blutegeln, Bremsen und ähnlichen Substanzen mit giftiger oder starker Wirkung etwa ist untersagt. Arzneimittel, die Leitbahnen befreien und Stasen beseitigen, das Qi bewegen und Stagnationen zerschlagen sowie glättende scharfe und heiße Arzneien sollten nach Möglichkeit gemieden werden, wenn die Umstände nicht unbedingt eine Einnahme erforderlich machen.

服药时还要注意饮食规矩，即食忌，也就是通常所说的忌口。由于疾病的关系，一般在服药期间，凡生冷、黏腻、腥臭等不易消化及有特殊刺激性的食物，都应忌食。热性病者要忌食辛辣、油腻和煎炸食品，如葱、蒜、胡椒、辣椒、羊肉、狗肉等；寒性病者忌食生冷，如生食、冷饮等；脾胃虚弱者忌食黏腻、难消化之物，如糯米、肉类、豆类；等等。

Darüber hinaus sind bei der Einnahme einige Regeln bezüglich der Nahrungsaufnahme zu beachten. Im Zusammenhang mit Erkrankungen sind während der Behandlung rohe, kalte, klebrige, geruchsintensive und allgemein schwer verdauliche sowie reizende Lebensmittel tabu. Bei Hitze-Erkrankungen ist der Genuss von scharfen, öligen und frittierten Speisen untersagt. Hierzu zählen Zwiebeln, Knoblauch, schwarzer Pfeffer, Chili sowie Schafs- und Hundefleisch. Patienten mit Kälte-Erkrankungen sollten rohe Lebensmittel und kalte Getränke meiden. An energetischer Schwäche von Milz und Magen leidende Personen sollten keine klebrigen und schwer verdaulichen Lebensmittel wie Klebreis, Fleisch und Bohnen zu sich nehmen.

**五、食物与中药的关系**

**Ⅴ. Zusammenhang von Lebensmitteln und Arzneimitteln**

我们知道，中药来源于自然，来源于生活，人们在寻找食物的过程中发现了它们的不同性味和功效，认识到许多食物可以作为药物使用，因此中国自古就有"药食同源"的说法。日常生活中我们常吃的蔬菜瓜果、禽蛋豆米等食品都具有药物的性味特点，适当应用这些"药食两用"的食品，既可以增强体质，预防疾病，又可以辅助治疗，促进康复。这就是我们所说的"食疗"，也称为"药膳"。

Wie wir wissen, sind die chinesischen Arzneimittel der Natur und dem Alltagsleben entnommen – ihre besonderen Eigenschaften sowie ihre pharmazeutische Wirksamkeit wurden bei der Suche nach Lebensmitteln entdeckt. Die Tatsache, dass viele Lebensmittel zugleich auch als Arzneimittel eingesetzt werden können, spiegelt sich in der alten chinesischen Redewendung „Medizin und Essen haben die gleiche Wurzel" gut wider. Nahezu alle Lebensmittel, die wir täglich zu uns nehmen – Gemüse, Obst, Fleisch, Eier, Bohnen oder Reis – sie alle weisen bestimmte pharmazeutische Eigenschaften auf. Eine angemessene Aufnahme dieser „medizinischen Lebensmittel" kann zur Stärkung des Körpers und Vorbeugung von Krankheiten sowie zur Unterstützung von Behandlung und Rehabilitation eingesetzt werden. Genau das ist gemeint, wenn von chinesischer Ernährungstherapie oder Diätküche die Rede ist.

很多食品被用作"食疗"。和中药材一样，我们必须了解它们的性味特点，才不会用错，否则就会对身体带来伤害。

Im Rahmen der Ernährungstherapie werden viele verschiedene Lebensmittel genutzt. Wie auch für Arzneimittel gilt, dass ein Verständnis ihrer Eigenschaften unabdingbar ist, um Fehler bei der Verwendung und damit eine Schädigung des Körpers vermeiden zu können.

比如姜、葱、红枣、核桃、羊肉、小茴香等性质温热，具有温里、散寒、助阳的作用。如进食生冷就腹痛、腹泻的人，属虚寒体质，平时可以适当多吃些姜。痛经、小腹冷痛的人可以食用羊肉、小茴香。绿豆、藕、西瓜、梨、荸荠、马齿苋、菊花等性质寒凉，具有清热、泻火、凉血、解毒的作用，则可以辅助治疗热性病证；夏季暑热重，可以适当多吃些西瓜，喝点儿绿豆汤；秋季天燥，可以食用梨、荸荠等，但虚寒体质者就应慎用。还有一些性质比较平和的食品，属于平性。就平常经常食用的各种畜肉而言，羊肉性温，兔肉性凉，猪肉、牛肉、驴肉性质较为平和。

So gehören zum Beispiel Ingwer, Zwiebeln, Datteln, Walnüsse, Schafsfleisch und Fenchel zu den warmen Lebensmitteln, die das Innere erwärmen, Kälte zerstreuen und Yang stützen können. Die körperliche Beschaffenheit von Personen, die nach dem Genuss kalter und roher Speisen an Bauchschmerzen und Durchfall leiden, ist üblicherweise von Kälte aufgrund energetischer Schwäche gekennzeichnet. Ihnen kann durch häufiges Essen von Ingwer geholfen werden. Bei Menstruationsschmerzen und Kälteschmerz im Unterleib sind Schafsfleisch und Fenchel empfehlenswert. Mungbohnen, Lotus, Wassermelone, Birnen, Wasserkastanien, Portulak und Chrysanthemenblüten gehören zu den kalten und kühlen Lebensmitteln. Mit ihrer Hilfe kann Hitze und Glut gelöst, Blut gekühlt und Vergiftungszustände neutralisiert werden. Daher können sie zur begleitenden Behandlung von hitzeinduzierten Erkrankungen eingesetzt werden. Gerade während der großen Sommerhitze empfiehlt sich der Genuss von Wassermelone und Mungbohnenbrei. Während der trockenen Herbstzeit eignen sich Birnen und Wasserkastanien, wobei sich Personen, deren Körper von Kälte aufgrund energetischer Schwäche gekennzeichnet ist, etwas zurückhalten sollten. Darüber hinaus gibt es in ihrem Temperaturverhalten vergleichsweise neutrale Lebensmittel. Zu den häufig verzehrten Fleischsorten lässt sich zusammenfassen, dass Schafsfleisch zu den warmen und Hasenfleisch zu den kalten Lebensmitteln zählt, während Schweinefleisch, Rindfleisch und Eselsfleisch neutrale Temperatureigenschaften aufweisen.

　　食物也有五味，如乌梅、石榴等酸味食品，有收敛、固涩的作用；苦味食物则能清热、降气、泻火、燥湿，如苦瓜清热解毒、杏仁降气等；大枣、蜂蜜、饴糖等甘味食品，则能补养、调和，可用以辅助补脾和胃、养肺补虚、缓急止痛等；生姜、大葱属于辛味食物，可以发散风寒，甚至可以治疗轻度的风寒外感；橘皮、砂仁等可行气利湿，平素易患消化不良、脾胃气滞的人可以常服；茯苓味淡，能渗湿，有利小便、健脾、安神的作用，经现代研究证明还有增强免疫力、抗菌、降糖等功效，《神农本草经》将之列为"上品"，其还被制成"茯苓饼"等作为糕点小吃食用，但应用时还需注意咽干口燥、阴虚火旺、年老肾虚、尿频遗精者须慎用或配合其他药品食用。

Lebensmittel werden ebenfalls nach den fünf Geschmacksrichtungen unterschieden. Saure Nahrungsmittel wie Japanaprikosen und Granatapfel haben eine adstringierende Wirkung. Bittere Lebensmittel werden zur Kühlung von Hitze, dem Ausleiten von Glut und zur Befeuchtung eingesetzt. Beispiele wären die Bittergurke, die eine kühlende und giftlösende Wirkung hat, sowie die das Qi absenkenden Aprikosensamen. Süße Kost wie Datteln, Honig und Malzzucker eignen sich zum harmonisieren und nähren. Häufig werden sie zum Stützen von Milz und Magen, aber auch zum Nähren der Lunge, zum Füllen energetischer Schwächen oder zur Schmerzlinderung eingesetzt. Ingwer und Lauch weisen eine scharfe Geschmacksrichtung auf, dienen zum Zerstreuen von Wind-Kälte und können sogar zur Behandlung von äußerlich induzierter Wind-Kälte verwendet werden. Orangenschalen und Bastardkardamom haben eine befeuchtende und Qi-bewegende Wirkung. Sie eignen sich zur regelmäßigen Einnahme bei Verdauungsstörungen und Stagnationen des Qi von Milz und Magen. Poria, auch Kokuspilzmyzel genannt, weist einen milden Geschmack auf und wird zum Befeuchten eingesetzt. Zu den Wirkungen zählen die Ableitung von Urin, Kräftigung der Milz und Beruhigung des Geistes. Neue Untersuchungen konnten zudem eine Stärkung des Immunsystems sowie antibakterielle und blutzuckersenkende Wirkungen feststellen. Im „Klassiker der Heilkräuter des Shennong" (Shennong Bencaojing) wird Kokuspilzmyzel zur „Spitzenklasse" der Arzneimittel gezählt. Man trifft dieses Arzneimittel auch als Zutat in einigen Kuchen und Fladen an. Patienten mit Symptomen wie trockenem Hals, energetisch geschwächtem Yin und emporschlagender Glut, altersbedingter Nierenschwäche sowie unwillkürlichem Samenverlust und häufigem Urinieren sollten Kokuspilzmyzel nur in Maßen oder in Kombination mit anderen Arzneimitteln einnehmen.

　　总之，食疗也不是随意的，而是要根据食物的性味、体质、季节等因素综合考虑，合理应用，才能达到滋补身体、防治疾病的目的。

Es lässt sich allgemein sagen, dass bei der Ernährungstherapie nicht beliebig vorgegangen werden kann. Stattdessen müssen die jeweiligen Eigenschaften der Nahrungsmittel, die körperliche Beschaffenheit sowie die Jahreszeit in eine ganzheitliche Überlegung einbezogen werden. Nur so lassen sich eine Stärkung des Körpers sowie Prävention und Behandlung von Krankheiten erreichen.

  上自远古，下迄当今，中药——大自然的赐予，中华祖先的创造，不仅在为中国人民拯疾救苦，为中华民族繁衍昌盛的漫长岁月里发挥了不可替代的作用，也为世界人民的健康福祉做出了不可磨灭的贡献。屠呦呦教授发明的"青蒿素"就是其中典型的一例。"青蒿治疟"古已有之，她的发明源自中医古籍，挽救了全球无数疟疾患者的生命，因此而获得了 2015 年诺贝尔生理学或医学奖。中医药，这一中华文明的代表和宝库正在被越来越多的国家和地区所认识、接受和应用，作为其中的重要组成部分，中药定将造福于全人类的健康事业！

Vom Altertum bis heute haben chinesische Arzneimittel als Gaben der Natur und kulturelle Innovation dem chinesischen Volk in Not und Krankheit geholfen und damit eine wichtige Grundlage für das Jahrhunderte dauernde Gedeihen Chinas geschaffen. Darüber hinaus haben sie einen unauslöschlichen Beitrag zur Gesundheit aller Völker der Welt geleistet. Ein hervorragendes Beispiel hierfür ist die Entdeckung des Artemisinins durch Prof. Tu Youyou. Die malarialindernde Wirkung des einjährigen Beifußes, der Quelle von Artemisinin, war bereits im Altertum bekannt. Die auf alte Kompilationen der chinesischen Medizin gestützte Entdeckung des Artemisinins hat unzähligen Malariapatienten in der ganzen Welt das Leben gerettet und wurde folgerichtig im Jahr 2015 mit der Verleihung des Nobelpreises für Biologie und Medizin belohnt. Die Arzneimittellehre der chinesischen Medizin als Schatztruhe und Repräsentant der chinesischen Zivilisation findet in immer mehr Ländern und Regionen der Welt Anerkennung und Anwendung. Als wichtiger Bestandteil dieser Lehre wird es chinesischen Arzneimitteln mit Sicherheit gelingen, das Gesundheitswesen der gesamten Menschheit zu bereichern.

# 第十四章　神奇的针灸
## Kapitel 14　Wundersame Akupunktur und Moxibustion

见识过针灸的人都知道，针灸有多么的神奇！1971年7月26日美国《纽约时报》头版刊登的著名记者詹姆斯·赖斯顿根据其接受针灸治疗的亲身经历在病床上撰写的题为"现在让我告诉你们我在北京的阑尾手术"的文章，便是一例！并由此引发了至今不衰的美国乃至世界范围的"针灸热"。

Wer Akupunktur und Moxibustion erlebt oder beobachtet hat, der weiß um ihre wundersamen Kräfte. Ein Beispiel hierfür ist der Artikel „Now, About My Operation in Peking" des berühmten amerikanischen Journalisten James Reston, der am 26. Juli 1971 auf der Titelseite der New York Times erschien und den der Autor nach einer Behandlung mit Akupunktur noch im Krankenbett verfasst hatte. Dieser Artikel war die Initialzündung für eine bis heute andauernde Welle der Begeisterung für Akupunktur und Moxibustion in den USA und der ganzen Welt.

比如麦粒肿，又称针眼、睑腺炎，即眼睑边缘生小硬结，红肿疼痛，形似麦粒。初发时采用耳尖放血疗法，多1次即可治愈。因受凉、饮食不当、情绪变化等引起的普通呃逆（膈肌痉挛），往往能针到呃止。针刺（尤其是电针）对结石导致的泌尿系绞痛有肯定的疗效，甚至对注射杜冷丁仍不能止痛的患者也可减轻疼痛程度。有些病例在急性发作时，单用耳穴压豆的方法，1～5分钟内疼痛即可缓解。如此种种"针入病愈/减"的效果，或耳闻目睹，或亲身经历，谁敢说不神奇？

Nehmen wir als weiteres Beispiel das Gerstenkorn, eine Entzündung der Drüsen am Augenlid, bei der sich an den Rändern des Augenlides ein Abszess bildet. Dieser ist gerötet, schmerzhaft und gleicht in seiner Form einem Gerstenkorn. Wird bereits zu Beginn der Erkrankung ein Aderlass am Akupunkturpunkt oberer Punkt des Ohres durchgeführt, kann eine einzige Behandlung eine Genesung herbeiführen. Schluckauf (d.h. Verkrampfungen des Zwerchfells), der durch eine Unterkühlung, ungünstige Ess- und Trinkgewohnheiten oder eine emotionale Veränderung hervorgerufen wird, kann mit Nadelung im Handumdrehen beendet werden. Akupunktur, insbesondere Elektroakupunktur, hat sich bei schmerzhaften Harnsteinen als sehr effizient erwiesen und kann selbst bei jenen Patienten Schmerzen lindern, die auf Opioide wie Dolantin nicht ansprechen. Bei einigen Erkrankungen kann der Schmerz bei akuten Ausbrüchen mit dem Andrücken von Bohnen auf Akupunkturpunkte am Ohr innerhalb von ein bis fünf Minuten deutlich gelindert werden. Diese Effekte einer umgehenden Linderung oder gar Heilung kann man nur als wundersam bezeichnen, unabhängig davon, ob man nur von ihnen gehört oder sie am eigenen Leib erfahren hat.

作为世界四大古代文明仅存的硕果，中国历史悠久绵长，长时间的历史积淀常常使其披上神秘的面纱。传承了上千年的中医是中国传统文化中的瑰宝，针灸为其重要的组成部分，在自春秋战国兴起至今的漫长岁月中，留下了很多神奇的故事，《大唐新语·谀佞》中就记载了这样一个故事。

Als letzte noch existierende Kultur der vier großen Zivilisationen des Altertums lässt die schiere Dimension seiner Geschichte China teilweise unter einem mystischen Schleier verschwinden. Mit ihrer mehr als tausendjährigen Überlieferung stellt die chinesische Medizin einen Schatz der chinesischen Kultur dar, und Akupunktur und Moxibustion zählen zu ihren wichtigsten Elementen. Seit ihren Anfängen in der Frühlings- und Herbstperiode und während der Zeit der Streitenden Reiche finden sich zu diesen Techniken zahlreiche wundersame Geschichten. Eine solche Geschichte enthält das Kapitel „Schmeicheleien" in den „Neuen Berichten zur Großen Tang".

唐高宗在弘道元年（公元683年）患上了非常严重的头痛病，"苦风眩头重，目不能视"，众多名医都束手无策，无法治好他的病。御医秦鸣鹤应召前来，经过一番诊断后说："皇上只需通过针刺让头部出血，病情就能好转。"当时的皇后，也就是后来的女帝武则天反对这一做法，然而高宗皇帝头痛难忍，决定冒险使用。于是，秦鸣鹤起身取针，准确针刺其百会、脑户二穴，令其微微出血，头痛立止。皇上对侍医说："我感觉眼睛也比此前看得更清楚了。"见到奇效的武则天也不得不佩服秦鸣鹤的医术，"躬负缯宝以遗之"。

Dort heißt es, dass der Kaiser Gaozong der Tang im Jahre 683 so schwer an Kopfschmerzen erkrankt sei, dass ihm schwindelte, sein Kopf schwer gewesen sei und er nicht mehr sehen konnte. Die berühmtesten Ärzte waren ratlos und konnten seine Kopfschmerzen nicht lindern. Schließlich wurde der Leibarzt des Kaisers Qin Minghe herbeigerufen, der nach einer Untersuchung verkündete: „Der Kaiser sollte am Kopf mit einem leichten Aderlass durch Nadelung behandelt werden, und schon wird sich sein Zustand bessern." Die Frau des Kaisers Wu Zhao, die später als allein herrschende Kaiserin Wu Zetian den Thron besteigen sollte, lehnte diesen Vorschlag zwar ab, doch waren die Schmerzen des Kaisers so unerträglich, dass er das Risiko schließlich eingehen wollte. Qin Minghe behandelte zwei Akupunkturpunkte am Kopf, die Zusammenkunft aller Leitbahnen und die Pforte des Hirns, und ließ eine geringe Menge Blut abfließen. Die Kopfschmerzen waren im Handumdrehen geheilt. Nicht nur das, der Kaiser verkündete den anwesenden Ärzten: „Ich habe das Gefühl, dass ich besser sehen kann als früher." Angesichts dieses Ergebnisses konnte Wu Zetian nicht anders, als das Können Qin Minghes zu bewundern, und so verbeugte sie sich vor ihm und man belohnte in mit Geschenken und Seide.

针灸到底是什么？又是如何治病的呢？

Aber was genau sind Akupunktur und Moxibustion, und wie lassen sich mit ihnen Erkrankungen behandeln?

## 一、什么是针灸

## Ⅰ. Worum es sich bei Akupunktur und Moxibustion handelt

针灸是针法和灸法的总称。

针法是指在中医理论的指导下把针具（通常指毫针）按照一定的角度刺入患者体内，运用捻转与提插等针刺手法来对人体特定部位进行刺激从而达到治疗疾病的目的。刺入点称为人体腧穴，简称穴位。根据最新针灸学教材统计，人体共有361个重要穴位。

Bei der Akupunktur wird unter Rückgriffen auf die Theorien der chinesischen Medizin eine (zumeist feine) Nadel in einem bestimmten Winkel in den Körper des Patienten eingestochen, um den Körper durch kreisende und vertikale Bewegungen zu stimulieren und letztlich eine Heilung zu erreichen. Die Einstichpunkte werden als Akupunkturpunkte bezeichnet. Den aktuellsten Lehrwerken zufolge finden sich auf dem menschlichen Körper 361 relevante Akupunkturpunkte.

灸法是以预制的灸炷或灸草在体表一定的穴位上烧灼、熏熨，利用热的刺激来预防和治疗疾病。通常以艾草最为常用，故而称为艾灸，另有隔药灸、柳条灸、灯芯灸、桑枝灸等方法。如今人们经常用到的多是艾条灸。

Bei der Moxibustion wiederum werden Hitze und Rauch brennender Kräuter über bestimmten Bereichen der Körperoberfläche eingesetzt, um durch wärmende Stimulation Krankheiten vorzubeugen oder sie zu behandeln. Am häufigsten kommt hierbei Moxa (Beifußfasern) zur Anwendung, aber auch Mischungen aus verschiedenen Arzneimitteln, Weidenruten, Kerzendochte und Zweige des Maulbeerbaums können verwendet werden. Heutzutage ist die Moxibustion mit Moxazigarren die am weitesten verbreitete Methode.

针灸由"针"和"灸"构成，是中医学的重要组成部分，其内容包括针灸理论、腧穴、针灸技术以及相关器具，在形成、应用和发展的过程中，具有鲜明的中华民族文化与地域特征，是基于中华民族文化和科学传统产生的宝贵遗产。

Als wichtiger Bestandteil der chinesischen Medizin verfügen Akupunktur und Moxibustion über ihre eigene Lehre, die zusammen mit den Akupunkturpunkten sowie den verwendeten Techniken und Hilfsmitteln das Gerüst aller Behandlungen bilden. In ihrem historischen Entwicklungsprozess sowie in ihren Anwendungen und Weiterentwicklungen spiegeln sich Besonderheiten der chinesischen Kultur wider, die sie zu einem kostbaren Erbe sowohl der Kultur als auch der Wissenschaft machen.

## 二、针法发展简史
## II. Kurze Geschichte der Akupunktur

### （一）针法古籍记载
### (A) Historische Überlieferungen zur Akupunktur

#### 1. 针法
#### 1. Akupunkturtechniken

　　针法的诞生是和针具分不开的。据考证，针灸疗法产生于距今 7000 到 4000 年的新石器时代。古书里记载的一些关于针灸起源的传说等资料，都指向这个时期。如皇甫谧《帝王世纪》记载伏羲氏"尝味百药而制九针"，罗泌《路史》则说伏羲氏"尝草治砭，以制民疾"。距今 2000 多年以前的古书中，经常提到原始的针刺工具是石器，称为"砭石"。砭石治病，最初主要是用于刺破脓疡，进而作为刺络泻血之用。

Das Erscheinen der Akupunkturtechniken kann nicht von ihren Instrumenten gelöst betrachtet werden. Aus Untersuchungen geht hervor, dass Akupunktur und Moxibustion als Behandlungstechniken im Neolithikum entstanden sind, also in einem Zeitraum, der vor 7.000 Jahren begann und vor 4.000 Jahren endete. Auch in den Büchern des Altertums finden sich einige Legenden mit Bezug zur Akupunktur, die auf genau diese Periode verweisen. So überliefert etwa das „Geschichte der Kaiser und Könige" des Huang Fumi, dass der legendäre Kaiser Fuxi „die Geschmäcker aller Arzneien und die Behandlung mit den neun Nadeln erprobt" habe. Im „Geschichte des Weges" von Luo Mi wiederum heißt es, dass Fuxi „die Kräuter und den Spitzstein erprobte, um die Krankheiten des Volkes zu behandeln". In mehr als zweitausend Jahre alten Büchern wird häufig erwähnt, dass die bei der Akupunktur eingesetzten Instrumente aus Stein gewesen seien, es ist die Rede von Spitzsteinen. Zu Beginn wurden diese Spitzsteine hauptsächlich eingesetzt, um eitrige Geschwüre anzustechen, mit der Zeit nutzte man sie auch zum Nadeln von Netzleitbahnen und Auslassen von Blut.

　　我国曾在内蒙古多伦县的新石器时期遗址中发现过一块长 4.5cm 的砭石，一端扁平有弧形刃，可用来切开脓疡，另一端为四棱锥形，可用来放血。在山东省日照县新石器时代晚期的一个墓葬里，还发现过两块殉葬的砭石，长度分别为 8.3cm、9.1cm，尖端为三棱锥形和圆锥形，可用于放血，调和经气。砭石实物的发现，为针刺起源于新石器时代提供了有力的证据。

In einer neolithischen Grabungsstätte im Kreis Duolun der Inneren Mongolei wurde ein 4,5 Zentimeter langer Spitzstein gefunden. An einem Ende befindet sich eine bogenförmig geschwungene und flache Klinge, die sich zum Öffnen von eitrigen Geschwüren eignet, das andere Ende bildet eine vierkantige Spitze, die zum Aderlass eingesetzt werden konnte. In einem Grab aus dem späten Neolithikum im Kreis Rizhao in Shandong fanden sich außerdem zwei Spitzsteine als Grabbeigabe. Die Länge der beiden Spitzsteine beträgt 8,3 Zentimeter bzw. 9,1 Zentimeter und ihre Spitzen waren zu dreikantigen bzw. runden Ahlen geformt worden, die sich für Aderlass und die Regulierung der Leitbahnen und des Qi eigneten. Diese archäologischen Funde von Spitzsteinen belegen die Datierung des Ursprungs der Akupunktur auf das Neolithikum.

而真正为针法起到奠基作用的是《黄帝内经》时代九种金属针具即"九针"的出现。在应用上，或用于皮表按压，如圆针、鍉针；或用于浅刺如镵针、锋针；或用于深刺，如毫针、长针、大针及圆利针；或用于割治，如铍针等。这九种金属针具的操作技法，基本上概括了目前尚在临床上使用的传统针法。

Eine essentielle Rolle kam der Akupunktur mit dem Aufkommen der neun Nadeln im Zeitalter des „Inneren Klassikers des Gelben Kaisers" zu. Hierbei handelt es sich um eine Sammelbezeichnung für neun metallene Nadeln, die nach ihren Funktionen unterteilt werden: Für die Ausübung von Druck in der Hautoberfläche wurden runde und löffelförmige Nadeln eingesetzt, bei flachem Nadeln hingegen sollten meißel- und lanzenförmige Nadeln herangezogen werden. Für tiefes Nadeln kamen feine, lange, große und angerundete scharfe Nadeln zum Einsatz, während therapeutische Einschnitte mit einer Schwertnadel vorgenommen wurden. Die Techniken zum Einsatz dieser neun Metallnadeln sind nahezu deckungsgleich mit den heutigen klinischen Methoden der Akupunktur.

在我国古代漫长的岁月中，金属针具在质材上从最早的铜制作的青铜针具（内蒙古自治区达拉特旗出土），逐渐发展至用金银制作的金针具、银针具（河北满城西汉刘胜墓出土），乃至广泛使用的铁制针具（《针灸大成·卷四》"制针法""煮针法"中作了详细介绍）。

Im Verlauf der chinesischen Geschichte veränderte sich auch das Material der Metallnadeln: Von den ersten Metallnadeln, die aus Bronze gefertigt wurden (Fundort: Dalad-Banner in der Inneren Mongolei), über goldene und silberne Nadeln (Fundort: Han-zeitliches Grab des Liu Sheng in Mancheng, Provinz Hebei) bis hin zu den sehr verbreiteten Nadeln aus Eisen (eine detaillierte Einführung hierzu findet sich in den Abschnitten „Herstellung von Nadeln" und „Behandlung von Nadeln" im vierten Buch des „Großen Kompendiums der Akupunktur und Moxibustion").

在针具的样式上，唐代的《备急千金要方·卷二十九》"用针略例"在九针之外，又增加了火针、白针、温针等名称。这些都在一定程度上促进了针法的发展。以火针为例，《内经》仅有"焠刺"一说，至唐代已明确立为一种针法，包括操作方法和适应病症；至宋代，在针法上由原来的深刺法为主，又增加散刺法（如《针灸资生经》"火针微微频刺肾俞"）和刺血法（《针灸资生经》"以针置火中令热，于三里穴，刺之微见血"）；到明代，在《针灸聚英》和《针灸大成》中对该法的记载已经趋于成熟。当然，

第十四章 神奇的针灸

Kapitel 14 Wundersame Akupunktur und Moxibustion

从整体上说，传统针法并没有突破九针法。

Die Form der Nadeln wurde ebenfalls erweitert: So kamen zu den ursprünglichen neun Nadeln im Kapitel „Übersicht und Beispiele zum Einsatz von Nadeln" des Tang-zeitlichen „Notfallrezepturen im Wert von Tausend Goldstücken" noch heiße, warme und weiße Nadeln hinzu, welche die Weiterentwicklung der Akupunktur vorantrieben. Nehmen wir etwa die heiße Nadel als Beispiel: Im „Inneren Klassiker des Gelben Kaisers" findet sich nur ein einziger Verweis auf das Nadeln mit einer glühenden Nadel. Zur Tang-Dynastie war heißes Nadeln bereits eine anerkannte Behandlungsmethode mit eigenen Techniken und Anwendungsbereichen. Zur Song-Dynastie wurde das ursprünglich im Mittelpunkt stehende tiefe Nadeln um verstreutes Nadeln (etwa das im „Klassiker von Akupunktur und Moxibustion als Lebensnotwendigkeit" erwähnte „die heiße Nadel wiederholt am Punkt Einflusspunkt der Niere einstechen") und blutiges Nadeln (ebenda: „Die Nadel im Feuer heiß werden lassen und am Punkt Dritter Weiler einstechen, bis etwas Blut sichtbar wird") erweitert. In den Ming-zeitlichen Werken „Versammelte Blüten der Akupunktur und Moxibustion" und „Großes Kompendium der Akupunktur und Moxibustion" treffen wir bereits eine nahezu ausgereifte Methodik der heißen Nadelung an. Insgesamt lässt sich aber festhalten, dass die traditionelle Akupunktur den Rahmen der neun Nadeln kaum überschritten hat.

## 2. 刺法
## 2. Nadeltechniken

刺法实际上是从九针法中的毫针法发展而来的，同样源于《黄帝内经》。在《黄帝内经》中，记载了多种集合成类的刺法，有医家将其归纳为：三变刺、五邪刺、五节刺、五体刺、九变刺、十二节刺等。

Die Techniken des Nadelns haben ihren Ursprung in einer der neun Nadeln – der feinen Nadel – und basieren ebenfalls auf dem „Inneren Klassiker des Gelben Kaisers". Dort sind verschiedene Kategorien von Techniken überliefert, die von Medizinern folgendermaßen zusammengefasst werden: Nadeln der drei Veränderungen, Nadeln der fünf Schrägläufigkeiten, Nadeln der fünf Abschnitte, Nadeln der fünf Körperteile, Nadeln der neun Veränderungen sowie Nadeln der zwölf Abschnitte.

其中，有相当部分并不是讲刺法。如三变刺，实际是指适用于三种不同病变（血分病、气分病、寒痹）的针刺原则；五邪刺，则是关于五类不同病邪（痈邪、大邪、小邪、热邪、寒邪）所致病症的针刺和选穴原则；五节刺，则是指五种适用于不同疾病的选穴原则，被称为"振埃""发蒙""去爪""彻衣""解惑"五法。

Nicht alle dieser Bezeichnungen stellen tatsächlich Nadeltechniken im eigentlichen Sinn dar. Beispielsweise impliziert das Nadeln der drei Veränderungen eigentlich die Prinzipien des Nadelns, die bei drei unterschiedlichen krankhaften Veränderungen (Erkrankungen des Blutes, des Qi sowie kältebedingte Arthritis) herangezogen werden. Das Nadeln der fünf Schrägläufigkeiten wiederum beinhaltet tatsächlich das Nadeln und die Auswahl von Akupunkturpunkten bei fünf unterschiedlichen Konstellationen (Abszesse, große und kleine Schrägläufigkeit sowie heiße und kalte Schrägläufigkeiten). Unter dem Begriff des Nadelns der fünf Abschnitte sind fünf Prinzipien zur Auswahl von Akupunkturpunkten zusammengefasst, die bei unterschiedlichen Erkrankungen angewendet werden. Im Einzelnen heißen diese „Staub aufwirbeln", „Konfusion ausräumen", „Krallen entfernen", „Hüllen durchdringen" und „Zweifel ausräumen".

而真正可称为特殊刺法的则是"五体刺""九变刺"和"十二节刺"中的多数刺法。

所谓五体刺，见于《灵枢·官针》，其云："凡刺有五，以应五脏。"即按五脏合五体学说提出的五种适用于皮、脉、筋、肉、骨不同部位病症的特殊刺法，包括半刺、豹文刺、关刺、合谷刺、输刺等。

Um Nadeltechniken im eigentlichen Sinne handelt es sich bei den „Nadeln der fünf Körperteile", den „Nadeln der neun Veränderungen" und den „Nadeln der zwölf Abschnitte". Zu den Nadeln der fünf Körperteile heißt es im Kapitel „Offizielle Nadeln" des Lingshu: „Was das Nadeln betrifft, so gibt es fünf Arten, die den fünf Speicherorganen entsprechen." Es handelt sich also um verschiedene Techniken des Nadelns, die gemäß der Lehre der Entsprechungen zwischen einzelnen Körperregionen und den Speicherorganen speziell zur Anwendung an Haut, Leitbahnen, Sehnen, Muskeln und Knochen vorgesehen sind. Sie umfassen halbes Nadeln, Leopardenfleck-Nadeln, Nadeln am Gelenk, die Stichtechnik der vereinten Täler und das transportierende Nadeln.

九变刺亦见于《灵枢·官针》"凡刺有九，以应九变"，是指九种适应不同变异的刺法。这九法中，除输刺法（和上述五刺法的输刺法不同）属于配穴方法，远道刺法属于取穴法外，其余七法均为较特殊的刺法，分别为经刺、络刺、分刺、大泻刺、毛刺、巨刺、焠刺等。

Ebenfalls im Kapitel „Offizielle Nadeln" finden wir die Nadeln der neun Veränderungen: „Alle Nadeln werden in neun Gruppen unterteilt, um den neun Veränderungen zu entsprechen." Hier wird auf neun Nadeltechniken verwiesen, die mit unterschiedlichen Veränderungen korrespondieren. Innerhalb dieser Techniken gehören das transportierende Nadeln (welches sich aber von der oben genannten gleichnamigen Technik der fünf Körperteile unterscheidet) zu den kombinierenden Techniken und das störungsferne Nadeln zu Techniken mit systematischer Auswahl von Akupunkturpunkten. Alle übrigen sieben Techniken stellen Spezialtechniken dar. Im Einzelnen sind dies: Nadeln von Hauptleitbahnen, Nadeln von Netzleitbahnen, separierendes Nadeln im Muskelfleisch, stark ausleitendes Nadeln, Nadeln wie mit einem Haar, weitreichendes Nadeln sowie Nadeln mit glühender Nadel.

十二节刺，源自"凡刺有十二节，以应十二经"（《灵枢·官针》），这里的"节"，有方法的意思，指十二种刺法，以适应十二经的病变。这十二法包括：偶刺、报刺、恢刺、齐刺、扬刺、直针刺、输刺、短刺、浮刺、阴刺、傍针刺和赞刺。其中，除偶刺和阴刺相当于前后和左右配穴法外，其余也多为特殊刺法。

Auf dem Kapitel „Offizielle Nadeln" beruht zudem das Nadeln der zwölf Abschnitte: „Alle Nadeln werden zwölf Abschnitten zugeordnet, um den zwölf Hauptleitbahnen zu entsprechen." Der Begriff des Abschnittes verweist hier auf eine besondere Methode, es handelt sich also um zwölf Nadeltechniken, die mit krankhaften Veränderungen an den zwölf Hauptleitbahnen korrespondieren. Hierzu zählen im Einzelnen: paariges Nadeln, wiederholtes Stechen, weites Nadeln, ausgewogenes tiefes Nadeln, emporhebendes Nadeln, senkrechtes Nadeln, transportierendes Nadeln, kurzes Nadeln, oberflächliches Nadeln, Yin-Nadeln, benachbartes Nadeln (d.h. senkrechtes Nadeln in der Nähe) und unterstützendes Nadeln (d.h. wiederholtes oberflächliches Nadeln) . Mit Ausnahme des paarigen Nadelns und des Yin-Nadelns, die zu den Methoden der Kombination von Akupunkturpunkten im vorderen und hinteren bzw. im linken und rechten Bereich zählen, handelt es sich hierbei größtenteils um eigenständige Spezialtechniken.

随着后世的不断改革和发展，上述刺法有的演变为针法，如毛刺、浮刺发展成皮肤针法，络刺和焠刺分别为三棱针法和火针法所代替；有的则发展成针刺手法，如十二节刺中的输刺，可能是凉泻法的雏形等。但其中多数刺法在目前临床上仍有应用和推广价值。

Im Verlauf unablässiger Überarbeitungen und Entwicklungen veränderte sich die Einordnung mancher Techniken. So gingen etwa aus dem Nadeln wie mit einem Haar und dem oberflächlichen Nadeln die Gruppe des Hautnadelns hervor, während das Nadeln von Netzbahnen und das Nadeln mit glühender Nadel durch Methoden der Dreikantnadel bzw. der Feuernadel ersetzt wurden. Wieder andere entwickelten sich zu eigenständigen Methoden: Beispielsweise wird vermutet, dass das transportierende Nadeln eine frühe Form der Technik des kalten Ausleitens gewesen sein könnte. Der überwiegende Großteil der erwähnten Techniken ist aber bis heute ein weit verbreiteter und wertvoller Teil klinischer Behandlungen geblieben.

### 3. 针刺手法
### 3. Besondere Nadeltechniken

从现存的古籍看，首先明确记载并奠定了针刺手法基础的亦首推《黄帝内经》。首先，《黄帝内经》中已对针刺前的准备、进针、送针、针刺方向及深浅、留针、退针至出针等针刺的基础和基本手法多有阐述。对于辅助针刺手法，《黄帝内经》中亦已提及，《素问·离合真邪论》云"扪而循之，切而散之，推而按之，弹而怒之，抓而下之，通而取之，外引其门，以闭其神"，就概述了循、摄、爪、切、扪、弹、推等多种徒手操作之法。而针刺补泻手法是《黄帝内经》中有关针刺手法中的最主要内容。之后的《难经》，在基础手法上，十分重视两手配合，特别是左手的辅助作用，以及在进针之前徒手操作的辅助之法，其次，补充了《黄帝内经》所缺的提插补泻。从晋代至宋代，由于倾向于灸法的运用，故在这一相当长的历史时期内，针刺手法的发展十分缓慢。其中，值得一提的是唐代名医孙思邈。他在《千金翼方》中最先提出了针刺补泻与轻重的关系，指出"重则为补，轻则为泻；虽有分寸，得气即止"。这一说法和《黄帝内经》所论似不完全一致，但给后世的分层补泻法以启发。另外，在对一些病症的治疗中，书中还载述了复合补泻之法。

Unter den bis heute erhaltenen Büchern stellt der „Innere Klassiker des Gelben Kaisers" das erste Werk zu den Grundlagen der Nadeltechniken dar. Zunächst finden sich in diesem Werk bereits genaue Anweisungen zu den einzelnen Schritten der Akupunktur, beispielsweise zu Vorbereitung, Einstich, Führung, Richtung und Tiefe, Verweildauer sowie dem Herausziehen der Nadel. Auch Methoden zur Unterstützung der Nadel werden bereits besprochen. So heißt es etwa im Kapitel „Abhandlung über die Trennung und Vereinigung des wahren und schlechten Qi": „Es mit den Fingern erfühlen und ihm folgen, es drücken und auseinandertreiben, es voranschieben und pressen, es mit dem Finger anschnippen und provozieren, es ergreifen und herabdrücken. Man durchdringt und ergreift es und zieht seine Tür nach außen zu, um seinen Geist einzuschließen." Hier werden bereits Techniken wie Folgen, Sammeln, Ergreifen, Erfühlen, Anschnippen und Schieben angesprochen. Der Schwerpunkt der im „Inneren Klassiker des Gelben Kaisers" vorgestellten Akupunkturtechniken liegt auf Techniken zur Stützung und Ausleitung. Im später erschienen „Klassiker der Schwierigkeiten" wird auf dieser Basis besonderes Augenmerk auf die Koordination der beiden Hände gelegt, insbesondere die unterstützende Rolle der linken Hand sowie assistierende Bewegungen vor dem Nadeln. Zudem wurde die im „Inneren Klassiker des Gelben Kaisers" fehlende Technik des Stützens und Ausleitens durch Anheben und Nachstechen ergänzt. Da im Zeitraum zwischen den Dynastien der Jin und Song der Fokus auf die Moxibustion gelegt wurde, entwickelte sich die Akupunktur in diesem langen Abschnitt nur sehr langsam weiter. Es sollte an dieser Stelle aber der Tang-zeitliche Arzt Sun Simiao erwähnt werden. Dieser hatte in seinem „Flügel der Verschreibungen im Wert Tausender Goldstücke" an erster Stelle den Zusammenhang zwischen Nadeltechniken zur Stützung und Ausleitung und dem Gefühl von Schwere und Leichtigkeit hervorgehoben. Konkret heißt es: „Ist es schwer, so dient es dem Stützen, ist es leicht, so dient es dem Ausleiten. Es gilt zu wissen, wie weit man gehen muss. Ist das Qi erreicht, so stoppt man." Diese Erklärung weicht vollständig von jener im „Inneren Klassiker des Gelben Kaisers" ab, stellt aber den Ausgangspunkt für die spätere Entwicklung weiterer Methoden zur Stützung und Ausleitung dar. Darüber hinaus werden in diesem Werk im Rahmen von Behandlungen einiger Krankheiten kombinierte Techniken des Stützens und Ausleitens besprochen.

Kapitel 14 Wundersame Akupunktur und Moxibustion

针刺手法获得空前的发展是在金元明时期。

其中，金元时期主要表现在基础手法、基本手法及辅助手法、附加方法的发展上。何若愚提出经穴行针时间结合呼吸次数的"接气通经"法，窦汉卿首次将辅助手法（包括少量其他类手法）归纳为十四种，即动、摇、进、退、搓、盘、弹、捻、循、扪、摄、按、爪、切，后人称十四法。

Eine bis dato ungekannte Entwicklung der Nadeltechniken setzte unter der Jin-Dynastie der Dschurdschen sowie unter den Yuan und Ming ein. Diese kam während der Jin- und Yuan-Dynastie vor allem in einer Ausarbeitung der grundlegenden und assistierenden Techniken sowie in einem quantitativen Zuwachs verfügbarer Methoden zum Ausdruck. He Ruoyu führte mit seiner Methode „Aufnahme des Qi und Freimachung der Leitbahnen" die Atemfrequenz des Patienten mit den Bewegungen der Nadel in den Akupunkturpunkten und Leitbahnen zusammen. Dou Hanqing ordnete erstmals die assistierenden Techniken (inklusive einiger anderer Techniken) in vierzehn Kategorien ein, die bis heute als vierzehn Techniken bekannt geblieben sind. Im Einzelnen sind dies bewegen, schütteln, einführen, zurückziehen, reiben, rollen, schnippen, drehen, folgen, ertasten, sammeln, pressen, ergreifen und drücken.

明代则是我国传统针刺手法的鼎盛期也是成熟时期。其中最有代表性的针刺手法之作是明代徐凤《针灸大全》所收载的《金针赋》。针灸家杨继洲在其所撰著的《针灸大成》中完成了我国针灸史上对针灸手法的最全面、最系统的总结。其中，"三衢杨氏补泻"篇是杨家秘传的针刺手法，共44种，包括复式手法24种，可以说是集针刺手法之大成。

In der Geschichte der Akupunktur stellt die Ming-Dynastie eine Periode der Blüte und Reifung dar. Die repräsentativste Technik aus dieser Zeit ist die „Elegante Goldnadel", die im „Gesammelte Werke zur Akupunktur und Moxibustion" des Xu Feng überliefert ist. Zudem stellte Yang Jizhou, der sich auf Akupunktur und Moxibustion spezialisierte, mit seinem „Großen Kompendium der Akupunktur und Moxibustion" die umfassendste und systematischste Übersicht aller Techniken in der Geschichte der chinesischen Medizin zusammen. Das Werk enthält zudem unter dem Titel „Stützung und Ausleitung der Familie Yang aus Sanqu" eine Sammlung von insgesamt 44 bis dato geheim überlieferten Akupunkturtechniken der Familie des Autors, von denen 24 komplexe Abläufe mit mehreren Techniken darstellen. Man kann daher durchaus von einem Kompendium aller Akupunkturtechniken sprechen.

清代，针灸医学发展缓慢。针刺手法亦以承袭前人为主，缺乏新意。其中涉及针刺手法的医著有《医宗金鉴·刺灸心法要诀》《罗遗篇》《针灸易学》《针灸内篇》《针灸逢源》及《针灸集成》等，其有关针刺手法内容，或汇集前人诸家之说，述而不作，或略加发挥，但极少创新。

Während der Qing-Dynastie verlangsamte sich die Entwicklung von Akupunktur und Moxibustion erneut. Der Fokus lag in dieser Zeit hauptsächlich auf der Überlieferung bestehender Techniken, neue Ansätze wurden nicht verfolgt. Einträge zu Akupunkturtechniken finden sich in medizinischen Werken wie dem „Goldenen Spiegel der Medizin" im Kapitel „Wichtige Techniken und Kenntnisse der Akupunktur und Moxibustion", „Hinterlassene Schriften", „Akupunktur und Moxibustion einfach erlernt", „Innere Kapitel zu Akupunktur und Moxibustion", „Ursprünge von Akupunktur und Moxibustion" und „Sammlung für Akupunktur und Moxibustion". Vorrangig wurden hierbei seit langem überlieferte Techniken zusammengestellt oder nur kurz angesprochen und nicht weiter vertieft, Innovationen sind nur äußerst selten anzutreffen.

## （二）针法现代进展

## (B) Aktuelle Entwicklungen der Akupunktur

### 1. 针法

### 1. Methoden der Akupunktur

随着现代科学技术的发展和渗透，由于传统的针具不断革新和新的针具不断创制，促使针法取得较大的进展。主要表现在以下两个方面。

Entwicklungen und Durchbrüche der modernen Wissenschaft und Technik sowie stetige Erneuerungen und Innovationen der Akupunkturinstrumente haben vergleichsweise große Fortschritte in der Akupunktur ermöglicht. Diese finden insbesondere in den folgenden Bereichen Ausdruck:

（1）传统针法的发扬形成新的针法

1) Herausbildung neuer Akupunkturtechniken durch Weiterentwicklung traditioneller Techniken

对传统针具的革新有两种情况，一是在原有基础上进行改革，如锋针，发展成三棱针；毫针，对针具长度和形状进行变革，增加了皮内针这一新针具；皮肤针（梅花针、七星针）则是源于镵针的箸针的进一步发展；芒针更是长针和毫针的结合。特别需要一提的是，山西针灸家师怀堂创制的新九针，对《黄帝内经》的九针作了较大的改进，更适于现代病症和临床操作，在国内针灸临床得以推广应用。二是在传统针具主要是毫针上加用一些附加因素形成一种新的针具，如毫针加用脉冲电流形成电针，加用微波而成微波针，加上磁场而成磁针。针具的改革形成了新的针法，如三棱针法、皮肤针法、芒针法、锋钩针法、电针法、微波针法及磁针法，等等。

Einerseits wurden bereits bestehende Techniken und Instrumente angepasst, etwa bei der Entwicklung der Dreikantnadel aus der Lanzennadel. Weitere Beispiele wären die Anpassung von Länge und Form der Flaumnadel, die in die Intradermalnadel mündete, Hautnadeln (Pflaumenblütennadel und Sieben-Sterne-Nadel), die Weiterentwicklungen der meißelförmigen Nadeln darstellen, während Grannennadeln aus einer Zusammenführung langer Nadeln und Flaumnadeln hervorgingen. Besondere Erwähnung sollten die neuen neun Nadeln des Akupunktur- und Moxibustionsmeisters Huai Tang aus Shanxi finden. Diese stellen eine wichtige Weiterentwicklung der neun Nadeln aus dem „Inneren Klassiker des Gelben Kaisers" dar und eignen sich besser für den Einsatz bei aktuell häufigen Symptomen und in der modernen Klinik. Sie sind daher in China sehr verbreitet. Andererseits wurden traditionelle Nadeln, insbesondere die Flaumnadel, durch das Hinzufügen zusätzlicher Elemente erweitert. Durch den Anschluss einer Impulsspannung an Flaumnadeln wurde etwa die Elektrostimulation entwickelt, die Verbindung mit Mikrowellen ermöglichte die Entstehung einer Mikrowellen-Akupunktur und aus der Kombination mit einem Magnetfeld gingen Magnetnadeln hervor. Diese Anpassungen der Instrumente führten in der Folge zu neuen Techniken der Akupunktur, die für den Einsatz mit der jeweiligen Nadel optimiert sind.

（2）新针具创制形成新针法

2) Herausbildung neuer Akupunkturtechniken durch Innovation der Akupunkturinstrumente

这也有两种不同的情况。一种是采用已有的西医器械开发成新的针具，如水针法（穴位注射法）、气针法，均是应用注射器进行穴位刺激；又如高频电针，则是应用共鸣火花仪作穴位刺激。另一种为完全由现代研发出来的新型针具，如电热针具、冷冻针具等。在上述基础上也形成了一系列新的针法，如电热针法、冷冻针法，等等。

Hierbei sind zwei unterschiedliche Formen zu unterscheiden. Bei der ersten Variante wurden Geräte der westlichen Medizin zum Einsatz in der Akupunktur weiterentwickelt. Dies ist etwa bei Wasser- und Luftakupunktur der Fall. In beiden Fällen werden Injektoren wie Spritzen zur Stimulation von Akupunkturpunkten genutzt. Ein weiteres Beispiel wäre die Hochfrequenzelektroakupunktur, bei der Akupunkturpunkte mithilfe einer Therapieelektrode stimuliert werden. Die zweite Variante stellt die völlige Neuentwicklung von Instrumenten auf Basis wissenschaftlicher Erkenntnisse dar, wie dies beispielsweise bei der elektrothermischen oder gekühlten Nadel der Fall ist. Die Anwendung der erwähnten Instrumente hatte wiederum die Entwicklung geeigneter Akupunkturtechniken zur Folge.

（3）总结民间或名家经验形成新的针法

3) Herausbildung neuer Akupunkturtechniken auf Basis des bestehenden Erfahrungsschatzes in der Bevölkerung und namhafter Ärzte

这方面的针法也不少，如总结民间经验的鬃针法、蜂针法等，总结名家经验的棒针法、杵针法等。

Beispiele für diese Akupunkturtechniken sind zahlreich und umfassen etwa die Schweineborsten- oder Honignadeln, die sich aus den gesammelten Erfahrungen in der Bevölkerung entwickelten, sowie die Stab- und Stocknadeltechniken, die durch Ärzte entwickelt wurden.

新针法的不断总结推广，不仅丰富了针灸的操作技法，而且在一定程度上扩大针灸治疗的范围和提高针灸治疗的效果。

Die ununterbrochene Zusammenfassung und Popularisierung neuer Nadeltechniken bereichert nicht nur das Arsenal der Akupunktur, sondern trägt auch zu deren stärkeren Verbreitung und erhöhten Wirksamkeit bei.

**2. 刺法**

**2. Nadeltechniken**

刺法是以应用毫针具为主形成的一类特殊针刺技法，近代不锈钢制作的毫针的出现和规范化，使针法得到较大的发展。表现在以下两个方面。

Bei den Nadeltechniken handelt es sich um eine Gruppe von Stimulationstechniken, die vorrangig mit Flaumnadeln durchgeführt werden. Die Entstehung und zunehmende Verbreitung von Flaumnadeln aus rostfreiem Stahl hatte eine Reihe von Entwicklungen zur Folge, die sich in den folgenden zwei Bereichen zeigen:

（1）单针刺法的进展

1) Fortschritte in der einfachen Nadelung

首先是结合现代医学，出现了一些新的刺法，如以神经点作为刺激点，而又采用独特刺法的神经干刺法。由天津针灸家总结的醒脑开窍法中的主要刺法，更是神经干刺法的发展。另一种是总结民间经验或名家经验或来自临床而形成的新刺法，如挑刺法、平刺法及阻力刺法等。值得一提的是，随着被称之为微针系统的各种疗法陆续为临床所认可，同时也伴随出现一些新的刺法，其中最有特色的是腕踝针疗法的刺法。

Zunächst erschienen durch die Zusammenführung mit Erkenntnissen der westlichen Schuldmedizin neue Techniken wie das Nadeln an Nerven und die Anwendung einer speziellen Technik zur Stimulation von Nervenfasern. Eine weiterführende Entwicklung dieser Behandlungstechnik sind die Techniken zur Freimachung der Sinnesöffnungen und Stimulation des Hirns, wie sie von Akupunkteuren in Tianjin entworfen wurden. Darüber hinaus wurden auch Nadeltechniken popularisiert, die im Rahmen der klinischen Arbeit entstanden oder aus den Erfahrungen von Ärzten und der Bevölkerung hervorgegangen sind. Hierzu zählen etwa pickendes Nadeln, der flache Einstich oder gebremstes Nadeln. Es sollte nicht unerwähnt bleiben, dass die schrittweise Anerkennung verschiedener Behandlungstechniken der sogenannten Mikrosystem-Akupunktur in den Kliniken die Erscheinung weiterer neuer Nadeltechniken zur Folge hat, zu deren speziellsten Vertretern die Akupunkturbehandlungen an Handgelenk und Fußknöchel zählt.

（2）多针刺法的进展

2) Fortschritte bei multipler Nadelung

在古代，多针刺法一般一个穴位不超过五根针，到现代，则可多至十多根甚至数十根，如集中于一个点的丛刺法，围绕一个面的围刺法，分散成一条线的排刺法等。另外，即使是继承古代的一些多针刺法，也有相当大的改进，有的成为新的刺法。如现代临床出现一种选两个穴位同时进针的操作方法，也称齐刺法，显然和《黄帝内经》的齐刺法完全不同，应该是一种新的刺法。

Im Altertum wurden maximal fünf Nadeln auf einen Akupunkturpunkt platziert. Heutzutage hat sich diese Zahl auf zehn oder gar zwölf Nadeln erhöht. Beispiele wären die Konzentration von Nadeln auf einem Punkt bei der Bündelakupunktur, das Einkreisen eines Punktes bei der umkreisenden Akupunktur oder die Verteilung von Nadeln entlang einer Linie bei der Reihenakupunktur. Darüber hinaus wurden bei gleichzeitiger Bewahrung traditioneller Techniken weitreichende Veränderungen vorgenommen, die teilweise in neue Methoden mündeten. Dies ist etwa bei einer neuerdings in den Kliniken anzutreffenden Technik der Fall, bei der zwei Akupunkturpunkte gleichzeitig stimuliert werden. Diese Technik wird als ausgewogenes

Nadeln bezeichnet, wobei keine Übereinstimmung mit der älteren Technik gleichen Namens aus dem „Inneren Klassiker des Gelben Kaisers" vorliegt. Man sollte also von einer völlig neuen Technik sprechen.

### 3. 针刺手法

### 3. Handhabung der Nadeln

针刺手法在现代的发展经历了一个比较曲折的过程。

早期（20世纪30～50年代初），我国一些针灸工作者将西医学的一些理论和方法引进古老的针灸学科，改造针刺手法，用"兴奋""镇静""抑制""诱导"等概念来注释针刺手法的作用，又把针刺手法分为强刺激和弱刺激两大类。承澹安参照日本的针法，提出了单刺术、旋捻术、雀啄术、屋漏术、置针术、间歇术、震颤术、乱针术等八种具体操作手法。由于其理论易于理解和接受，手法易于掌握和应用，在当时曾产生过一定的影响。但是，由于脱离了中医理论，简单地否定各种传统手法，结果行而不远。

Die Handhabung der Akupunkturnadel hat im Verlauf der Moderne eine eher wechselhafte Geschichte durchlaufen. In ihrer Frühphase (in den 30er bis 40er Jahren des 20. Jahrhunderts) übertrugen einige Praktizierende von Akupunktur und Moxibustion ausgewählte Methoden und Theorien der westlichen Schulmedizin in die althergebrachten Lehren der Akupunktur und begründeten damit die Techniken der Akupunktur. Dabei inkorporierten sie Konzepte wie Erregung, Beruhigung, Hemmung und Einleitung und teilten ihre Methoden in die zwei Gruppen der starken und schwachen Stimulation ein. Cheng Dan'an schlug auf japanische Akupunkturtradition gestützt acht konkrete Techniken vor: einfaches Nadeln, kreisendes Nadeln, die Nadeln „wie ein pickender Spatz" und „wie ein undichtes Dach", senkrechtes Nadeln, Intervallnadeln, rüttelndes Nadeln sowie unregelmäßiges Nadeln. Aufgrund ihrer leicht verständlichen Theorie sowie der einfachen Beherrschung und Anwendung war diese Lehre zum damaligen Zeitpunkt sehr einflussreich. Da sie sich aber von den theoretischen Grundlagen der chinesischen Medizin losgelöst hatten und traditionelle Methoden kategorisch ablehnte, konnte sie sich nicht lange halten.

从20世纪50年代末起，我国的一些针灸家和科研工作者一起，开始对一些重要的传统针刺手法以人体为对象进行实验研究，包括针灸界感兴趣的烧山火与透天凉，另有迎随补泻、提插补泻、捻转补泻及呼吸补泻等，观察不同针刺手法对体温、血管运动、某些血液成分、皮肤电位以及尿液中某些激素含量等的影响。其初步结果表明，针刺补泻手法的不同，产生的效应也有区别。20世纪60～70年代，由于受到在开展的循经感传现象及其本质的研究的影响，在针刺手法方面做得最多的是如何激发、控制和阻滞循经感传。但总的来说，研究内容较为局限。

Ab Ende der 50er-Jahre des 20. Jahrhunderts begannen Experten der Akupunktur und Moxibustion gemeinsam mit Wissenschaftlern damit, einige zentrale Methoden und Nadeltechniken experimentell am menschlichen Körper zu erforschen. Unter anderem setzten sie sich mit Techniken von besonderem Interesse auseinander, darunter das „Feuer, das den Gebirgswald abbrennt" und „die Kühle der Natur einströmen lassen", aber auch Techniken zum Stützen und Ausleiten durch Entgegeneilen und Nachlaufen, durch Drehen und Wirbeln, Anheben und Nachstechen sowie durch Ein- und Ausatmen des Patienten. Hierbei wurde der Einfluss der verschiedenen Behandlungen auf Körpertemperatur, Blutgefäße, einzelne Blutbestandteile, elektrische Leitfähigkeit der Haut sowie einige im Urin nachweisbare Hormone beobachtet. Erste Ergebnisse zeigten, dass sich mit verschiedenen Akupunkturtechniken zum Stützen und Ausleiten auch unterschiedliche Ergebnisse erzielen ließen. Im Verlauf der 1960er-Jahre wurde die Akupunktur durch die aufkommenden Theorien und Forschungen zur Wahrnehmung des sich entlang der Leitbahn ausbreitenden Qi beeinflusst, es wurde daher vorrangig untersucht, wie sich diese Wahrnehmungsausbreitung stimulieren, kontrollieren und verlangsamen ließ. Insgesamt blieb die Forschung aber auf einen relativ kleinen Bereich begrenzt.

近二十多年来，针刺手法的研究，正在以临床经验为基础向理论化发展。目前，对针刺补泻效应的产生是以受刺激者本身的功能状况为基础的，而补泻手法仅是外在因素这一点基本上已达成共识。因此，对刺激量的研究引起研究者的浓厚兴趣。其中以针刺手法的量学研究最引人注目，包括对于施手法时作用力的方向，作用力的大小、频率、幅度、持续时间，以及施手法后，治疗作用持续时间的最佳参数的研究，已初见成效。

Während der vergangenen 20 Jahre bestand das Ziel der Forschung im Bereich der Akupunkturtechniken insbesondere darin, grundlegende Theorien auf Basis der klinischen Erfahrungen weiterzuentwickeln. Aktuell besteht weitgehend Einigkeit darüber, dass der Effekt des Stützens und Ausleitens durch körpereigene Funktionen des Stimulierten hervorgerufen wird und entsprechende Techniken nur einen äußeren Faktor darstellen. Aus diesem Grund erregt die Forschungsarbeit zum Stimulationsgrad bei Wissenschaftlern großes Interesse. Insbesondere die Frage nach der Bemessung von Akupunkturtechniken findet Beachtung, etwa die Richtung der Kraftausübung der behandelnden Hand, aber auch Stärke, Intervall und Dauer der Krafteinwirkung sowie der Bewegungsradius, um die optimalen Parameter für eine anhaltende Wirkung nach der Behandlung zu finden.

与此同时，实验研究的领域也在日益扩大。进行得较普遍的是针刺手法对各项生理指标的影响，如观察针刺补泻手法对实验动物的身长、体重、胸腺、肝、脾脏、子宫、卵巢、睾丸重量、炎性肿胀、学习与记忆能力等多种生理指标的影响，证明补泻之法各有所宜。手法研究总的趋势是文献、临床与实验研究正在形成结合。关于针刺手法，尽管一直存在争议，但针刺手法是提高疗效的重要环节，这一点是客观存在的，并为古今医家实践所证明。现有的研究还远远不能满足针灸医学发展的需要，尚有大量工作要做。

Gleichzeitig erweitert sich das Einsatzgebiet der experimentellen Forschung stetig. Häufiger

Gegenstand dieser Experimente ist der Einfluss von Akupunkturtechniken auf physiologische Kennziffern. Beispielsweise wird untersucht, wie sich ausleitende und stützende Methoden auf Größe, Gewicht, Thymus, Leber, Milz, Uterus, Eierstöcke, das Gewicht der Hoden, entzündungsbedingte Schwellungen sowie auf das Lernvermögen und die Gedächtnisleistungen von Tieren auswirken, um die Vorzüge der jeweiligen Techniken zu belegen. Die aktuelle Tendenz dieser Forschungsarbeiten liegt in der Zusammenführung von Veröffentlichungen, klinischer Erprobung und Experimenten. Trotz bestehender Meinungsverschiedenheiten bezüglich einzelner Methoden herrscht hierbei Einigkeit darüber, dass Akupunkturtechniken einen wichtigen Faktor bei der Steigerung der Wirksamkeit medizinischer Behandlungen darstellen. Diese objektive Tatsache lässt sich bereits an der medizinischen Praxis des Altertums und der Gegenwart ablesen. Insgesamt muss festgestellt werden, dass der aktuelle Forschungsstand bei weitem nicht zur Weiterentwicklung von Akupunktur und Medizin ausreicht und in diesem Bereich noch viel zu tun ist.

## 三、灸法发展简史
## Ⅲ. Kurze Geschichte der Moxibustion

### （一）灸法古籍记载
### (A) Historische Überlieferungen zur Moxibustion

灸法的文献记载，可追溯到春秋战国时期。1973年湖南长沙马王堆三号汉墓出土的帛书《足臂十一脉灸经》《阴阳十一脉灸经》，是已知最早关于经脉的专著，又是首次记载灸法的医学典籍。之后的医学巨著《黄帝内经》，把灸法作为一个重要的内容进行系统介绍，强调"针所不为，灸之所宜"（《灵枢·官能》），还提到灸的补泻之法。东汉张仲景所撰《伤寒杂病论》一书中，尽管针灸条文不多，也提到灸疗宜于三阴经病，禁忌范围则包括太阳表证、阳实热盛、阴虚发热等，对后世医家都产生了重要的影响。

Die ersten Hinweise auf Moxibustion lassen sich bis in die Frühlings- und Herbstperiode und die Zeit der Streitenden Reiche zurückverfolgen. Die 1973 aus dem Han-zeitlichen Grab Nummer drei in Mawangdui in der Provinz Hunan geborgenen Seidenmanuskripte „Klassiker von den elf Leitbahnen zur Moxibustion an Füßen und Händen" und „Klassiker von den elf Leitbahnen des Yin und Yang zur Moxibustion" stellen die frühesten Werke zu den Hauptleitbahnen sowie die ersten medizinischen Texte zur Moxibustion dar. Das später erschienene Hauptwerk der Medizin, der „Innere Klassiker des Gelben Kaisers", behandelte Moxibustion als wichtiges Thema und ging systematisch auf diese ein. Hierbei wird betont, dass „die Moxibustion da vorteilhaft ist, wo die Akupunkturnadel nicht wirken kann" (Buch Lingshu, Kapitel Funktionen und Kompetenzen) und dass sie sich zum Stützen und Ausleiten eigne. Obwohl der zur Zeit der Östlichen Han lebende Zhang Zhongjing in seinem Werk „Abhandlung zur schädigenden Kälte und verschiedenen Krankheiten" der Akupunktur und Moxibustion nur wenige Abschnitte widmet, so erwähnte er doch, dass Moxibustion zur Behandlung von Erkrankungen der Leitbahn der drei Yin vorteilhaft sei. Zudem nannte er Kontraindikationen für die Moxibustion, darunter die Symptomkonfiguration energetische Überladung der Oberfläche im Bereich des größten Yang, energetische Überladung des Yang bei überhandnehmender Hitze sowie Fieber bei energetischer Schwäche des Yin. Das Werk erwies sich für die folgenden Generationen von Ärzten als sehr einflussreich.

从两晋至唐宋时期，是我国针灸医学史上灸法发展的最重要的时期，出现了大量灸法专著。如《曹氏灸方》（已佚）、《新集备急灸经》、我国首部人体穴位灸法图谱《灸法图》和《灸经明堂》《骨蒸病灸方》《黄帝明堂灸经》《备急灸法》《灸膏肓俞穴法》《明堂灸经》等。这些专著在不同时代，从不同角度记载和总结了古代医家灸疗经验。同时灸法也得以空前发展，如晋代葛洪的《肘后备急方》，首创隔物灸疗，包括隔盐灸、隔蒜灸、川椒灸等。另外还应用蜡灸，以瓦甑代替灸器及烧艾于管中熏灸等。唐代医著《备急千金要方》和《千金翼方》之中，也载述了大量灸疗内容，增加多种隔物灸法，如隔豆豉饼灸、隔泥饼灸、隔附片灸及隔商陆饼灸等。宋代《针灸资生经》一书中出现了一种与温热刺激不同的新的灸法：天灸法，并记载了灸劳法、灸痔法、灸肠风、灸发背、膏肓俞灸疗、小儿胎疝灸等灸治之法。南宋的《扁鹊心书》首载"睡圣散"，服后施灸，"即昏不知痛"（《扁鹊心书·卷上》）。

Die Zeit der größten Entwicklung der Moxibustion fällt in die Periode zwischen der Jin-Dynastie und dem Ende der Song-Dynastie. In dieser Zeitspanne erschien eine große Menge an medizinischen Werken zur Moxibustion. Beispiele sind das verloren gegangene „Methoden der Moxibustion der Familie Cao" und die „Neue Sammlung der Werke zur Moxibustion in Notfällen". Darüber hinaus sind uns mit den „Abbildungen der Moxibustionstechniken" und „Einführung in den Klassiker der Moxibustion" die ersten bildlichen Darstellungen der Moxibustion an den Akupunkturpunkten des menschlichen Körpers aus dieser Zeit überliefert. Weitere Werke umfassen die „Rezepturen zur Moxibustion bei Erkrankungen der dampfenden Knochen", „Einführung des Gelben Kaisers zum Klassiker der Moxibustion", „Werke zur Moxibustion in Notfällen", „Moxibustion an den Akupunkturpunkten der lebensnotwendigen Organe" sowie die „Helle Halle der Moxibustion". All diese Werke wurden zu verschiedenen Zeitpunkten verfasst und überliefern die Erfahrungen mit Moxibustionsbehandlungen der damaligen Ärzte aus verschiedenen Blickwinkeln. Gleichzeitig durchlief die Moxibustion eine nie zuvor gekannte Entwicklung. Im „Handbuch für Behandlungen in Notfällen" des Ge Hong aus der Zeit der Jin-Dynastie wird beispielsweise erstmals die Technik der indirekten Moxibustion vorgestellt, bei der u.a. Salz, Knoblauch oder Sichuan-Pfeffer als Medium dienten. Darüber hinaus wird die Anwendung von Wachsmoxibustion, die Verwendung von irdenen Dämpfgefäßen sowie das Abbrennen von Moxa-Beifußfasern in Röhren zur Moxibustion mit Rauch empfohlen. Die Tang-zeitlichen Medizinbücher „Verschreibungen im Wert Tausender Goldstücke für Notfälle" und dem „Flügel der Verschreibungen im Wert Tausender

Goldstücke" enthalten zahlreiche Einträge zur Behandlung mit Moxibustion und erweitern das Repertoire der indirekten Moxibustion, etwa unter Verwendung von Sojabohnenfladen, Lehm, Scheiben und Fladen aus Kermesbeerwurzel. Im Song-zeitlichen „Klassiker von Akupunktur und Moxibustion als Lebensnotwendigkeit" treffen wir erstmals eine neuartige Form der Moxibustion an, die sich von üblichen Stimulation durch Wärmeeinwirkung unterscheidet: die natürliche Moxibustion. Zudem wurde die Moxibustion bei Hämorrhoiden, Wind in Dünn- und Dickdarm sowie bei Phlegmonen eingeführt und die Behandlung an den Reflexzonen der lebensnotwendigen Organen sowie im Fall von Eingeweidebrüchen bei Kindern erläutert. Das „Das Herzensbuch des Bian Que", erschienen während der südlichen Song-Dynastie, hält fest, dass sich mit der Einnahme einer Arznei namens Shuishengsan und anschließender Moxibustion eine „Benommenheit ohne Schmerzen" erreichen lässt.

金元时期，由于针法研究的崛起和针法应用的日益推广，灸法的发展受到一定影响，在灸法的巩固和完善方面，仍作出了应有的贡献。如元代名医危亦林，在其所著《世医得效方》载述刺灸治疗的56个病症中，灸疗约占十分之八，在施灸方法方面，则不采用晋唐时期动辄百壮的做法，多数用七壮、二七壮、三五壮等。还重视对于灸后的护理。

Unter den Dynastien der Jin und Yuan schlug sich die zunehmende Verbreitung von Akupunkturbehandlungen und ihrer Erforschung auch in einer Konsolidierung und Perfektionierung der Moxibustion nieder. So enthält das „Effiziente Heilmittel aus Generationen von Ärzten" des berühmten Wei Yilin 56 Krankheiten, die mit Akupunktur und Moxibustion zu behandeln sind. Unter diesen nehmen Moxibustionsbehandlungen einen Anteil von 80 Prozent ein. Bei der Durchführung dieser Behandlungen wurden nun nicht mehr in jedem Fall 100 Moxa-Portionen abgebrannt, wie es während der Jin- und Tang-Dynastien üblich war, sondern größtenteils 7, 27 oder 35 Portionen. Zudem wurde der Pflege im Anschluss an die Moxibustion mehr Aufmerksamkeit geschenkt.

明清两代医家在继承前人灸法的基础上，进行了大胆的改革与创新，首先是对传统灸法的改革创新。产生了艾条灸（包括雷火神针、太乙神针）、药锭灸及利用铜镜集聚日光作为施灸热源的"阳燧灸"等新的灸疗方法。特别是艾条灸法，既弘扬了艾灸之长，又避免了烧灼之苦，成为一直沿用至今的主要灸法。其次是发扬民间灸法，总结出诸如灯火灸、鸡子灸、碗灸、麻叶灸、桑木灸等多种非艾灸法。

Die Ärzte der Ming- und Qing-Dynastien führten auf Basis der überlieferten Methoden kühne Neuerungen durch, insbesondere die traditionellen Techniken wurden überarbeitet. Dabei entstanden neuartige Moxa-Zigarren (darunter die „wundersame Donner- und Feuer-Nadel" und die „wundersame Nadel des mächtigen Einen") , Barren-Moxibustion sowie die „Yang-Feuer-Moxibustion", für die als Wärmequelle Sonnenlicht mit Hilfe eines Bronzespiegels konzentriert wurde. Die Moxazigarre ermöglichte eine Verlängerung der Behandlungsdauer bei gleichzeitiger Vermeidung von Verbrennungen. Sie stellt bis heute die wichtigste Form der Moxibustion dar. Darüber hinaus verbreiteten sich Moxibustionstechniken aus dem Volk, beispielsweise das Abbrennen von Flatterbriese oder die Moxibustion mit Hühnereiern sowie der Moxa-freie Einsatz von Schalen, Hanfblättern und dem Holz des Maulbeerbaumes.

另外，明清时期开始注重使用灸疗器械。使用灸器施灸虽可追溯到晋唐时期，但或采用代用物而非专用灸器，或结构十分简单，如苇管等。至明清时期，逐步出现了专门制作的灸器。明代龚信在《古今医鉴》中以铜钱为灸器，清代李宗先在《针灸易学》中使用了泥钱作灸器。高文晋在《外科图说》中又作了进一步改进，使用了灸板、灸罩；另如叶天士"银灸盏"等。现代用的温灸杯、温灸筒、温灸盒等均是在此基础上发展而来的。温灸器的使用与改革，使灸法更为安全及无痛，不会灼伤皮肤，尤其适用于老人、妇女、儿童、体弱者，成为病家所乐于接受的一种治疗方法。

Gleichzeitig wurde während der Ming- und Qing-Dynastie den verwendeten Instrumenten Wertschätzung zuteil. Der Einsatz von Hilfsmitteln lässt sich zwar bis in der Jin-Dynastie zurückverfolgen, jedoch handelte es sich entweder um vorübergehend zweckentfremdete Gegenstände oder um sehr simple Strukturen wie Schilfrohr. Während der Ming-Dynastie tauchten nun schrittweise speziell für die Moxibustion gefertigte Instrumente auf. Im „Spiegel der Medizin des Altertums und der Gegenwart" des Gong Xin aus der Ming-Dynastie finden Bronzemünzen Erwähnung, während im Qing-zeitlichen Werk „Akupunktur und Moxibustion einfach erlernt" des Li Zongxian Lehmscheiben genannt werden. In seinem „Illustrationen der äußeren Medizin" ging Gao Wenpu einen Schritt weiter und nannte erstmals Moxibustionsplatten und -aufsätze. Ein weiteres Beispiel ist die Verwendung von speziellen Silbertassen durch Ye Tianshi. Die heutigen Moxabehälter in Form von Tassen, Röhren und Kästchen gingen allesamt aus diesen Instrumenten hervor. Die Verwendung und Weiterentwicklung von Moxabehältern ermöglichte eine sichere und schmerzfreie Behandlung ohne Verbrennungen, die sich besonders zum Einsatz bei älteren und geschwächten Menschen, Frauen sowie Kindern eignete und dazu führte, dass Erkrankte bereitwillig Behandlungen mit Moxibustion akzeptierten.

## （二）灸法现代进展
### (B) Gegenwärtige Entwicklungen der Moxibustion

近代以来，随着灸疗防治范围的扩大（据统计至 2000 年底，用灸法防治各类病症超过 200 种），促进了灸法的发展，表现在以下两个方面。一是继承发掘传统的行之有效的方法。如核桃壳灸和苇管灸，前者载于《理瀹骈文》，后者首见于《备急千金要方》，但古籍中有关记述很少，近人亦未见再有应用。近年来，通过对上述两法的发掘和改进，发现分别对眼底疾病及面神经麻痹等，有较好的效果。同时还对其他民族的灸法进行验证和推广，如流行于广西壮族民间的药线灸，应用于多种常见或难治病症，收到了很好的效果。另一方面则是结合现代科技创制新的灸法，如光灸法、冷冻灸法、电热灸法、红外灸法、铝灸法等。另外，在灸疗仪方面十余年来也有较大进展，且大多已成商品应用于临床，如药灸器、中频灸疗仪、固定式艾条熏灸器、近红外灸疗仪、远红外灸疗仪等。

Seit Anbruch der Moderne treibt eine Erweiterung des Anwendungsgebietes der Moxibustion deren Entwicklung voran (Statistiken zufolge wurden Stand Jahresende 2000 über 200 verschiedene Erkrankungen und Symptome mit Hilfe von Moxibustionen behandelt), die hauptsächlich in zwei Entwicklungsrichtungen stattfindet. Zum einen werden althergebrachte effektive Methoden popularisiert. Beispiele hierfür wären die Moxibustion mit Walnussschalen oder Schilfrohren, die zwar jeweils im „Geordnete Verschreibungen in Reimform" und im „Notfallrezepturen im Wert Tausender Goldstücke" überliefert sind, zu denen aber sonst kaum Informationen vorliegen und die nur selten Anwendung fanden. In den vergangenen Jahren konnte durch Experimente und Anpassungen festgestellt werden, dass sich mit diesen beiden Techniken sehr gute Resultate bei der Behandlung von Erkrankungen am Augenhintergrund sowie bei Nervenlähmungen im Gesicht erzielen lassen. Gleichzeitig wurden Moxibustionstechniken anderer Volksgruppen experimentell untersucht und gegebenenfalls gefördert, wie es etwa bei der sehr populären Moxibustion mit einem in Arznei getränkten Faden der Fall ist. Diese wurde ursprünglich von der Volksgruppe der Zhuang in der Autonomen Region Guangxi praktiziert und kann sehr effizient bei häufigen und schwer zu behandelnden Erkrankungen eingesetzt werden. Zum anderen kommt es durch die Kombination mit modernen Technologien zu Innovationen, bei denen Licht, Kälte, Elektrothermik, Infrarot und Aluminium Anwendung finden. Darüber hinaus haben sich die verwendeten Instrumente im letzten Jahrzehnt schnell entwickelt, wobei diese Entwicklung tendenziell auf eine kommerzielle klinische Nutzung abzielt. Beispiele hierfür wären Gefäße für die Moxibustion mit Arzneimitteln, Geräte zur Durchführung von Mittelfrequenzmoxibustion, Halterungen für die stationäre Behandlung mit Moxa-Zigarren sowie Apparate für die Moxibustion mit Nah- und Ferninfrarotlicht.

与此同时,在灸法机制研究方面取得了长足进展,并获得了比较系统的结果。在灸法对免疫系统的调节上,已证实,艾灸对机体细胞免疫和体液免疫功能均有不同程度的影响,而且这种调节作用是双向的。在血液系统方面,灸后可增加白细胞和红细胞的数量。艾灸对微循环功能、血液动力学均有明显的影响。在对代谢作用的影响方面,动物实验发现,艾灸对注入大量氢化可的松所致的核酸和蛋白质代谢混乱有改善作用,艾灸还可抑制脂肪变性的进程及调节微量元素的代谢等。

Zeitgleich kam es zu Fortschritten bei der Erforschung der Wirkmechanismen der Moxibustion, die in ein systematisches Verständnis mündeten. So konnte bei der Regulierung des Immunsystems nachgewiesen werden, dass sich die Wirkung der Moxibustion auf zelluläre und humorale Immunreaktionen unterscheidet und eine wechselseitige Wirkung erzielt wird. Darüber hinaus kann mit Moxibustion die Zahl der weißen und roten Blutkörperchen im Blut gesteigert werden. Auch die Mikrozirkulation und die Dynamik des Blutkreislaufes lassen sich mit Moxibustion beeinflussen. In Tierversuchen wurde gezeigt, dass mit Hilfe von Moxibustion positiv auf den ungeordnete Stoffwechsel von Nukleinsäuren und Proteinen aufgrund übermäßiger Hydrocortisol-Ausschüttung eingewirkt werden kann. Zudem kann durch Moxibustion die Degeneration von Fetten unterdrückt und den Stoffwechsel von Spurenelementen reguliert werden.

## 四、针灸的特点
## Ⅳ. Besonderheiten von Akupunktur und Moxibustion

　　针灸疗法的特点是治病不靠吃药，只是在病人身体的一定部位用针刺入，刺激神经并引起局部反应，或用火的温热刺激烧灼局部，以达到治病的目的。针灸疗法具有很多优点：

Die Besonderheit von Akupunktur und Moxibustion besteht darin, dass zum Zweck der Behandlung keine Medikamente eingenommen werden, sondern statt dessen am Körper des Patienten entweder eine Nadel gesetzt wird, um Nerven zu stimulieren und lokale Reaktionen hervorzurufen, oder mit Wärme auf diesen eingewirkt wird. Diese Form der Behandlung bietet viele Vorteile:

　　1. 有广泛的适应证，可用于内、外、妇、儿、五官等科多种疾病的治疗和预防。
　　2. 治疗疾病的效果比较迅速和显著，特别是具有良好的兴奋身体机能，提高抗病能力和镇静、镇痛等作用。
　　3. 操作方法简便易行。
　　4. 医疗费用经济。
　　5. 没有或极少副作用，基本安全可靠，又可以协同其他疗法进行综合治疗。

1. Breites Anwendungsgebiet. Einsatzmöglichkeiten in der Inneren und Äußeren Medizin sowie in der Gynäkologie, Pädiatrie oder Ophthalmologie zur Behandlung und Prävention von Krankheiten.
2. Schnelle und sichtbare Behandlungserfolge, insbesondere Anregung des somatischen Nervensystems, Stärkung der Abwehrkräfte, Beruhigung und Schmerzlinderung.
3. Unkomplizierte Anwendung.
4. Geringe Behandlungskosten.
5. Keine oder extrem seltene Nebenwirkungen und daher große Sicherheit. Möglichkeit des parallelen Einsatzes mit anderen Behandlungsformen.

## 五、针灸的作用
## Ⅴ. Wirkung und Funktion der Akupunktur und Moxibustion

**1. 疏通经络**
**1. Freimachen von Leit- und Netzbahnen**

　　疏通经络的作用就是可使淤阻的经络通畅而发挥其正常的生理作用，是针灸最基本最直接的治疗作用。经络"内属于脏腑，外络于肢节"，运行气血是其主要的生理功能之一。经络不通，气血运行受阻，临床表现为疼痛、麻木、肿胀、瘀斑等症状。用针灸治疗，选择相应的腧穴和针刺手法如三棱针点刺出血等，可使经络通畅，气血运行正常。

Diese Wirkung bezeichnet den Prozess, Blockaden in den Leit- und Netzbahnen zu lösen, sie durchgängig zu halten und zu gewährleisten, dass sie ihre Funktion für den Körper regulär erfüllen können. Es handelt sich um die grundlegendste und direkteste Anwendung von Akupunktur und Moxibustion. Die wichtigste Aufgabe der Leit- und Netzbahnen mit ihren Verknüpfungen der Funktionskreise, Gliedmaßen und Gelenke besteht in der Aufrechterhaltung des Kreislaufs von Qi und Blut. Bei einer Blockade wird dieser Kreislauf eingeschränkt, was sich in Symptomen wie Schmerzen, Taubheit, Schwellungen oder Blutergüssen äußert. Mit Akupunktur und Moxibustion an den entsprechenden Akupunkturpunkten sowie der Wahl geeigneter Techniken wie dem Aderlass mit Hilfe einer Dreikantnadel lassen sich die Bahnen wieder befreien und der ungehinderte Fluss von Qi und Blut sicherstellen.

### 2. 调和阴阳
### 2. Harmonisierung von Yin und Yang

针灸调和阴阳的作用就是可使机体从阴阳失衡的状态向平衡状态转化，是针灸治疗最终要达到的目的。疾病发生的机理是复杂的，但从总体上可归纳为阴阳失衡。针灸调和阴阳的作用是通过经络阴阳属性、经穴配伍和针刺手法完成的。

Bei der Harmonisierung von Yin und Yang wird ein Ungleichgewicht dieser beiden Aspekte im Organismus in die ursprüngliche Balance zurückgeführt. Es handelt sich um das oberste Ziel der Akupunktur und Moxibustion. Die Mechanismen und Abläufe beim Ausbruch verschiedener Erkrankungen sind komplex, lassen sich aber letztendlich auf ein Ungleichgewicht zwischen Yin und Yang zurückführen. Bei der Regulierung bedient sich der Akupunkteur der Zuordnung der Leitbahnen zu Yin und Yang, bestimmter Kombinationen von Akupunkturpunkten an den Leitbahnen sowie Spezialtechniken.

### 3. 扶正祛邪
### 3. Stärkung der Widerstandskräfte und Beseitigung von Krankheiten

针灸扶正祛邪的作用就是可以扶助机体正气及祛除病邪。疾病的发生发展及转归的过程，实质上就是正邪相争的过程。针灸治病，就在于能发挥其扶正祛邪的作用。

Mit Akupunktur können die Vitalenergie gestützt und krankheitserregende Faktoren beseitigt werden. Grob betrachtet stellen Ausbruch, Entwicklung und Abflauen einer Erkrankung ein Ringen zwischen Widerstandskräften und Krankheitserregern und somit zwischen positiven und negativen Einflüssen dar. In diesen Zusammenhang kann mit Akupunktur und Moxibustion Positives gestützt und Negatives ausgeräumt werden.

4. 调和气血

**4. Harmonisierung von Qi und Blut**

调和气血的作用，现代称为"调整作用"。所谓调整作用，就是指矫正机体功能偏盛或偏衰，使之保持平衡，达到治病的目的。

Auf diese Funktion wird heute zumeist mit dem Begriff der Regulierung verwiesen. Es handelt sich um die Korrektur von Übermaß oder Schwäche einzelner Körperfunktionen mit dem Ziel eines Gleichgewichts und damit der Heilung von Krankheiten.

大量的临床实践和实验研究表明，针灸的这种调整作用跟一般的药物治疗作用不同。比如人中穴，当大脑机能处于高度抑制——昏迷的状态下，针刺人中穴，就能起到兴奋作用，这叫"醒神开窍"。当大脑功能处于兴奋——病人狂躁或严重失眠的状态下，针刺人中穴，就能起到抑制作用，这叫"安神"。同是一个穴位，在两种不同的疾病中，起着两种相反的作用。又比如同一个天枢穴，既可以治疗便秘，又可以治疗腹泻。

Zahlreiche Erfahrungen aus der klinischen Praxis sowie Experimente haben gezeigt, dass sich die regulierende Wirkung von Akupunktur und Moxibustion von der Wirkung herkömmlicher Medikamente unterscheidet. Ziehen wir etwa den Akupunkturpunkt Mitte des Menschen als Beispiel heran. Ist das Großhirn gehemmt oder der Patient bewusstlos, so kann mithilfe dieses Akupunkturpunktes eine Erregung verursacht werden, die als „den Geist wecken und die Sinnesorgane öffnen" bezeichnet wird. Befindet sich das Großhirn hingegen in einem Zustand höchster Erregung und der Patient ist ungestüm oder leidet an Schlaflosigkeit, so kann die Behandlung am Punkt Mitte des Menschen beruhigend wirken. Der gleiche Akupunkturpunkt entfaltet also bei unterschiedlichen Krankheitsbildern zwei gegensätzliche Wirkungen. Ähnlich verhält es sich mit dem Punkt Angel des Himmels, der zur Behandlung sowohl von Verstopfungen als auch von Durchfall genutzt wird.

针灸的这种例子，真是多不胜举。所以人们认为，针灸的调整作用是双向良性调节作用。因为大量的临床实验和实验研究证明，针灸以后所造成的机体功能的变化，都在生理范围以内，比如在高血压情况下，针灸可以使血压降低，但是降到一定水平就不再降了；低血压的时候，针灸以后血压可以升高，但是升到一定水平就不升了。因此，人们认为针灸的双向调整作用是一种良性的双向调节作用。

Die Lehre von Akupunktur und Moxibustion ist voller ähnlicher Beispiele. Die meisten Menschen gehen daher davon aus, dass die regulierende Funktion der Akupunktur eine wechselseitige positivistische Wirkung hat. Durch Untersuchungen und langjährige Erfahrungen konnte nachgewiesen werden, dass die Veränderungen an den Körperfunktionen mithilfe von Akupunktur den konkreten physiologischen Rahmen nicht überschreiten können. So kann Bluthochdruck mittels Akupunktur nur bis zu einem gegebenen Punkt gesenkt werden, eine Regulierung über diesen Punkt hinaus ist nicht möglich. Auch niedriger Blutdruck lässt sich entsprechend nur bis zu einem gewissen Wert erhöhen.

## 六、针灸的注意事项
## Ⅵ. Was bei Akupunktur zu beachten ist

1. 过于疲劳、精神高度紧张、饥饿者不宜针刺；年老体弱者针刺应尽量采取卧位，取穴宜少，手宜法轻。

1. Im Fall extremer Erschöpfung, großer nervlicher Anspannung oder Hunger sollten Behandlungen mit der Nadel vermieden werden. Bei älteren und schwächeren Menschen empfiehlt sich eine sanfte Behandlung weniger Akupunkturpunkte im Liegen.

2. 怀孕妇女针刺不宜过猛，腹部、腰骶部及能引起子宫收缩的穴位如合谷、三阴交、昆仑、至阴等禁止针灸。

2. Bei schwangeren Frauen sind heftige Behandlungen zu vermeiden. Zudem ist eine Nadelung im Bauchbereich, am Beckenboden sowie an allen Akupunkturpunkten unzulässig, die Kontraktionen der Gebärmutter herbeiführen können. Hierzu zählen die vereinten Täler, die Verbindung der drei Yin, Olympus und äußerstes Yin.

3. 小儿因不配合，一般不留针。婴幼儿囟门部及风府、哑门穴等禁针。

3. Bei Kindern wird auf ein Verharren der Nadeln in der Haut verzichtet, da sie zumeist nicht still halten. Bei der Behandlung von Säuglingen sind Akupunkturpunkte auf den Fontanellen wie die Versammlungshalle der Winde oder das Tor der Stummheit ausgenommen.

4. 有出血性疾病的患者，或常有自发性出血，损伤后不易止血者，不宜针刺。

4. Für Patienten mit hämorrhagischen Erkrankungen, spontanen Blutungen oder Problemen bei der Blutgerinnung eignet sich Akupunktur nicht.

5. 皮肤感染、溃疡、瘢痕和肿瘤部位不予针刺。

5. Eine Nadelung von Hautinfektionen, Geschwüren, Narben und Tumoren ist nicht zulässig.

6. 眼区、胸背、肾区、项部，胃溃疡、肠粘连、肠梗阻患者的腹部，尿潴留患者的耻骨联合区，针刺时应掌握深度和角度，禁用直刺，防止误伤重要脏器。

6. In den folgenden Bereichen ist direktes Nadeln nicht zulässig, um Verletzungen wichtiger Organe auszuschließen: Augen, Brust, Nieren, Nacken; der Bauchbereich von Patienten mit Magengeschwüren sowie Verwachsungen oder Blockaden am Darm; Schambeinfuge bei Patienten mit Harnverhalt. In allen genannten Fällen ist bei der Behandlung besonders auf Tiefe und Einstichwinkel zu achten.

7. 针刺对某些病症确实有极好的疗效，但并非万能，特别是一些急重病的治疗，应根据情况及时采用综合治疗，才能更有利于病人，也可充分发挥针灸的作用。

7. Auch wenn sich mit Akupunktur bei einigen Erkrankungen sehr gute Ergebnisse erzielen

lassen, ist sie nicht alternativlos und omnipotent. Dies ist insbesondere bei schweren Erkrankungen zu beachten, die je nach Krankheitsbild ganzheitlich und rechtzeitig behandelt werden sollten, um Patienten bestmöglich helfen und die Wirkung einer Akupunkturbehandlung optimal entfalten zu können.

## 七、针灸学的对外传播
## Ⅶ. Verbreitung der Lehre der Akupunktur

早在公元 6 世纪，针灸就已传到朝鲜、日本。朝鲜在新罗王朝时（公元 693 年）就设有针博士，教授针生。公元 562 年，我国以《针经》赠日本钦明天皇，同年吴人知聪携《明堂图》《针灸甲乙经》等医书东渡日本。公元 702 年，日本颁布大宝律令，仿我国唐朝的医学教育制度，开设针灸专业。我国针灸传到朝鲜和日本以后，一直作为当地国家传统医学的重要组成部分而流传至今。针灸也传到东南亚和印度大陆。公元 6 世纪，敦煌人宋云曾将华佗治病方术介绍给印度北部的乌场国；14 世纪，针灸师邹庚到越南为诸侯治病。针灸传入欧洲是从公元 17 世纪开始的，法国成为欧洲传播针灸学术的主要国家。1671 年，哈尔文的《中医秘典》在法国出版，之后针灸开始用于临床；19 世纪初，欧美等国家开始使用针灸。但因不同国家有关法律限制，针灸在国外发展相对缓慢。

Bereits im 6. Jahrhundert gelangten Akupunktur und Moxibustion nach Korea und Japan. Während des Königreiches von Silla im Jahre 693 vermittelten in Korea Gelehrte der Akupunktur ihr Wissen an Schüler. Im Jahr 562 übergab China dem Kinmei-Kaiser von Japan eine Fassung des Lingshu als Geschenk. Im gleichen Jahr brachte der Mönch Zhi Cong (Japanisch Chiso) aus der Region Wu die Werke „Illustrationen der hellen Halle" und „Systematischer Klassiker der Akupunktur und Moxibustion" nach Japan. Der 702 in Japan erlassene Taihō-Kodex bildete das medizinische Bildungssystem der Tang-Dynastie nach und sah Akupunktur und Moxibustion als eigenständige Fachrichtung vor. Akupunktur und Moxibustion bildeten nach ihrer Ankunft in Japan und Korea kontinuierlich einen wichtigen Bestandteil der dortigen Medizin und wurden bis heute überliefert. Darüber hinaus verbreitete sich die Akupunktur bis nach Südostasien und den indischen Subkontinent. Im Verlauf des 6. Jahrhunderts präsentierte Song Yunzeng aus Dunhuang im nordindischen Königreich Oddiyana die Behandlungsmethoden des Hua Tuo, und im 14. Jahrhundert behandelte der Akupunkturmeister Zou Geng die Fürsten Vietnams. Die Einführung von Akupunktur und Moxibustion in Europa setzte im 17. Jahrhundert ein, wobei Frankreich eine Schlüsselrolle bei der Verbreitung zukam. Nach dem Erscheinen des Werks „Geheimnisse der Medizin der Chinesen" (Originaltitel „Les secrets de la Médecine des Chinois") im Jahr 1671 fanden Akupunktur und Moxibustion in Frankreich Eingang in die Medizin, zu Beginn des 19. Jahrhunderts wurden sie auch in Europa und Amerika genutzt. Aufgrund verschiedener Regularien in den einzelnen Ländern ging die Verbreitung von Akupunktur und Moxibustion im Ausland jedoch nur schleppend voran.

中华人民共和国成立以来，随着中华文化魅力的显现，以整体观念、辨证施治、取法自然为特色的中国传统医学引起了国际医学界的关注，有力地促进了针灸在世界范围的推广。1997年11月，美国国立卫生院举行了针刺疗法听证会并明确指出：起源于中国的针刺疗法对许多疾病具有显著疗效，作用确切而副作用极小，可以广泛应用。这对针灸学在世界范围的普及和推广具有重要意义。越来越多的国家和地区接受针灸，并不同程度认可针灸的合法地位，如亚洲的日本、韩国、越南、泰国，欧洲的英国、法国、德国、意大利，大洋洲的澳大利亚、新西兰，美洲的加拿大、巴西等国。目前世界上已有180多个国家和地区设有中医针灸医疗机构。

Seit Gründung der Volksrepublik China und im Rahmen der verstärkten Faszination für die chinesische Kultur erfuhr die Traditionelle Chinese Medizin mit ihrer ganzheitlichen Sicht, ihren dialektischen Untersuchungs- und Behandlungsmethoden und ihrer Orientierung auf die Natur zunehmend Beachtung durch die internationale Medizin, was die globale Verbreitung der Akupunktur förderte. Im November 1997 veranstalten die Nationalen Gesundheitsinstitute der USA (NIH) eine Anhörung zur Akupunktur und kamen zu dem Schluss, dass „sich mit der aus China stammenden Behandlung mit Nadeln bei zahlreichen Erkrankungen deutliche Ergebnisse erzielen lassen". Aufgrund ihrer präzisen Wirkung bei extrem geringen Nebenwirkungen wurde die verstärkte Anwendung zugelassen. Für die weltweite Verbreitung und Anerkennung der Akupunktur war dies von entscheidender Bedeutung. Immer mehr Länder entscheiden sich folglich zur Übernahme von Akupunktur und Moxibustion und wiesen ihnen je nach Land einen unterschiedlichen Grad der rechtlichen Anerkennung zu. Heute ist Akupunktur unter anderem in Japan, Korea, Vietnam, Thailand, England, Frankreich, Deutschland, Italien, Australien, Neuseeland, Kanada und Brasilien anzutreffen, und in mehr als 180 Ländern und Regionen der Welt existieren Institute für Therapien mit Akupunktur und Moxibustion.

世界卫生组织（World Health Organization，WHO）倡导针灸防治疾病，重视针灸的推广和交流。受WHO委托，中国于1975年在北京、南京、上海三地建立了国际针灸培训中心，每年开办国际针灸班，培养针灸人才。数年来，中国政府坚持向非洲国家派出有针灸医师参与的援外医疗队，为这些国家培养了大批针灸医生。1979年，WHO提倡学习和应用针灸，并提出了适用针灸治疗的43种疾病的名称，予以推广。在WHO的大力支持下，1987年11月，世界针灸学会联合会在北京成立。该学会组织每年在不同国家举办国际学术会议，还负责国际针灸医师水平考核，为合格者颁发针灸医师水平证书。WHO倡导针灸的标准化、规范化，制订了经穴名称、定位的国际标准化方案，头针的国际标准等。2002年，WHO列出了针灸应用的106种适应证。2006年10月，WHO针灸经穴定位标准西太区会议，制定出针灸腧穴定位的国际标准。

2010年,WHO启动中医学疾病分类代码编制工作,第一次将传统医学纳入世界主流医学范畴。2011年,肯尼亚首都内罗毕召开的联合国教科文组织保护非物质文化遗产政府间委员会第五次会议,顺利通过了将"中医针灸"列入"人类非物质文化遗产代表作名录"的提议,更加彰显了国际社会对中国针灸传承和保护的重视。

Die Weltgesundheitsorganisation (WHO) fördert die Behandlung von Erkrankungen mittels Akupunktur und Moxibustion und misst ihrer Verbreitung große Bedeutung bei. Im Auftrag der WHO wurden 1975 in Peking, Nanjing und Shanghai internationale Ausbildungszentren für Akupunktur und Moxibustion eingerichtet, an denen jährlich Kurse stattfinden. Darüber hinaus entsendet China seit vielen Jahren medizinische Hilfsmannschaften in afrikanische Länder, in deren Reihen auch Akupunkturmeister sind und die sich der Ausbildung von Akupunkteuren widmen. Im Jahr 1979 förderte die WHO Lehre und Anwendung von Akupunktur und Moxibustion und legte eine Liste mit 43 Erkrankungen vor, für deren Behandlung sie empfohlen werden. Mit Unterstützung durch die WHO wurde schließlich im November 1987 in Peking die Weltweite Vereinigung der Gesellschaften für Akupunktur- und Moxibustion (World Federation of Acupuncture-Moxibustion Societies, WFAS) gegründet. Diese Vereinigung organisiert jedes Jahr in verschiedenen Ländern internationale Symposien und ist für die Überprüfung des Niveaus von Akupunkteuren auf internationaler Eben verantwortlich, die bei erfolgreichen Kandidaten zur Verleihung eines Akupunkteur-Zertifikats führt. Die WHO fördert zudem die Standardisierung und Vereinheitlichung der Akupunktur durch die Festlegung einheitlicher Bezeichnungen von Akupunkturpunkten, international standardisierten Behandlungen, einem weltweiten Standard für Kopfakupunktur und vieles mehr. Im Jahr 2002 erhöhte die WHO die Zahl der mit Akupunktur zu behandelnden Symptome auf 106, und im Oktober 2006 wurde mit der Standardlokalisierung der Akupunkturpunkte in der Westpazifischen Region eine internationale Rahmenregelung für die Verortung von Akupunkturpunkten festgelegt. Kurz darauf, im Jahr 2010, nahm die WHO die Arbeiten an der Klassifizierung von Erkrankungen mittels numerischer Codes auf, womit erstmals eine traditionelle Medizin in die Welt der gängigen Schulmedizin einbezogen wurde. 2011 fand in der kenianischen Hauptstadt Nairobi die fünfte Versammlung des zwischenstaatlichen Ausschusses für die Erhaltung des immateriellen Kulturerbes der UNESCO statt, in deren Verlauf Akupunktur und Moxibustion der Traditionellen Chinesischen Medizin erfolgreich in die Repräsentative Liste des immateriellen Kulturerbes der Menschheit aufgenommen wurde. Dies verdeutlichte zusätzlich die Bedeutung, welche die internationale Gemeinschaft der Überlieferung und dem Schutz der Akupunktur beimisst.

在世界很多国家,尤其是发达国家都开办有针灸教育机构。在亚洲,日本于1983年成立明治针灸大学,开办有针灸专业本科和研究生教育;韩国的针灸教育主要在韩医科大学进行,韩医科大学为六年制的本科学历教育。在欧美,不少国家办有各种类型的中医针灸学院(校),有些国家的正规大学开设有中医、针灸学位课程或专业文凭课程。近年来,我国中医药高校与国外高校开展了多种形式的合作办学,培养了一批批国际中医针灸人才。

Viele Länder der Welt und insbesondere die Industrieländer haben Bildungseinrichtungen mit Bezug zur Akupunktur gegründet. In Japan etwa nahm im Jahr 1983 die Universität für Akupunktur und Moxibustion die Ausbildung in Bachelor- und Masterstudiengängen auf. Die Hochschule ist seit 2008 als Meiji Universität für Integrative Medizin bekannt. In Korea findet die Ausbildung im Fach Akupunktur vorrangig in Form sechsjähriger Bachelorstudiengänge an der renommierten Universität Kyung Hee statt. In Europa und den USA wurden unterschiedliche Institute und Schulen für chinesische Akupunktur und Moxibustion eingerichtet, und in einigen Ländern können im Rahmen von universitären Kursen akademische Abschlüsse und Zertifikate im Bereich TCM und Akupunktur erworben werden. Innerhalb der letzten Jahre haben chinesische TCM-Hochschulen verschiedene Formate der Kooperation mit internationalen Hochschulen eingerichtet, in deren Rahmen internationale Talente für Akupunktur und Moxibustion ausgebildet werden.

针灸的对外传播和国际交流方兴未艾。针灸不仅为人类防治疾病提供了一种有效的医疗方法和手段，而且为世界医学开拓了新的研究领域，并将为人类健康事业和世界医学发展做出更大贡献。

Der weltweite Austausch und die Verbreitung der Akupunktur in der Welt nehmen auch weiterhin zu. Die Akupunktur stellt nicht nur eine effiziente Methode zur Behandlung von Krankheiten für die Menschheit in der ganzen Welt dar, sondern eröffnet der globalen Medizin auch neue Forschungsbereiche und leistet einen wichtigen Beitrag zur menschlichen Gesundheit und zur Entwicklung der Medizin.

# 第十五章 魔幻之手——推拿
## Kapitel 15 Magische Hände – Tuina-Manualtherapie

推拿治疗带给患者的是何样的感觉呢？在北京中医药大学德国魁茨汀医院推拿科，患者说得最多的是"fly"（飞起来）和"magic"（魔幻的）两个词。每次做完推拿，患者都会感觉身体舒适轻盈，如同"飞起来"的感觉；很多患者还说医生具有"魔幻之手"，手到之处，力透筋骨，瞬间缓解或减轻他们的病痛，直称"神奇"！

Wie nehmen Patienten eine Tuina-Behandlung wahr? Fragt man in der Abteilung für Tuina an der TCM Klinik Bad Kötzting der TCM-Universität Peking nach, fallen am häufigsten die Wörter „fliegen" und „magisch". Nach ihrer Behandlung fühlen sich Patienten leicht und angenehm, als würden sie fliegen. Viele sagen auch, der Arzt habe „magische Hände", deren Kraft Muskeln und Sehnen durchdringen und ihre Leiden sozusagen im Handumdrehen reduzieren oder heilen kann. Mit anderen Worten, sie empfinden Tuina als Zauberei.

具有"魔幻之力"的推拿手法看似简单，只是用手或肢体的其他部位在患者身体上施以点按拨揉，其实内中含有许多特殊的技巧和规范动作，是中医学用于治疗疾病和保健强身的重要方法与技能。

Tuina-Manualtherapie mag auf den ersten Blick einfach wirken: Es genügt, mit Händen oder Gliedmaßen den Körper eines Patienten zu massieren und auf ihm herumzudrücken. In Wirklichkeit umfasst Tuina eine Vielzahl an speziellen Techniken und normierten Bewegungen. Sie stellt eine wichtige Methode der chinesischen Medizin zur Behandlung von Erkrankungen, zur präventiven Pflege der Gesundheit und zur Stärkung des Körpers dar.

## 一、推拿手法要求
## Ⅰ. Anforderungen

推拿医生的手法要做到：

Folgende Anforderungen muss ein Tuina-Arzt erfüllen:

"持久"：是指手法能够持续运用一定时间，保持动作和力量的连贯性。

"有力"：是指手法必须具备一定的力量，并根据治疗对象、体质、病证虚实、施治部位和手法性质而变化。

"均匀"：是指手法动作的节奏、频率、压力大小要一定。

"柔和"：是指手法动作的轻柔灵活及力量的缓和，不能用滞劲蛮力或突发暴力，要"轻而不浮，重而不滞"。

"深透"：是指手法具备了持久、有力、均匀、柔和这四项要求，从而具备了渗透力。

Ausdauer: Behandlungen müssen über einen langen Zeitraum durchgeführt werden können, wobei die Kohärenz von Bewegung und Kraft gewährleistet werden muss.

Kraft: Behandlungen benötigen eine gewisse Krafteinwirkung, wobei diese je nach Patient, seiner körperlichen Beschaffenheit, den vorliegenden Symptomen, energetischen Schwächen oder Übermaßen sowie je nach dem behandelten Körperteil und der angewendeten Methode variiert wird.

Homogenität: Rhythmus, Intervall und Druck der Behandlung müssen gleichmäßig und verhältnismäßig zueinander durchgeführt werden.

Mäßigung: Behandlungen dürfen nicht mit einem Übermaß an Kraft oder Gewalt durchgeführt werden, sondern mit leichter Dynamik und moderater Kraft. Es gilt der Leitsatz „sanft, aber nicht zu leicht, schwer, aber nicht stagnierend".

Tiefe und Genauigkeit: Mit dem Vorliegen der vorangegangenen vier Anforderungen (Ausdauer, Kraft, Homogenität und Mäßigung) kann der Behandelnde mit durchdringender Kraft in die Tiefe des Körpers hinein wirken.

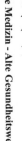

以上要求是密切相关、相辅相成的。持久能使手法逐渐深透有力，均匀协调的动作可使手法更趋柔和，而力量与技巧相结合则使手法既有力又柔和，即所谓"刚柔相兼"。在手法的掌握中，力量是基础，手法技巧是关键，两者必须兼有。

Diese Anforderungen stehen im direkten Zusammenhang und bedingen sich gegenseitig. Ausdauer ermöglicht eine durchdringende und kräftige Behandlung, während homogene und kontrollierte Bewegungen Bedingung für Mäßigung sind. Die Vereinigung von Kraft und Geschick ist es, die eine kraftvolle und sanfte Behandlung hervorbringt, eine Kombination aus „hart und weich". Bei der Beherrschung der Behandlungstechniken ist Kraft die Grundlage und Geschicklichkeit zentral, beide Aspekte sind unabdingbar.

## 二、推拿作用途径

## Ⅱ. Anwendungsmöglichkeiten von Tuina

针对不同病情，医生会施以不同手法。经相关研究证实推拿可以通过多种途径，达到治疗目的。

Je nach Erkrankung können verschiedene Techniken zum Einsatz gebracht werden. Untersuchungen konnten nachweisen, dass Tuina-Manualtherapie auf verschiedenen Wegen Behandlungserfolge erzielen kann.

1. 纠正解剖位置的异常
1. Korrektur von anatomischen Fehlhaltungen

推拿适用于关节错位、肌腱滑脱、关节脱位。

Tuina wird bei Fehlposition von Gelenken, Läsionen von Muskeln und Sehnen sowie bei Luxationen wie Aus- und Verrenkungen eingesetzt.

2. 增强血液循环
2. Stärkung des Blutkreislaufes

（1）扩张毛细血管：推拿可以使细胞内蛋白分解，产生组织胺、类组织胺等物质，进而使血管扩张。

（2）重建毛细血管网：推拿可使跟腱断端小血管大量生成。

（3）恢复血管壁弹性：推拿可使血管壁大量脂质类物质下降，血管硬化减少，血管弹性提高。

（4）心脏做功减少：推拿可使心脏耗氧减少，心肌缺血缺氧改善。

（5）血液流动加快（经手法挤压后血液压力增高，流动加快）：推拿可使血液黏稠度降低（血流加快，血液黏稠度下降，进入良性循环状态）。

1) Erweiterung der Kapillargefäße: Mithilfe von Manualtherapie kann der Abbau von Proteinen in den Zellen angeregt werden, was die Produktion von Histaminen und ähnlichen Stoffen zur Folge hat und zur Erweiterung der Blutgefäße beiträgt.

2) Erneuerung des Geflechtes der Kapillargefäße: Tuina kann nach Verletzungen die vermehrte Bildung von kleinen Blutgefäßen anregen.

3) Elastizität der Blutgefäßwände: Mithilfe von Tuina kann der Anteil von Fetten in den Blutgefäßwänden reduziert werden, wodurch Verhärtungen abgebaut und die Elastizität der Blutgefäße gesteigert wird.

4) Reduktion der Beanspruchung des Herzmuskels: Durch Tuina lässt sich der Sauerstoffverbrauch des Herzens verringern und Sauerstoffmangel im Herzmuskel beheben.

5) Beschleunigung des Blutkreislaufes (Steigerung der Fließgeschwindigkeit des Blutes durch manuellen Druck): Mit Tuina kann die Viskosität des Blutes reduziert werden (der schnelle Blutfluss seinerseits senkt die Viskosität des Blutes erneut, beide Faktoren verstärken sich gegenseitig in einem positiven Kreislauf).

3. 提高局部组织温度
3. Steigerung der Temperatur des Gewebes

推拿可以使血管扩张，开放，血流加快，皮肤温度升高。

Durch Tuina-Manualtherapie kann das Geflecht der Blutgefäße erweitert und durchgängig gemacht werden. Die Geschwindigkeit des Blutflusses wird gesteigert und die Temperatur in der Haut erhöht.

## 4. 闸门学说
## 4. Gate Control Theory - Kontrollschrankentheorie

脊髓后角有疼痛的闸门控制系统。若细神经纤维兴奋，打开闸门，疼痛信息通过。若粗神经纤维兴奋，关闭闸门，疼痛信号不通过。粗神经纤维可以抑制细神经纤维，已经成为神经学一般原则。推拿的镇痛机理在于手法激活了大量的外周粗神经纤维，传入脊髓后角，抑制细神经纤维，关闭闸门，从而起到镇痛的作用。

Im Hinterhorn des Rückenmarks befindet sich ein Kontrollsystem für Schmerzempfindungen. Bei Stimulation der dünnen Nervenfasern werden die Kontrollschranken geöffnet und Schmerzsignale weitergeleitet. Werden hingegen die dicken Nervenfasern angeregt, schließen sich die Kontrollschranken und die Schmerzsignale können nicht passieren. Die Hemmung der dünnen Nervenfasern durch dicke Nervenfasern ist in der Neurologie bereits ein allgemein anerkanntes Prinzip. Der Mechanismus der Schmerzlinderung in der Tuina-Manualtherapie stützt sich auf die großflächige Stimulation von außenliegenden dicken Nervenfasern, deren Wirkung zum Hinterhorn des Rückenmarks weitergeleitet wird und dort die Aktivität der dünnen Nervenfasern hemmt. Auf diese Art werden Kontrollschranken geschlossen und eine schmerzlindernde Wirkung erreicht.

## 5. 系统内能
## 5. Systemintrinsische Energie

推拿促进能量的转换，推拿手法的有用功，可以转变为各种内能，进而起到治疗作用。

Mit Hilfe von Tuina kann die Umwandlung von Energie im Körper angeregt werden. Die bei der Manualtherapie aufgewendete Energie kann in intrinsische Energien überführt und zur Behandlung eingesetzt werden.

## 6. 信息学说
## 6. Signaltheorie

推拿可以刺激人体产生某种信息，通过传递系统到达有关脏腑，对失常信息系统进行调整。

Tuina kann die Stimulation verschiedener Signale im Körper herbeiführen. Diese werden an die jeweiligen Speicher- und Durchgangsorgane weitergeleitet und können zur Regulierung von anormalen Zuständen im Leitsystem eingesetzt werden.

## 7. 生物全息学说
## 7. Bioholographische Theorie - ECIWO (*Embryo Contains Information of the Whole Organism*)

人体某一局部是全身各器官的缩影，其原理为生物全息诊疗法。如第二掌骨诊疗法、足部按摩等。通过推拿局部组织就可调理全身。

Jeder beliebige Teil des menschlichen Körpers ist eine Miniaturdarstellung jedes anderen Organs. Diese Theorie stützt sich auf die Annahme, dass alle Lebewesen und ihre jeweiligen Bestandteile alle für eine Behandlung notwendigen Informationen enthalten. Beispiele hierfür wären Behandlungen mittels des zweiten Mittelhandknochens oder durch Fußmassagen. Auch durch Tuina-Manualtherapie kann mittels der Einwirkung auf bestimmte Körperteile der gesamte Körper reguliert werden.

## 三、推拿的适应证和禁忌证
## III. Indikationen und Kontraindikationen der Tuina-Manualtherapie

### （一）适应证
### (A) Indikationen

**1. 骨伤科疾病**
**1. Orthopädie und Traumatologie**

颈椎病、落枕、肩周炎、腰椎间盘突出症、急性腰扭伤、慢性腰肌劳损、关节脱位、四肢关节软组织损伤等。

Wirbelsäulenerkrankungen, Nackenverspannungen, schmerzhafte Schultersteife, lumbaler Bandscheibenprolaps, akute Lumbaldistorsion, chronische Lendenmuskelzerrung, Gelenkluxationen sowie Gewebeverletzungen an den Gelenken der Gliedmaßen.

**2. 内科疾病**
**2. Innere Erkrankungen**

高血压、冠心病、中风后遗症、胃炎、糖尿病、类风湿性关节炎、头痛、面瘫等。

Bluthochdruck, Erkrankungen der Herzkranzgefäße, Folgeerkrankungen eines Schlaganfalls, Magenschleimhautentzündung, Diabetes, rheumatoide Arthritis, Kopfschmerzen, Gesichtslähmung.

**3. 妇科疾病**
**3. Gynäkologie**

月经不调、痛经、产后耻骨联合分离。

Unregelmäßige Menstruation, Menstruationsschmerzen, geburtsbedingte Überdehnung der Schambeinfuge.

**4. 外科疾病**
**4. Äußere Erkrankungen**

下肢静脉曲张、慢性阑尾炎。

Krampfadern an den unteren Gliedmaßen, chronische Blinddarmentzündung.

**5. 五官科疾病**

**5. Erkrankungen der Sinnesorgane**

鼻咽、近视、斜视、耳鸣、耳聋、牙痛。

Rhinitis, Kurzsichtigkeit, Strabismus, Tinnitus, Taubheit, Zahnschmerzen.

**6. 儿科疾病**

**6. Pädiatrie**

小儿疳积、肌性斜颈、佝偻病、小儿发热、惊风、咳嗽、遗尿、腹痛、便秘等。

Verdauungsblockaden, muskulär bedingte Fehlhaltungen des Nackens, Rachitis, Fieber, infantile Konvulsionen, Husten, Bettnässen, Bauchschmerzen und Verstopfungen.

## （二）禁忌证

## (B) Kontraindikationen

需要提醒大家注意的是，推拿并不是万能的，患有下列疾病的患者是不适合使用的。

Es ist zu bedenken, dass Tuina keine Lösung für alle Probleme darstellt. Patienten mit folgenden Erkrankungen dürfen nicht mit Tuina behandelt werden:

1. 诊断不明的急性脊柱损伤或伴有脊髓症状者（腰椎肿瘤）。

2. 各种骨肿瘤、骨结核、老年骨质疏松症、骨髓炎、骨折初期、关节脱位复位后初期。

3. 严重的心、脑血管疾病患者，体质过虚者，不能承受推拿手法刺激，易造成昏厥。

4. 各种传染病如结核、肝炎，急性胃、十二指肠溃疡、穿孔者。

5. 出血性疾患，如白血病、再生障碍性贫血、过敏性紫癜等。手法刺激后可导致再出血。

6. 治疗部位皮肤破损或有皮肤病者，如湿疹、脓肿、皮肤冻伤、皮裂伤、烫伤。

7. 月经期及妇女妊娠 3 个月以上者，腹部和腰骶部不可以使用手法。

8. 精神病患者。

9. 极度疲劳、醉酒者。

10. 年老体弱者、经不起手法刺激者。

1. Akute Wirbelsäulenschäden oder Begleitsymptome am Rückenmark (Rückenmarktumor) bei unklarer Diagnose.
2. Jede Form von Tumoren an den Knochen, Knochentuberkulose, Osteoporose, Knochenmarkentzündung, frische Knochenbrüche, zeitlich nahe Repositionen nach Gelenkdislokation.

3. Patienten mit schweren Erkrankungen an Herz, Gehirn und Blutgefäßen sowie mit einer ausgeprägten energetischen Schwäche könnten von der Stimulation während einer Tuina-Behandlung überfordert werden und das Bewusstsein verlieren.

4. Patienten mit infektiösen Erkrankungen wie Tuberkulose und Hepatitis, Patienten mit akuten Geschwüren oder Durchbrüchen des Magens und Zwölffingerdarms.

5. Hämorrhagische Erkrankungen wie Leukämie, aplastische Anämie und allergische Gerinnungsstörungen. In diesen Fällen können Tuina-Behandlungen Blutungen verursachen.

6. Patienten mit Verletzungen oder Erkrankungen der Haut wie Ekzeme, Abszesse, Erfrierungen, offene Wunden und Verbrennungen.

7. Bei Frauen während der Menstruation sowie während der ersten drei Monate nach der Entbindung sollte keine Behandlung des Unterleibs und des Lendenbereichs durchgeführt werden.

8. Psychisch Erkrankte.

9. Extrem übermüdete oder alkoholisierte Personen.

10. Körperlich geschwächte ältere Menschen sowie Personen, die durch Reize der Behandlung überfordert werden.

## 四、基础推拿手法
## Ⅳ. Grundlegende Techniken der Tuina-Manualtherapie

基础推拿手法一般分为六大类：摆动类、摩擦类、振动类、挤压类、叩击类、运动关节类。

Die grundlegenden Behandlungsmethoden unterteilen sich in sechs Gruppen: Vor- und Rückwärtsbewegungen, Reiben, Vibrieren, Pressen, Klopfen und Schlagen sowie Mobilisierung der Gelenke.

### （一）摆动类手法
### (A) Vor- und Rückwärtsbewegungen

**1. 一指禅推法**

**1. Technik des vibrierenden Pressens und Schiebens mit einem Finger**

一指禅推法是以拇指指端、螺纹面或偏峰着力于人体的一定部位，以肘为支点，以前臂摆动带动腕部，拇指关节作屈伸动作的一种推拿手法。

Bei dieser Technik wird mit der Fingerspitze, dem Bereich des Fingerabdrucks oder mit der Seite des Fingers Druck auf bestimmte Körperbereiche ausgeübt. Der Ellenbogen dient hierbei als Angelpunkt, während der Unterarm das Handgelenk hin und her bewegt und der Daumen gestreckt und gebeugt wird.

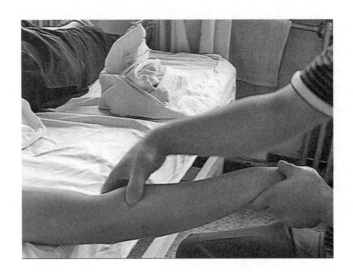

【动作要领】

【 Wichtige Aspekte 】

沉肩、垂肘、悬腕，前臂主动运动，带动腕关节有节律地摆动，使所产生的功力通过指端或螺纹面轻重交替，持续不断地作用于施术部位或穴位上。

Die Schultern sind schwer, die Ellenbogen und Handgelenke hängen herab. Die Bewegung geht vom Unterarm aus, wobei das Handgelenk mit rhythmischen Bewegungen vor und zurück bewegt wird. Die Energie dieser Bewegung wird über den Finger als abwechselnd leichter und schwerer Druck übertragen, der ohne Pause auf die zu behandelnde Körperstelle bzw. den Akupunkturpunkt ausgeübt wird.

【临床应用】

【 Klinische Anwendung 】

此法接触面积小，压力较大，渗透较强；可舒筋活络，调和营卫，行气活血，健脾和胃；适用于人体各个穴位，头面、胸腹、四肢等部位；多用于冠心病、胃脘痛、头痛、面瘫、近视、月经不调、颈椎病、关节炎等病症。

Diese Technik wirkt mit relativ großem Druck auf eine kleine Fläche ein und kann sehr tief reichen. Sie kann genutzt werden, um sehnen und Muskeln zu lösen und die Netzleitbahnen durchgängig zu machen, die Aufbau- und Wehrenergie zu harmonisieren, Qi zu bewegen und das Blut zu dynamisieren sowie um die Milz zu kräftigen und den Magen zu harmonisieren. Die Anwendung an allen Akupunkturpunkten des Körpers sowie an Kopf und Gesicht, dem Unterkörper und den Gliedmaßen ist möglich. Die Anwendung ist insbesondere bei Erkrankung der Herzkranzgefäße, Schmerzen im Bauchraum, Kopfschmerzen, Gesichtslähmungen, Kurzsichtigkeit, unregelmäßiger Menstruation, Problemen an der Wirbelsäule sowie Arthritis üblich.

2. 滚法

**2. Technik des Rollens**

滚法是以小鱼际侧部或掌指关节部附着于人体的一定部位上，通过腕关节的屈伸动作及前臂的旋转运动，连续往返活动的一种推拿手法。

Bei dieser Technik wird die Handflächenseite oder die Außenseite der Fingergelenke über den zu behandelnden Körperbereich geführt. Die Behandlung erfolgt durch wiederholte kreisende Bewegung des Unterarms und das Strecken und Beugen des Handgelenks.

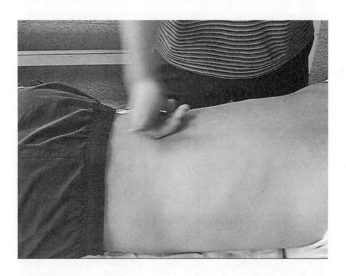

【动作要领】

【**Wichtige Aspekte**】

以第5掌指关节背侧附于体表施术部位上，以肘关节为支点，前臂主动做推旋运动，带动腕关节作较大幅度的屈伸和一定的旋转活动，使手背偏尺侧部在施术部位上进行连续不断的滚动。

Die Rückseite des Gelenks am kleinen Finger ist auf die zu behandelnde Körperregion gestützt. Mit dem Ellbogen als Angelpunkt wird der Unterarm kreisend vorangeschoben, wobei das Handgelenk unterstützend stark gebeugt und gestreckt wird und ebenfalls kreist. Im Ergebnis rollt die Außenseite des Handrückens ununterbrochen über den zu behandelnden Bereich.

【临床应用】

【**Klinische Anwendung**】

滚法接触面广，刺激平和舒适，又能用于虚证。所取治疗部位无论肌肉丰厚或薄弱均可，多用于项、背、腰臀及四肢部。而由滚法演变而来的掌指关节滚法，其接触面积较小，常用于颈椎病、肩关节周围炎、腰椎间盘突出症、各种运动损伤、运动后疲劳、偏瘫、截瘫等多种病症，也是常用的保健推拿手法之一。

Die Fläche, auf die mit dieser Technik eingewirkt wird, ist relativ groß, die Stimulation ist vergleichsweise angenehm und gleichmäßig und kann daher auch bei energetischer Schwäche eingesetzt werden. Die Anwendung auf alle Köperregionen ist möglich, ungeachtet des Zustandes der Muskulatur. Zumeist wird diese Technik zur Behandlung von Nacken, Rücken, Hüfte und den Gliedmaßen gewählt. Eine abgeleitete Methode, bei der der Druck über ein einzelnes Fingergelenk übertragen wird, lässt sich auf kleinere Flächen anwenden und kommt insbesondere bei Wirbelsäulenerkrankungen, Entzündungen des Schultergelenks, Bandscheibenvorfällen, Sportverletzungen, sportbedingter Übermüdung, halbseitiger Lähmung und Querschnittslähmungen sowie in der Gesundheitspflege zur Anwendung.

### 3. 揉法
### 3. Technik des Knetens

以指、掌的某一部位在体表施术部位上作轻柔灵活的上下、左右环旋揉动，称为揉法。

Beim Kneten werden auf der zu behandelnden Oberfläche des Körpers mit Fingern und Handfläche kreisende knetende Bewegungen von oben nach unten und links nach rechts ausgeübt.

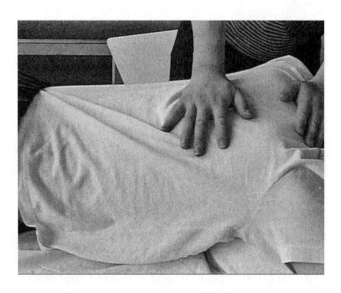

【动作要领】
【Wichtige Aspekte】

揉法接触面可大可小，刺激平和舒适。指揉法接触面小，力弱，适于头面部腧穴；大鱼际揉法因其腕部的旋动、摆动，而使大鱼际部产生揉压动作，适用于腹部、面部、颈项部及四肢部；掌根揉法面积较大，力沉稳适中，多用于背、腰、臀、躯干部。

Mit dieser Technik kann sowohl auf kleine als auch große Flächen eingewirkt werden, wobei die Stimulation angenehm ist. Kommen nur die Finger zum Einsatz, wird eine kleine Fläche mit geringer Kraft behandelt. Dies empfiehlt sich für die Akupunkturpunkte am Kopf. Wird die Handkante verwendet, so kann aufgrund der Bewegungen des Handgelenks deutlich mehr Druck ausgeübt werden. Dies empfiehlt sich zur Behandlung des Unterkörpers, des Gesichts, des Nackens und der Gliedmaßen. Mit dem Handballen lässt sich eine noch größere Fläche mit gleichbleibend großer Kraft behandeln. Er wird daher auf dem Rücken, an der Hüfte, dem Gesäß und der Rumpfmuskulatur gewählt.

【临床应用】

【Klinische Anwendung】

揉法多用于胃脘痛、便秘、泄泻、癃闭、头痛、软组织扭挫伤、颈椎病、骨折术后康复、小儿斜颈、小儿遗尿、近视等多种病症。

Behandlungen durch Kneten wird vor allem bei Schmerzen im Bauchraum, Verstopfung, Durchfall, Harnverhalt, Kopfschmerzen, Distorsionen des Gewebes, Erkrankungen der Wirbelsäule, im Rahmen der Rehabilitation nach Knochenbrüchen, schiefem Nacken bei Kindern, Inkontinenz und Kurzsichtigkeit eingesetzt.

(二) 摩擦类手法

(B) Reibetechniken

1. 摩法

1. Reiben

以手掌掌面或指腹着力于一定的部位或穴位，以腕关节连同前臂做均匀而有节奏的摩动，称为摩法。

Mit der Handfläche oder den Innenseiten der Finger wird Druck auf die zu behandelnde Körperregion ausgeübt. Hierbei werden Handgelenk und Unterarm im Verbund rhythmisch und gleichmäßig bewegt.

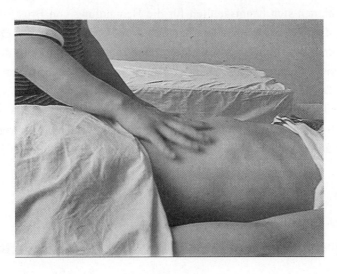

【动作要领】
【Wichtige Aspekte】

（1）指摩法

1) Reiben mit den Fingern

指掌部自然伸直，食指、中指、无名指和小指并拢，腕关节略屈。以食指、中指、无名指及小指指面着于施术部位，以肘关节为支点，前臂做主动运动，通过腕、掌使指面做环形或直线往返摩动。

Die Finger sind natürlich gestreckt, wobei Zeigefinger, Mittelfinger, Ringfinger und der kleine Finger fest zusammengedrückt werden. Das Handgelenk ist leicht gebeugt. Die Innenseite der vier Finger liegt auf der zu behandelnden Fläche des Körpers. Mit dem Ellenbogen als Angelpunkt geht die Bewegung vom Unterarm aus, wobei die Handinnenfläche über das Handgelenk in kreisförmige oder gerade reibende Bewegungen versetzt wird.

（2）掌摩法

2) Reiben mit der Handfläche

手掌自然伸直，腕关节略背伸，将手掌平置于施术部位上，其操作过程同指摩法。

Die Handfläche ist natürlich gestreckt, das Handgelenk ist leicht nach oben gestreckt. Die Hand liegt flach auf der zu behandelnden Körperregion auf. Die übrige Vorgehensweise folgt der vorangegangenen Methode.

【临床应用】
【Klinische Anwendung】

摩法主要适用于胸腹、脘腹部，具有疏肝理气、温中和胃、健脾助运、消积导滞及调节肠胃蠕动等功效；用于咳嗽、胸胁胀痛、呃逆、腹胀腹痛、消化不良、泄泻、便秘、月经不调、痛经、遗精、阳痿早泄、外伤肿痛等病症。

Reibetechniken eignen sich hauptsächlich für die Behandlung von Brust, Unterkörper und Bauchraum. Sie dienen zum Freimachen der Leber und Regulierung des Qi, zum Wärmen der Mitte und zur Harmonisierung des Magen, aber auch zur Stärkung der Milz und der Stützung von Umwandlungen, der Lösung von Ansammlungen und Stagnationen sowie zur Regulierung der Darmbewegungen. Typische Anwendungsbereiche sind Husten, Spannungsschmerzen in der Lunge und den Seiten, Verdauungsprobleme, Durchfall, Verstopfung, unregelmäßige Menstruation, Regelschmerzen, unwillkürlicher Samenverlust, Yang-Atrophie mit vorzeitigem Samenerguss sowie Schwellungen und Schmerzen nach äußerlichen Verletzungen.

2. 擦法

2. Kräftiges gerades Reiben

擦法是以手掌掌面、大鱼际或小鱼际着力于体表一定部位，做直线来回摩擦，又称平推法。

Mit der Handinnenfläche und der Handkante wird durch wiederholtes Reiben in einer geraden Linie Kraft auf einen bestimmten Körperbereich ausgeübt. Diese Technik wird auch als gerades Schieben bezeichnet.

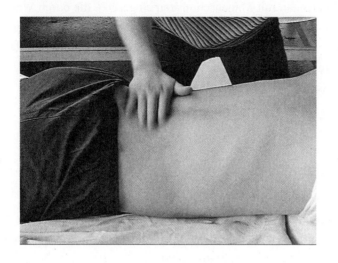

【动作要领】
【 Wichtige Aspekte 】

擦法是以手掌的全掌、大鱼际或小鱼际着力于施术部位，腕关节放平，以肩关节为支点，上臂主动运动，通过肘、前臂和腕关节使掌指面、大鱼际或小鱼际做前后方向的连续擦动并产生一定的热量。

Bei dieser Reibetechnik wird die Kraft durch die gesamte Handfläche und die Handkante übertragen. Das Handgelenk ist gerade. Als Angelpunkt der Bewegung dient das Schultergelenk. Die Bewegung geht vom Unterarm aus und wird durch Ellenbogen, Unterarm und Handgelenk auf die Hand übertragen, so dass diese hin und her bewegt wird und Wärme auf der zu behandelnden Fläche erzeugt.

【临床应用】
【 Klinische Anwendung 】

擦法具有较好的温经散寒的作用，能治疗一切寒证；根据施术部位的不同和产生热量的需求而有所选择，一般均可用于胸腹部、两胁部、背腰部及四肢部；根据施术部位不同的要求，可分别选择全掌擦法、大鱼际擦法和小鱼际擦法。

擦法一般用于风寒外感、发热恶寒、风湿痹痛、胃脘痛喜温喜按者以及肾阳虚所致的腰腿痛、小腹冷痛、月经不调以及外伤肿痛等病症。

Mit dieser Technik lassen sich sehr gut Leitbahnen erwärmen und Kälte zerstreuen, sie eignet sich daher zur Behandlung aller Kältesymptome. Je nach zu behandelnder Körperregion und den verschiedenen Bedürfnissen ihrer Erwärmung kann sie an Brust und Unterkörper, dem Brustkorb, Rücken, Hüfte und den Gliedmaßen angewendet werden. Die Nutzung der Hand-

fläche oder der Handkante wird nach dem zu behandelnden Körperbereich bestimmt.
Gerades Reiben wird insbesondere bei der Behandlung von durch Windkälte induzierten Erkrankungen, Kälteaversionen mit Fieber, Blockadeschmerzen aufgrund von Wind-Feuchtigkeit sowie bei Personen mit Magenschmerzen eingesetzt, die durch Wärme und Massagen erleichtert werden können. Darüber hinaus kommt diese Technik bei energetischer Schwäche des Yang in der Niere und daraus resultierenden Schmerzen in der Hüfte und den Beinen, Kälteschmerzen im Unterkörper sowie Regelschmerzen und Schwellungen bei äußeren Verletzungen zum Einsatz.

**3. 推法**

**3. Schieben**

用指、掌或肘着力于机体的特定部位，向下按压并向前呈单方向的直线移动，叫推法。

Mit Schieben bezeichnet man eine Technik, bei der mit den Fingern, der Handfläche oder dem Ellenbogen Kraft ausgeübt wird, die sich aus einem abwärts gerichteten Druck und einer geradlinigen Vorwärtsbewegung zusammensetzt.

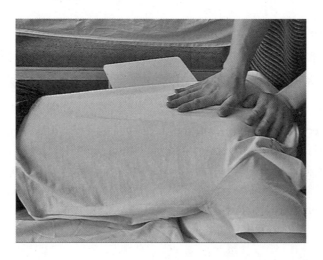

【动作要领】

【 Wichtige Aspekte 】

操作时要紧贴皮肤，用力要稳，随身体的曲线而起伏，速度要缓慢，用力要均匀。

Finger, Handfläche oder Ellenbogen müssen eng auf der Haut aufliegen. Es ist zu beachten, dass die Bewegungen mit regelmäßiger, der Körperform entsprechendem Verlauf und moderater Geschwindigkeit durchgeführt wird.

【临床应用】

【 Klinische Anwendung 】

推法主要应用于四肢、胸、腹、腰背，可舒经活络，促进血液循环，加速代谢。

Schiebetechniken werden hauptsächlich auf den Gliedmaßen, Brust, Unterkörper, Hüfte und Rücken eingesetzt, um die Leit- und Netzbahnen zu dynamisieren, die Blutzirkulation anzuregen und den Stoffwechsel zu beschleunigen.

### 4. 搓法
### 4. Zwirbeln

用双手掌面夹住一定的部位，相对用力作快速搓揉，同时作上下往返移动，称为搓法。

Bei dieser Technik wird ein Körperbereich mit beiden Händen zusammengepresst und mit schnellen Bewegungen gezwirbelt. Gleichzeitig werden die Hände vor und zurück bewegt.

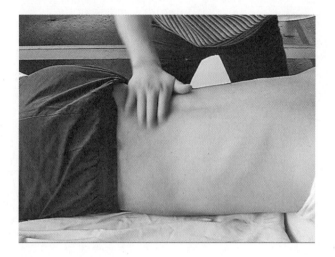

【动作要领】
【 Wichtige Aspekte 】

操作时双手用力要对称，搓动要快，移动要慢。

Beide Hände müssen mit gleicher Kraft eingesetzt werden. Die Zwirbelbewegung selbst ist schnell durchzuführen, während die Vor- und Rückbewegungen der Hände langsam erfolgt.

【临床应用】
【 Klinische Anwendung 】

搓法主要应用于四肢、腰背、胁肋，以上肢部最为常用，一般作为推拿治疗的结束手法，具有调和气血、疏通经络的作用。

Zwirbeln kommt hauptsächlich an den Gliedmaßen, Rücken und Hüfte sowie an den Seiten des Brustkorbes zum Einsatz. Üblicherweise stellt sie den letzten Abschnitt einer Tuina-Manualtherapie dar. Mit ihr lassen sich Qi und Blut harmonisieren sowie die Leit- und Netzbahnen durchgängig machen.

## （三）振动类手法

### (C) Vibrationstechniken

以较高频率的节律性动作轻重交替刺激，持续作用于人体，称振动类手法。本类手法包括抖法、振法等。

Wird über einen längeren Zeitraum mit hoher rhythmischer Frequenz sowie abwechselnd leichter und starker Stimulation auf den Körper eingewirkt, so spricht man von Vibrationstechniken. Diese unterteilen sich in Schütteln und Vibrieren.

**1. 抖法**

**1. Schütteln**

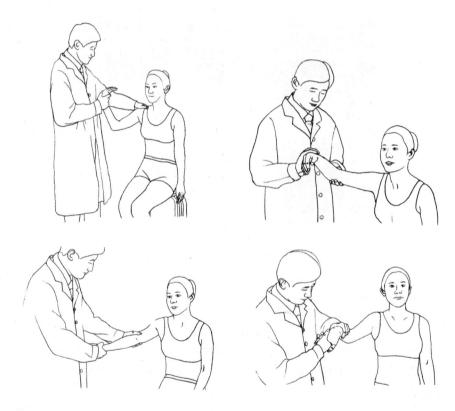

【动作要领】

【Wichtige Aspekte】

　　用双手握住患肢的上肢或下肢远端，用力做连续的小幅度的上下颤动。

（1）频率要快。

（2）振幅总体上而言较小。振幅较小用于放松，较大用于松解粘连。

（3）力度轻。

Beide Hände halten das äußerste Ende der betroffenen Gliedmaßen fest und werden kräftig, aber auf kurzer Distanz auf- und abgeschüttelt.

1) Hohe Frequenz beachten.
2) Der Bewegungsradius an sich sollte relativ klein gehalten werden. Die geringsten Abstände werden zur Entspannung genutzt, zur Lösung von Adhäsionen werden größere Bewegungen eingesetzt.
3) Der Kraftaufwand sollte gering gehalten werden.

【临床应用】

【Klinische Anwendung】

抖法多应用于四肢，以上肢为常用，与搓法配合作为收功手法之一，治疗作用与搓法相同。

Diese Technik kommt vorzugsweise an den Gliedmaßen zum Einsatz, insbesondere an den Armen. Sie zeitigt die gleichen Ergebnisse wie das Zwirbeln, mit dem sie in Kombination zum Abschluss einer Behandlung eingesetzt wird.

2. 振法

2. Vibrieren

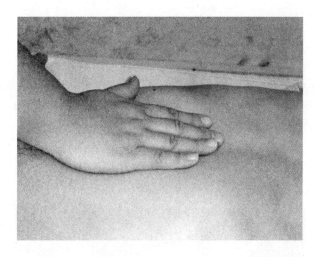

【动作要领】

【Wichtige Aspekte】

用手指或手掌着力在体表，前臂和手部的肌肉强力地静止性用力，产生振颤动作。操作时力量要集中于指端或手掌上。振动的频率较高，着力稍重。

（1）向下按（点）+水平方向振动。

（2）用力柔和。

（3）促使力均匀分布在治疗层面。

Die Einwirkung auf die Körperoberfläche erfolgt über die Finger oder die Handfläche, die Kraft geht von der Unterarm- und Handmuskulatur aus und wird stationär ausgeübt, es erfolgt also keine horizontale Bewegung auf der Körperoberfläche. Die Kraft konzentriert sich an den Fingerspitzen oder in der Handfläche. Die Vibrationen sollten mit hoher Frequenz und relativ viel Kraft durchgeführt werden.

1) Nach unten pressen (drücken) und in einer waagerechten Richtung vibrieren.
2) Sanfte Kraftaufwendung.
3) Die Kraft sollte gleichmäßig auf der zu behandelnden Oberfläche verteilt sein.

【临床应用】
【 Klinische Anwendung 】

本法渗透力强，适用于全身各部位和穴位，具有祛瘀消积，和中理气，消食导滞，调节肠胃功能等作用。

Mit dieser Technik lässt sich sehr tief in den Körper einwirken. Sie eignet sich zur Behandlung von allen Körperbereichen und Akupunkturpunkten. Mit ihrer Hilfe lassen sich Stasen und Ansammlungen lösen, das Qi regulieren und die Mitte harmonisieren, die Verdauung fördern und Stagnationen ausleiten sowie Magen und Darm regulieren.

（四）挤压类手法
(D) Presstechniken

用指、掌或肢体其他部分按压或对称性挤压体表，称为挤压类手法。本类手法包括按、点、捏、拿、捻和踩跷等法。

Bei Presstechniken wird mit Fingern, Handflächen oder anderen Teilen der Gliedmaßen auf die Körperoberfläche gedrückt oder diese symmetrisch zusammengepresst. Man unterscheidet Pressen, punktartiges Pressen, Kneifen, Greifen, Drehen und Treten.

1. 按法
1. Pressen

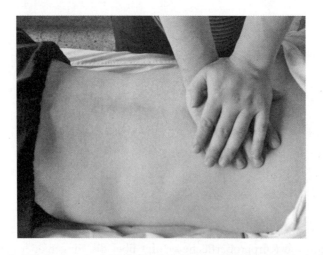

以手指指腹或手掌着力于一定的部位或穴位上，沿体表垂直方向向深部逐渐用力，按而留之，称为按法。

Bei dieser Technik wird mit der Innenseite der Finger oder der Handfläche auf einen Körperbereich oder einen Akupunkturpunkt eingewirkt, wobei mit zunehmender Kraft nach unten gedrückt und diese Kraft dann aufrechterhalten wird.

【动作要领】

【Wichtige Aspekte】

（1）紧贴皮肤。

（2）按压方向要垂直。

（3）用力由轻到重，稳而持续，使刺激充分透达组织深部。

1) Enger Kontakt zur Körperoberfläche.
2) Der Druck wird vertikal nach unten ausgeübt.
3) Die Kraft wird langsam aufgebaut und dann gehalten, um eine Stimulation tief ins Gewebeinnere zu gewährleisten.

【临床应用】

【Klinische Anwendung】

按法主要用于腰背肌筋膜炎、颈椎病、肩周炎、腰椎间盘突出症等疼痛性疾患以及风寒感冒、高血压、糖尿病、偏瘫等多种病症。

Pressen wird vor allem bei schmerzhaften Symptomen wie Entzündungen der Faszien an Rücken und Hüfte, Erkrankungen der Wirbelsäule, Entzündungen des Schultergelenks und Bandscheibenvorfällen, aber auch bei Erkältungen durch Wind-Kälte, hohem Blutdruck, Diabetes und halbseitigen Lähmungen eingesetzt.

**2. 点法**

**2. Punktartiges Pressen**

以手指指端或指间关节突起部着力于一定的部位或穴位上向下点压，称为点法。

Wird mithilfe der Fingerspitze oder dem Fingergelenk auf einen Akupunkturpunkt oder einen kleinen Körperbereich eingewirkt, so spricht man von punktartigem Pressen.

【动作要领】

【Wichtige Aspekte】

（1）接触部位："点"拇指端点/指间关节。

（2）着力点固定，向下按压时不可移动。力度由轻到重，再逐渐减力（垂直用力）。禁用暴力。

（3）点而留之，要停留一定时间。

动作要点基本与按法类似，但与按法又有区别。有的推拿专著将点法归为按法。

1) Gedrückt wird mit der Fingerspitze oder dem Fingergelenk.
2) Es wird auf einen fixen Punkt eingewirkt. Während des Pressens erfolgt keine Veränderung der Position. Die Kraft wird langsam aufgebaut und wieder reduziert (wobei die Kraft nach unten ausgeübt wird). Es darf keine übermäßige Kraft oder gar Gewalt ausgeübt werden.
3) Der Druck ist für einen gewissen Zeitraum aufrechtzuerhalten.

Diese Technik weist trotz einiger Unterschiede eine große Deckungsgleichheit mit dem regulären Pressen überein. In einigen Tuina-Lehrbüchern wird diese Unterscheidung nicht vorgenommen und das punktartige Pressen im Rahmen des Pressens besprochen.

【临床应用】

【Klinische Anwendung】

点法主要用于各种痛症。

Punktartiges Pressen wird hauptsächlich gegen jede Form von Schmerzen eingesetzt.

3. 捏法

3. Kneifen

【动作要领】

【Wichtige Aspekte】

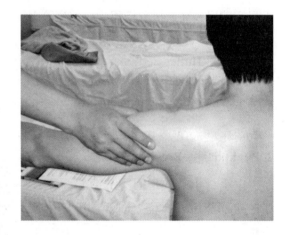

（1）接触部位：指腹（三指、五指指腹）。

（2）肩肘关节放松。

（3）对称性的用力挤压动作（一松一紧的挤压动作），用力均匀适宜，动作要轻快柔和，有连贯性，速度可快可慢。

（4）移动时要连贯而有节律性，不可呆滞。

1) Berührungsfläche sind die Innenseiten der Finger (drei bzw. fünf Finger)
2) Schulter und Ellbogen sind entspannt.
3) Es wird symmetrisch und kräftig Druck aufgebaut (im Wechsel von Entspannung und Druck). Die Kraft selbst sollte angemessen sein, die Kneifbewegung wird leicht, sanft und konstant ausgeübt. Die Geschwindigkeit kann zwischen schnell und langsam variiert werden.
4) Die horizontale Bewegung über den Körper erfolgt konstant und geregelt, ein unnötig langes Verbleiben an einer Stelle ist zu vermeiden.

【临床应用】

【Klinische Anwendung】

（1）调和阴阳，疏通经脉，行气活血，消积化瘀，调理脾胃。

（2）多用于头面、腰背、胸胁和四肢部。

（3）施术时间不宜过长，遍数不宜过多，常以温热红润为度。

（4）捏脊法：捏法应用于脊柱部；以拇指桡侧顶住皮肤，食中二指面前按，三指同时用力提拿皮肤，双手交替向前推进；常应用于小儿消化不良；又可称为捏积法。

1) Regulierung von Yin und Yang, Freimachung der Leit- und Netzbahnen, Bewegung von Qi und Dynamisierung des Blutes, Lösung von Ansammlungen und Stasen, Regulierung von Milz und Magen.

2) Der Einsatz erfolgt vor allem an Kopf, Hüfte, Rücken, Brust und Seite sowie an den Gliedmaßen.

3) Die Behandlung sollte nicht zu lange dauern und nicht zu häufig wiederholt werden. Sie kann eingestellt werden, sobald der behandelte Körperbereich warm und rot ist.

4) Kneifen an der Wirbelsäule: Der Daumen drückt einen Hautwulst empor, Zeige- und Mittelfinger drücken auf den Bereich vor diesem. Der Hautwulst wird kräftig gepackt und mit beiden Händen vorangeschoben. Diese Technik wird häufig gegen Verdauungsprobleme bei Kindern eingesetzt.

4. 拿法

4. Greifen

捏而提起谓之拿，即在对称性相对挤压的同时，做提拿的动作。

Wird beim Kneifen der zu behandelnde Teil mit den Händen angehoben und beidseitig symmetrisch zusammengepresst, so spricht man von Greifen.

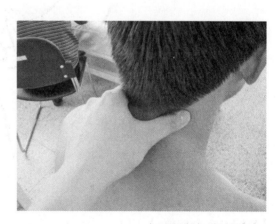

【动作要领】

【Wichtige Aspekte】

（1）以指腹面着力，提拿方向与肌肉垂直，在拿起肌肉组织后应稍待片刻再松手。

（2）力度由轻到重，不可突然用力。以局部酸胀、微痛或放松，感觉舒适为度，动作应连绵不断。

1) Die Kraft wird durch die Mitte der Fingerinnenseite ausgeübt. Der zu behandelnde Muskel wird ergriffen, im rechten Winkel zur Oberfläche angehoben und kurz in dieser Position gehalten, bevor der Griff wieder gelockert wird.

2) Die Kraft wird von schwach zu stark aufgebaut und sollte nicht plötzlich gesteigert werden. Ziel sollte ein ziehendes Gefühl bei geringem Schmerzempfinden oder gar Entspannung

sein. Es ist auf einen konstanten Bewegungsablauf zu achten.

【临床应用】

【Klinische Anwendung】

拿法刺激量较轻，适用于颈项、肩背、四肢等肌肉丰厚处。

Beim Greifen wird eine relativ schwache Stimulation ausgeübt, die sich gut für muskulöse Bereiche wie Nacken, Schultern, Rücken und die Gliedmaßen eignet.

（五）叩击类手法

(E) Klopf- und Schlagetechniken

1. 拍法

**1. Klatschen**

五指并拢，用虚掌平稳而有节奏地拍打体表，称为拍法。

Bei dieser Technik werden alle fünf Finger eng zusammengelegt und mit der hohlen Hand rhythmisch auf die Körperoberfläche geschlagen.

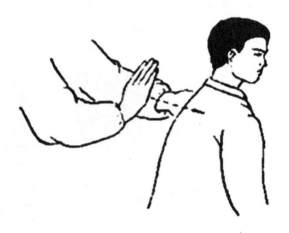

【动作要领】

【Wichtige Aspekte】

（1）手指自然并拢，掌指关节微屈。

（2）腕关节自然屈伸动作，手腕发力，用力时轻巧而有弹力。

（3）动作协调灵活，频率80～160次/分钟。

1) Die Finger liegen natürlich aneinander, die Fingergelenke sind leicht gebeugt.

2) Das Handgelenk wird leicht gestreckt und gebeugt, die Kraft geht vom Handgelenk aus. Die Bewegung ist leicht und federnd durchzuführen.

3) Der gesamte Bewegungsablauf sollte möglichst dynamisch sein und eine Frequenz von etwa 80 bis 160 Abläufen pro Minute erreichen.

【临床应用】

【Klinische Anwendung】

（1）疏筋通络、活血化瘀、缓急止痛、消除疲劳、强壮作用。

（2）适用于肩背、腰臀及下肢。

（3）主治风湿，局部感觉迟钝或肌肉痉挛。祛风散寒、开窍止痛、疏经活络、缓解痉挛。

1) Freimachung der Sehnen und Netzbahnen, Dynamisierung von Blut, Lösung von Stagnationen, Linderung von Schmerzen und Übermüdung, Stärkung des Körpers.
2) Vor allem für den Einsatz an Schultern, Rücken, Hüfte, Gesäß und den Beinen geeignet.
3) Insbesondere zur Behandlung von Wind-Feuchtigkeit und bei Schwere oder Krämpfen in den Muskeln einzusetzen. Zerstreut Kälte und Wind, macht die Sinnesöffnungen frei und lindert Schmerzen, hält Leit- und Netzbahnen durchgängig und lindert Krämpfe.

### 2. 击法
### 2. Schlagen

用手的不同部位或器具有节律地叩击体表的一定区域，称为击法。

Beim Schlagen wird mit verschiedenen Handbereichen oder Instrumenten rhythmisch auf bestimmte Körperbereiche geschlagen.

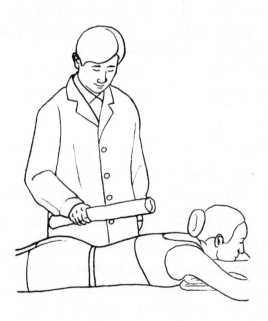

【动作要领】

【Wichtige Aspekte】

（1）接触部位

①拳背：手握空拳，腕伸直。

②掌根：手指自然放松，腕伸直。

③小鱼际：手自然伸直，腕略背屈。

④指端。

⑤手掌尺侧：手握空拳（捶打）。

⑥器具：桑枝棒。

（2）击法用劲要快速而短暂，垂直叩击体表，在叩击体表时不能有拖抽动作，速度要均匀而有节奏。

（3）用力适宜，有节奏。快速击打时，弹力要大，着力要小，轻重适度，动作协调。

1) Zur Behandlung eingesetzte Handbereiche bzw. Instrumente:
i. Handrücken: Die Hand bildet eine hohle Faust, das Handgelenk ist gestreckt.
ii. Handwulst: Die Finger sind entspannt, das Handgelenk ist gestreckt.
iii unterer Handkantenbereich: Die Hand ist gestreckt, das Handgelenk ist leicht nach oben gebeugt.
iv. Fingerspitzen.
v Handkante: Die Hand bildet eine hohle Faust (für schnelle und leichte Schläge).
vi Instrumente: Stab aus Maulbeerholz.
2) Die Schläge sind energisch und schnell durchzuführen. Schläge werden möglichst im rechten Winkel zur Körperoberfläche platziert, die Hand bzw. das Instrument darf beim Körperkontakt nicht horizontal gezogen oder anderweitig bewegt werden. Die Schläge sollten mit gleichbleibender Geschwindigkeit und rhythmisch erfolgen.
3) Es ist auf angemessenen Krafteinsatz und Rhythmus zu achten. Bei hoher Schlagfrequenz sollte die Bewegung federnd sein und mit geringem Kraftaufwand erfolgen.

【临床应用】

【Klinische Anwendung】

（1）功效：舒筋活络、行气活血、提神解疲。

（2）拳击法常用于腰背部，掌击法常用于头顶、腰臀及四肢部，侧击法常用于腰背及四肢部，指尖击法常用于头面部、胸腹部，棒击法常用于头顶、腰背及四肢部。

（3）主治风湿、局部感觉迟钝、肌肉痉挛或头痛等症。

1) Wirkung: löst Sehnen und Muskeln, macht Netzleitbahnen durchgängig, bewegt das Qi und dynamisiert das Blut, weckt den Geist und hilft bei Abgeschlagenheit.
2) An Hüfte und Rücken werden häufig Schläge mit der Faust eingesetzt, die Handfläche eignet sich für Kopf und Nacken, Hüfte, Gesäß und die Gliedmaßen. Schläge mit der Handkante empfehlen sich für den unteren Rücken und die Gliedmaßen, während die Fingerspitzen an Kopf und Gesicht, Brust und Bauchbereich zum Einsatz kommen. Eine Verwendung von Stäben ist insbesondere auf dem Kopf, dem unteren Rücken und an den Gliedmaßen vorgesehen.
3) Diese Technik wird hauptsächlich bei Wind-Feuchtigkeit, Schweregefühlen in einzelnen

Körperteilen, Krämpfen und Kopfschmerzen eingesetzt.

## （六）运动关节类手法
## (F) Techniken zur Mobilisierung von Gelenken

对关节做被动性活动的一类手法称为运动类手法。本法包括摇法、背法、扳法、拔伸法。

Ziel dieser Techniken ist die passive Bewegung von Gelenken. Es wird zwischen Rotieren, Schultern, Ziehen und Strecken und Ziehen nach hinten unterschieden.

**1. 摇法**

**1. Rotieren**

使关节做被动的环转活动，称摇法。

Von Rotation wird gesprochen, wenn Gelenke passiv kreisförmig bewegt werden.

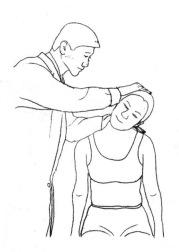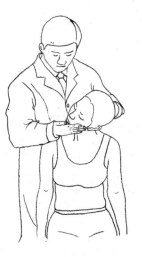

【动作要领】

【**Wichtige Aspekte**】

（1）用一手握住或按住患者某一关节近端的肢体，另一手握住关节远端的肢体，做缓和回旋转动。

（2）动作要和缓，力度适宜，不可用力过猛，活动范围的大小须在各关节生理功能许可的范围内进行。

（3）逐渐加大旋转范围，由小到大，由轻到重，自慢而快。

1) Mit der einen Hand wird der zu behandelnde Körperteil nahe des Gelenks ergriffen oder fixiert, während die andere Hand den entfernten Teil ergreift. Im Anschluss wird eine sanfte Drehbewegung durchgeführt.

2) Die Bewegung muss langsam und sanft erfolgen. Der Kraftaufwand sollte angemessen

sein, plötzliche und abrupte Bewegungen sind nicht zulässig. Das Ausmaß der Bewegung bestimmt sich nach dem Bewegungsradius des jeweiligen Gelenkes und darf diesen nicht überschreiten.

3) Radius, Intensität und Tempo der Bewegung können langsam erhöht werden.

【临床应用】

【 Klinische Anwendung 】

（1）滑利关节、疏理筋肉、恢复关节功能。

（2）适用于四肢关节及颈项、腰部等。

（3）用于关节功能障碍，关节错缝、韧带损伤等疾病。

1) Lockert die Gelenke, löst Sehnen und Muskeln, stellt Beweglichkeit der Gelenke wieder her.
2) Wird an den Gelenken der Gliedmaßen, des Nackens und der Hüfte eingesetzt.
3) Dient zur Behandlung von Bewegungseinschränkungen der Gelenke, Dislokationen und Bandverletzungen.

**2. 背法**

**2. Schultern**

【动作要领】

【 Wichtige Aspekte 】

医者和患者背靠背站立，双肘套住患者肘部，臀部抵住患者臀部，弯腰屈膝挺臀，将患者背起，以牵拉脊柱，再做快速伸膝挺臀，同时配合臀部的颤动或摇动。

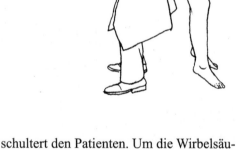

Arzt und Patient stehen Rücken an Rücken, der Arzt hakt seine Ellbogen unter jene des Patienten. Im Anschluss schiebt er sein Gesäß leicht unter das des Patienten, beugt Hüfte und Knie und schultert den Patienten. Um die Wirbelsäule des Patienten zu strecken und zu dehnen, werden in schneller Folge die Knie und das Gesäß gestreckt. Begleitend kann das Gesäß geschüttelt oder von links nach rechts geschwenkt werden.

【临床应用】

【 Klinische Anwendung 】

背法可以使腰椎及两侧肌肉受到牵拉（拔伸＋摇颤），具有舒筋通络、缓解痉挛、理筋整复的作用，主要用于治疗腰椎间盘突出、腰椎小关节紊乱。

Mit dieser Technik lassen sich die Lendenwirbel und die Seitenmuskulatur strecken (erfordert neben den Streck- und zusätzliche Schüttelbewegungen). Zu den Wirkungen zählen die

Lösung von Sehnen und das Freimachen der Netzleitbahnen, die Linderung von Krämpfen sowie Behandlung und Rehabilitation von Sehnen. Schultern kommt hauptsächlich bei Bandscheibenvorfällen und bei Problemen an den Lendenwirbeln zum Einsatz.

## 3. 扳法
## 3. Ziehen

医者用双手同时做相反方向或同一方向的用力扳动，称为扳法。

Bei dieser Technik führt der Arzt mit beiden Händen gleichzeitig eine Streckbewegung in die entgegengesetzte oder gleiche Richtung durch.

【动作要领】
【 Wichtige Aspekte 】

（1）颈项部扳法

1) Ziehen am Nacken

①斜扳法：患者坐位，头部略前倾，医者立于其身后，一手扶住头顶后部，一手托住对侧下颌部，当旋转至最大限度稍有阻力感时，双手同时用力做相反方向的小幅度快速扳动，后迅速松手，施术时有时可有弹响声（也可以卧位操作）。

②旋转定位扳法（又称定点斜扳法）：患者坐位，颈微前屈，医者立于患者侧身后，一手拇指顶按住病变颈椎棘突旁，另一手的肘部托住患者的下颌部，手扶后枕部，使头部向患侧被动旋转至最大限度，感觉手下有阻力感时，托下颌之手略向上提，顶按棘突的手同时用力向对侧外上方推动，做小幅度的快速扳动，施术时可有关节弹响声。

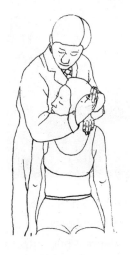 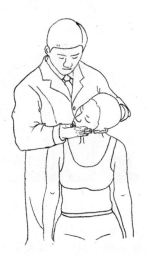

i. schräges Ziehen: der Patient sitzt gerade und mit dem Kopf leicht nach vorn geschoben, der Arzt steht hinter ihm. Eine Hand ruht auf dem Kopf, die andere fixiert das Kinn. Ist der äußerste Punkt der Drehbewegung erreicht und ein geringer Widerstand spürbar, wird mit beiden Händen eine kräftige Ziehbewegung mit kleinem Radius durchgeführt. Im Anschluss sofort locker lassen. Während der Ziehbewegung kann ein Knacken hörbar werden. (Die Behandlung kann auch im Liegen durchgeführt werden)

ii. rotierendes Ziehen mit Fixpunkt (auch schräges Ziehen mit Bezugspunkt) : der Patient sitzt mit etwas nach vorne gebeugtem Nacken, der Arzt steht schräg hinter ihm. Der Daumen der einen Hand ergreift den Hals neben dem betroffenen Dornfortsatz, der Ellbogen des anderen Armes umschließt den Unterkiefer des Patienten, die Hand ruht auf dem Hinterhauptbein. Ist der äußerste Punkt der seitlichen Drehbewegung erreicht, wird ein geringer Widerstand spürbar. An diesem Punkt wird der Arm am Kiefer angehoben, während die Hand am Nacken kräftig nach außen und oben drückt. Die Bewegung ist mit kleinem Radius und großer Geschwindigkeit durchzuführen. Während der Ziehbewegung kann ein Knacken hörbar werden.

（2）胸背部扳法

2) Ziehen an Brust und Rücken

①扩胸牵引扳法：患者坐位，两手十指交叉扣住放于顶后部，医者立于其后，双手托住患者两肘部，膝部顶在病变胸椎棘突上，嘱患者主动向后扩胸至最大限度并深呼吸，在患者呼气时，两手快速小幅度将两肘向后扳动，同时膝部前顶。施术时可有关节弹响声，主要适用于上胸段。

②胸椎对抗复位法：患者坐位，身体略前倾，两手十指交叉扣住放于顶后部，医者立于其后，双手从腋下伸入其上臂之前，前臂之后，握住前臂下段，同时膝部顶在病变胸椎棘突上，两手向后上方扳动，同时膝部前顶。

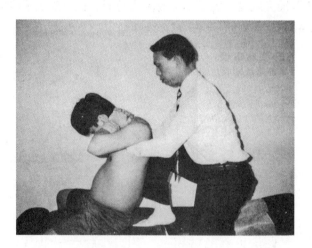

i. Extension der Brust: der Patient sitzt gerade und mit im Nacken verschränkten Händen. Der Arzt steht hinter ihm, seine Hände sind auf die Ellenbogen des Patienten gestützt. Das Knie ist auf die betroffenen Dornfortsätze der Brustwirbelsäule aufgesetzt. Der Patient wird aufgefordert, seine Brust unter tiefem Ein- und Ausatmen soweit wie möglich nach hinten zu dehnen. Während des Ausatmens zieht der Arzt mit beiden Händen schnell und mit geringem Bewegungsweg die Ellbogen des Patienten nach hinten, gleichzeitig drückt das Knie vorwärts auf den Rücken. Während der Behandlung kann es zu Knackgeräuschen der Gelenke kommen. Diese Technik eignet sich hauptsächlich für den oberen Brustbereich.

ii. Entgegengesetzte Reposition der Brustwirbelsäule: der Patient sitzt gerade und mit dem Körper leicht nach vorn gebeugt. Beide Hände sind im Nacken verschränkt. Der Arzt steht hinter ihm und ergreift unter den Achseln des Patienten hindurch dessen Unterarme. Gleichzeitig ist das Knie auf die betroffenen Dornfortsätze der Brustwirbelsäule aufgesetzt. Mit den Händen wird eine Ziehbewegung nach hinten und oben durchgeführt, während das Knie nach vorne drückt.

（3）腰部扳法

3) Ziehen an der Hüfte

①斜扳法：患者侧卧，上面下肢屈髋屈膝，下面下肢自然伸直，医者面对患者而立，一手抵住肩部（或前或后），另一手按住臀部或髂前上棘部，先缓缓地做相反方向的摇动，达到最大限度时，突然用力向相反方向扳动，可听到弹响声。

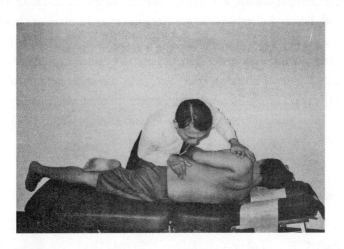

②腰部旋转扳法

直腰旋转扳法：患者坐位，医者站立于其侧后方，用腿夹住患者一侧下肢，一手抵住患者一侧（靠近医者一侧）肩后部，另一手从患者另一侧腋下（远离医者一侧）伸入抵住肩前部，两手用力做相反方向扳动。

弯腰旋转扳法：患者坐位，腰微前屈，一助手固定患者下肢及骨盆。医者站立于患者后方，一手拇指抵按患者病变腰椎棘突（向左旋用右手，右旋亦然），另一手从患者一侧腋下伸入，从前面绕过颈部，托住对侧肩后部（向左旋用左手）略向上提，旋转至最大限度时，两手用力做相反方向扳动。

③腰部后伸扳法：患者俯卧位，医者一手托住患者两膝上部，另一手按住患侧腰部，使腰部后伸至最大限度，两手用力做相反方向扳动。

i. schräges Ziehen: der Patient liegt auf der Seite, das oben aufliegende Bein ist an der Hüfte und am Knie gebeugt, das unten liegende Bein ist natürlich gestreckt. Der Arzt steht neben dem Patienten. Eine Hand ruht auf der Schulter, die andere drückt auf das Gesäß oder auf die Wirbel oberhalb des Darmbeins. Zunächst werden mit beiden Händen leichte Schwingbewegungen durchgeführt. Ist der äußerste Punkt der Bewegung erreicht, wird plötzlich und kräftig in die entgegengesetzte Richtung gezogen. Hierbei kann ein Knackgeräusch hörbar werden.

ii. rotierendes Ziehen an der gestreckten Hüfte: der Patient sitzt gerade, der Arzt steht schräg hinter ihm und klemmt mit seinen Beinen ein Bein des Patienten ein. Eine Hand fixiert den hinteren Teil jener Schulter, die dem Arzt näher ist, die andere ergreift unter der Achsel des Patienten hindurch den vorderen Teil der Schulter. Beide Hände führen kräftige entgegengesetzte Ziehbewegungen durch.

rotierendes Ziehen an der gebeugten Hüfte: der Patient sitzt gerade mit leicht nach vorne gebeugter Hüfte und stützt sich mit einer Hand auf Bein und Beckenknochen. Der Arzt steht hinter dem Patienten und ergreift mit dem Daumen einer Hand die betroffenen Dornfortsätze der Lendenwirbel (bei Drehbewegungen nach links sollte die rechte Hand gewählt werden, bei Bewegungen nach rechts die linke Hand). Die andere Hand greift unter der Achselhöhle hindurch über den Nacken und fixiert die Schulter auf der anderen Körperseite. Diese wird hierbei etwas nach oben gedrückt. Ist der äußerste Punkt der Rotation erreicht, wird mit beiden Händen eine kräftige Ziehbewegung in die jeweils entgegengesetzte Richtung durchgeführt.

iii. Ziehen am hinteren Hüftbereich: der Patient liegt auf dem Bauch, der Arzt stützt sich mit einer Hand auf den Bereich oberhalb der beiden Knie, die andere Hand ruht auf einer Seite der Hüfte des Patienten. Die Hüfte wird so weit wie möglich nach hinten gedehnt, am äußersten Punkt der Bewegung führen beide Hände eine kräftige Ziehbewegung in die jeweils entgegengesetzte Richtung durch.

【临床应用】
【 Klinische Anwendung 】

扳法具有舒筋通络、理筋整复、滑利关节、松解粘连等作用，主要应用于颈椎、胸椎、腰椎、骶髂关节，可治疗关节错位，关节功能障碍，颈椎病，腰椎间盘突出，骶髂关节错位，胸、腰椎小关节紊乱等疾病。

Mithilfe der Technik des Ziehens lassen sich Sehnen lösen und Netzbahnen durchgängig machen, Sehnen rehabilitieren, Gelenke mobilisieren und Adhäsionen lösen. Sie wird vor allem an der Hals-, Brust- und Lendenwirbelsäule sowie am Iliosakralgelenk eingesetzt, wobei neben Fehlhaltungen der Gelenke auch Funktionseinschränkungen, Erkrankungen der Halswirbelsäule, Bandscheibenvorfälle sowie Probleme an den Lendenwirbeln behandelt werden können.

## 4. 拔伸法
## 4. Ziehen und Strecken

医者以一手或双手固定肢体或关节的一端，沿肢体纵轴牵拉另一端，称为拔伸法。

Bei dieser Technik fixiert der Arzt mit einer oder beiden Händen ein Ende eines Gelenkes oder einer Gliedmaße und zieht sodann entlang der Längsachse in die entgegengesetzte Richtung.

【动作要领】

【Wichtige Aspekte】

（1）头部拔伸法：患者坐位，医者立于患者背后，双手拇指顶在患者枕骨下方，掌根托住下颌角下方，两前臂下压住患者两肩，两手向上用力拔伸，配合肩关节的前屈，后伸，内收，外展，上举。

（2）肩关节拔伸法：患者坐位，医者一手握住患者腕上部或肘部，另一手扶住肩部或助手帮助固定患者身体，对抗牵引。

（3）腕关节拔伸法：医者一手握住患者前臂下端，另一手握住手部，两手对抗牵引，同时配合腕关节的背伸，掌屈，左右侧屈。

（4）指间关节拔伸法：医者一手握住患者被拔伸的关节的近侧端，另一手握住远端，两手对抗牵引，配合关节的屈伸。

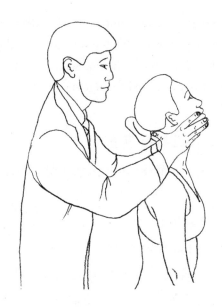

1) Ziehen und Strecken am Kopf: der Patient sitzt gerade, der Arzt steht in seinem Rücken und fixiert mit beiden Daumen den unteren Bereich des Hinterhauptbeins. Der Handballen ist gegen den Unterkiefer gepresst, die beiden Unterarme ruhen auf den Schultern des Patienten. Mit beiden Händen wird kräftig nach oben gezogen. Begleitend werden die Schultergelenke nach vorne gestreckt, herangezogen, abgespreizt und angehoben.

2) Ziehen und Strecken an den Schultergelenken: der Patient sitzt gerade, der Arzt ergreift mit einer Hand ein Handgelenk oder einen Ellbogen, die verbleibende Hand stützt den Schulterbereich. Alternativ kann ein Assistent den Körper des Patienten fixieren. Nun wird in entgegengesetzter Richtung am Arm des Patienten gezogen.

3) Ziehen und Strecken am Handgelenk: der Arzt ergreift mit einer Hand das untere Ende des Unterarms und mit der anderen die Hand des Patienten. Mit beiden Händen wird in die jeweils entgegengesetzte Richtung gezogen. Begleitet wird dies durch Strecken des Handgelenks nach oben und Beugen der Handfläche nach unten sowie zu den Seiten.

4) Ziehen und Strecken an den Fingergelenken: der Arzt ergreift beide Seiten des zu behandelnden Fingergelenks und zieht in die entgegengesetzten Richtungen. Begleitet wird dies durch Beugen und Strecken des betreffenden Gelenkes.

【临床应用】

【Klinische Anwendung】

拔伸法具有舒筋通络、理筋整复、松解粘连等作用，主治关节错位、伤筋、颈椎病、腰椎间盘突出、肩周炎、肩肘腕指各关节外伤后遗症等疾病。

Mittels des Ziehens und Streckens können Netzleitbahnen freigemacht und Sehnen gelockert, behandelt und rehabilitiert sowie Adhäsionen gelöst werden. Diese Technik kommt insbesondere bei Fehlstellungen der Gelenke, Sehnenverletzungen, Erkrankungen der Halswirbelsäule, Bandscheibenvorfällen, Schultersteife sowie bei Folgeschäden von Verletzungen an Schulter-, Ellbogen- und Handgelenken zum Einsatz.

## 五、小儿推拿手法
## V. Tuina-Manualtherapie für Kinder

【注意事项】
【Wichtige Hinweise】

1. 小儿推拿手法种类较多，有不少推拿手法与成人手法相似，但有的手法虽然在名称上和成人一样，而在具体操作时却完全不同，小儿脏腑娇嫩，形气未充，肌肤柔弱，耐受力差，不宜竭力攻伐，总之手法要轻快、柔和、平稳，适达病所，刺激强度要适宜。

1. Die Techniken der Tuina-Manualtherapie für Kinder sind vielfältig und nicht wenige ähneln den Methoden zur Behandlung von Erwachsenen. Bei einigen Techniken beschränkt sich die Übereinstimmung aber auf den Namen, die tatsächliche Behandlung kann völlig verschieden sein. Die inneren Organe von Kindern sind vergleichsweise empfindsam, die Entwicklung von Körper und Qi sind noch nicht abgeschlossen. Auch ist die Muskulatur relativ schwach und die Schmerztoleranz gering, großer Kraftaufwand ist daher nicht angeraten. Insgesamt sollte die Behandlung schnell, sanft und gleichmäßig sein und die Intensität der Stimulation berücksichtigt werden.

2. 一般来说，小儿推拿的操作以推法、揉法次数较多，而摩法时间较长，掐法则重、快、少。手法刺激的强度应根据患儿年龄大小、体质强弱、病史长短、病势急缓而定。如病轻患儿，操作时间宜短，用力宜轻，速度宜缓，一日或两日一次；病重患儿，操作时间宜长，用力宜重，速度宜快，每日推拿一至二次。

2. Bei Tuina für Kinder überwiegen Techniken wie Schieben und Kneten. Reibetechniken werden relativ lange durchgeführt, während Kneifen kräftig, schnell und selten erfolgt. Die Intensität der Stimulation bestimmt sich nach Alter, Körperbeschaffenheit, Krankheitsgeschichte und der Dringlichkeit der Erkrankung. Bei leichten Erkrankungen etwa können täglich oder alle zwei Tage kurze Behandlungen mit wenig Kraft bei geringer Geschwindigkeit durchgeführt werden. Bei schwer erkrankten Kindern empfiehlt sich ein bis zwei Mal täglich eine lang andauernde Behandlung mit größerer Kraft und hoher Geschwindigkeit.

3. 室内保持一定温度，不宜过冷过热。寒冷季节，术者手要保持温暖，同时应态度和蔼。术者经常修剪指甲，术前要洗手，保持清洁卫生。此外，还需注意患儿的体质。

3. Die Temperatur im Behandlungszimmer sollte gleichbleibend weder zu kalt noch zu heiß sein. Während der kalten Jahreszeit sollten die Hände des Arztes angewärmt werden. Es ist auf einen freundlichen Umgang zu achten. Der Arzt sollte zudem regelmäßig seine Fingernägel pflegen, sich vor der Behandlung die Hände waschen und generell auf Sauberkeit achten. Darüber hinaus muss die körperliche Beschaffenheit des erkrankten Kindes berücksichtigt werden.

4. 小儿推拿疗法的应用范围颇广，但也有一定的禁忌证，如烈性传染病、开放性损伤、恶性贫血等。

4. Tuina-Manualtherapie lässt sich für ein breites Spektrum an Behandlungen einsetzen, allerdings sind auch Kontraindikationen zu beachten, die eine Behandlung unmöglich machen, darunter stark infektiöse Krankheiten, offene Wunden und schwere Anämie.

【小儿推拿具体手法】
【Techniken der Tuina-Manualtherapie für Kinder】

（一）推法

(A) Schiebetechniken

1. 直推法

**1. Gerades Schieben**

用拇指桡侧或指面，或食指、中指螺纹面在穴位上做直线推动。

Mit der Seite oder der Spitze des Daumens oder mit dem Bereich des Fingerabdrucks von Zeige- und Mittelfinger wird in gerader Linie auf einem Akupunkturpunkt hin und her geschoben.

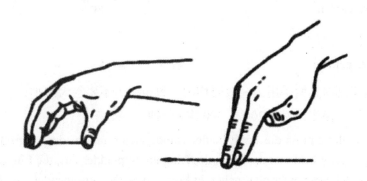

【动作要领】

【 Wichtige Aspekte 】

操作时宜直线推动，不宜歪斜，同时配用适量介质；推动时要有节律，频率 200～300 次/分钟；用力均匀，始终如一。

Es ist darauf zu achten, dass die Bewegung in einer geraden Linie erfolgt. Die Schiebebewegungen sind rhythmisch und mit einer Frequenz von etwa 200 bis 300 Abläufen pro Minute durchzuführen, wobei die aufgewendete Kraft von Anfang bis Ende gleich bleibt.

【临床应用】

【 Klinische Anwendung 】

本法主要用于线穴、面穴等小儿特定穴的操作，如推三关、推大肠、推脾经、推肺经等，有调阴阳、和脏腑、理脾胃等作用。

Diese Technik wird vor allem auf Akupunkturpunkten oder -linien angewendet, die speziell zur Behandlung von Kindern ausgewählt wurden. Hierzu zählen etwa die drei Engen am Unterarm, der Dickdarm sowie die Leitbahnen von Milz und Lunge. Mit Schieben lassen sich Yin und Yang regulieren, die inneren Organe harmonisieren sowie Milz und Magen regulieren.

## 2. 分推法

## 2. Getrenntes Schieben

用两手拇指桡侧或指面，或食指、中指指面自穴位向两旁做分向推动；或作"∧"形推动。

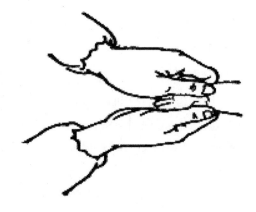

Vom Akupunkturpunkt ausgehend, wird mit den Seiten oder Spitzen beider Daumen beziehungsweise mit den Spitzen von Zeige- und Mittelfinger parallel zueinander geschoben. Die Bewegung kann alternativ auch in Form eines „V" durchgeführt werden.

【动作要领】

【 Wichtige Aspekte 】

作分向推动时，两手用力一般要均匀一致，用力不要忽大忽小；应从穴位中间做分向或"∧"形操作；频率 200～300 次/分钟。

Bei der Behandlung muss die Kraft beider Hände gleich und weder zu groß noch zu klein sein. Die Bewegung geht von der Mitte des Akupunkturpunktes aus, die Finger bewegen sich entweder parallel zueinander oder gehen in Form eines „V" auseinander. Die Frequenz sollte bei 200 bis 300 Wiederholungen pro Minute liegen.

【临床应用】

【Klinische Anwendung】

该法多用于面穴、线穴及平面部位穴位的操作，如分推腹阴阳、分推大横纹、分推膻中穴、分推肩胛骨等，具有调阴阳、和脾胃、宣肺解表等作用。

Diese Technik wird vor allem auf flächige Akupunkturpunkte sowie auf Reihen von Akupunkturpunkten angewendet. Beispiele sind das Schieben von Yin und Yang am Bauch, an der Handinnenfläche, an der Mitte der Brust sowie an den Schulterblättern. Zu den Wirkungen zählen eine Regulierung von Yin und Yang, Harmonisierung von Milz und Magen, Entfaltung der Lunge sowie die Lösung von Oberflächen.

3. 旋推法

3. Kreisendes Schieben

以拇指面在穴位上做顺时针方向的旋转推动。

Bei dieser Technik führt die Fingerspitze des Daumens im Uhrzeigersinn kreisende Schiebebewegungen auf einem Akupunkturpunkt aus.

【动作要领】

【Wichtige Aspekte】

操作速度比运法快，用力比指揉法轻。

Kreisendes Schieben sollte schneller als Kreisen (s.u.) und mit weniger Kraft als Kneten (s.u.) durchgeführt werden.

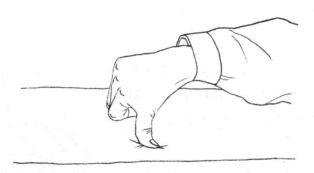

【临床应用】

【Klinische Anwendung】

本法主要用于手指螺纹面等部位的穴位，如旋推肺经、旋推肾经等。

Diese Technik wird insbesondere an den Fingerspitzen im Bereich der Fingerabdrücke sowie weiteren Akupunkturpunkten angewendet, beispielsweise auch an den Leitbahnen der Lunge und der Niere.

4. 合推法

**4. Zusammenführendes Schieben**

以拇指桡侧缘自穴位两端向中央推动。

Mit den Außenseiten der Daumen wird ausgehend von beiden Seiten eines Akupunkturpunktes zu dessen Mitte hin geschoben.

【动作要领】

**【 Wichtige Aspekte 】**

用力均匀、轻快柔和，平稳着力于皮肤，200～300次/分钟。

Die ausgeübte Kraft muss gleichmäßig, sanft, schnell und leicht sein. Die Kraft richtet sich ausschließlich auf die Haut. Als Frequenz sollten 200 bis 300 Bewegungen pro Minute realisiert werden.

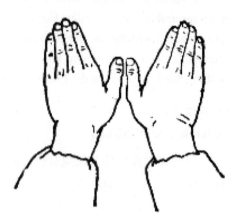

【临床应用】

**【 Klinische Anwendung 】**

本法主要用于推大横纹的操作，有化痰散结等作用。

Diese Technik wird insbesondere an der großen Querlinie angewendet, d.h. an der Innenseite des Handgelenkes, und bewirkt eine Umwandlung von Schleim sowie eine Zerstreuung von Zusammenballungen.

（二）揉法

**(B) Kneten**

揉法是以中指或拇指指端，或掌根，或大鱼际，吸定于一定部位或穴位上，做顺时针或逆时针方向旋转揉动，可分为大鱼际揉法、掌根揉法、指揉法。

Beim Kneten wird der äußerste Bereichen von Ringfinger oder Daumen, Handballen oder Handkante auf einen bestimmten Körperbereich oder Akupunkturpunkt aufgelegt und eine kreisende Knetbewegungen im oder gegen den Uhrzeigersinn durchgeführt. Es wird zwischen Kneten mit der Handkante, mit dem Handballen und mit den Fingern unterschieden.

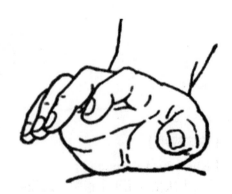

【动作要领】

【Wichtige Aspekte】

操作时压力轻柔而均匀，手指不要离开接触的皮肤，使该处的皮下组织随手指的揉动而滑动，不要在皮肤上摩擦，频率200～300次/分钟。

Der beim Kneten ausgeübte Druck sollte sanft und gleichmäßig sein. Die Hand darf nicht von dem zu behandelnden Bereich gelöst werden. Ziel ist es, das Gewebe unterhalb der Haut zu kneten und in Bewegung zu versetzen, es handelt sich nicht um eine auf die Haut beschränkte Massage. Es sollten 200 bis 300 Bewegung pro Minute durchgeführt werden.

【临床应用】

【Klinische Anwendung】

本法能消肿止痛，祛风散热，亦可调和气血，理气消积。

指揉法常用于"点"状穴，根据病情需要，可二指并揉或三指同揉，如揉二扇门穴以发汗解表，揉天枢穴以调理大肠。鱼际揉法和掌揉法适用于"面状穴"。

Mit Kneten lassen sich Anschwellungen lösen und Schmerzen lindern, Wind und Hitze zerstreuen sowie Qi und Blut regulieren und Anstauungen lösen.

Häufig wird diese Technik auf einzelne Akupunkturpunkte angewendet. Je nach Bedarf und Krankheitsstand können zwei oder sogar drei Finger eingesetzt werden, etwa beim Kneten an beiden Seiten der Wurzel des Mittelfingers zur Lösung von Oberflächen durch Schweißabsonderung oder beim Kneten am Akupunkturpunkt Angeln des Himmels zur Regulierung des Dickdarmes. Die Handkante und der Handballen kommen beim Kneten von flächigen Akupunkturpunkten zum Einsatz.

（三）按法

(C) Pressen

按法以拇指或掌根在一定的部位或穴位上逐渐向下用力按压，具体可分为指按法与掌按法。

Beim Pressen wird mit dem Daumen oder dem Handballen langsam Druck auf eine bestimmte Körperregion oder auf einen Akupunkturpunkt aufgebaut. Es wird zwischen Presstechniken mit den Fingern und mit der Hand unterschieden.

【动作要领】

【Wichtige Aspekte】

本法用力必须缓和渐进，切忌粗暴，本法常与揉法配合使用。

Es ist darauf zu achten, dass die aufgewendete Kraft sanft und langsam gesteigert wird, brutale Krafteinwirkung ist zu vermeiden. Häufig wird diese Technik mit Knetbehandlungen kombiniert.

【临床应用】

【Klinische Anwendung】

本法多用于点穴、面穴等部位的操作，具有通经活络、祛寒止痛等作用。

Meist wird diese Technik auf vereinzelte oder flächige Akupunkturpunkte angewendet. Mit ihr lassen sich Leit- und Netzbahnen durchgängig machen, Kälte austreiben und Schmerzen lindern.

（四）摩法

(D) Reiben

摩法是以手掌面或食、中、无名指指面附着于一定部位上，以腕关节连同前臂，做顺时针或逆时针方向环形移动摩擦。

Beim Reiben wird entweder die gesamte Handfläche oder die Innenseiten des Zeige-, Mittel- und Ringfingers auf eine Körperregion aufgelegt. Sodann werden über das Handgelenk sowie den Unterarm im oder gegen den Uhrzeigersinn kreisende Reibebewegungen durchgeführt.

【动作要领】

【Wichtige Aspekte】

本法操作时手法要轻柔，速度均匀协调，压力大小适当，频率120～160次/分钟。

Die Umsetzung dieser Technik erfolgt mit geringem Kraftaufwand, mäßiger Geschwindigkeit und leichtem Druck. Die Frequenz sollte bei etwa 120 bis 160 Bewegungen pro Minute liegen.

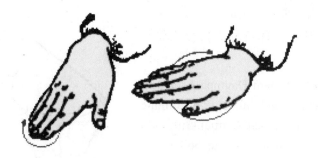

【临床应用】

【Klinische Anwendung】

本法多用于头面部、胸腹部"面"状穴，如摩中脘穴、摩腹以治疗肠胃疾患，对急性扭挫伤，可用摩法消肿。此法具有理气活血、消肿退热、消积导滞、温中健脾的作用。

注意，缓摩为补，急摩为泻。

Reibetechniken werden am häufigsten auf flächigen Akupunkturpunkten an Kopf, Brust und Bauch eingesetzt, beispielsweise am mittleren Magenbereich oder am Unterkörper zur Behandlung von Erkrankungen an Darm und Magen. Bei akuten Distorsionen und Kontusionen können Reibetechniken zur Linderung von Schwellungen beitragen. Darüber hinaus weisen sie Qi regulierende und Blut dynamisierende Wirkungen auf, lindern Schwellungen, senken hohe Temperaturen, lösen Ansammlungen und können zur Wärmung der Mitte und Kräftigung der Milz sowie zum Ausleiten eingesetzt werden.

Es ist zu beachten, dass sanftes Reiben eine ergänzende, starkes und schnelles Reiben hingegen eine abführende Wirkung hat.

（五）掐法

(E) Kneifen

掐法是用指甲重按穴位。

Beim Kneifen wird mit dem Fingernagel kräftig auf einen Akupunkturpunkt eingewirkt.

【动作要领】

【Wichtige Aspekte】

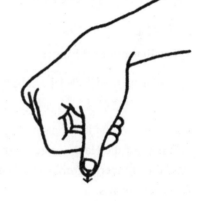

掐法是强刺激手法之一。掐时要逐渐用力，达深透为止，注意不要掐破皮肤。掐后轻揉局部，以缓解不适之感，故此法临床上常与揉法配合应用，又称掐揉法。

Kneifen gehört zu den stark stimulierenden Techniken. Es ist darauf zu achten, dass die Krafteinwirkung langsam gesteigert wird, bis eine Tiefenwirkung erreicht ist. Die Haut darf nicht verletzt werden. Im Anschluss wird der behandelte Bereich sanft geknetet, um mögliche Schmerzen oder unangenehme Empfindungen zu lindern. Aus diesem Grund wird diese Technik bei Behandlungen häufig mit Kneten kombiniert, weshalb man auch von „Kneifkneten" spricht.

【临床应用】

【Klinische Anwendung】

本法适用于头面部、手足部点状穴位，主要用以救治小儿急性惊症，如掐人中穴、掐十王穴等，具有定惊醒神、通关开窍的作用。

Diese Technik wird an Akupunkturpunkten an Kopf, Händen und Füßen eingesetzt und findet hauptsächlich bei akutem Schrecken in Kindern Anwendung. Beispiele wären das Kneifen an der Mitte des Menschen (unterhalb der Nase) oder an den Akupunkturpunkten der zehn Könige (an den Fingernägeln). Kneifen beruhigt bei Schrecken, klärt den Geist und öffnet die Sinnesöffnungen.

（六）捏脊法

**(F) Kneifen an der Wirbelsäule**

**1. 二指捏**

**1. Kneifen mit zwei Fingern**

医生两手略尺偏，两手食指中节桡侧横抵于皮肤，拇指置于食指前方的皮肤处。两手指共同捏拿肌肤，边捏边交替前进。

Die Hände des Arztes sind leicht gebeugt. Das mittlere Gelenk beider Zeigefinger ruht quer auf der Haut des Kindes, die Daumen befinden sich auf der Haut vor den Zeigefingern. Sowohl Daumen als auch Zeigefinger ergreifen die Haut und bewegen sich unter abwechselndem Kneifen und Greifen vorwärts.

**2. 三指捏**

**2. Kneifen mit drei Fingern**

两手略背伸，两手拇指桡侧横抵于皮肤，食指、中指置于拇指前方的皮肤处。三手指共同捏拿肌肤，边捏边交替前进。

Beide Hände sind leicht nach oben gestreckt. Die Außenbereiche der Innenseiten der Daumen drücken auf die Haut, Zeige- und Mittelfinger befinden sich auf der Haut vor den Daumen. Alle drei Finger ergreifen die Haut und bewegen sich unter abwechselndem Kneifen und Greifen vorwärts.

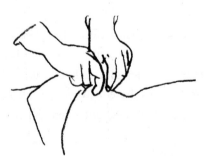

【动作要领】

【**Wichtige Aspekte**】

操作时捏起皮肤多少及提拿用力大小要适当，而且不可拧转。捏得太紧，不容易向前捻动推进，捏少了则不易提起皮肤，捻动向前时，需做直线前进，不可歪斜。

Sowohl die verwendete Kraft als auch die Menge der aufgenommenen Haut muss angemessen sein. Die Haut darf nicht gezwirbelt und gedreht werden. Kneift der Arzt zu fest, ist eine

Vorwärtsbewegung kaum möglich, bei zu wenig Kraft wiederum kann keine Hautfalte aufgeworfen werden. Die Vorwärtsbewegung muss in gerader Linie erfolgen.

【临床应用】

【Klinische Anwendung】

本法主要沿夹脊"线"状部位操作，因为能在脊背部治疗疳积等，故称为"捏脊疗法"，治疗小儿积滞、疳积厌食、腹泻、呕吐等症有特效。

本法具有调和阴阳、健脾和胃、疏通经络、行气活血的作用。

Diese Technik wird hauptsächlich entlang der Wirbelsäule eingesetzt und kann dort zur Behandlung von Verdauungsblocken verwendet werden. Daher rührt auch ihr Name. Insbesondere bei der Behandlung von Stagnationen, Verdauungsblockaden, Appetitlosigkeit, Durchfall und Erbrechen bringt sie sehr gute Resultate.

Zu den Wirkungen zählen die Regulierung und Harmonisierung von Yin und Yang sowie die Stärkung von Milz und Beruhigung des Magens. Darüber hinaus lassen sich Leit- und Netzbahnen durchgängig machen, Qi bewegen und Blut dynamisieren.

（七）运法

(G) Kreisen

运法是以拇指或食指、中指端在一定穴位上由此往彼做弧形或环形推动。

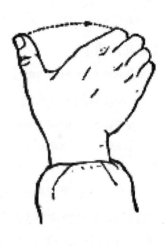

Beim Kreisen wird mit der Fingerspitze von Daumen, Zeige- oder Mittelfinger auf einem Akupunkturpunkt eine halbkreisförmige oder kreisförmige Schiebebewegung durchgeführt.

【动作要领】

【Wichtige Aspekte】

运法宜轻不宜重，宜缓不宜急，要在体表旋绕摩擦推动，不带动深层肌肉组织，频率一般是80～120次/分钟。

Kreisen sollte möglichst mit sanften und gemäßigten Bewegungen durchgeführt werden. Ziel ist es, auf der Körperoberfläche im Kreis zu Reiben. Das tiefer liegende Muskelgewebe wird hierbei nicht bewegt. Die Frequenz sollte in etwa bei 80 bis 120 Abläufen pro Minute liegen.

【临床应用】

【Klinische Anwendung】

运法是小儿推拿手法中最轻的一种，常用于点状穴、面状穴、线状穴等小儿头面及手部特定穴的操作，具有理气活血、舒筋活络的作用。

Das Kreisen zählt zu den sanftesten Formen der Tuina-Manualtherapie für Kinder und wird auf Akupunkturpunkte an Kopf und Händen eingesetzt. Zu den Wirkungen zählen die Regulierung von Qi und Dynamisierung des Blutes, Lösung von Sehnen sowie das Freimachen von Netzbahnen.

### （八）捣法

### (H) Klopfen

捣法是以中指指端或食、中指屈曲的指间关节，做有节奏的叩击穴位的方法。

Beim Klopfen werden die Fingerspitze des Mittelfingers oder die gebeugten mittleren Gelenke von Zeige- und Mittelfinger verwendet, um rhythmisch auf Akupunkturpunkte zu schlagen.

【动作要领】

【Wichtige Aspekte】

操作时指间关节要自然放松，以腕关节屈伸为主动，捣击时位置要准确，用力要有弹性。

Während des Klopfens sind die Fingergelenke natürlich entspannt, die Bewegung wird durch Beugen und Strecken des Handgelenks erzeugt. Es ist auf die exakte Position und kräftiges, federndes Klopfen zu achten.

【临床应用】

【Klinische Anwendung】

本法常用于点状穴，如捣小天心穴等以安神宁志。

Diese Technik wird häufig auf einzelne Akupunkturpunkte angewendet, beispielsweise am Punkt kleines Himmelsherz in der Mitte des Handballens zur Beruhigung von Geist und Willen.

推拿具有手续简便、操作方便、效果明显，即简、便、验三个突出特点。只要方法得当，在老师指导下系统学习，勤于练习，你也可以具有"魔幻手法"。

Zusammenfassend lässt sich sagen, dass Tuina-Manualtherapie von drei Besonderheiten charakterisiert wird: einfache Techniken, unkomplizierte Durchführung und sichtbare Resultate. Mit der passenden Vorgehensweise sowie unter systematischer Anleitung eines Lehrers und fleißigem Lernen kann praktisch jeder „magische Hände" erhalten.

# 第十六章　形气神的统一——气功

## Kapitel 16　Die Einheit von Form, Qi und Geist - Qigong

　　气功古称"导引",作为中医学防治疾病、养生保健的重要手段,最能体现中医学重视气一元论思维与形神并重的精神。早在公元前,春秋战国时期,中国就产生了《行气玉佩铭》这部气功学专著。在中国的隋代,名医巢元方在《诸病源候论》中更收载了"消渴候气功宜宣导治疗法",应用气功疗法治疗消渴病也就是现代医学的糖尿病。

Die altertümliche Bezeichnung für Qigong lautet „Daoyin", d.h. Übungen zum Leiten und Dehnen. Als wichtige Methode zur Krankheitsprophylaxe und Lebenspflege der chinesischen Medizin vermag sie am besten, die Denkweise des Qi-Monismus und den Geist der Gleichgewichtung von Körper und Geist in der chinesischen Medizin zu verdeutlichen. Bereits vor unserer Zeit, während der Frühlings- und Herbstperiode und den Streitenden Reichen, erschien in China mit dem „Inschrift des Jadeanhängers zur Bewegung des Qi" eine Abhandlung über Qigong. Während der Sui-Dynastie nahm der namhafte Arzt Chao Yuanfang in seinem Werk „Abhandlung über die Quelle und Symptome aller Krankheiten" die „Behandlung der Symptome des Durstes und Zerfließens mit Qigong" auf und wendete damit Qigong zur Behandlung von Durst und Zerfließen an, in der heutigen Medizin Diabetes.

　　中华人民共和国建国以后,河北省气功疗养院刘贵珍院长倡导应用气功治疗多种慢性病,逐渐让古老的中医导引术受到世人广泛关注。中医认为:气功通过调形、调息,可起到调气、调神的作用,形气神高度统一,可以培补元气,扶正祛邪,调节阴阳,调和气血,疏通经络,清心宁神。实践证明,气功对多种慢性病患者都有疗效。

Nach der Gründung der Volksrepublik China setzte sich der Direktor des Qigong-Sanatoriums Beidaihe, Liu Guizhen, für die Verwendung von Qigong zur Behandlung verschiedener chronischer Krankheiten ein. Schrittweise erhielt die alte TCM-Technik des Daoyin so Beachtung durch die breite Bevölkerung. Die chinesische Medizin nimmt an, dass mit Qigong durch eine Regulierung von Form und Atem eine Regulierung von Qi und Geist erreicht werden kann. Die Einheit von Form, Qi und Geist kann ursprüngliches Qi wieder auffüllen, Widerstandskräfte stärken und Krankheiten ausschließen, Yin und Yang regulieren, Qi und Blut harmonisieren, die Leitbahnen freihalten und Geist und Herz beruhigen. Die Praxis beweist, dass Qigong bei vielen chronischen Erkrankten Behandlungserfolge bringt.

　　中国改革开放之后,气功更是受到民众普遍关注,甚至一度出现"气功热",城市各大公园，到处都能看到人们集体练功的场景。经观察发现：气功疗法不仅可以减轻慢性疾病患者乏力体倦、睡眠不好、食欲不好等症状，而且可以增强患者免疫力、改善人体神经和内分泌代谢调节紊乱，所以对诸如糖尿病、高血压病等多种疾病的康复都很有益处。所谓"有病治病，无病强身"，充分反映出了民众对气功的基本认知。

Nach der Reform- und Öffnungspolitik erfuhr Qigong mehr Aufmerksamkeit seitens der Bevölkerung, es kam zu einer regelrechten „Qigong-Welle": In allen größeren Parks der Städte traf man Gruppen von Menschen beim Praktizieren von Qigong an. Anhand von Beobachtungen lässt sich feststellen, dass eine Behandlung chronischer Erkrankter mit Qigong nicht nur Symptome wie Müdigkeit und Erschöpfung, Schlafmangel und Appetitlosigkeit reduziert, sondern auch ihr Immunsystem stärkt, die physische Verfassung verbessert und Dysfunktionen des endokrinen Stoffwechsels reguliert. Bei der Rehabilitation von Erkrankungen wie Diabetes oder Bluthochdruck bietet Qigong also Vorteile. Die Annahme, dass Qigong „bei Krankheit heilt, bei Gesundheit stärkt", spiegelt die Wahrnehmung von Qigong in der Bevölkerung gut wider.

应该指出的是，气功康复疗法包括自我习练气功和外治气功两种，后者较多神秘色彩，所以常常被作为"伪科学"受到攻击。我们在这里则主要介绍自我习练的气功，更适合于普通民众养生保健之用。另外，气功也可以与自我穴位按摩相结合，则可以更好地起到疏通经络、行气活血的目的。

Es ist hervorzuheben, dass die Rehabilitation und Behandlung mit Qigong sowohl eigenständiges Praktizieren von Qigong als auch eine Behandlung von Außen beinhaltet. Letzteres weist Aspekte der Mystik auf und wird daher häufig als Pseudowissenschaft attackiert. Wir stellen hier vorrangig das selbstständige Praktizieren von Qigong vor, welches besser für die Lebenspflege und Gesundheitsvorsorge in der Bevölkerung geeignet ist. Darüber hinaus kann Qigong mit einer Massage von Akupunkturpunkten verbunden werden und so noch besser zur Befreiung der Leitbahnen, zur Bewegung des Qi und zur Dynamisierung des Blutes beitragen.

## 一、习练气功的注意事项
### Ⅰ. Wichtige Hinweise zur Qigong-Praxis

如何才能通过练气功让自己的身心受益？应该说：气功锻炼的关键在于选择适合自己的功法，并掌握好调形、调神、调气的要领。习练气功有哪些注意事项？练功场所与时间的选择、练功方位的选择、练功功法的选择、练功的心理准备以及练功前、练功中、练功结束，都有需要注意的具体事项，谨介绍如下。

Wie muss man vorgehen, damit Körper und Geist von Qigong profitieren können? Die Antwortet lautet wohl: Der Schlüssel liegt in der Wahl einer geeigneten Form des Qigong sowie der Beherrschung der wichtigsten Punkte der Kontrolle von Körper, Geist und Qi. Was gibt es weiterhin zu beachten? Die Wahl von Ort und Zeit, Himmelsrichtung, die Art und Weise des Trainings, aber auch die psychologische Vorbereitung sowie einige relevante Punkte vor, während und nach dem Praktizieren, die im Folgenden näher erklärt werden.

## 1. 练功场所的选择
### 1. Wahl des Ortes

练功场所应环境安静、空气清新。我们可以选择旷野花草树木茂盛的地方，或者城市公园，或村边小树林等相对安静之处。一般来说，古坟、厕所、垃圾站、排污渠附近，枯树旁边，不可作为练功场所。而烈日直射、寒风凛冽、暴风骤雨、电闪雷鸣的恶劣环境条件，也不适合练气功。至于患有重病，或年老体弱，不能进行户外活动者，也可选择在家中，选择相对安静的环境里习练气功。

Die Umgebung am Trainingsort sollte ruhig sein und über frische Luft verfügen. Man kann relativ ruhige Orte mit blühender Vegetation, einen städtischen Park oder auch ein Wäldchen am Ortsrand auswählen. Allgemein sind Gräber, Toiletten, Müllstationen, die Umgebung von Abwasserkanälen oder verdorrten Bäumen nicht als Trainingsorte geeignet. Auch widrige Bedingungen wie brennende Sonne, eisiger Wind, Wirbelstürme und Gewitter sind nicht geeignet für Qigong-Übungen. Bei schweren Erkrankungen, Altersschwäche und vergleichbaren Einschränkungen, die sportliche Betätigungen außerhalb der Wohnstatt unmöglich machen, kann Qigong auch zu Hause in einer ruhigen Umgebung praktiziert werden.

## 2. 练功时间的选择
### 2. Wahl des Zeitpunktes

对于练功时间，传统观点认为应选择在子（又称夜半、子夜：23 时至 01 时）、卯时（又称日出、破晓等：05 时至 07 时）、午时（又称日中、中午：11 时至 13 时）、酉时（又称日落、傍晚：17 时至 19 时）四个时辰，也可以根据各功法的不同要求，具体决定练功时间。古人认为这四个时辰都是阴阳交替变化的关键时间段。但为了不打乱正常的生活起居规律，现在一般认为选择早晨日出或傍晚日落时分比较好。另外，夜间临睡前练气功，尤其是练静功，更有利于较快睡眠，而且便于长期坚持。只有长期坚持练功，才能见效。

Gemäß traditioneller Auffassung sollte für Qigong-Übungen einer der vier Zeiträume Mitternacht (zwischen 23:00 und 1:00 Uhr), früher Morgen (5:00 bis 7:00), Mittag (11:00 bis 13:00) oder Abend (17:00 bis 19:00) gewählt werden. Es ist auch möglich, konkrete Zeiträume nach den speziellen Anforderungen einzelner Qigong-Formen zu bestimmen. In der Vergangenheit wurde jedoch angenommen, dass diese vier Zeiträume Schlüsselmomente des Wandels von Yin und Yang sind. Um den regulären Tagesablauf nicht völlig durcheinanderzubringen, wird heute zumeist der Sonnenaufgang am Morgen oder der Sonnenuntergang am Abend gewählt. Darüber hinaus wirkt sich das Praktizieren von Qigong vor dem zu Bett

第十六章　形气神的统一——气功

Kapitel 16　Die Einheit von Form, Qi und Geist - Qigong

gehen vorteilhaft auf den Schlaf auf, insbesondere bei ruhigem Qigong. Außerdem fällt das Einhalten regelmäßiger Zeiten zu diesem Zeitpunkt leichter – zumal sich positive Effekte erst bei langfristigem Üben einstellen.

### 3. 练功方位的选择
### 3. Wahl der Himmelsrichtung

练功时一般宜面向南、东，也有主张白天面向太阳的方位，夜晚面向月亮的方位者。另外，选择练功方位，还应该注意前空后实的原则。如背靠大山，面向平川；背靠房屋，面向场院；背靠大树，面向旷野；背靠墙壁，面向门窗；等等。前空后实，可以减少外来刺激，有利于安神定志、调神调息。

Während des Trainings ist eine Ausrichtung nach Süden und Osten geeignet, es gibt auch Befürworter einer Ausrichtung zur Sonne während des Tages und zum Mond bei Nacht. Zudem sollte das Prinzip beachtet werden, dass der Raum vor dem Übenden frei, jener in seinem Rücken jedoch besetzt sein sollte. Bespiele wären etwa, die Berge im Rücken und eine Ebene vor sich zu haben, oder mit dem Rücken zu Gebäuden vor einem freien Platz zu stehen. Auch die Position vor einem Baum mit Blick auf die umgebende Natur oder vor einer Wand mit Blick auf ein Fenster sind mögliche Beispiele. Dieses Prinzip reduziert die eingehenden Reize und wirkt sich daher positiv auf die geistige und seelische Ruhe sowie die Regulierung von Geist und Atem aus.

### 4. 练功功法的选择
### 4. Wahl der Qigong-Form

气功功法和流派很多，功法选择非常关键。一般说来，功法的选择应该遵循动静结合的原则。同时应该根据不同体质，不同疾病，选择不同的功法。与中医治病强调辨证用药一样，功法的选择，最好也应选在医生指导下，辨证练功。总的说，内养功等静功，可以从整体上进行培补元气、调整阴阳。而八段锦等动功，则可有针对性地调整脏腑功能，疏通全身气机、通经活络，保持人体气血调畅。各种功法特点不同，具体功效有别，皆有其适宜习练的人群。

Es existieren sehr viele Formen und Schulen des Qigong, die Auswahl ist daher von großer Bedeutung. Im Allgemeinen sollte man sich bei der Wahl nach dem Prinzip der Einheit von Ruhe und Bewegung richten. Gleichzeitig ist die Wahl einer Form des Qigong anhand der physischen Konstitution und dem Krankheitsbild zu treffen. Wie die TCM bei der Behandlung von Erkrankungen eine dialektische Einnahme von Arzneien im Rahmen betont, sollte auch bei der Wahl einer Qigong-Form und bei der Qigong-Praxis die Anleitung durch einen Arzt befolgt werden. Insgesamt können Neiyanggong und ähnliche ruhigere Formen des Qigong ganzheitlich ursprüngliches Qi stützen sowie Yin und Yang regulieren. Die Acht-Brokate und ähnliche Formen können hingegen gezielt die Funktion einzelner Speicher- und Durchgangsorgane regulieren, die Qi-Mechanismen im gesamten Körper justieren, die Haupt- und Nebennetzlinien durchgängig machen und sicherstellen, dass Blut und Qi ungehindert fließen können. Die Besonderheiten der einzelnen Qigong-Formen unterscheiden sich ebenso wie ihre konkrete Wirkung, und jede einzelne korrespondiert mit einer Gruppe von Praktizierenden, für die sie geeignet ist.

### 5. 练功者的心理准备
### 5. Psychologische Vorbereitung

《黄帝内经》说："恬淡虚无，真气从之，精神内守，病安从来。"这既是常人养生的基本原则，更是对练功者的基本要求。练功者要尽量避免不良情绪的刺激，尤其应该避免大怒、大喜、大悲，要时刻保持乐观情绪。注意一定要在良好的心境下习练气功。

Im „Inneren Klassiker des Gelben Kaisers" heißt es: „Heitere Gelassenheit und Selbstlosigkeit, hieraus folgt das wahre Qi. Werden Essenz und Geist im Inneren bewahrt, woher sollte da eine Krankheit kommen?". Dies ist nicht nur ein grundlegendes Prinzip der Lebenspflege, sondern vielmehr noch eine grundlegende Anforderung an den Qigong-Praktizierenden. Dieser muss so weit wie möglich negative Emotionen vermeiden, insbesondere übermäßige Wut, Freude und Trauer sollten gemieden und zu jeder Zeit optimistische Gefühle aufrechterhalten werden. Es ist darauf zu achten, dass Qigong bei guter Gemütsverfassung praktiziert wird.

（1）练功之前的注意事项
#### 1) Vor dem Qigong

练功前不能过饱、过饿、过于劳累，应该穿着平底鞋、宽松的衣服，并排空大小便，放松腰带，以免影响气机运行的顺畅。而且，在练功前20分钟，就应该停止各项剧烈的体力劳动和脑力劳动，如跑步、下棋、打扑克等。这样才能够保证练功的时候，全身肌肉放松，心情平静，有利于调息和入静。

Vor dem Qigong sollte man nicht übermäßig satt, hungrig oder müde sein. Es sollten flache Schuhe und weite Kleidung getragen werden. Außerdem sollten Darm und Blase geleert sowie der Gürtel gelockert werden, um den freien Fluss der Qi-Mechanismen nicht zu beeinflussen. Darüber hinaus sollte 20 Minuten vor dem Qigong jede Form von starker körperlicher und geistiger Belastung, beispielsweise Joggen, Schach oder Poker, eingestellt werden. Nur so kann gewährleistet werden, dass während des Qigongs alle Muskeln des Körpers entspannt sind und der Geist zur Ruhe kommt. Zudem ist dies hilfreich bei der Regulierung des Atems und der allgemeinen Beruhigung.

（2）练功中间的注意事项
#### 2) Während des Qigong

练功主要是通过调形、调息，起到形、神、气并调的作用。调形即调身，强调全身放松、松而不弛。调息，就是调节呼吸，吸气应该注意"深"，呼气应该注意"缓"，一呼一吸，皆随动作进行，在意念控制下进行，此即所谓调气。调神就是调心、调意，"练气不识意、其气从何据"，练功者通过动作、呼吸，并在意念控制下进行调形、调息，即可起到调神的作用。

Die Qigong-Praxis besteht hauptsächlich in der Regulierung von Form und Atem und erfüllt die Wirkung einer einheitlichen Regulierung von Form, Geist und Qi. Die Regulierung der Form bezieht sich auf die Regulierung des Körpers und betont eine ganzheitliche Entspannung, wobei dies nicht mit Schlaffheit verwechselt werden darf. Bei der Regulierung des Atems ist tiefes Einatmen und sanftes Ausatmen zu beachten, beides im Gleichklang mit der Bewegung und unter bewusster Kontrolle. Die Regulierung des Geistes bezieht sich auf Herz und Willen. So heißt es: „Qi kultivieren, ohne den Willen zu berücksichtigen, worauf sollte dieses Qi basieren?" Qigong-Praktizierende regulieren ihren Geist durch Bewegung, Atem und einer bewussten Kontrolle von Atem und Körper.

（3）练功结束时的注意事项

3) Nach dem Qigong

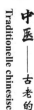

练功强调一个"静"字，一个"稳"字。心境要静，环境要静，起功要静，而练功结束时，则要求收功一定要稳。收功，绝对不能急躁，匆匆结束，一定要静守丹田片刻，使气归丹田后，再缓缓收功。

Zentrale Begriffe des Qigong sind Ruhe und Stabilität. Gemüt, Umgebung und der Beginn der Übungen sollten ruhig sein, während nach den Übungen Stabilität benötigt wird. Die Übungen sollten daher nicht in großer Hast und Eile beendet werden. Stattdessen muss Ruhe und ausreichend Zeit zur Bewahrung des Zinnoberfelds sichergestellt sein. Ist das Qi in das Zinnoberfeld eingekehrt, kann man sanft zum Ende der Übungen übergehen.

另外，对于气功，我们还要特别强调不能迷信。任何内气，均不可能一朝一夕养成，任何外气，都不可能立起沉疴。因此，慢性疾病患者，在习练气功的时候，一方面应该相信通过习练气功身体可以受益，另一方面也不可迷信某种功法，尤其不能在练功中盲目乐观，贸然把常规服用的药物停下，否则将有可能带来严重后果。

Schlussendlich sollte man keinem Aberglauben aufsitzen. Inneres Qi, egal welcher Form, kann nicht innerhalb eines Tages kultiviert werden, ebenso wenig kann äußeres Qi innerhalb kurzer Zeit schwere Krankheiten heilen. Chronisch Erkrankte sollten daher einerseits Vertrauen in die positiven Effekte des Qigong auf ihre Gesundheit haben, aber andererseits auch nicht stur an eine besondere Form des Qigong glauben. Insbesondere darf man nicht blinden Optimismus allein für Qigong aufbringen und unüberlegt die regelmäßige Einnahme von Medikamenten unterlassen, da sonst schwerwiegende Konsequenzen drohen.

## 二、常用气功功法介绍

## Ⅱ. Einführung in häufige Qigong-Formen

气功功法，多种多样，各具特色，精彩纷呈。在此我们谨介绍几种比较常用或简便易行的功法，以供大家参考。

Es gibt zahlreiche verschiedene Formen des Qigong, alle mit ihren eigenen Besonderheiten und Vorzügen. An dieser Stelle werden zu Konsultationszwecken einige relativ häufige oder einfach zu praktizierende Formen präsentiert.

**1. 巢氏消渴候气功宣导法**

**1. Behandlung von Diabetes mit Qigong gemäß der Methode der Familie Chao**

这种功法，首见于隋代太医令巢元方《诸病源候论》，是针对特定疾病即表现为口渴多饮、小便异常的消渴病患者而设，适合于糖尿病患者日常生活。该功法共分3步，一般每日可练功2～3次。

Dieser Qigong-Stil ist erstmals während der Sui-Dynastie im Werk „Abhandlung über die Quelle und Symptome aller Krankheiten" des kaiserlichen Arztes Chao Yuanfang bezeugt. Er wurde speziell für Erkrankungen entwickelt, zu deren Symptome großer Durst bei viel Flüssigkeitszufuhr und ungewöhnlichem Urin zählen und eignet sich für die alltägliche Anwendung durch Diabetiker. Der Ablauf besteht aus drei Schritten, die üblicherweise zwei bis drei Mal täglich praktiziert werden können.

（1）静卧悬腰行气

1) Das Qi bei gehobener Hüfte bewegen

第一步，首先解开衣服，放松腰带，安静仰卧。腰部舒展悬空，用骶部抵住床席。两手自然置于体侧，双目微闭，舌抵上腭。用鼻作深、细、匀、长的呼吸5次。要求随着呼吸的节律，鼓起小腹。

Für den ersten Schritt öffnet man zunächst die Kleidung, lockert den Gürtel und legt sich auf den Rücken. Die Hüfte ist entspannt und angehoben, das Kreuzbein ist gegen das Bett bzw. die Matte gedrückt. Die Hände liegen natürlich neben dem Körper, beide Augen sind geschlossen und die Zunge drückt gegen den Gaumen. Nun wird durch die Nase fünf Mal regelmäßig tief, sanft und lang ein- und ausgeatmet. Der Unterleib sollte sich im Rhythmus der Atmung anheben und absinken.

（2）引肾搅海咽津

2) Dehnen und Strecken der Niere, Rühren im Meer und Schlucken von Speichel

第二步，紧接第一步，要求用舌在唇齿之间，自上而下，自左而右，搅动9次；再由上而下，由右至左搅动9次。鼓漱18次。将口中产生的津液分数口徐徐咽下，并用意念将其引至下丹田。然后静卧数分钟。

Anschließend an den ersten Schritt kreist die Zunge von oben nach unten und von links nach rechts neun Mal zwischen den Zähnen und Lippen. Nun wird dieser Vorrang nochmals von oben nach unten, aber von rechts nach links, neun Mal wiederholt. Der Speichel wird 18 Mal im Mund bewegt und gesammelt. Den entstandenen Speichel in mehreren Teilen herunterschlucken und bewusst in das Zinnoberfeld leiten. Mehrere Minuten ruhig liegenbleiben.

（3）缓行收功

3) Langsames Beenden der Übung

第三步，接第二步，缓缓起立，步出户外，在空气新鲜、树木葱茏、环境幽静的地方缓缓步行。保持心情愉快、自然轻松，步行120步到1000步左右。

Im Dritten Schritt erhebt man sich langsam und begibt sich nach draußen, um an der frischen Luft inmitten von Pflanzen und einer ruhigen Umgebung zu spazieren. Bei frohem Gemüt und natürlicher Entspanntheit 120 bis 1.000 Schritte laufen.

Abbildungen: Porträt Chao Yuanfang / „Abhandlung über die Quelle und Symptome aller Krankheiten".

**2. 叩齿漱津功**

**2. Zähne zusammenbeißen und Speichel gurgeln**

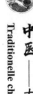

中医学认为：肾主水，主骨，而齿为固之余，叩齿不仅有利于牙齿保护，中医认为还可以补肾。心主火，可藏神，舌为心之苗窍，中医认为围绕牙齿牙龈搅动舌体，可以交通心肾，有利于让人体保持水火既济，阴阳平衡。而口中津液，中医称之为"华池之水"，对人体健康尤其重要。通过漱津，将口中津液在意念控制下送至丹田，可起到滋阴填精、引火归原的功用。因此，神经衰弱、高血压、糖尿病、肺结核等具有阴虚火旺病机的多种慢性疾病患者，都可以习练这种简便易行的保健功法。具体步骤分六步。

Die TCM nimmt an, dass die Nieren die Wandlungsphase Wasser und die Knochen kontrollieren. Da Zähne besonders hart sind, hat das Zusammenbeißen der Zähne nicht nur einen positiven Effekt auf den Schutz der Zähne – die TCM nimmt auch an, dass hierdurch die Niere gestärkt werden kann. Das Herz kontrolliert die Wandlungsphase Feuer und kann den Geist speichern. Die Zunge wird als Keimling und Öffnung des Herzens angesehen. Die TCM vermutet, dass das Kreisen der Zunge über Zähne und Zahnfleisch Herz und Niere miteinander verbindet. Dies begünstigt die gegenseitige Unterstützung der Wandlungsphasen Wasser und Feuer im Körper und ein Gleichgewicht von Yin und Yang. Der Speichel wird in der TCM als „Blütenwasser" bezeichnet und ist von größter Wichtigkeit für die körperliche Gesundheit. Durch das Gurgeln von Speichel und seine bewusste Leitung in das Zinnoberfeld können das Yin befeuchtet, die Essenz ergänzt und das Feuer an seinen Ursprung zurückgeführt werden. Aus diesem Grund können chronisch Erkrankte, deren Krankheitsmechanismen in einem energetisch geschwächten Yin und einem emporschlagenden Feuer bestehen, z.B. Nervenschwäche, Bluthochdruck, Diabetes und Tuberkulose, diese einfache Methode der Gesundheitsvorsorge praktizieren. Konkret besteht sie aus sechs Schritten.

（1）静坐

1) Meditation

端坐、头正、颈直、目视前方，含胸拔背，两手4指握大拇指，置于两侧大腿上，舌尖轻抵上腭，轻轻闭上眼睛，内视返听，意守下丹田，全身放松，自然呼吸。

Man sitzt aufrecht, mit geradem Kopf und Nacken, mit eingezogener Brust und hochgezogenen Schultern. Die Finger beider Hände umschließen die Daumen, die Hände liegen auf den Oberschenkeln. Die Zunge drückt sanft gegen den Gaumen. Die Augen sind geschlossen, Hören und Sehen richten sich nach innen. Man konzentriert sich auf das untere Zinnoberfeld. Der gesamte Körper ist entspannt, die Atmung ist natürlich.

（2）叩齿

2) Zähne zusammenbeißen

等待情绪安定，精神集中之后，上下牙齿轻轻叩打 36 次或 81 次。要求叩齿速度缓慢均匀，不可过分用力叩击。

Nachdem alle Emotionen zur Ruhe gekommen sind und der Geist konzentriert ist, beißt man die Zähne des Ober- und Unterkiefers 36 oder 81 Mal leicht aufeinander. Wichtig ist es, langsam und regelmäßig und nicht mit übermäßiger Kraft zuzubeißen.

（3）搅舌

3) Mit der Zunge kreisen

舌体置于口腔内上腭、下腭、上齿牙龈内外侧，下齿牙龈内外侧，做左右搅动运转各 9 次或 18 次，等待口中唾液自生，但暂时不要把唾液咽下。

Die Zunge kreist an Gaumen und Unterkiefer sowie entlang des Zahnfleisches der Innen- und Außenseite der oberen und unteren Zahnreihen von links nach rechts entlang, und zwar 9 oder 18 Mal. Der hierbei gebildete Speichel wird zunächst nicht heruntergeschluckt.

（4）漱津

4) Der Mund ist geschlossen.

闭口，将口中产生的唾液，鼓腮漱津 9 次或 18 次。

Den Speichel 9 oder 18 Mal im Mund hin und her spülen.

（5）咽津

5) Gurgeln des Speichels

将漱津后的唾液分成 3 小口，逐口下咽，下咽时稍稍用力，并通过意念诱导，沿着胸腹前正中线任脉方向，缓缓将唾液送至下丹田。

Den Speichel dreiteilen und hintereinander schlucken, wobei der Schluckprozess mit Kraft ausgeübt und der Speichel unter bewusster Kontrolle in Richtung der aufnehmenden Linie entlang der vorderen Mittellinie von Thorax und Abdomen bis in das untere Zinnoberfeld geleitet wird.

（6）收功

6) Beenden der Übung

意守丹田片刻，3～5 分钟。而后双掌合十，互相摩擦发热，然后用发热的双手由前额经鼻两侧向下擦，直至下颌，经面颊、耳前，绕过太阳穴回到前额，反复共 9 次。

Das Zinnoberfeld drei bis fünf Minuten bewusst bewahren. Die beiden Handflächen zusammenlegen und aneinander reiben, bis sie sich erwärmen. Anschließend mit den warmen Händen von der Stirn ausgehend an beiden Seiten der Nase entlang bis zum Unterkiefer streichen. Über die Backen, vor den Ohren und am Akupunkturpunkt Großes Yang, d.h. an den Schläfen, zur Stirn zurückkehren. Insgesamt neun Mal wiederholen.

### 3. 内养功
### 3. Neiyanggong – Innere Kultivierung

内养功是当代气功大师北戴河气功疗养院刘贵珍先生整理挖掘出的一种功法，由于运动幅度小，病人练着不累，所以受到多种慢性病患者欢迎，对多种慢性病有辅助治疗作用。一般要求每天可早晚各练1次，每次20～30分钟。

Dieser Stil wurde vom Qigong-Meister Liu Guizhen vom Qigong-Sanatorium Beidaihe zusammengestellt. Aufgrund der kleinen Bewegungen ermüdet man beim Üben nicht, weshalb sich dieser Stil bei Erkrankten verschiedener chronischer Krankheiten großer Beliebtheit erfreut und zu ihrer Behandlung beiträgt. Üblicherweise sollte jeden Tag morgens und abends für jeweils 20 bis 30 Minuten trainiert werden.

（1）姿势

1) Körperhaltung

一般采用侧卧式或仰卧式、平坐式。

Üblicherweise liegt man auf der Seite oder auf dem Rücken, eine sitzende Position ist ebenfalls möglich.

（2）呼吸

2) Atmung

呼吸方法有两种。

第一种呼吸方法：闭口，用鼻呼吸。先吸气，通过意念领气下达丹田，之后稍稍停顿，暂不呼气，片刻后再把气缓缓呼出，呈"吸—停—呼"的呼吸形式。同时配合默念"自己静"3个字。吸气时，默念"自"字。停顿时，默念"己"字。呼气时，默念"静"字。吸气时，要求舌抵上颚，停顿时，要求舌体静止不动，呼气时，舌体自然随之落下。

Zwei Atemtechniken finden Anwendung.
Bei der ersten Technik wird der Mund geschlossen und durch die Nase geatmet. Zunächst wird Luft eingeatmet und mittels bewusster Kontrolle zum unteren Zinnoberfeld geleitet. Im Anschluss verharrt man einen Moment, bevor langsam ausgeatmet wird, so dass die Atmung dem Muster „Einatmen – Pausieren – Ausatmen" folgt. Begleitend spricht man sich still die drei Worte „ich bin ruhig" zu: Beim Einatmen „ich", während des Verharrens „bin" und beim Ausatmen „ruhig". Beim Einatmen soll die Lunge gegen den Gaumen drücken, während des Verharrens ruht sie unbewegt, während sie beim Ausatmen absinkt.

第二种呼吸方法：闭口，以鼻呼吸，也可口鼻兼用。先吸气，随之缓缓呼气，呼气完了暂停呼吸。呼吸形式呈现出"吸—呼—停"三步。同时也配合默念"自己静"3个字。吸气时，默念第一个字"自"；呼气时，默念第二个字"己"；停顿时，默念第三个字"静"。同时，吸气时，舌抵上腭；呼气时，舌体缓缓落下；停顿时，保持舌体在口腔静止不动。如此反复多次。

Bei der zweiten Atemtechnik ist der Mund geschlossen und es wird durch die Nase geatmet, allerdings kann auch durch Nase und Mund geatmet werden. Zunächst wird eingeatmet und dann langsam ausgeatmet, bevor kurz verharrt wird. Es liegt also ein Muster gemäß „Einatmen – Ausatmen - Verharren" vor. Wiederum wird die Atmung durch die drei Worte „ich bin ruhig" begleitet. Beim Einatmen wird im Stillen „ich" gesprochen, beim Ausatmen „bin" und schließlich beim Verharren „ruhig". Beim Einatmen drückt die Zunge gegen den Gaumen, beim Ausatmen sinkt sie langsam herab. Während des Verharrens ruht sie bewegungslos im Mundraum. Dieser Vorgang wird mehrfach wiederholt.

（3）意守法

3) Mentale Konzentration

意守下丹田。注意该功法所谓丹田，位于脐下 5cm，实际是气海穴。同时可以想象气海穴处，似有圆球状物，位于小腹之内。

Im Zentrum der Konzentration steht das untere Zinnoberfeld. Es ist zu beachten, dass sich das untere Zinnoberfeld bei diesem Stil fünf Zentimeter unterhalb des Bauchnabels befindet, also eigentlich am Punkt „Meer des Qi". Man kann diesen Punkt zur Konzentration als kugelförmiges Gebilde im Unterkörper visualisieren.

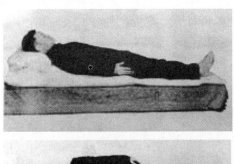
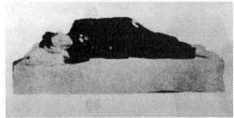
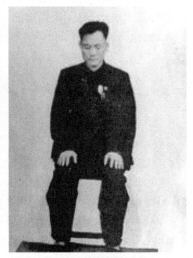

4. 八段锦

**4. Die Acht Brokate**

八段锦，共分八段，形成于 12 世纪，在民间流传过程中，曾历经多次修改，不断完善，至今仍深受群众欢迎。因其具有调形、调神、调息相结合的特点，尤其是能够针对性地调整脏腑阴阳，同时疏通经络气血，所以适合更多养生爱好者或多种慢性病患者习练。如果长期坚持自我习练，能够增强体质，起到防病治病的功效。

Die Acht Brokate bestehen aus acht Abschnitten und bildeten sich im 12. Jahrhundert heraus. Während des Überlieferungsprozesses wurden zahlreiche Änderungen und Verbesserungen vorgenommen, und bis heute erfreut sich dieser Stil großer Beliebtheit. Mit diesen Übungen lassen sich Körper, Geist und Atem gleichermaßen regulieren. Zudem lassen sich mit ihnen sehr gezielt alle Speicher- und Durchgangsfunktionskreise sowie Yin und Yang regulieren, außerdem können die Leitbahnen durchgängig gehalten und die freie Zirkulation von Qi und Blut sichergestellt werden. Aus diesem Grund eignen sich die Acht Brokate für viele chronisch Erkrankte sowie Praktizierende der Lebenspflege. Bei ausdauerndem Üben können sie zu einer Stärkung des gesamten Körpers beitragen und Krankheiten vorbeugen sowie heilen.

【第一段】双手托天理三焦

【 Erster Abschnitt 】– Mit beiden Händen den Himmel stützen und die Drei Erwärmer regulieren

预备姿势：松静站立，两脚平行，与肩等宽，或采取立正姿势。两眼平视前方，舌尖轻抵上腭，用鼻呼吸，周身关节依次放松，两臂自然下垂于身侧，各指伸展，躯体自然正直，足趾抓地，足心上提，聚精会神，站立片刻。

Vorbereitung der Position: Man steht in entspannter Ruhe gerade, beide Füße stehen parallel in Schulterbreite zueinander. Alternativ kann man auch stramm stehen. Die Augen blicken gerade nach vorne, die Zunge drückt sanft an den Gaumen. Es wird durch die Nase ein- und ausgeatmet. Alle Gelenke bleiben entspannt, die Schultern hängen natürlich am Körper herab. Die Finger sind ausgestreckt, der Körper ist gerade. Die Zehen klammern sich an den Boden, die Sohle ist angehoben. Man sammelt sich und verharrt kurzzeitig.

口诀：

两足分开平行站，横步要与肩同宽。
头正身直腰腹松，双膝微屈对足尖。
双臂松沉掌下按，手指伸直要自然。
凝神调息垂双目，静默呼吸守丹田。

Merkvers:
Die Füße stehen parallel und schulterbreit auseinander.
Kopf und Rücken sind gerade, entspannte Hüfte und nach vorne gebeugte Knie.
Die Arme hängen herab, die Handflächen drücken nach unten, die Finger sind gestreckt.
Konzentriert, mit geregeltem Atem und gesenkten Augen, wird das Zinnoberfeld bewahrt.

动作：

Bewegungsablauf:

①两臂缓缓从左右两侧上举至头顶，两手十指交叉，翻掌向上，掌心上托如托天

之状，同时双脚跟提起离地。

i. Die Arme langsam über beide Seiten über den Kopf heben, die Finger beider Hände ineinander verschränken und nach oben drehen. Die Handflächen drücken gen Himmel, als würden sie diesen stützen, während die Fersen beider Füße angehoben werden.

②两臂放下复原，同时两脚跟落地。

如此反复多次。若配合呼吸，则上托时深吸气，还原时深呼气。

ii. Beide Arme sinken herab in die Ausgangsposition, die Fersen berühren den Boden. Dieser Bewegungsablauf wird mehrfach wiederholt. Während der Aufwärtsbewegung einatmen und während der Rückkehr in die Ausgangsposition ausatmen.

口诀：

十指交叉小腹前，翻掌向上意托天。
左右分掌拨云式，双手捧抱式还原。
式随气走要缓慢，一呼一吸一周旋。
呼气尽时停片刻，随气而成要自然。

Merkvers:

Die Finger vor dem Unterkörper verschränkt, die Hände nach oben gekehrt, als stützten sie den Himmel.
Die Hände durchbrechen die Wolken nach links und rechts, bevor sie in die Ausgangsposition zurückkehren.
Die Bewegung ist langsam und folgt dem Atem, Ein- und Ausatmen sind ein Kreislauf.
Nach tiefem Ausatmen kurz verharren und dem Fluss des Qi folgend die Übung abschließen.

【第二段】左右开弓似射雕

**【Zweiter Abschnitt】Den Bogen nach links und rechts spannen, als würde man nach einem Raubvogel schießen**

预备姿势：立正。

Vorbereitung der Position: Gerade stehen.

动作：

Bewegungsablauf:

①左脚向左踏出一步，两腿弯曲成骑马式。两臂在胸前交叉，右臂在外，左臂在内，眼看左手，然后左手握拳，食指翘起向上，拇指伸直，与食指成八字分开。而后左臂向左推出并伸直，头随而左转，眼看左手食指，同时右手握拳，展臂向右平拉如拉弓状。

i. Mit dem linken Fuß einen Schritt nach links machen. Beide Beine sind nun gebeugt, als säße man im Sattel. Die Arme sind vor der Brust verschränkt, wobei sich der rechte Arm außen und der linke Arm innen befindet. Die Augen sind auf die linke Hand gerichtet. Anschließend formt die linke Hand eine Faust, der Zeigefinger wird nach oben und der Daumen gerade ausgestreckt. Beide Finger formen nun ein „L". Anschließend wird der linke Arm nach links ausgestreckt. Der Kopf folgt wird gleichzeitig nach links gedreht, die Augen sind hierbei auf den Zeigefinger der linken Hand gerichtet. Gleichzeitig wird die rechte Hand zur Faust geballt und der rechte Arm parallel zum Boden nach rechts gestreckt, als würde man einen Bogen spannen.

②复原。

ii. In die Ausgangsposition zurückkehren.

③右脚向右踏出一步，两腿弯曲成骑马状，其余动作同1，只是方向相反。

iii. Mit dem rechten Fuß einen Schritt nach rechts machen, beide Beine sind gebeugt, als säße man im Sattel. Alle anderen Bewegungen entsprechen Schritt eins, allerdings gespiegelt.

④还原成立正姿势。

iv. In die Ausgangsposition zurückkehren und geraden Stand einnehmen.

如此反复多遍。若配合呼吸，则展臂拉弓时吸气，做复原动作时缓缓呼气。

Dieser Bewegungsablauf wird mehrfach wiederholt. Folgt die Atmung den Bewegungen, so wird beim Strecken der Arme ein- und bei der Rückkehr in die Ausgangsposition langsam ausgeatmet.

口诀：

马步下蹲要稳健，双手交叉左胸前。
左推右拉似射箭，左手食指指朝天。
势随腰转换右式，双手交叉右胸前。
右推左拉眼观指，双手收回式还原。

Merkvers:

Stabil im breiten Stand gehockt, die Hände vor der linken Brustseite überkreuzt.
Links schiebend, rechts ziehend, als spanne man einen Bogen, den linken Zeigefinger gen Himmel gestreckt.
Die Stellung wechselt über die Hüfte nach rechts, die Hände überkreuzen sich vor der rechten Brustseite.
Rechts schiebend, links ziehend blickt man auf die Finger, die Arme zurücknehmend kehrt man in die Ausgangsposition zurück.

【第三段】调理脾胃臂单举

【Dritter Abschnitt】Milz und Magen regulieren – Heben einer Hand

预备姿势：立正或两脚平行站立，距离与肩同宽，两臂自然下垂于身体两侧。

Vorbereitung der Position: Gerader Stand oder beide Füße parallel in Schulterbreite zueinander. Beide Arme hängen natürlich am Körper herab.

动作：

Bewegungsablauf:

①右手翻掌上举，五指并紧，掌心向上，指尖向左，同时左手下按，掌心向下，指尖向前。

i. Die rechte Hand wird gedreht und angehoben. Die fünf Finger sind eng aneinandergelegt, die Handfläche zeigt nach oben und die Fingerspitzen nach links. Gleichzeitig drückt die linke Hand mit der Handfläche nach unten, die Fingerspitzen zeigen nach vorne.

②复原。

ii. In die Ausgangsposition zurückkehren.

③左手翻掌上举，五指并紧，掌心向上，指尖向右，同时右手下按，掌心向前，指尖向前。

iii. Die linke Hand wird gedreht und angehoben. Die fünf Finger liegen eng aneinander, die Handfläche zeigt nach oben und die Fingerspitzen nach rechts. Gleichzeitig drückt die rechte Hand mit der Handfläche nach unten, die Fingerspitzen zeigen nach vorne.

④复原。

iv. In die Ausgangsposition zurückkehren.

如此反复多遍。若配合呼吸，则上举下按时吸气，复原时缓缓呼气。

Dieser Bewegungsablauf wird mehrfach wiederholt. Folgt die Atmung den Bewegungen, so wird beim Durchdrücken der Arme nach oben und unten ein- und bei der Rückkehr in die Ausgangsposition langsam ausgeatmet.

口诀：

双手重叠掌朝天，右上左下臂膀圆。
右掌旋臂托天去，左掌翻转至髋关（穴位名，在大腿根部）。
双掌均沿胃经走，换臂托按一循环。
呼尽吸足勿用力，收式双掌回丹田。

Merkvers:

Beide Hände sind ineinandergelegt, mit dem Handrücken zum Himmel, die rechte Hand zieht hinauf und die linke herunter, die Arme sind gerundet.
Die rechte Hand zieht nach oben und stützt den Himmel, die linke wendet sich und zieht vor den Oberschenkel hinab.
Beide Hände wandern entlang der Magenleitbahn, der Wechsel der Arme vollendet den Kreislauf.
Vollständig aus- und ausreichend einatmen, ohne zu viel Kraft aufzuwenden, die Arme zurück vor das Zinnoberfeld führen.

## 【第四段】五劳七伤往后瞧

**【Vierter Abschnitt】Gegen die fünf Überanstrengungen und sieben Schädigungen nach hinten blicken**

预备姿势：立正，两手掌心紧贴于双腿两侧风市穴处。

Vorbereitung der Position: Gerader Stand, die Handflächen beider Hände sind fest an beiden Beinen am Akupunkturpunkt „Marktplatz der Winde" angelegt.

动作：

Bewegungsablauf:

①头慢慢向左转，眼望后方。

i. Den Kopf langsam nach links drehen und mit den Augen nach hinten blicken.

②复原。

ii. In die Ausgangsposition zurückkehren.

③头慢慢向右转，眼望后方。

iii. Den Kopf langsam nach rechts drehen und mit den Augen nach hinten blicken.

④复原。

iv. In die Ausgangsposition zurückkehren.

如此反复多遍。若配合呼吸，则向后望时吸气，复原时缓缓呼气。

Dieser Bewegungsablauf wird mehrfach wiederholt. Folgt die Atmung den Bewegungen, so wird beim Blick nach Hinten ein- und bei der Rückkehr in die Ausgangsposition langsam ausgeatmet.

口诀：

双掌捧抱似托盘，翻掌封按臂内旋。
头应随手向左转，引气下行至涌泉。
呼气尽时平松静，双臂收回掌朝天。
继续运转成右式，收式提气回丹田。

Merkvers:

Beide Hände halten einen Teller, die Hände werden umgedreht und drücken auf.
Der Kopf folgt der Hand nach links, Qi wird nach unten zum Akupunkturpunkt der emporsprudelnden Quelle geleitet.
Zum Ende des Ausatmens tritt Ruhe ein, beide Hände werden mit dem Handrücken nach oben in die Ausgangsposition geführt.
Die Bewegung auf der rechten Seite fortführen, beim Beenden der Bewegung das Qi zum Zinnoberfeld emporheben.

【第五段】摇头摆尾去心火

【 Fünfter Abschnitt 】Mit Kopf und Schwanz wackeln und die Glut aus dem Herzen entfernen

预备姿势：两脚分开，相距约为3脚长的宽度，屈膝成骑马状，两手扶在大腿部，虎口向前。

Vorbereitung der Position: Beide Füße werden etwa drei Fußlängen weit auseinandergesetzt. Die Knie sind gebeugt, als säße man im Sattel. Beide Hände sind auf den Oberschenkel gestützt, das Tigermaul (Bereich zwischen Daumen und Zeigefinger) beider Hände zeigt nach vorne.

动作：

Bewegungsablauf:

①上半身及头部向前做俯身深屈动作，随后在左前方尽量作弧形摇转，同时臀部相应右摆。左腿及左臀部适当伸展，以辅助摇摆。

i. Der Oberkörper sowie der Kopf werden nach vorne gebeugt und anschließend soweit möglich in einer bogenförmigen Bewegung nach vorne links gedreht. Gleichzeitig das Gesäß nach rechts schwenken. Das linke Bein sowie die linke Gesäßhälfte werden hinausgestreckt, um die Drehbewegungen zu unterstützen.

②复原。

ii. In die Ausgangsposition zurückkehren.

③上半身及头部向前做俯身深屈动作，随后在右前方尽量作弧形摇转，同时臀部相应左摆。右腿及右臀部适当伸展，以辅助摇摆。

iii. Der Oberkörper sowie der Kopf werden nach vorne gebeugt und anschließend soweit möglich in einer bogenförmigen Bewegung nach vorne rechts gedreht. Gleichzeitig das Gesäß nach links schwenken. Das rechte Bein sowie die rechte Gesäßhälfte werden hinausgestreckt, um die Drehbewegungen zu unterstützen.

④复原。

iv. In die Ausgangsposition zurückkehren.

如此反复多遍。若配合呼吸，则头左前和右前摇转时吸气，复原时缓缓呼气。两手扶腿的姿势，可随身体的转动稍稍移动。

Dieser Bewegungsablauf wird mehrfach wiederholt. Folgt die Atmung den Bewegungen, so wird beim Drehen des Kopfes nach links und rechts ein- und bei der Rückkehr in die Ausgangsposition ausgeatmet. Die Position beider Hände auf den Oberschenkeln kann der Drehbewegung des Körpers folgend leicht verlagert werden.

口诀：

马步仆步可自选，双掌扶于膝上边。
头随呼气宜向左，双目却看右足尖。

吸气还原接右式，摇头斜看左足尖。

如此往返随气练，气不可浮意要专。

Merkvers:

Der breite oder der gerade Stand kann frei gewählt werden, beide Hände stützen sich oberhalb der Knie auf.

Der Kopf dreht sich mit dem Ausatmen nach links, beide Augen sind jedoch auf die rechte Fußspitze gerichtet.

Beim Einatmen wird die Ausgangsposition eingenommen und nach rechts gewechselt, man wackelt mit dem Kopf und sieht schräg auf die linke Fußspitze.

So wird wiederholt mit der Atmung geübt, das Qi kann nicht schweben der Geist muss sich drehen.

【第六段】两手攀足固肾腰

【Sechster Abschnitt】Beide Hände ergreifen die Füße, Konsolidierung von Nieren und Lende

预备姿势：立正。

Vorbereitung der Position: Gerader Stand.

动作：

Bewegungsablauf:

①上半身缓缓向前深屈，膝部保持挺直，同时两臂垂下，两手握住足尖（或两手指尖触及两足踝），头略抬高一些。

i. Der Oberkörper wird langsam nach vorne gebeugt, wobei die Knie gerade bleiben. Die Arme werden nach unten geführt und beide Hände ergreifen die Fußspitzen (bzw. sollten die Fingerspitzen die Knöchel berühren), der Kopf wird etwas angehoben.

②复原。

ii. In die Ausgangsposition zurückkehren.

③两手在背后抵住脊骨，上半身缓缓向后仰。

iii. Beide Hände werden hinter den Rücken geführt und drücken gegen die Wirbelsäule, der Oberkörper wird langsam nach hinten gebeugt.

④复原。

iv. In die Ausgangsposition zurückkehren.

如此反复多遍，配合自然呼吸。

Dieser Bewegungsablauf wird mehrfach und mit natürlicher Atmung wiederholt.

口诀：

两足横开一步宽，两手平扶小腹前。

平分左右向后转，吸气藏腰撑腰间。

式随气走定深浅，呼气弯腰盘足圆。

手势引导勿用力，松腰收腹守涌泉。

Merkvers:
Beide Füße stehen schulterbreit auseinander, die Hände ruhen vor dem Unterkörper.
Zentriert beugt man sich nach hinten, beim Einatmen wird die Hüfte eingezogen und gestreckt.
Die Form folgt der Atmung in die Tiefe, beim Ausatmen wird die Hüfte gebeugt.
Mit den Händen wird gedehnt und gestreckt, ohne übermäßig Kraft aufzuwenden, die Hüfte entspannen den Bauch einziehen und die emporsprudelnde Quelle bewahren.

## 【第七段】攥拳怒目增力气
## 【Siebter Abschnitt】Die Fäuste ballen und wütend schauen - Kräfte aufbauen

预备姿势：两腿分开屈膝成骑马式，两手握拳放在腰旁，拳心向上。

Vorbereitung der Position: Beide Beine sind im breiten Stand auseinander platziert, als säße man im Sattel. Die Hände sind zur Faust geballt und ruhen mit Fingerspitzen nach oben gerichtet neben der Hüfte.

动作：

Bewegungsablauf:

①右拳向前方缓缓出击，右臂伸直，拳心向下，两眼睁大，向前虎视。

i. Die rechte Faust wird langsam nach vorne geführt, der rechte Arm ist gestreckt, die Fingerspitzen zeigen nach unten. Beide Augen sind weit geöffnet und blicken angriffslustig nach vorn.

②复原。

ii. In die Ausgangsposition zurückkehren.

③左拳向前方缓缓出击，左臂伸直，拳心向下，两眼睁大，向前虎视。

iii. Die linke Faust wird langsam nach vorne geführt, der linke Arm ist gestreckt, die Fingerspitzen zeigen nach unten. Beide Augen sind weit geöffnet und blicken angriffslustig nach vorn.

④复原。

iv. In die Ausgangsposition zurückkehren.

如此反复多遍。若配合呼吸，则拳向前出击时呼气，回收时深深吸气。

Dieser Bewegungsablauf wird mehrfach wiederholt. Folgt die Atmung den Bewegungen, so wird beim Führen der Fast nach vorne aus- und beim Zurückführen eingeatmet.

口诀：

马步下蹲眼睁圆，双拳束抱在胸前。

拳引内气随腰转，前打后拉两臂旋。

吸气收回呼气放，左右轮换眼看拳。

两拳收回胸前抱，收脚按掌式还原。

Merkvers:

Im breiten Stand in die Hocke gehen, beide Fäuste ruhen vor der Brust.

Die Fäuste leiten inneres Qi an und drehen sich mit der Hüfte, im nach vorne Schlagen und zurückziehen wechseln sich beide Arme ab.

Eingeatmete Luft aufnehmen und ausgesatmete Luft ziehen lassen, die Augen sind stets auf die Fäuste gerichtet.

Beide Fäuste ziehen vor die Brust zurück, Füße und Hände kehren in die Ausgangsposition zurück.

【第八段】背后七颠百病消

【Achter Abschnitt】**Sieben Mal hinter dem Rücken schütteln und alle Krankheiten beseitigen**

预备姿势：立正，两掌心紧贴在大腿前方。两膝伸直。

Vorbereitung: Gerader Stand. Beide Handflächen ruhen auf der Vorderseite der Oberschenkel. Beide Knie sind gestreckt.

动作：

Bewegungsablauf:

①两脚跟提起约离地 3.3～3.6cm，同时头向上顶。

i. Beide Fersen werden etwa 3.3-3.6cm angehoben. Der Kopf ist nach oben gerichtet.

②两脚跟放下着地复原。

ii. Die Fersen an ihren Ausgangsort zurückführen.

如此可反复多遍。若配合呼吸，则可在脚跟提起时，深吸气，脚跟放下时，缓缓呼气。

Dieser Bewegungsablauf kann mehrfach wiederholt werden. Folgt die Atmung den Bewegungen, so wird beim Heben der Fersen ein- und beim Absetzten der Fersen langsam ausgeatmet.

口诀：

两腿并立撇脚尖，脚尖用力脚跟悬。

呼气上顶手下按，落足呼气一周天。

如此反复共七遍，全身气走回丹田。

全身放松做颠抖，自然呼吸态怡然。

Merkvers:

Beide Beine sind gerade, die Füße nach außen gedreht, die Zehen drücken kräftig herab, die Ferse ist angehoben.

Einatmend streckt man sich nach oben, die Hände drücken herab, man sinkt auf die Füße herab und atmet aus.

Dies wird sieben Mal wiederholt, das Qi des gesamten Körpers wird in das Zinnoberfeld geleitet.

Der ganze Körper wird zur Entspannung ausgeschüttelt, die Atmung ist natürlich und das Gemüt glücklich und zufrieden.

国医大师吕仁和教授长期坚持习练"八段锦"，并融合多种传统功法于一炉，至今八十五岁高龄，仍活跃在临床医疗一线，坚持每周门诊四个半天，每半天诊治二三十位患者，毫无倦色。

Der große TCM-Mediziner Prof. Lv Renhe praktiziert die Übung der „Acht Brokate" seit langer Zeit und führte zudem verschiedene traditionelle Übungsformen zusammen. Mittlerweile ist er 85 Jahre alt und in der Klinik immer noch an vorderster Front tätig: Jede Woche übernimmt er vier Halbtagsschichten und behandelt zwanzig bis dreißig Patienten je Schicht, ohne ein Anzeichen der Ermüdung.

### 5. 因是子静坐法
### 5. Meditation nach Yin Shizi

因是子静坐法是民国名士蒋维乔先生所创，是一种通过静坐调身、调息、调心起到养生保健作用的功法。蒋维乔先生，字竹庄，别号因是子，精通文史哲医，融儒释道诸家之长，撰写《因是子静坐法》，影响海内外。练功时间：一般要求以子时和寅时（23～01时、03～05时）为佳，地点选择静室，每次练功30～40分钟，每日两次，以至三次、四次。长期坚持练功，能够通调十二经脉和奇经八脉，调畅全身气血，对多种慢性病都有较好的辅助治疗作用。具体内容包括3方面，介绍如下：

Die Meditation nach Yin Shizi wurde während der Republikzeit von einem Gelehrten namens Jiang Weiqiao ins Leben gerufen, es handelt sich um eine Meditation zur Regulierung von Körper, Atem und Herz zum Zwecke der Lebenspflege und Gesundheitsvorsorge. Jiang Weiqiao trug den Volljährigkeitsnamen Zhuzhuang und war auch als Yin Shizi bekannt. Er verfügte über ein hervorragendes Verständnis von Literatur, Geschichte, Philosophie und Medizin und vereinte die Stärken von Konfuzianismus, Buddhismus und Buddhismus sowie aller Denkschulen. Das von ihm verfasste Werk „Meditation nach Yin Shizi" war im In- und Ausland gleichermaßen einflussreich. Als Zeitpunkt für die Meditation wird üblicherweise die Zeit zwischen 23:00 Uhr und 1:00 Uhr (Zi) oder zwischen 3:00 Uhr und 5:00 Uhr (Yin) als beste Wahl angesehen, als Ort empfiehlt sich ein ruhiges Zimmer. Eine Sitzung dauert 30 bis 40 Minuten und kann täglich zwei Mal, aber auch drei oder gar vier Mal durchgeführt werden. Bei langfristiger Anwendung können die zwölf Hauptleitbahnen und die acht unpaarigen Leitbahnen durchgängig gemacht und reguliert sowie der ungehinderte Fluss von Qi und Blut sichergestellt werden. Bei vielen chronischen Erkrankungen eignet sich diese Methode gut als begleitende Behandlung. Konkret besteht sie aus drei Aspekten, die im Folgenden dargestellt werden:

（1）调身

1) Regulieren des Körpers

解衣宽带，首先在床上或凳上，从容入座。如图所示。可单盘腿坐，双盘腿坐，也可自然盘坐。应把右掌背叠在左掌面上，贴近小腹，轻放于腿上。然后将身体左右摇动七八次，再端正身体姿势，令鼻与脐连线垂直，开口吐出腹中秽气，吐气结束，舌抵上腭，由口鼻徐徐吸入清气3～7次，然后闭目，唇齿相接，舌尖再抵上腭，同时轻闭两眼，端坐。如果坐久稍觉身体不正，即可随时轻轻矫正。而后开口吐气10数次，以使身中热气外散，然后慢慢摇动身体，将肩胛、头颈、双手、双脚，依次放松。然后，再将两大拇指指背互相按摩生热，接着擦双眼眼皮，然后闭眼，再擦鼻部两侧。再后，把两手掌擦热，擦两耳轮，最后，再遍拍头部以及胸、腹、背、手臂、腿、足、足心，拍打结束后，方可随意运动。

Man entfernt seine Alltagskleidung und nimmt zunächst mit gemäßigten Bewegungen wie auf den Abbildungen dargestellt auf einem Bett oder einem Hocker Platz. Hierbei können Schneider- oder Lotossitz eingenommen werden. Der rechte Handrücken liegt in der linken Hand, beide Hände sind eng am Unterkörper angelegt und ruhen auf den Beinen. Daraufhin sieben, acht Mal mit dem Körper nach links und rechts schaukeln, um den Körper in eine aufrechte Position zu bringen. Nase und Bauchnabel sollten hierbei eine gerade Linie bilden. Den Mund öffnen und die verbrauchte Luft aus dem Bauch heraus ausatmen. Im Anschluss mit der Zunge an den Gaumen drücken und langsam drei bis sieben Mal durch Nase und Mund frische Luft einatmen. Der Mund wird geschlossen, wobei Zähne und Lippen gleichermaßen aufeinander aufliegen. Die Zunge drückt erneut an den Gaumen, die Augen werden geschlossen und der Körper aufgerichtet. Sollte man bei längerem Sitzen den Eindruck bekommen, dass die Körperhaltung nicht mehr gerade ist, so kann jederzeit mit sanftem Schaukeln nachkorrigiert werden. Den Mund wieder öffnen und zehn Mal ausatmen, um Hitze aus dem Körper nach außen abzuleiten. Nun langsam schaukeln, um Schultern, Kopf, Hände und Füße zu entspannen. Beide Daumen aufeinander massieren, bis sie warm werden. Über die Augenlider streichen, die Augen schließen und an beiden Seiten der Nase entlangstreichen. Beide Handflächen durch Reibung erwärmen und über die Ohrmuscheln streichen. Schließlich auf Kopf, Brust, Bauch, Rücken, Arme, Beine, Füße und Fußsohlen klopfen. Nach diesem Schritt kann man sich normal bewegen.

（2）调息

2) Regulieren des Atems

呼吸应该注意轻、缓，保持长短均匀。更可以通过数呼吸法，从1到10，反复循环，调匀呼吸。

Es ist auf sanfte und langsame Atmung zu achten, wobei die Intervalle gleichmäßig seien sollten. Es bietet sich an, beim Atmen immer wieder von eins bis zehn zu zählen, um die Atmung zu regulieren.

（3）调心

3) Regulieren des Geistes

要求放弃杂念，意守小腹，安神静志。

据说因是子先生少年时患有严重的肺结核，当时还无药可医，经习练静坐法，完全治愈。八十三岁时，仍耳聪目明，手脚轻健，终年不生疾病。习练因是子静坐法，可以强身健体，延缓衰老，防治慢性病。

Abschweifende Gedanken müssen eingestellt werden. Man konzentriert sich auf den Unterkörper, beruhigt seinen Geist und festigt den Willen.

Es heißt, Yin Shizi sei in jungen Jahren an einer schweren Tuberkulose erkrankt. Zu jener Zeit gab es noch keine Medikamente für diese Krankheit, aber er konnte sich mithilfe von Meditation vollständig heilen. Noch im Alter von 83 Jahren verfügte er über ein feines Gehör, scharfe Augen und gelenkige Gliedmaßen. Auch blieb er bis ins hohe Alter frei von Krankheiten. Mit der Meditation nach Yin Shizi lassen sich Körper und Gesundheit stärken, der Alterungsprozess verlangsamen und chronische Krankheiten vorbeugen.

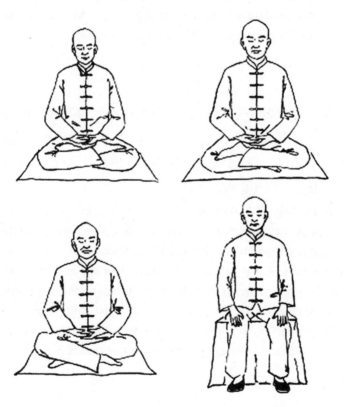

**6. 升降开合功法**

升降开合功法是赵进喜教授基于中医学气机升降出入理论，在养生实践中提出的一套简便易行的自我保健功法。突出特点就是调理气机升降，吐故纳新，升清降浊，养清气，排浊气，扶正固本，抵御外邪，旨在通过习练此功，调畅气机，起到提高抵抗力、防病保健的作用。此功法融合了儒释道之哲学理念，即所谓"拿得起""放得下""看得开"，有利于看透人生百态，有舍有得，养成良好心态。若能够长期坚持，可以防治多种慢性病。

### 6. Auf- und Absteigen, Öffnen und Schließen – Sheng Jiang Kai He

Das Qigong des Auf- und Absteigens, Öffnen und Schließens wurde von Professor Zhao Jinxi auf Basis der Theorie der Qi-Mechanismen Emporheben, Absinken sowie Aus- und Eintreten entwickelt. Sie wurde als für Einzelpersonen einfach durchzuführende Übung zur Gesundheitsvorsorge konzipiert. Hervorstechende Besonderheiten sind die Regulierung der Qi-Mechanismen des Emporhebens und Absenkens, dem Ausstoßen von Altem und der Assimilation von Neuem (mithilfe von Atemtechniken), dem Emporheben von Klarem und dem Absenken von Trübem, dem Nähren von klarem Qi und dem Ausstoßen von trübem Qi, der Sicherung des Aufrechten und dem Abwehren negativer Einflüsse. Mithilfe dieser Übungen lassen sich die Abwehrkräfte kräftigen, Krankheiten vorbeugen und die Gesundheit bewahren. Sie vereinen philosophisches Gedankengut aus Konfuzianismus, Buddhismus und Daoismus und sind vorteilhaft für Erkenntnisse über das menschliche Leben, den Zusammenhang zwischen Verzicht und Zugewinn sowie die Annahme einer positiven Mentalität. Bei ausdauerndem Praktizieren kann vielen chronischen Krankheiten vorgebeugt werden.

（1）预备动作

1) Vorbereitung

首先选择公园、树林等空气新鲜、环境幽雅的场地，时间以早晨6点为宜。其他时间也可习练。站桩，要求松静站立，两脚平行，距离与肩同宽，膝微屈，不超过足尖，含胸拔背、沉肩坠肘、颈竖头悬，排除杂念。也可以边行进、边练功，但要求一定要匀速行进，保持心平气和，心无杂念。

Zunächst gilt es, einen Park, Wald oder einen ähnlichen ruhigen Ort mit frischer Luft zu wählen. Der ideale Zeitpunkt ist am frühen Morgen um 6:00 Uhr, allerdings sind auch andere Zeiten möglich. Man sollte entspannt gerade stehen, mit beiden Füßen parallel und schulterbreit auseinander. Die Knie sind leicht gebeugt, aber nicht über die Fußspitzen hinaus. Die Brust ist eingezogen, der Rücken gestreckt, Schultern und Ellbogen hängen herab, der Nacken ist fest und der Kopf hängt etwas nach vorne über. Der Geist sollte von störenden Gedanken befreit werden. Es ist ebenfalls möglich, die Übungen während des Laufens durchzuführen. Hierbei ist aber auf gleichmäßiges Tempo und ruhige Gelassenheit frei von Ablenkungen zu achten.

（2）升降动作

2) Aufsteigen und Absenken

由站桩预备式开始，两臂缓缓前伸，掌心向上，配合用鼻缓缓吸气，如捧球向上提，意念在丹田，此为"升"。然后，翻掌向下，配合用鼻缓缓呼气，如按圆球向下降，意念在手指尖，此为"降"。旨在升清气、降浊气，调畅气机。

Von der Ausgangsposition ausgehend werden die Arme langsam nach vorne ausgestreckt und, unter langsamen Ausatmen durch die Nase, die Handflächen nach oben geführt, als würde man einen Ball emporheben. Die Gedanken sind auf das Zinnoberfeld gerichtet. Dies ist das „Aufsteigen". Anschließend werden unter langsamem Ausatmen durch die Nase die Handflächen nach unten gekehrt, als würde man einen Ball ablegen. Dies ist das „Absenken". Ziel dieser Übung ist das Emporheben klaren und das Absenken trüben Qis sowie die Regulierung der Qi-Mechanismen.

（3）开合动作

3) Öffnen und Schließen

站桩姿势，两臂带动两手，臂稍向里弯，抱球，配合缓缓吸气，意念在丹田，稍向下丹田合拢，合到两手距离小于3.3cm为止，此为"合"。然后两臂带两手配合呼气缓缓向外展开，掌心向外，配合缓缓呼气，意念在手指尖，展到靠近环跳穴时，掌心翻向里贴于环跳穴处，此为"开"。旨在养清气，排浊气，扶正祛邪。

Von der Ausgangsposition ausgehend werden beide Arme leicht nach innen gebeugt, als würden sie einen Ball umarmen. Begleitend wird langsam eingeatmet, die Aufmerksamkeit ist auf das Zinnoberfeld gerichtet. Die Arme werden zum unteren Zinnoberfeld hin zusammengeführt, bis sie weniger als 3,3cm voneinander entfernt sind. Dies ist das „Schließen". Anschließend werden die Hände unter langsamem Ausatmen nach außen und die Handflächen nach oben geführt. Im Zentrum der Aufmerksamkeit stehen hierbei die Fingerspitzen. Wenn die Arme sich dem Punkt Ringförmiges Springen nähern, werden die Handflächen nach innen Richtung dieses Punktes gedreht. Dies ist das „Öffnen". Ziel ist es, klares Qi zu nähren, trübes Qi auszustoßen sowie die Widerstandsfähigkeit zu steigern und negative Einflüsse zu eliminieren.

如此升降开合动作，可以重复多次。最后，意守丹田，均匀呼吸数分钟，缓缓收功。

Der Ablauf von Heraufheben und Absenken, Öffnen und Schließen kann mehrfach wiederholt werden. Die Übung wird unter gleichmäßiger Atmung und Konzentration auf das Zinnoberfeld über mehrere Minuten langsam abgeschlossen.

7. 宽胸理气功法

7. Brust freimachen und Qi regulieren

宽胸理气功法是我们在继承各派气功优势的基础上，结合临床实践，不断摸索提出的一种简便实用的养生保健功法。突出的特点是重视气机，具有宽胸理气、疏肝和胃、解郁安神等作用，可预防甲状腺疾病、冠心病、乳腺疾病、胃肠病、神经衰弱、忧郁症、更年期综合征等多种情志相关疾病。不拘时间、地点，可以随时习练，简便易行。

Diese einfach zu praktizierende Gesundheitsvorsorge wurde auf Basis der einzelnen Qigong-Schulen weiterentwickelt und vereint Erfahrungen der klinischen Praxis. Ihre offensichtlichste Besonderheit liegt in der Fokussierung auf die Qi-Mechanismen. Zu den Wirkungen zählen das Freimachen der Brust und die Regulierung des Qi. Stauungen in Leber und Magen werden ebenso gelöst wie jene des Geistes. Sie eignet sich zur Prophylaxe von Erkrankungen der Schilddrüse, der Herzkranzgefäße, der Milchdrüsen und von Magen und Darm sowie zur Vorbeugung von Neurasthenie, Depression, klimakterischem Syndrom und vielen gemütsbedingten Beschwerden. Die Übungen können jederzeit durchgeführt werden.

预备动作：首先选择公园、广场、树林等空气新鲜、环境幽雅的场地，也可在室内习练。时间可选择早晨6点，也可以随时习练。

Vorbereitung: Als Ort für die Übungen sollten Orte mit frischer Luft wie ein Park, ein großer freier Platz oder ein Wald gewählt werden, Übungen in der Wohnung sind aber ebenfalls möglich. Als Zeitpunkt bietet sich der führe Morgen um 6:00 Uhr an, allerdings ist jede andere Zeit ebenso möglich.

第一步，扩胸运动，双臂平举，扩胸36次。

Erster Schritt: Brust dehnen, beide Arme werden auf die gleiche Höhe gehoben. Die Brust 36 Mal dehnen.

第二步，用双手鱼际，叩打双乳之间的膻中穴，共叩击36次。

以上两步，可以宽胸理气。

Zweiter Schritt: Die Daumenballen beider Hände klopfen 36 Mal auf die Mitte der Brust. Diese beiden Schritte befreien die Brust und regulieren das Qi.

第三步，双手五指并拢，点击中脘穴。共点击36次。

Dritter Schritt: Die Finger beider Hände werden fest zusammengelegt und klopfen 36 Mal auf den mittleren Magenbereich.

第四步，双手掌向内，从上到下，用力推揉，共推揉36次。

Vierter Schritt: Beide Handflächen werden nach innen gedreht und massieren kräftig den mittleren Magenbereich. Insgesamt wird 36 Mal Druck ausgeübt.

以上两步，可以疏肝和胃，缓解胃胀、恶心、反酸等症状。

Diese beiden Schritte befreien Leber und Magen, erleichtern Magenblähungen, Übelkeit und Sodbrennen.

第五步，摩腹。首先将双手相叠，置于肚脐神阙穴处，然后顺时针按摩腹部，要求一圈比一圈大，共36匝；其后改为逆时针按摩腹部，要求一圈比一圈小，36匝，最后停于神阙穴处。一般来说，大便偏干者，重点进行顺时针腹部按摩，为"泻"，大便偏稀者，重点进行逆时针腹部按摩，为"补"。

Fünfter Schritt: Bauchmassage. Zunächst beide Hände vor dem Bauchnabel zusammenlegen und den Unterkörper mit kreisförmigen Bewegungen im Uhrzeigersinn massieren. Jeder der insgesamt 36 Kreise sollte dabei etwas größer sein als der vorangegangene. Anschließend die Massage entgegen dem Uhrzeigersinn wiederholen, wiederum mit 36 Kreisen, wobei jeder Kreis etwas größer als der vorangegangene ist. Abschließend ruhen beide Hände vor dem Bauchnabel. Üblicherweise wird bei zu trockenem Stuhl der Schwerpunkt auf die Kreisbewegungen im Uhrzeigersinn gelegt, während bei zu lockerem oder gar dünnflüssigem Stuhl die Massage entgegen des Uhrzeigersinns Priorität hat.

第六步，也是最重要的一步，称为"疏肝理气一声嘘"。要求松静站立，念"嘘"字，发"嘘"声，注意越长越好，可以让胸腹部肌肉松弛下来，使全身放松。

Sechster Schritt: Dieser wichtigste Schritt wird als „Befreiung der Leber, Regulierung des Qi, lautes Ausatmen" bezeichnet. Man steht entspannt und gerade, während das Wort „Ausatmen" (Chinesisch: Xu) gedacht und gesprochen wird. Je länger diese Silbe ausgehalten wird, umso besser – dies trägt zur Entspannung der Brust- und Bauchmuskulatur sowie des gesamten Körpers bei.

### 8. 握固提肛功法

### 8. Konsolidierung ergreifen und den Schließmuskel anheben

握固是道教养生修炼中常用的一种手式。中国晋代的著名道士葛洪，著作《抱朴子》就倡导握固守一养生法。隋代名医巢元方《诸病源候论》中也有论及。而提肛功法则属于中国传统的"养生十六宜"，即所谓"发宜多梳，面宜多擦，目宜常运，耳宜常弹，舌宜抵腭，齿宜常叩，津宜数咽，浊气常呵，背宜常暖，胸宜常护，腹宜常摩，谷道宜常撮，肢体宜常摇，足心宜常擦，皮肤宜常干沐浴（即不用水洗澡，而用手或毛巾擦身），大小便宜闭口勿言"。"养生十六宜"，在唐代孙思邈《千金要方》就曾提及，明代逐渐完善，定型于清代汪昂《勿药元诠》。其中"谷道宜常撮"，就是提肛门之法。据说日本札幌有一位百岁老太太，鹤发童颜，其长寿秘诀就是珍藏了几代的"养生十六宜"。西方有妇产科医生 Arnold Kegel 于 1948 年提出的盆底肌锻炼方式，通过有意识地对盆底肌进行自主收缩锻炼，可达到加强尿控能力和盆底肌肉力量的效果，并有益于性生活改善，实际上就是中国古人倡导的提肛功法。

Beim Ergreifen der Konsolidierung handelt es sich um eine in der daoistischen Lebenspflege häufig angewandte Handgeste. Bereits während der Jin-Dynastie empfahl der daoistische Alchemist Ge Hong in seinem Werk „Meister, der die Einfachheit umarmt" diese Geste zum Zweck der Lebenspflege. Auch im eingangs erwähnten „Abhandlung über die Quelle und Symptome aller Krankheiten" des berühmten Arztes Chao Yuanfang aus der Sui-Dynastie findet sie Erwähnung. Das Anheben des Schließmuskels wiederum zählt zu den traditionellen „16 Ansätze zur Lebenspflege". Im Einzelnen sind diese: Haare profitieren vom häufigen Kämmen, das Gesicht profitiert von häufigen Massagen, die Augen profitieren von häufigen Bewegungen, die Ohren profitieren von häufigem Zupfen, die Zunge profitiert von häufigem Druck an den Gaumen, die Zähne profitieren von häufigem Zähneklappern, der Speichel profitiert von häufigem Schlucken, unreine Luft muss ausgeatmet werden, der Rücken profitiert von häufigem Wärmen, die Brust profitiert von häufigem Schutz, der Bauch profitiert von häufigen Massagen, der Schließmuskel profitiert von häufigem Anheben, die Gliedmaßen profitieren von häufigem Schütteln, die Fußsohlen profitieren von häufigem Reiben, die Haut profitiert von trockener Wäsche (d.h. trockenes Abreiben mit einem Lappen anstelle einer Dusche), beim Toilettengang ist Schweigen angeraten.

Diese Ansätze finden sich erstmals im „Verschreibungen im Wert Tausender Goldstücke" des Sun Simiao aus der Tang-Dynastie. Sie wurden während der Ming-Dynastie schrittweise perfektioniert und schließlich während der Qing-Dynastie von Wang Ang in seinem „Essentielle Erklärungen zur Heilung ohne Medikamente" festgehalten. Es heißt, dass sich eine hundertjährige Dame im japanischen Sapporo bester Gesundheit erfreut – das Geheimnis ihrer Langlebigkeit: Eine über mehrere Generationen überlieferte Version der 16 Ansätze zur Lebenspflege. Der westliche Gynäkologe Arnold Kegel hatte 1948 seine Übungen zum Training des Beckenbodens entwickelt, bei der mittels bewusster An- und Entspannung der Beckenbodenmuskulatur eine Kontrolle des Harndrangs sowie eine Verbesserung des Sexuallebens erreicht werden können. Tatsächlich unterscheidet sie sich nicht von der im alten China empfohlenen Technik des Anhebens des Schließmuskels.

针对握固功法，道家养生书《云笈七签》记载："拘魂门，制魄户，名曰握固与魂魄安户也，此固精明目，留年还魂法。若能终日握之，邪气百毒不得入。"在此，古人认为握固之法，就像关上房门即可静心安魂一样，可固护精气，明目延年，甚至还可辟邪防病，有益于人体精气神的保养。而提肛作为一种简便实用的肛门功能锻炼方法，可以预防和治疗肛门疾病。对中老年人易患的痔疮、肛裂、脱肛、便秘、慢性结肠炎等都有较好的防治效果。而对男性来说，有规律地收缩肛门就是对前列腺有效而温柔的按摩，可以促进会阴部的静脉血回流，使前列腺充血减轻、炎症消退，可预防和辅助治疗前列腺疾病。对女性来说，通过习练提肛功法，可以使阴道收缩有力，改善性生活感受，有效缓解尿失禁以及妇女膀胱活动过度症导致的尿频、尿急等症状。

Hinsichtlich der Handgeste des Ergreifens der Konsolidierung heißt es im daoistischen Buch der Lebenspflege „Sieben Bambusstreifen aus der Wolkenbuchkassette": „Das Tor der Geistseele beschränken, die Pforte der Seele kontrollieren, dies bezeichnet man als Ergreifen der Konsolidierung und Beruhigung von Geist- und Körperseele. Die Essenz wird bewahrt und die Augen geschärft, bis ins hohe Alter kann der Tod abgewendet werden. Hält man an dieser Konsolidierung bis ans Ende seiner Tage fest, so finden weder negative Energien noch Krankheitserreger Eingang in den Körper." In diesem Textabschnitt nahm man also an, dass das Ergreifen der Konsolidierung wie das Abschließen einer Tür sei: Mit verschlossener Tür kann man sich in Sicherheit wiegen, seine Essenz bewahren, seine Augen schärfen und seine Lebenserwartung steigern, ja sogar Krankheiten vorbeugen. Von dieser Vorgehensweise profitieren demnach Körper, Essenz, Qi und Geist gleichermaßen. Das Anheben des Schließmuskels ist eine einfache Übung, mit der sich Erkrankungen des Darmausgangs vorbeugen und behandeln lassen. Insbesondere Patienten im mittleren und hohen Alter, die leicht an Hämorrhoiden, Analfissuren, Analprolaps, Verstopfung und chronischen Darmentzündung leiden, bringt diese Übung recht gute Behandlungserfolge. Bei Männern bringt regelmäßiges Zusammenziehen des Schließmuskels eine wirkungsvolle Massage der Prostata mit sich, die den Rückfluss des Blutes aus dem Akkupunkturpunkt „Zusammenkunft des Yin" (am Damm) begünstigt. Dies verringert den Blutstau in der Prostata und hemmt Entzündungen, wodurch Erkrankungen der Prostata behandelt und vorgebeugt werden können. Frauen können mit Hilfe dieser Übung die Kontraktionskraft der Vagina stärken, was sich positiv auf die Empfindsamkeit beim Geschlechtsverkehr auswirkt, und darüber hinaus Harninkontinenz sowie Symptome einer Reizblase wie Polyurie und plötzlichen Harndrang lindern.

具体习练方法：
Konkrete Übungsanleitung:

（1）握固

1) Ergreifen der Konsolidierung

要求将大拇指握在四指当中，一般可以把大拇指扣在手心，指尖位于无名指（第四指）的根部，然后屈曲其余四指，稍稍用力，将大拇指握牢，如握宝贝一般。古人认为如此功法，可以护肝肾，安魂魄。

Der Daumen wird von den vier Fingern umschlossen. Üblicherweise liegt der Daumen hierbei in der Handfläche am untersten Glied des Ringfingers, bevor die vier Finger langsam und kräftig zur Faust geballt werden und den Daumen fest in der Handfläche einschließen. Im chinesischen Altertum nahm man an, dass diese Übung Leber und Niere schützen und die Seele beruhigen könne.

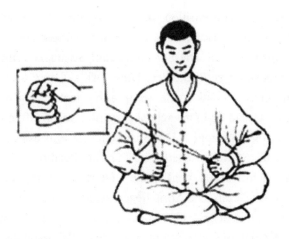

（2）提肛

2) Zusammenziehen des Schließmuskels

提肛包括卧式提肛法，站式、坐式、跪脚式、坐立式、夹腿式和屈脚式数种。
以站式为例，要求两腿分立与肩同宽，两手并贴大腿外侧，两眼正视前方，全身放松，以鼻吸气，缓慢匀和，吸气的同时，用意提起肛门，包括会阴部，肛门紧闭，小肚及腹部稍用力同时向上收缩。稍停，放松，缓缓呼气。呼气时，腹部和肛门要慢慢放松。这样一紧一松，可行6～36次。每日早晚各一遍，也可每日3～4次。或在排泄大小便或性生活之后，加做提肛功法。

Diese Übung kann im Liegen, Stehen, Sitzen, auf Zehenspitzen stehend, mit verschränkten Beinen oder angewinkelten Knien durchgeführt werden.

Im Stehen platziert man beide Füße parallel und schulterbreit auseinander. Die Hände sind an den Außenseiten der Oberschenkel angelegt, der Blick geht nach vorn und der Körper ist entspannt. Durch die Nase wird langsam und regelmäßig eingeatmet. Zeitgleich zum Einatmen wird der Schließmuskel mitsamt der Zusammenkunft des Yin (d.h. der Damm) angehoben. Der Schließmuskel wird fest verschlossen und der Unterkörper mit sanfter Kraft nach oben eingezogen. Kurz verharren, entspannen und langsam ausatmen. Beim Ausatmen werden Unterkörper und Schließmuskel langsam entspannt. Dieser Ablauf von Anspannung und Entspannung kann 6 bis 36 Mal wiederholt werden. Die gesamte Übung kann täglich morgens und abends durchgeführt werden, aber auch drei bis vier Übungssätze sind möglich. Ebenfalls kann direkt im Anschluss an den Toilettengang oder den Geschlechtsverkehr geübt werden.

若采用坐立提肛，则先保持坐姿，要求双足交叉，然后双手叉腰并起立，同时肛门收缩上提，持续5秒钟，再放松坐下，重复6～36次。而夹腿提肛，则要求仰卧，双腿交叉，臀部及大腿用力夹紧，肛门用力上提，持续5秒钟左右，可逐渐延长提肛的时间，重复6～36次。屈腿提肛，则要求仰卧，屈膝，双足跟尽量靠近臀部，双臂平放体侧，以脚掌和肩部支撑，骨盆抬起，同时收缩肛门，持续5秒钟左右还原，重复6～36次。

Wählt man eine aufrecht sitzende Position für diese Übung, überkreuzt man zunächst beide Füße, stützt beide Hände in die Hüften und richtet den Rücken auf. Gleichzeitig wird der Schließmuskel zusammengezogen. Die Spannung fünf Sekunden halten und anschließend in eine entspannte Sitzposition zurückkehren. Dieser Ablauf wird 6 bis 36 Mal wiederholt. Hat man die Position mit verschränkten Beinen gewählt, legt man sich auf den Rücken und überkreuzt beide Beine. Gesäß und Oberschenkel werden mit Kraft zusammengepresst und der Schließmuskel zusammengezogen. Die Spannung für fünf Sekunden halten und dann langsam entspannen. 6 bis 36 Mal wiederholen. Für eine Position mit angewinkelten Knien liegt man ebenfalls auf dem Rücken, winkelt die Knie an und bringt die Fersen beider Füße so nah wie möglich an das Gesäß. Die Arme liegen gerade neben dem Körper. Nun wird der Körper mit den Fußsohlen und den Schultern hochgedrückt und der Beckenboden angehoben. Gleichzeitig wird der Schließmuskel zusammengezogen. Die Spannung etwa fünf Sekunden halten und in die Ausgangsposition zurückkehren. 6 bis 36 Mal wiederholen.

应该注意的是，在习练握固提肛功法之前，应该提前排尿，先让盆底肌肉放松，选择一种舒适的姿势。每天习练的时间，最好固定在某个时段，长期坚持，3个月为

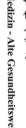

一个阶段。习练过程中，应该注意避免运动过度，尽量不要屏气，或用蛮力收缩臀部、大腿及腹部肌肉。若存在不适，随时向医生请教。经过观察发现：握固提肛功法，只要习练得法，确实可有利于多种男科、妇科以及包括老年糖尿病神经原膀胱尿潴留在内的多种老年病的防治。在中国历代皇帝之中，清代乾隆皇帝是最长寿者，享年89岁，据说87岁时还能外出狩猎，考察其长寿的重要原因，其中就可能与其常年坚持习练提肛功法有关。

Es ist zu beachten, dass vor diesen Übungen die Blase geleert werden sollte. Zudem sollte die Beckenbodenmuskulatur entspannt und eine angenehme Position gewählt werden. Der gewählte Zeitpunkt für die Übungen sollte am besten beibehalten werden. Auch empfiehlt es sich, langfristig an den Übungen festzuhalten und sich einen Übungshorizont mit Abschnitten von je drei Monaten zu setzen. Während des Trainings sollten übermäßige Beanspruchung vermieden werden. Man sollte weder die Luft anhalten, noch mit unverhältnismäßigem Kraftaufwand die Gesäß-, Bein- und Bauchmuskulatur anspannen. Im Falle von Unwohlsein oder Schmerzen sollte ein Arzt konsultiert werden. Beobachtungen zeigen, dass diese Übungen bei korrekter Anwendung vorteilhaft für die Prophylaxe vieler andrologischer, gynäkologischer und altersbedingter Erkrankungen sind, einschließlich Altersdiabetes und neurogen bedingten Restharnverbleib in der Blase. Kaiser Qianlong der Qing-Dynastie war mit 89 Jahren der langlebigste aller chinesischen Kaiser. Es heißt, er sei noch im Alter von 87 Jahren auf die Jagd gegangen. Ein wichtiger Grund für seine Langlebigkeit könnte mit seiner ausdauernden Praxis dieser Übung zusammenhängen.

图书在版编目（CIP）数据

中医：古老的生命健康智慧 / 戴京璋，赵进喜主编. —北京：中国中医药出版社，2022.8

（中国－德国中医药中心（魁茨汀）项目·远方的中医系列丛书）

ISBN 978-7-5132-7011-3

Ⅰ.①中… Ⅱ.①戴… ②赵… Ⅲ.①中医学—基本知识 Ⅳ.① R2

中国版本图书馆 CIP 数据核字（2021）第 104355 号

---

中国中医药出版社出版
北京经济技术开发区科创十三街 31 号院二区 8 号楼
邮政编码　100176
传真　010-64405721
河北品睿印刷有限公司印刷
各地新华书店经销

开本 787×1092　1/16　印张 24　字数 659 千字
2022 年 8 月第 1 版　2022 年 8 月第 1 次印刷
书号　ISBN 978-7-5132-7011-3

定价　83.50 元
网址　www.cptcm.com

服 务 热 线　010-64405510
购 书 热 线　010-89535836
维 权 打 假　010-64405753

微信服务号　zgzyycbs
微商城网址　https://kdt.im/LIdUGr
官 方 微 博　http://e.weibo.com/cptcm
天猫旗舰店网址　https://zgzyycbs.tmall.com

如有印装质量问题请与本社出版部联系（010-64405510）
版权专有　侵权必究